世界で活躍する

サムライ歯科技工士

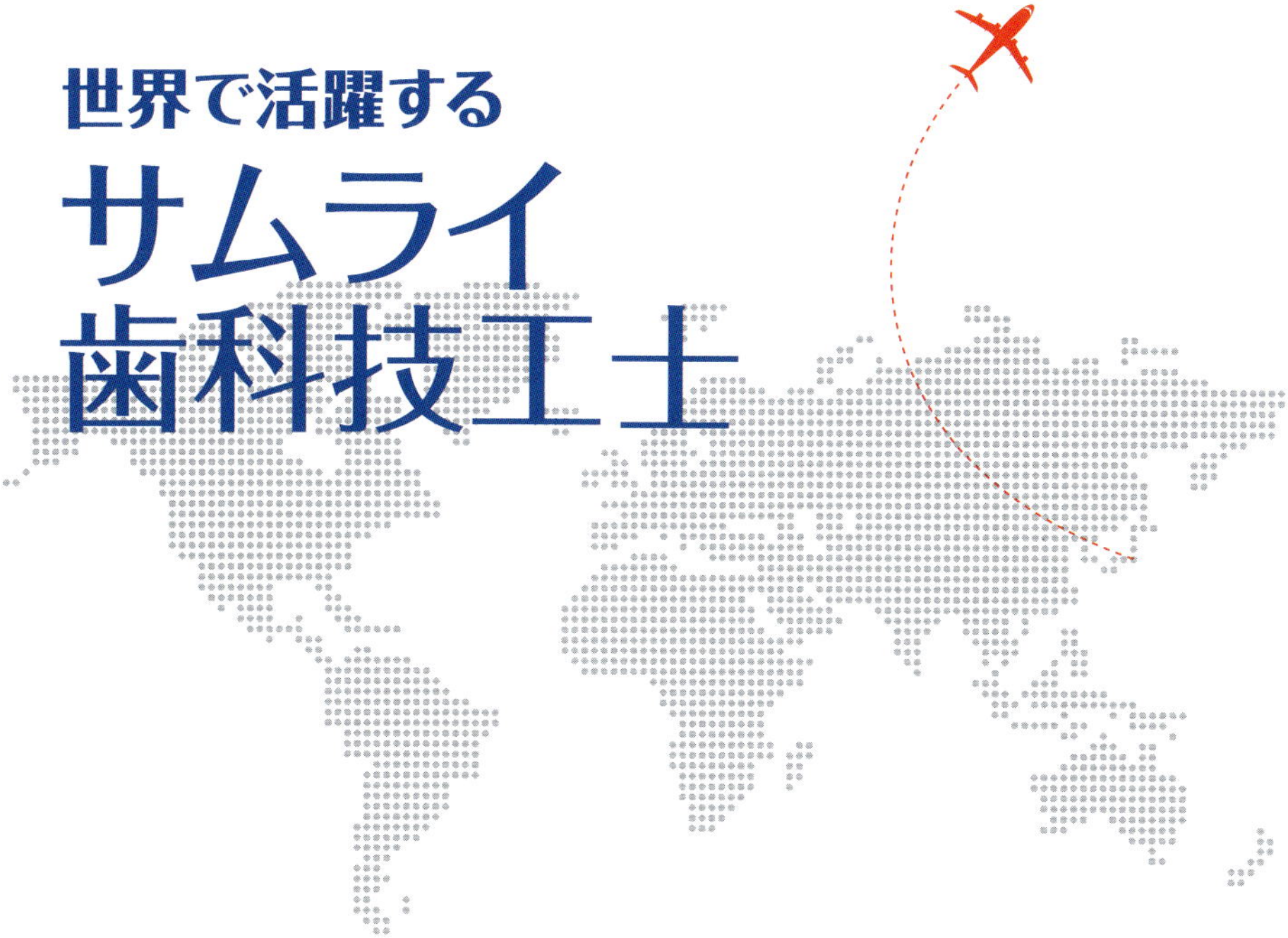

日本歯科新聞社

はじめに

この本は、日本歯科新聞で連載した「世界で活躍したサムライ技工士」を一冊にまとめたものです。連載を開始した時にはどのくらい続けられるか分からなかったのですが、各国で活躍する日本人歯科技工士が語る海外渡航への強い思いや現地でイキイキと仕事する姿、さらに生活を満喫する様子は読者に共感を与えたようで、連載は２０１２年４月から２０１４年５月まで2年間続き、登場してくれたサムライ歯科技工士たちは北米、南米、欧州、アジア、オセアニアの14カ国、24人となりました。

日本における歯科技工士という職業は、地味な仕事、裏方的な存在といったイメージを持たれることもありますが、この連載を通して見る歯科技工士の仕事は、魅力にあふれ、誇り高いものでした。

日本の国家資格が必要な医療関係の職種で、ボランティア活動はまだしも、海外で就業できる職業はそう多くないと思います。その中で歯科技工士は、グローバル化が進む時代にあって、数十年も前から歯科医療を通じて世界に貢献してきたのです。そうしたサムライ歯科技工士の技術は各国で高く評価され、「ジャパン・アズ・ナンバーワン」と称賛されています。日本で彼らの活躍が知らされていなかったのが不思議でならないほどです。もちろんその活躍の裏には、言葉の壁や生活習慣の違い、同じ歯科医療であっても国民性による微妙な感覚のズレなどを克服した彼らの頑張りがあったと思います。

「歯」を失うことは、健康で長生きするための大事な「鍵」をなくすようなものです。歯科技工物は失われた大切な「歯」を補うものです。日本には80歳で20本の自分の歯を持つのを目標とする「８０２０運動」があり、達成者は厚労省の調べで約４割いますが、加齢とともに歯を失う人は増えてくるので、歯科技工士の役割はますます重要になってきます。世界単位で超高齢社会に向かっている今、この本を通し、一人でも多くの方々に歯科技工士の仕事の魅力を知っていただければと願っています。

（編集部）

24人のサムライ歯科技工士

島原 和彦 (ニュージーランド) P.34

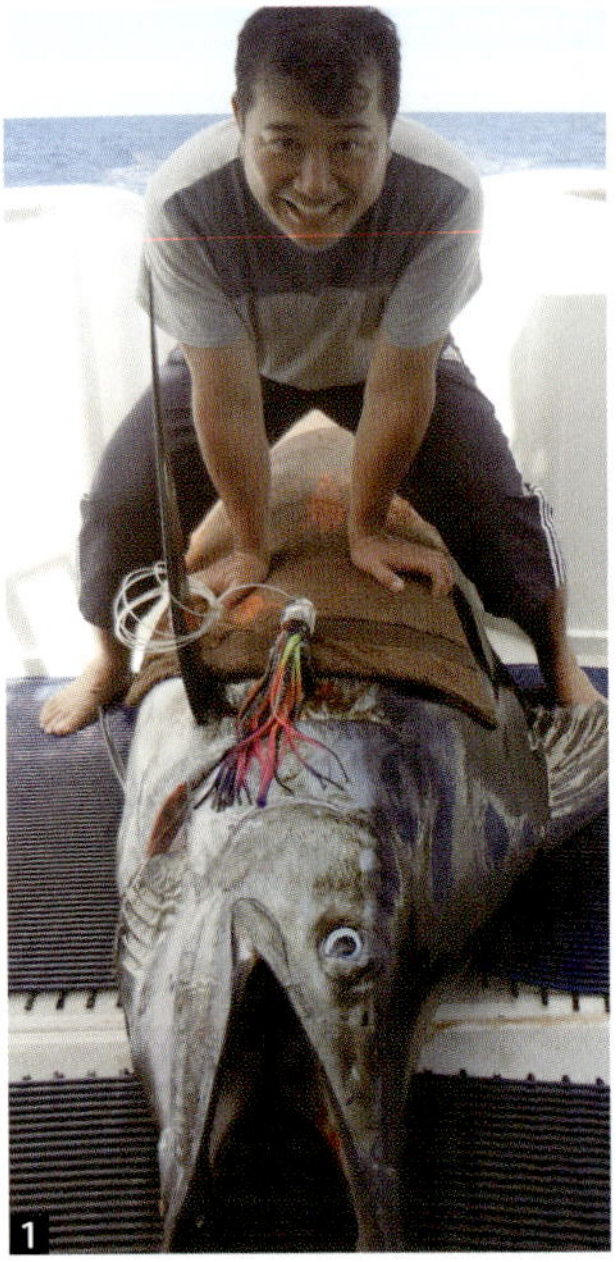
1

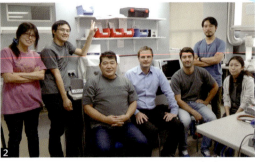

2

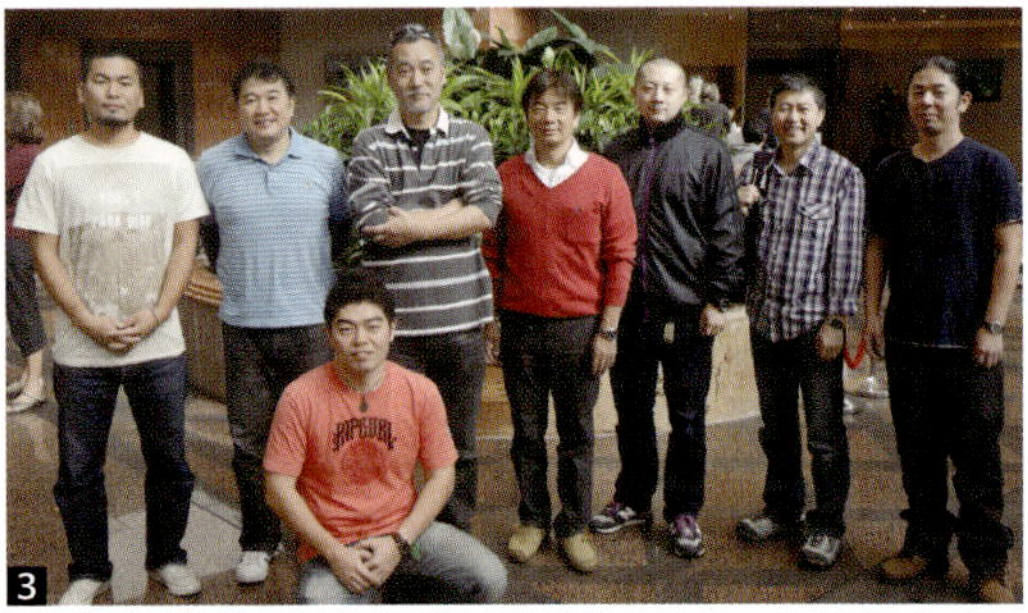
3

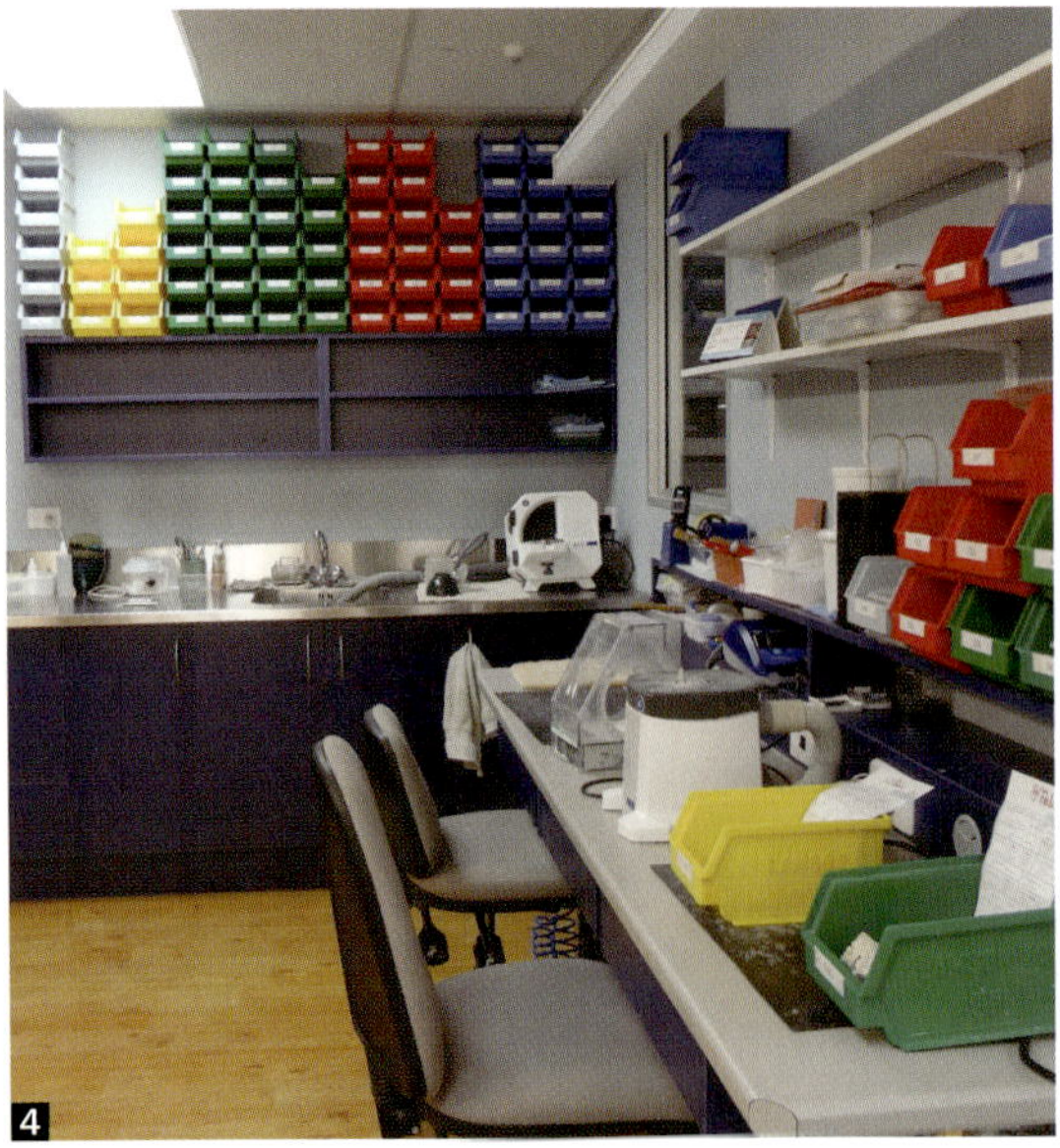
4

①釣りの大会で 234kg のカジキマグロを釣って優勝②ラボでインストラクターを招き、スタッフと講習会③オーストラリア・ニュージーランドの歯科技工士で作ったスタディーグループのメンバーと④ラボのモデルルーム⑤患者とシェードテイキング

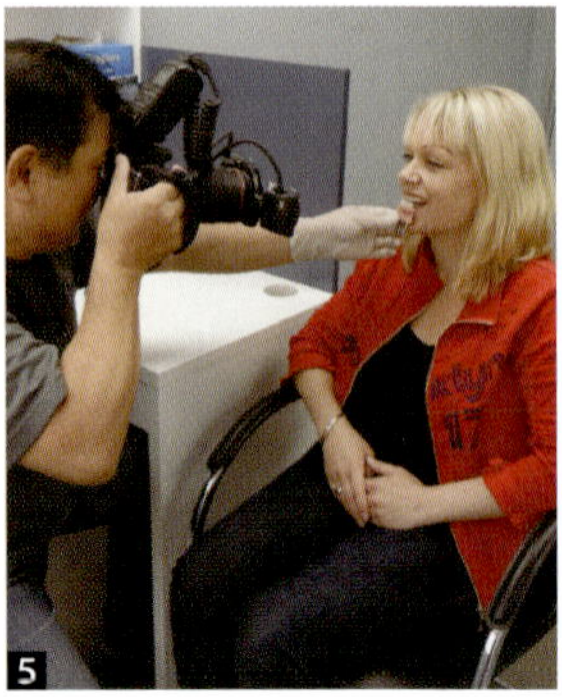
5

川原 康比 （ニュージーランド） P.44

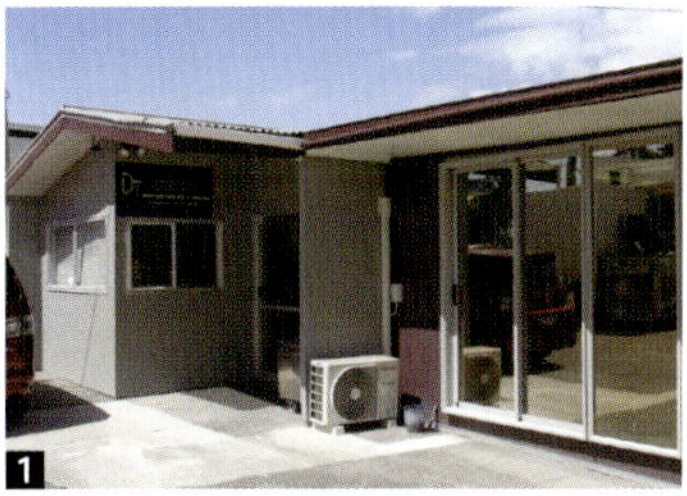

1

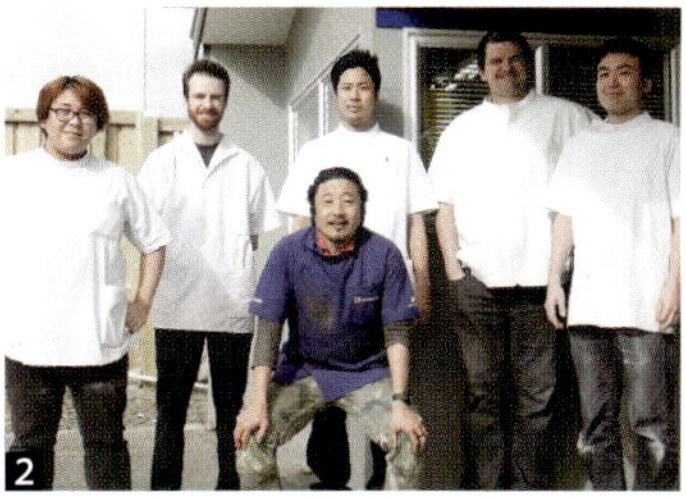

2

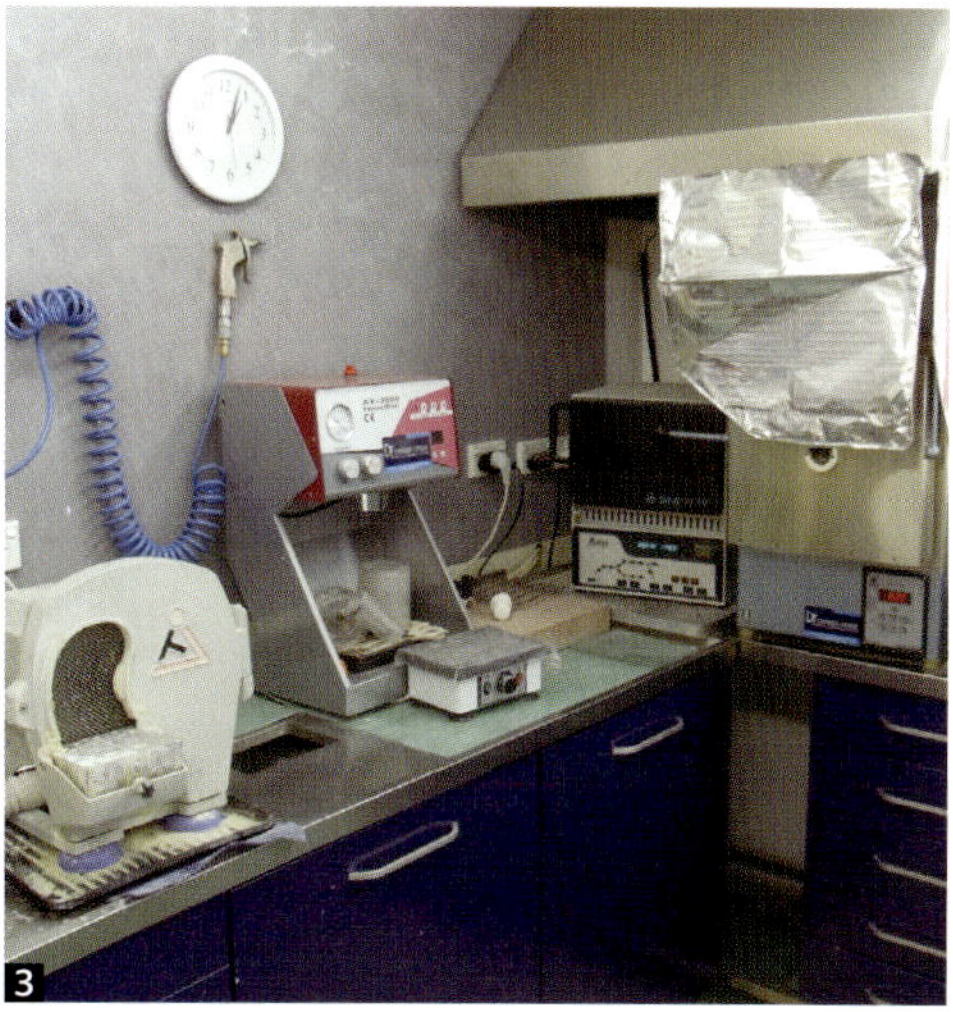

3

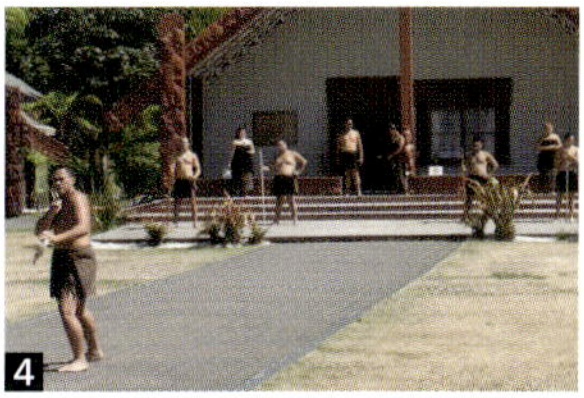

4

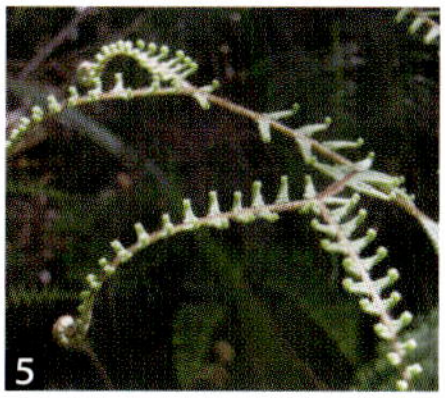

5

①ラボ②スタッフと。左からDELPHINO、クリニカルテクニシャンのMARK、見学者のRYO、ボスのDENNIS&TAKA③ラボの様子④マオリショー⑤ニュージーランドにはシダがいっぱい生えている⑥千年杉を背に⑦キャストパーシャルの設計

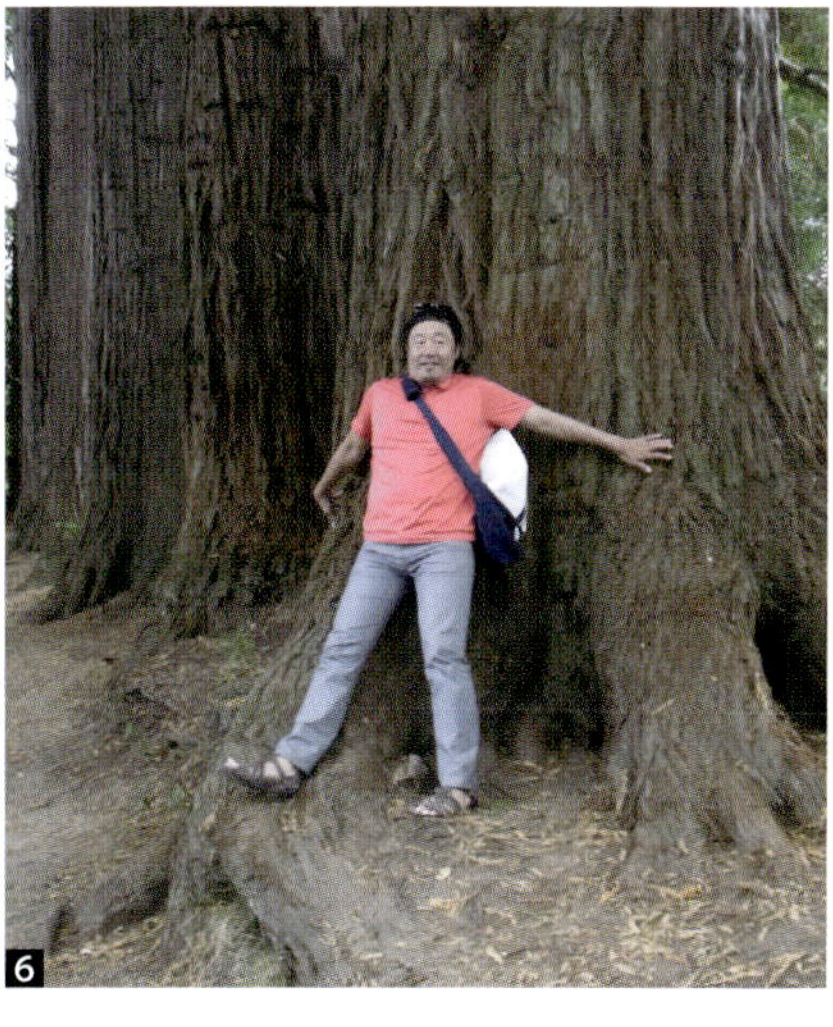

6

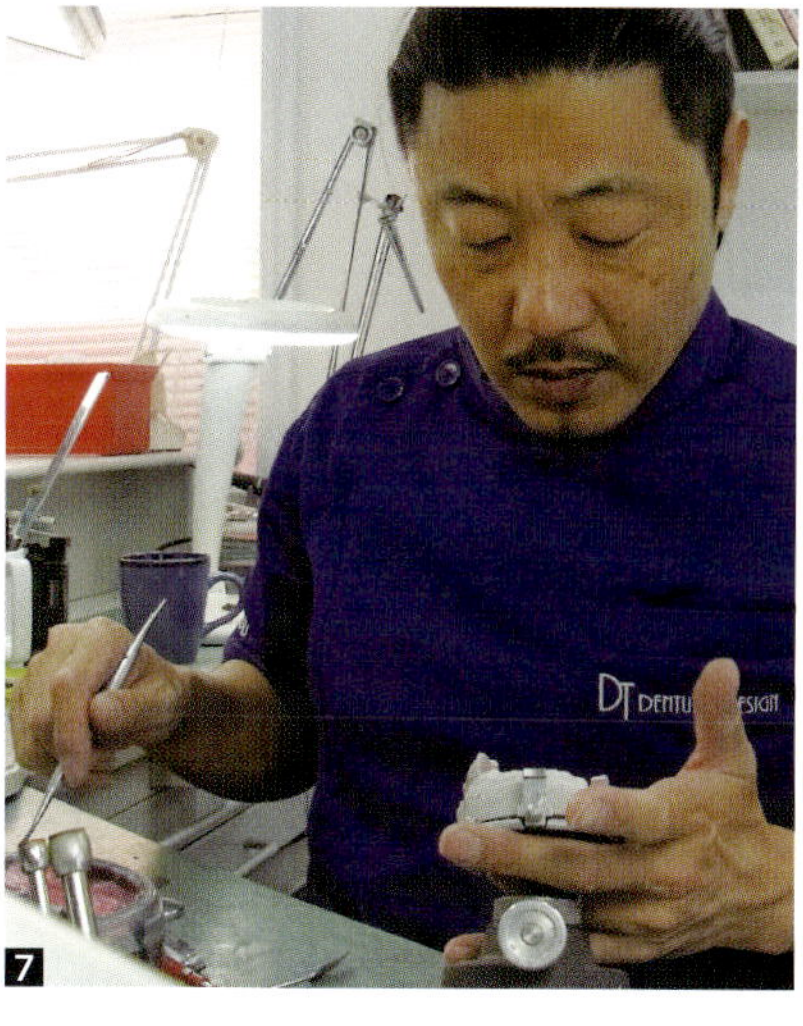

7

Hiroya Takada（オーストラリア） P.54

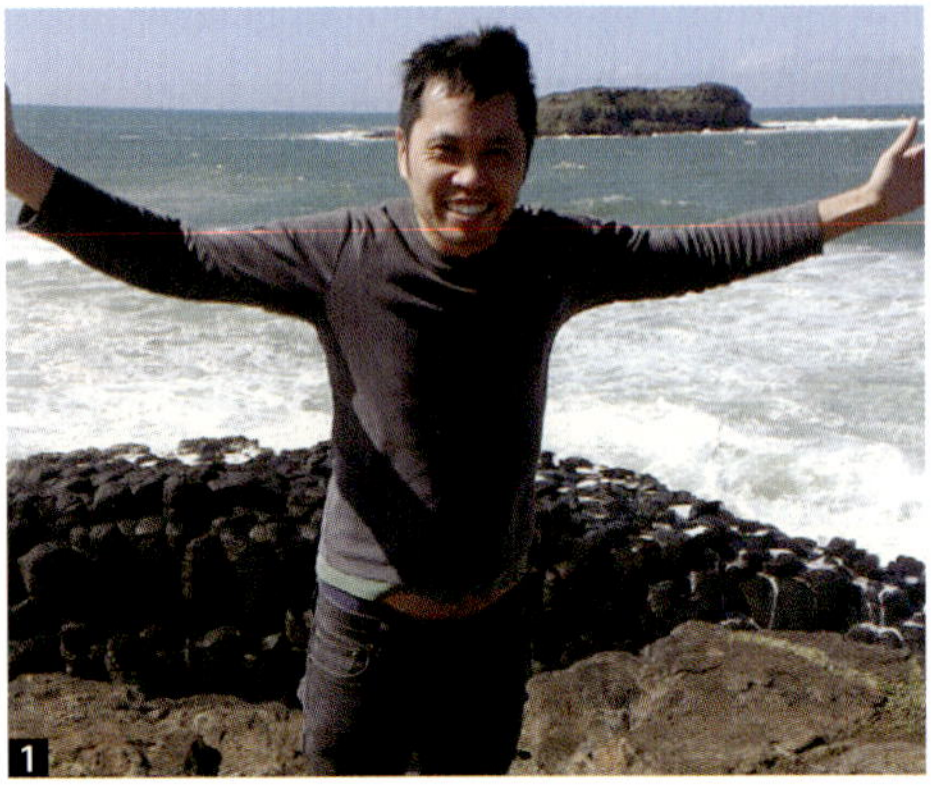
1

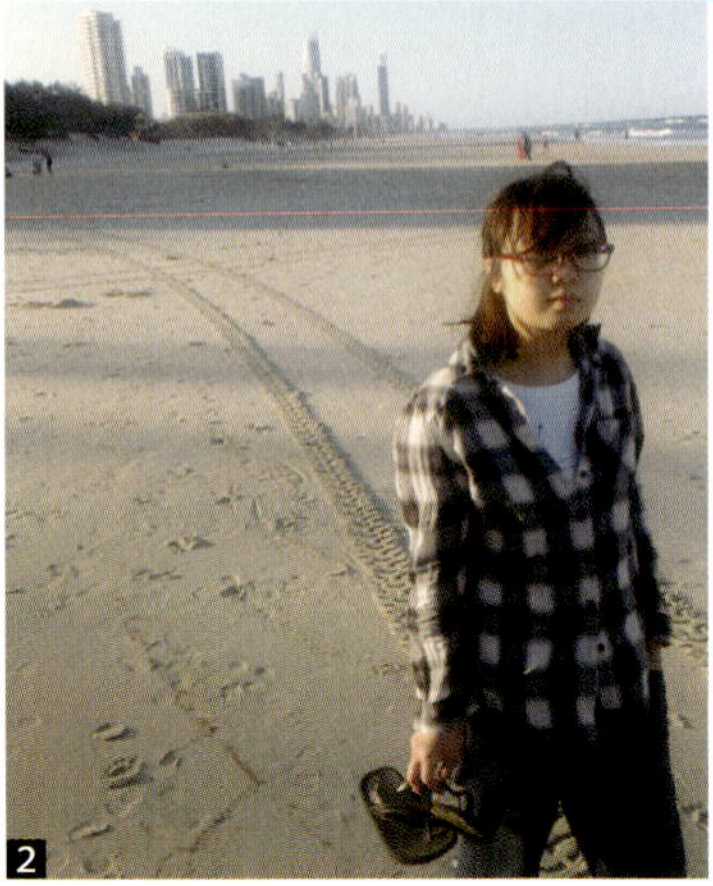
2

①筆者②妻③ラボの同僚たち④ゴールドコースト近郊の風景⑤専門学校に通った妻の卒業式⑥ゴールドコーストの風景

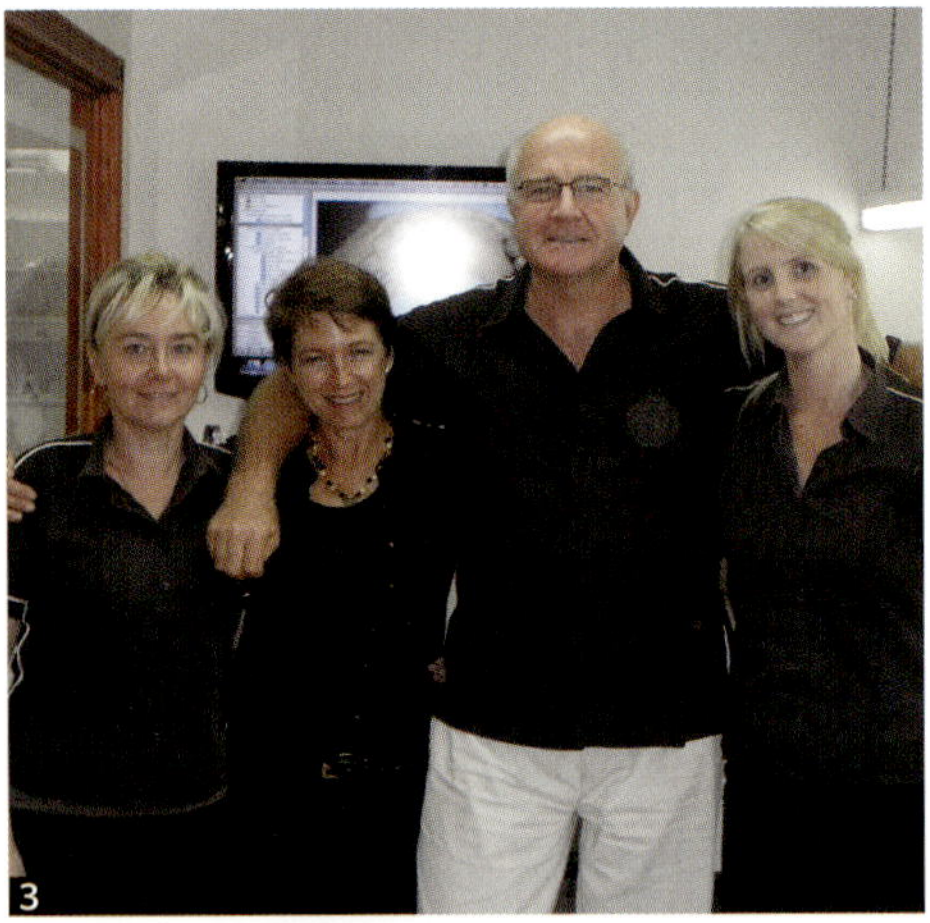
3

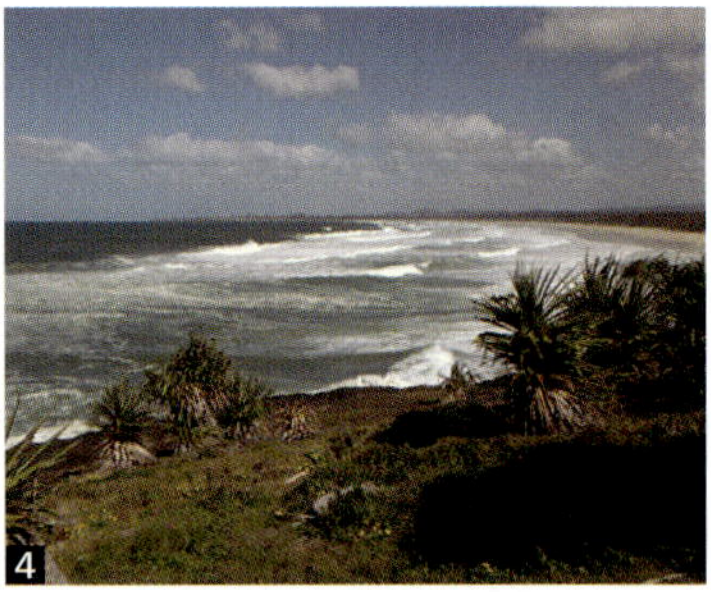
4

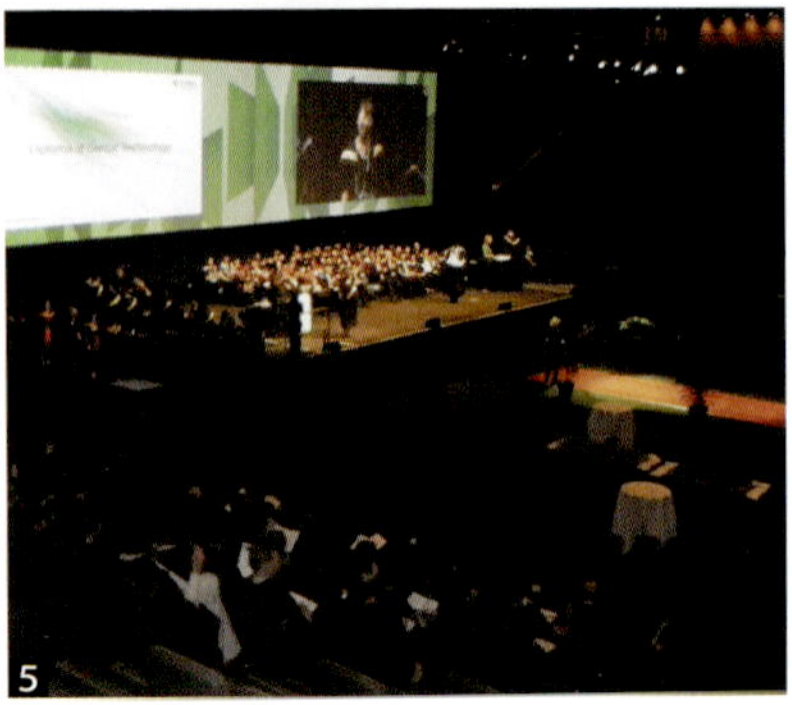
5

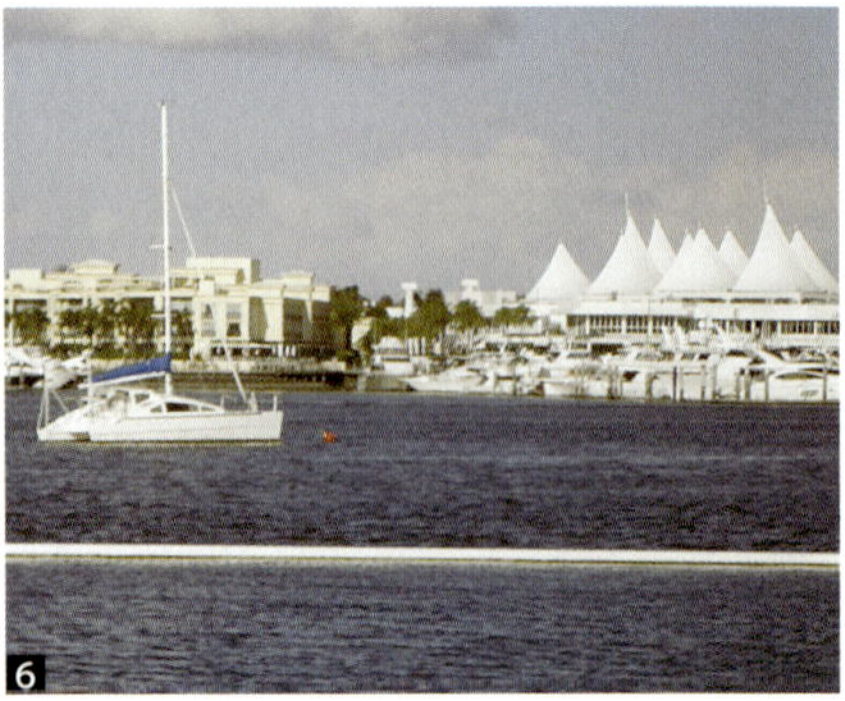
6

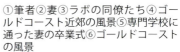

川崎 従道（中国） P.64

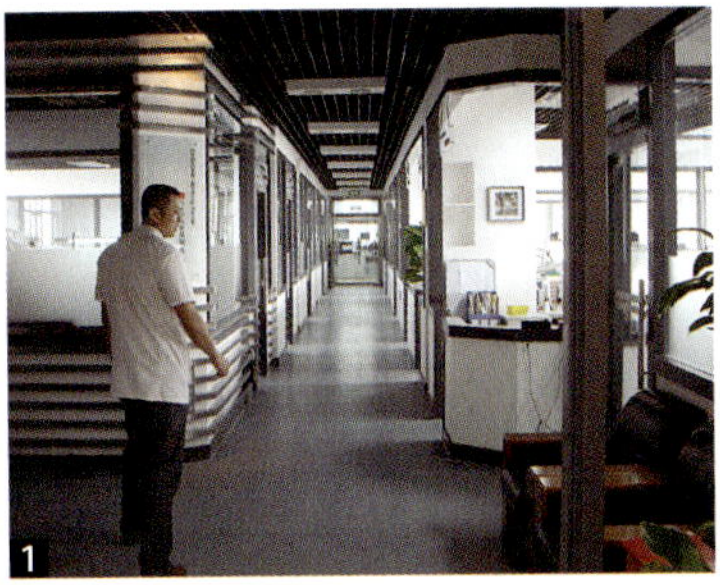

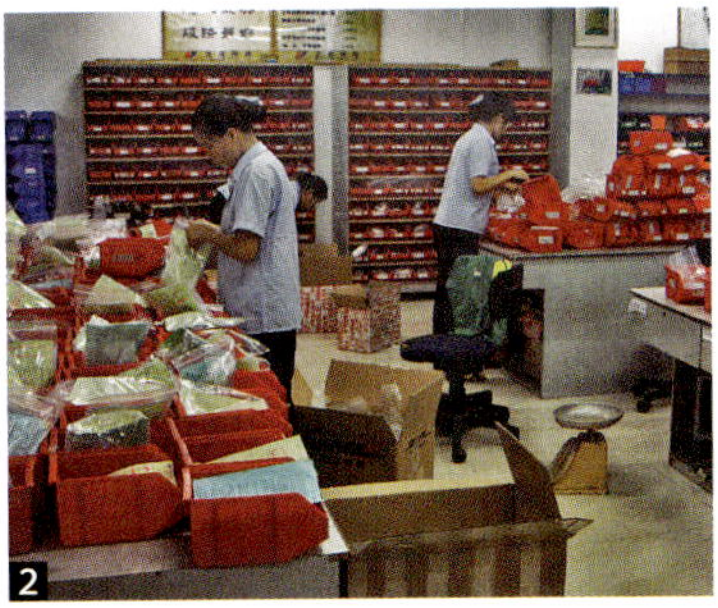

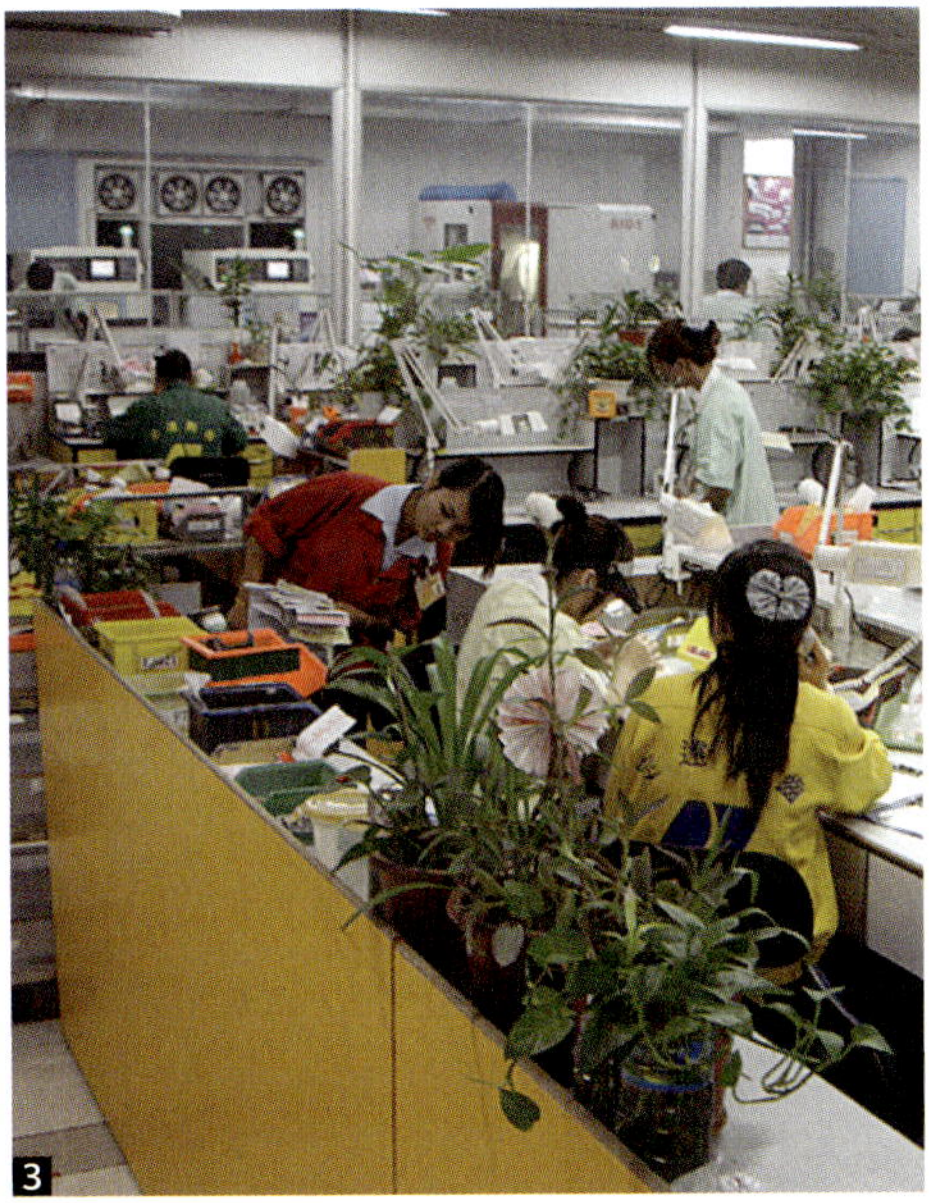

①北京のラボ、尤根牙科医療内部②アメリカから送られてきた模型や印象の包み③東莞のラボのCAD/CAMコーナー④ポーセレンを築盛するスタッフ⑤長春市の建築物⑥東北師範大学

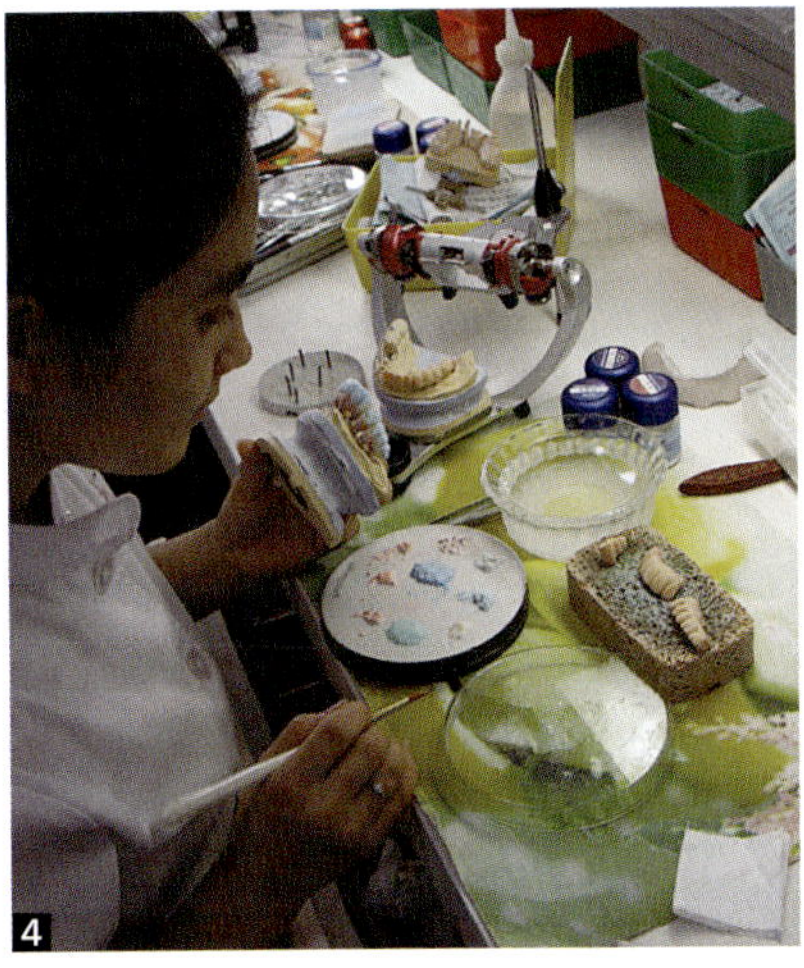

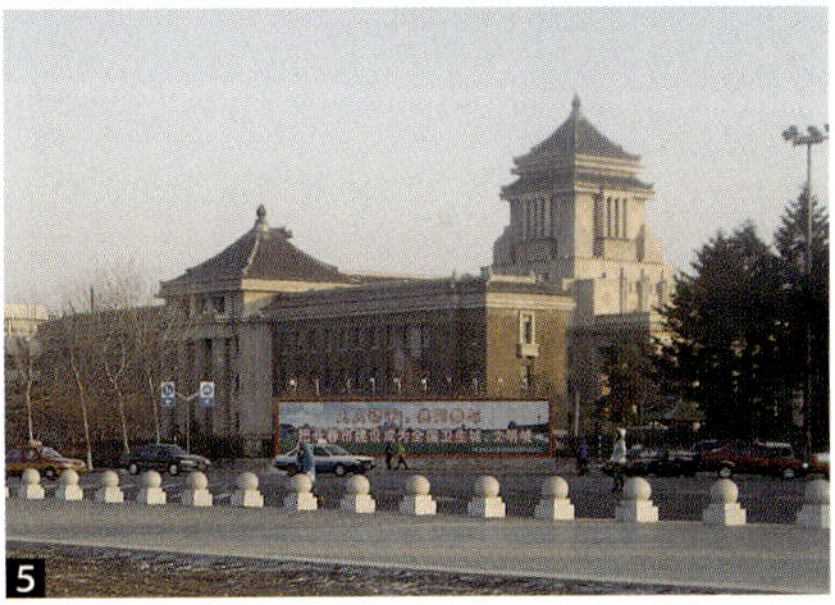

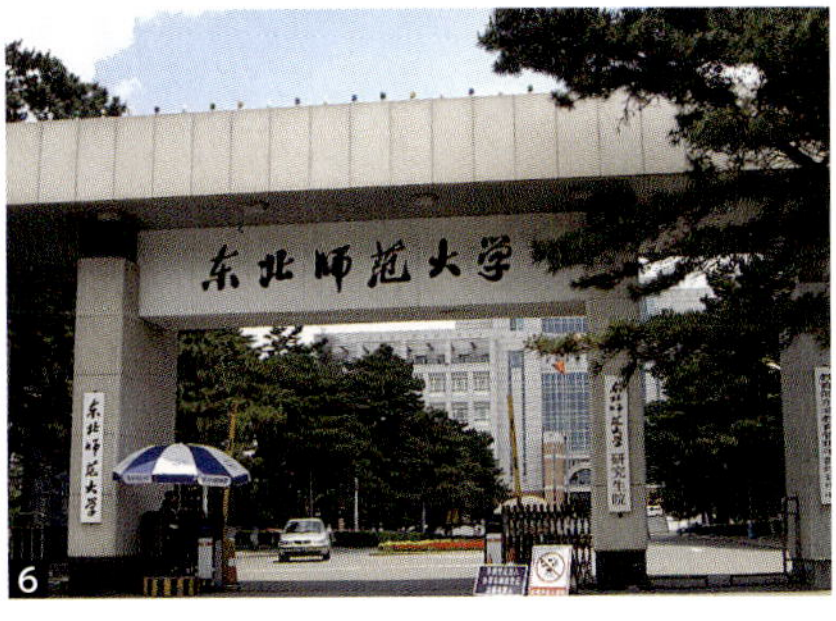

齋藤 芳文（中国） P.74

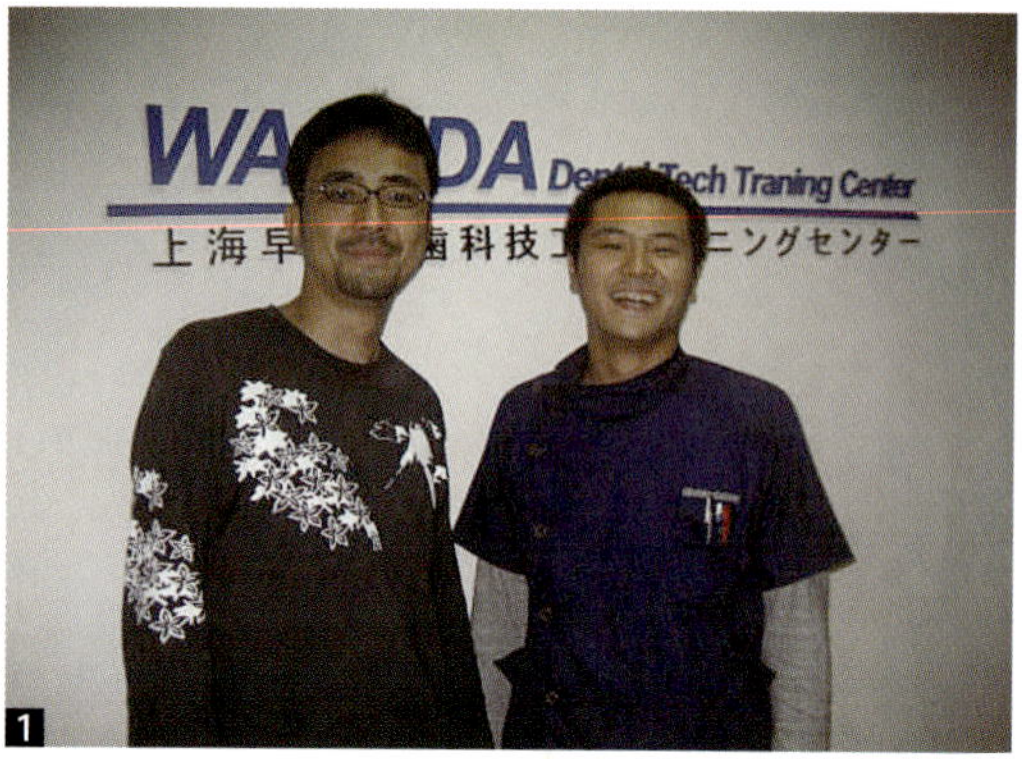

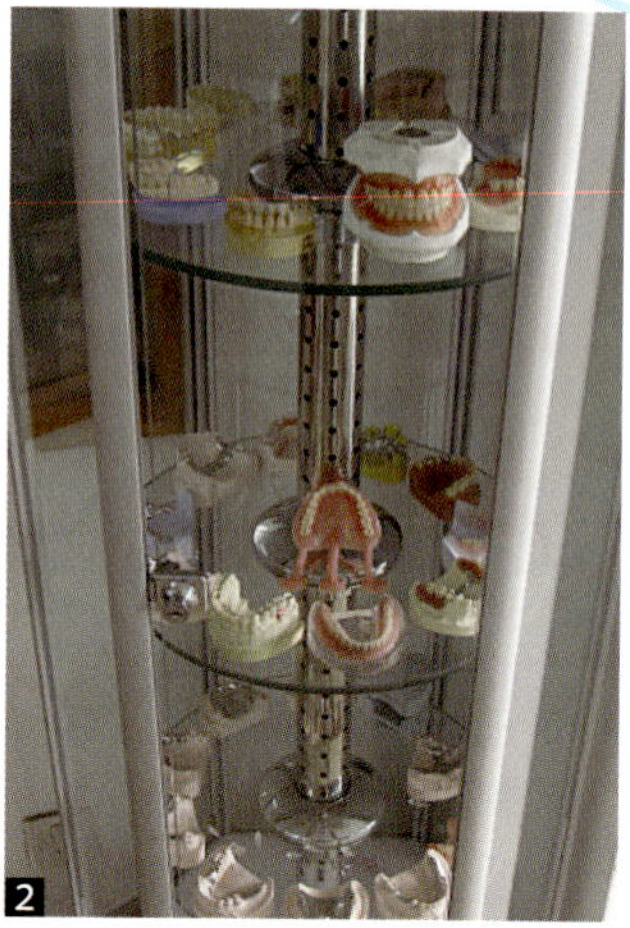

①横田先輩（左）が遊びに来たので記念撮影②③ラボの様子④パートナーの王志鵬（左）と香港のVITA社技術顧問の黄氏（中央）⑤⑥ラボの様子

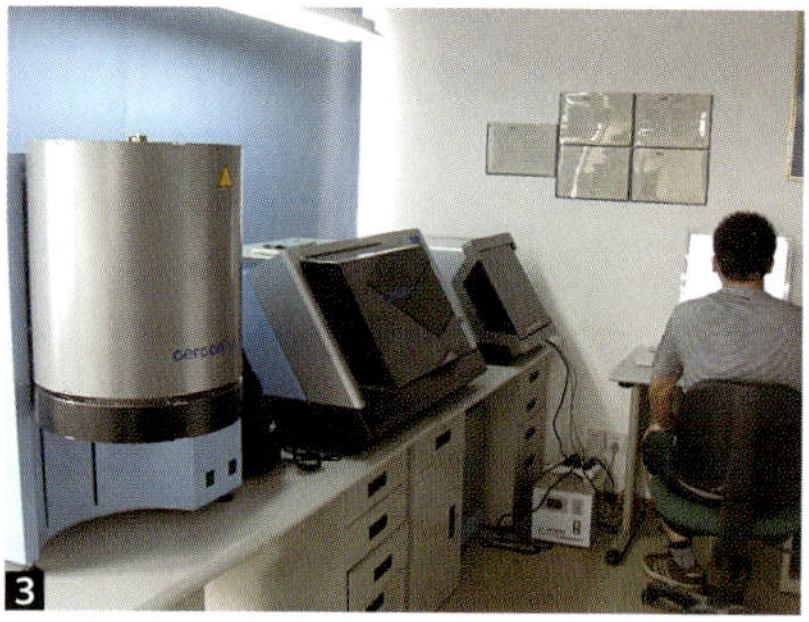

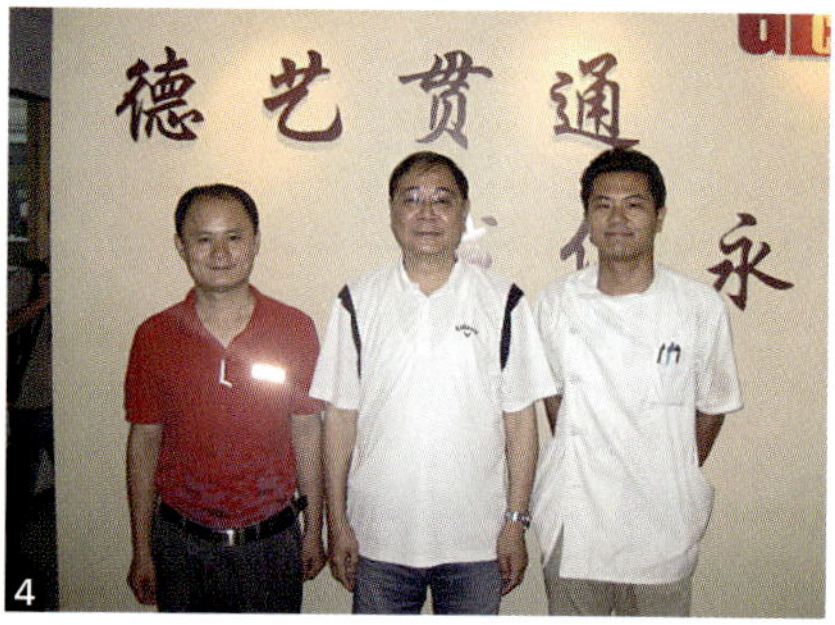

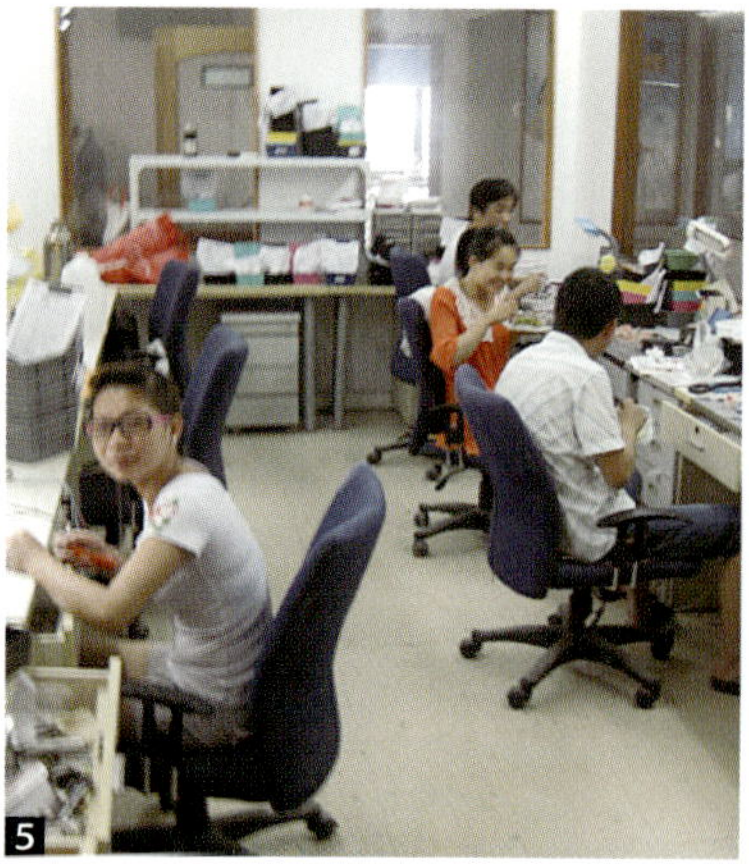

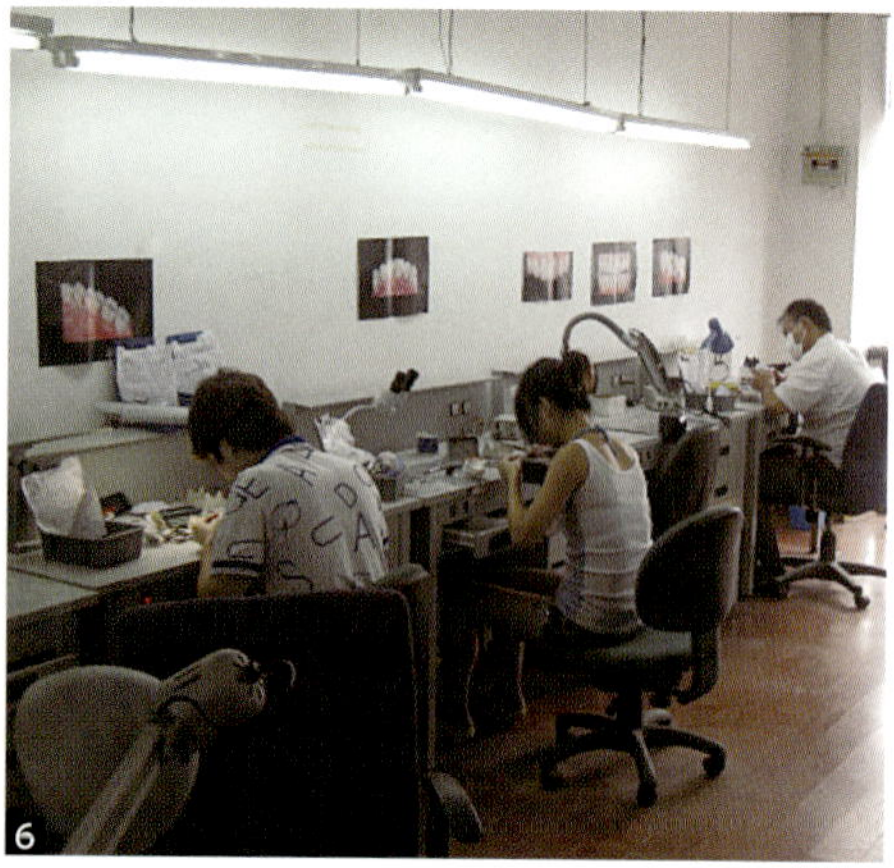

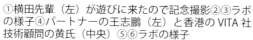

竹林 寿晃（中国） P.84

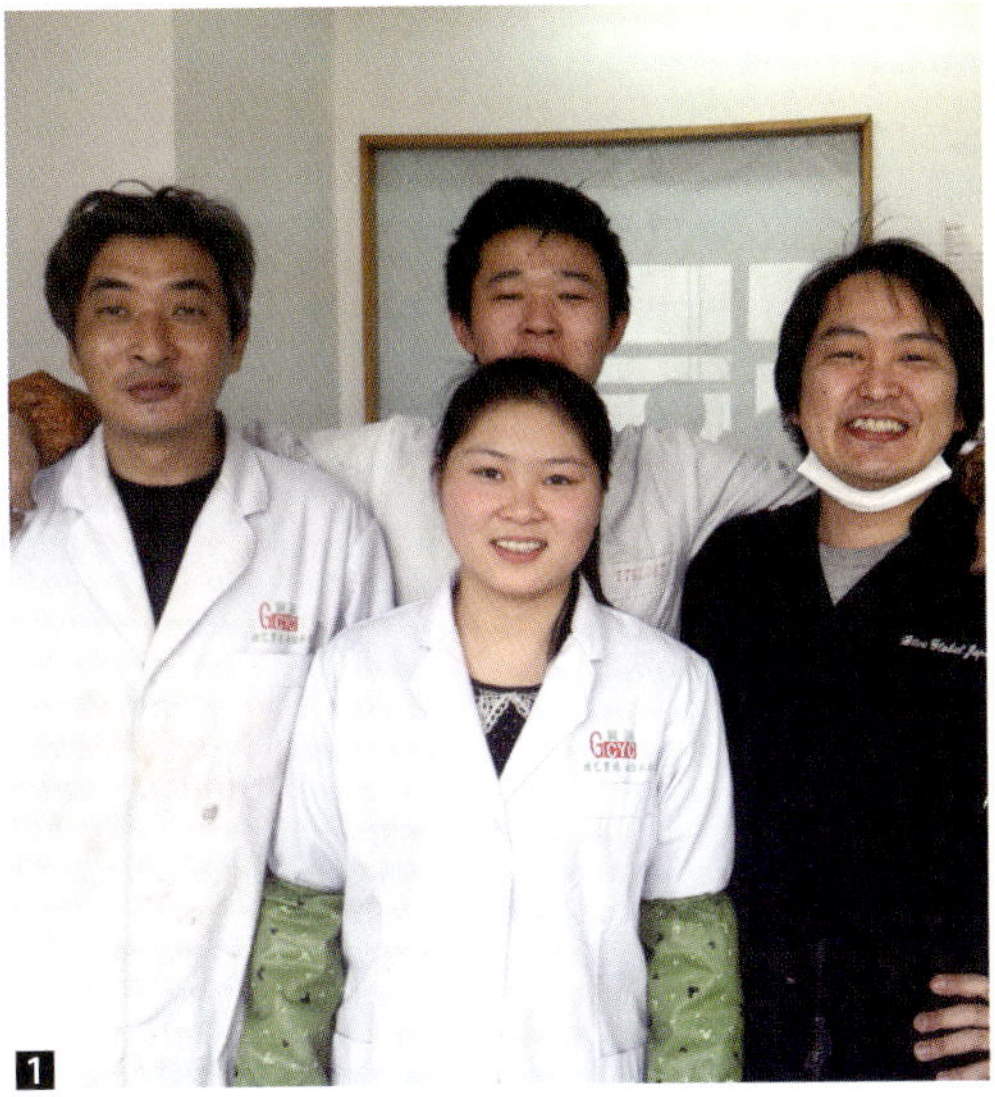

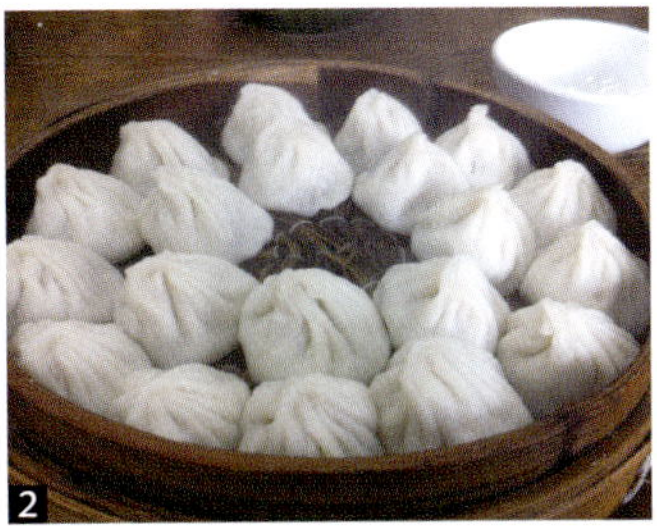

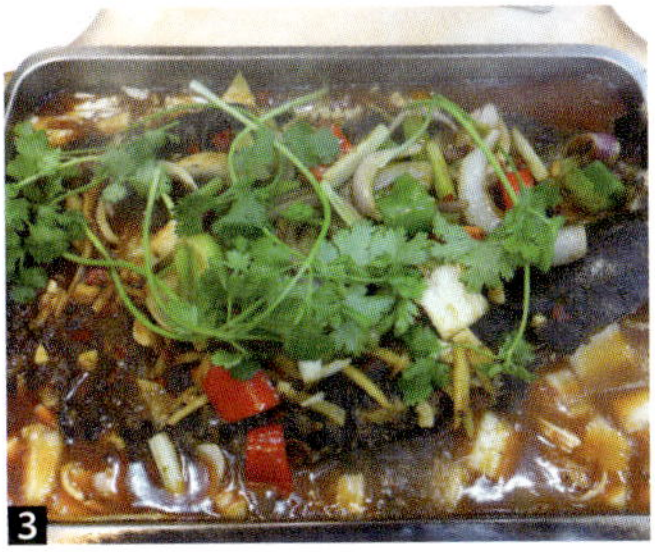

①スタッフたちと（右端が本人）②食べているもの③中国でおいしいもの（ナマズ）④教えているところ⑤上海の仏教寺院・静安寺⑥上海近郊の街・南翔

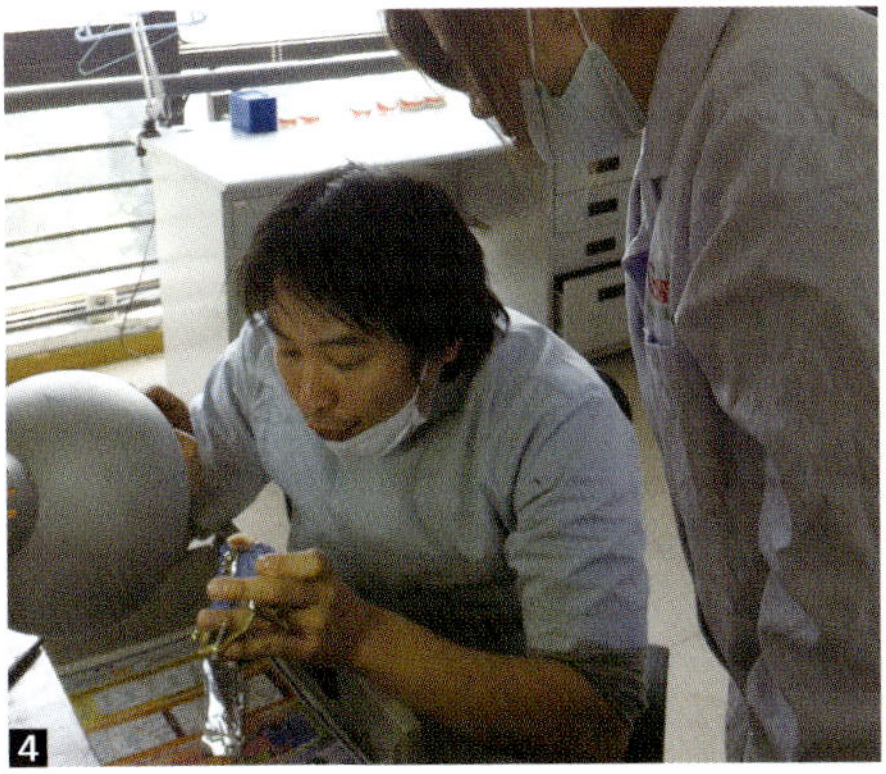

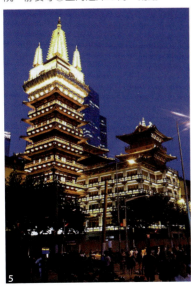

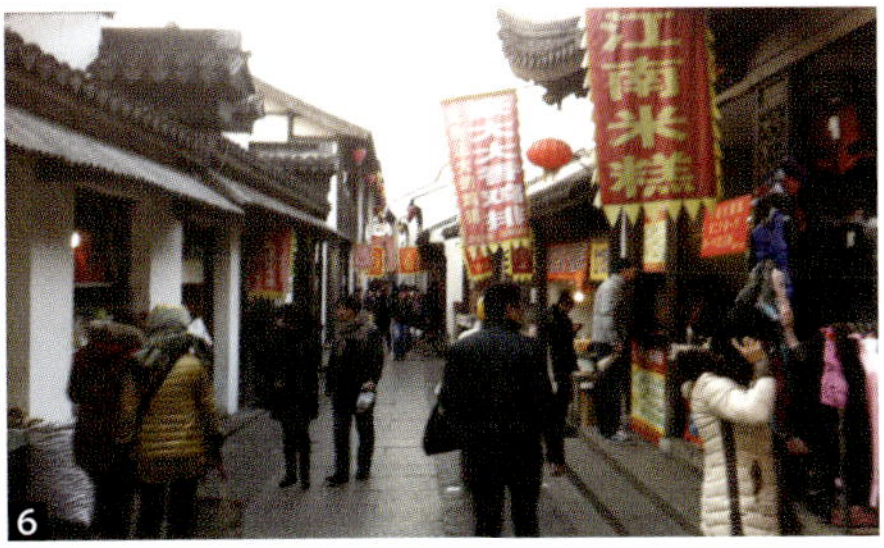

鹿島 茂（台湾） P.94

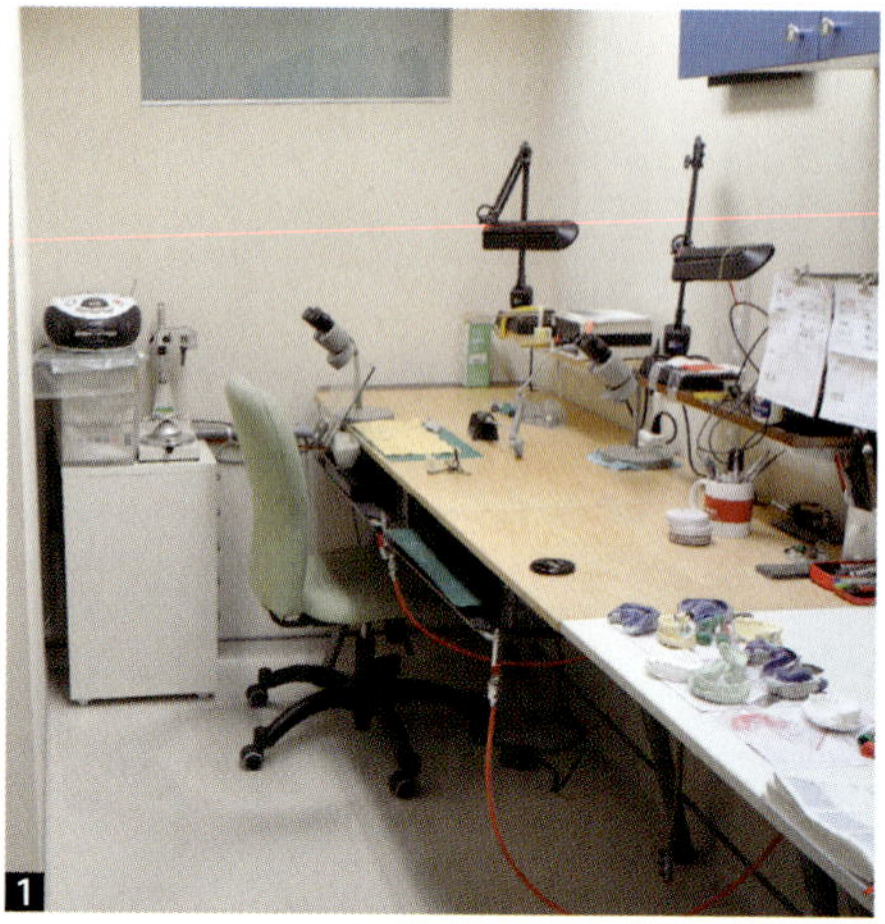

1

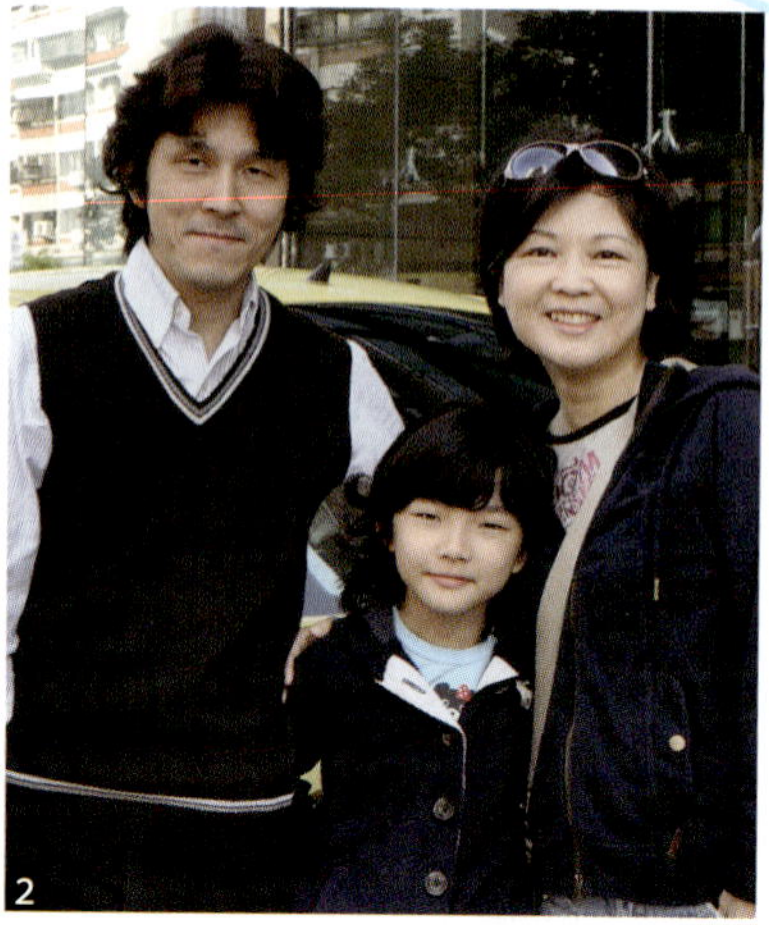

2

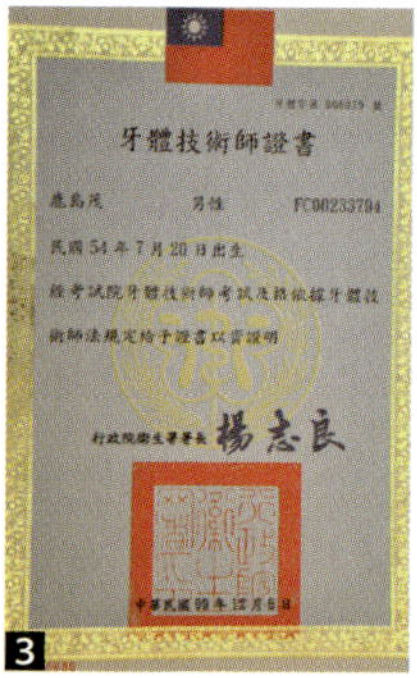

3

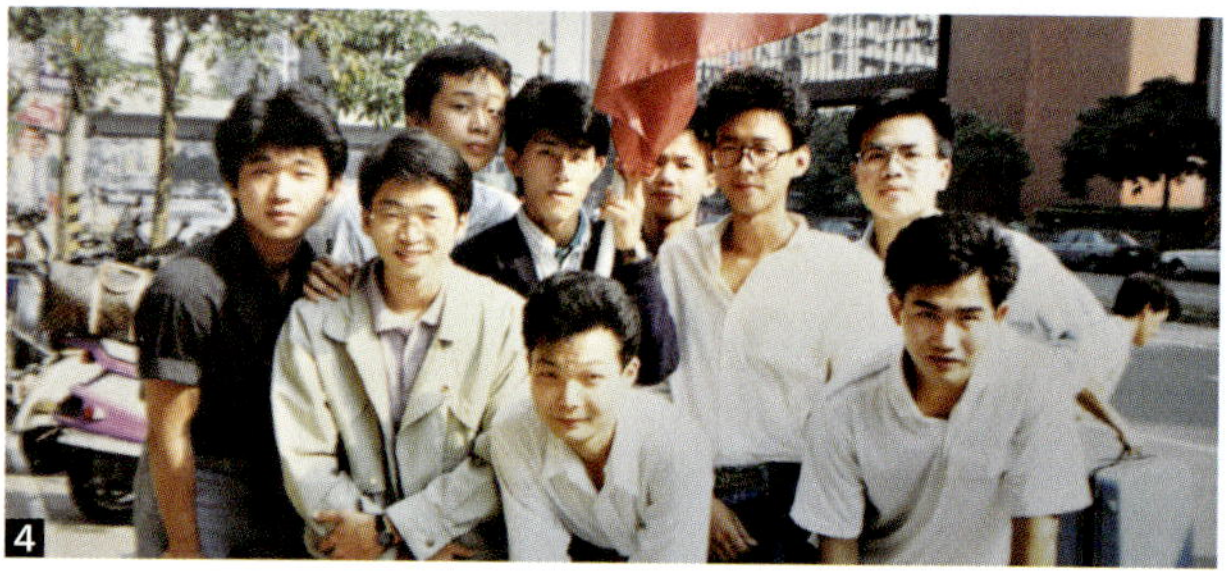

4

①ラボ②自宅前で家族と③台湾の歯科技工士免許証④台北で（1989 年）⑤台北市牙體技術師職業公会（歯科技工組合）発足大会

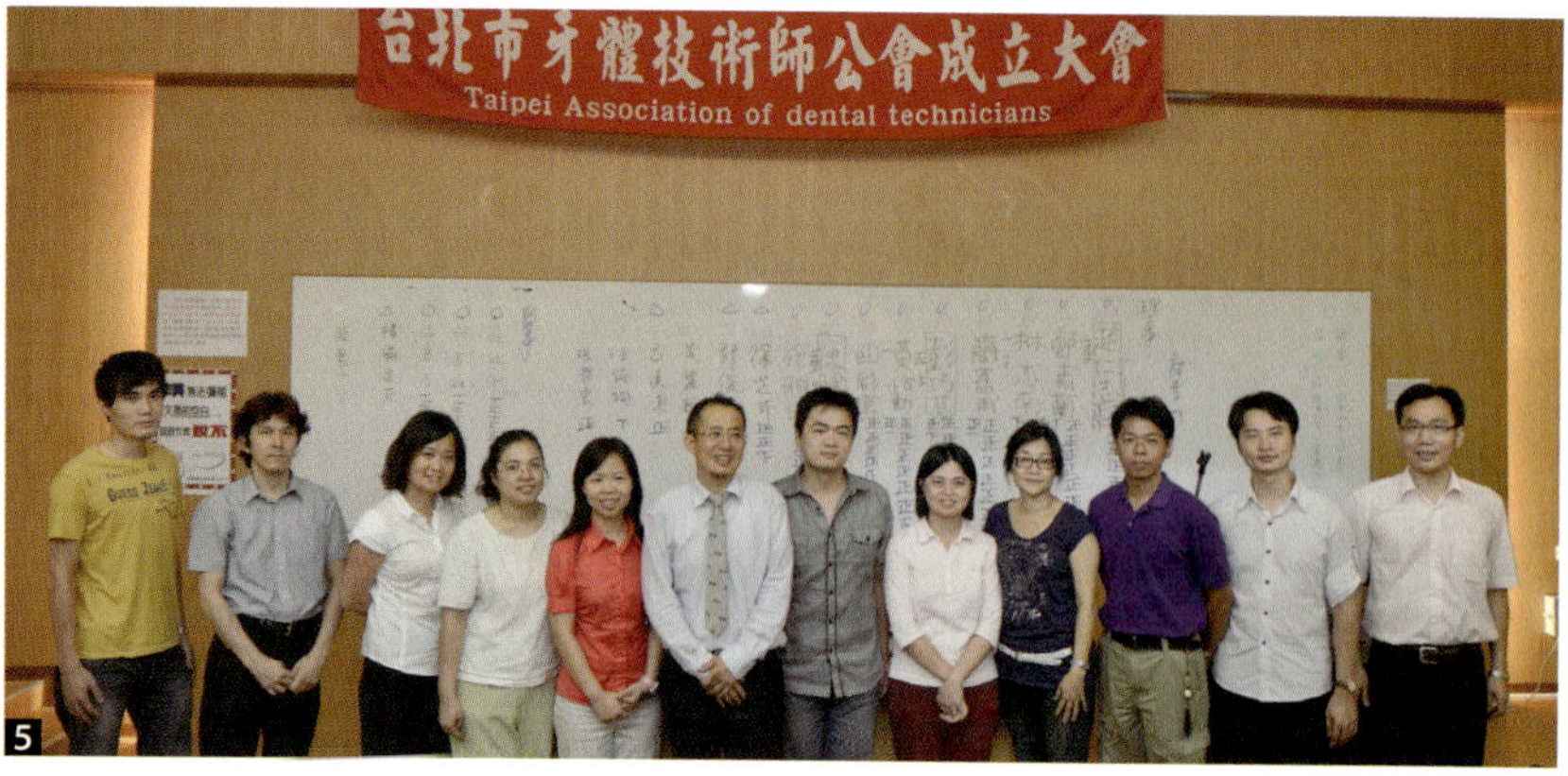

5

小林 誠（フィリピン）P.104

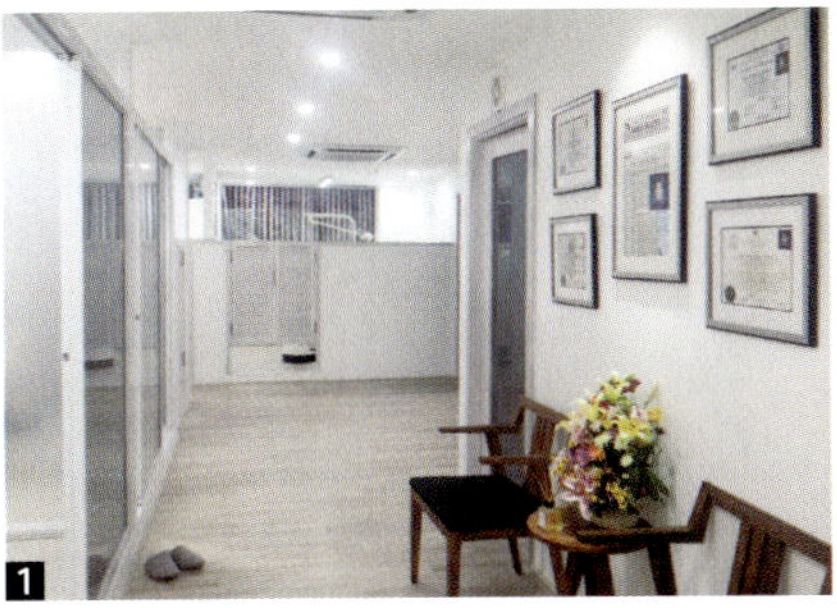

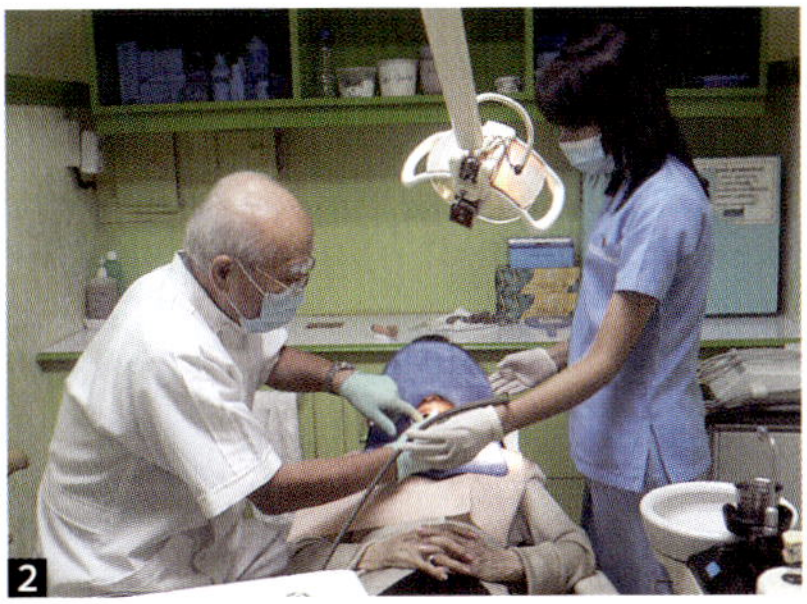

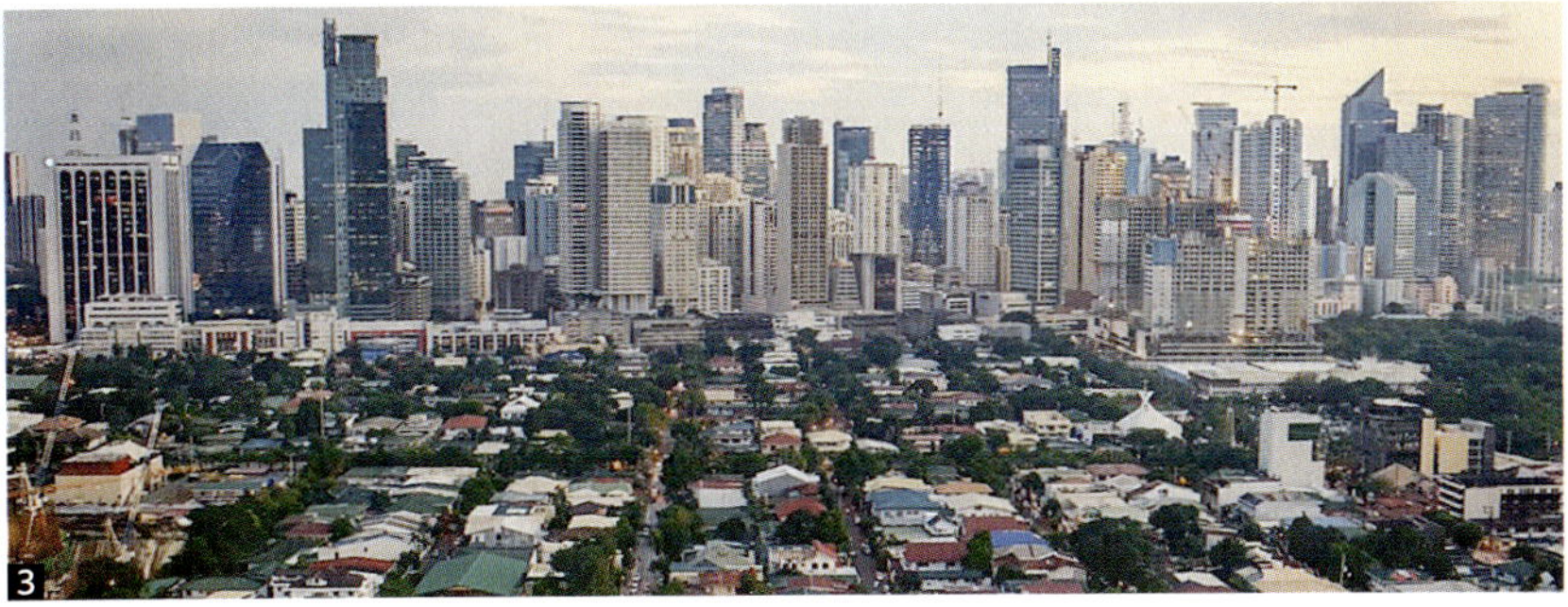

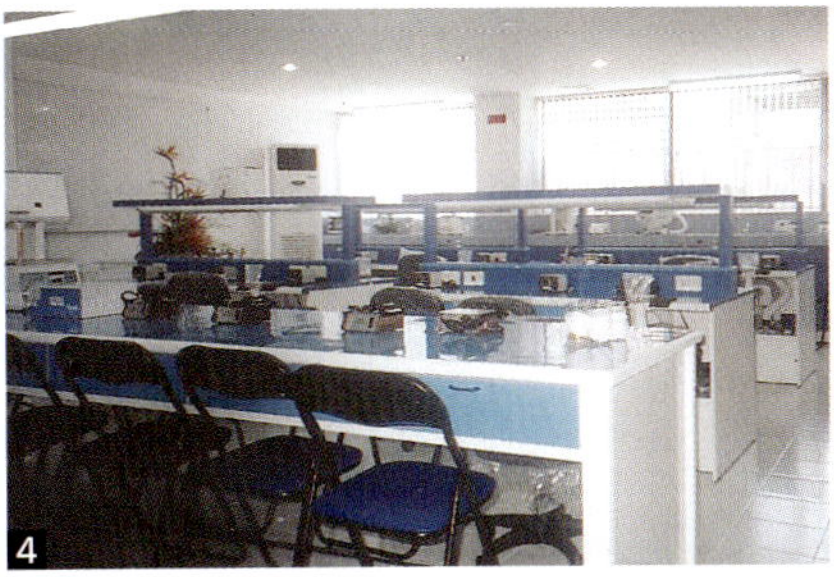

①クリニック②日常の診療③マカティ市風景④⑤アルプス技工学校⑥ラボラトリーの様子

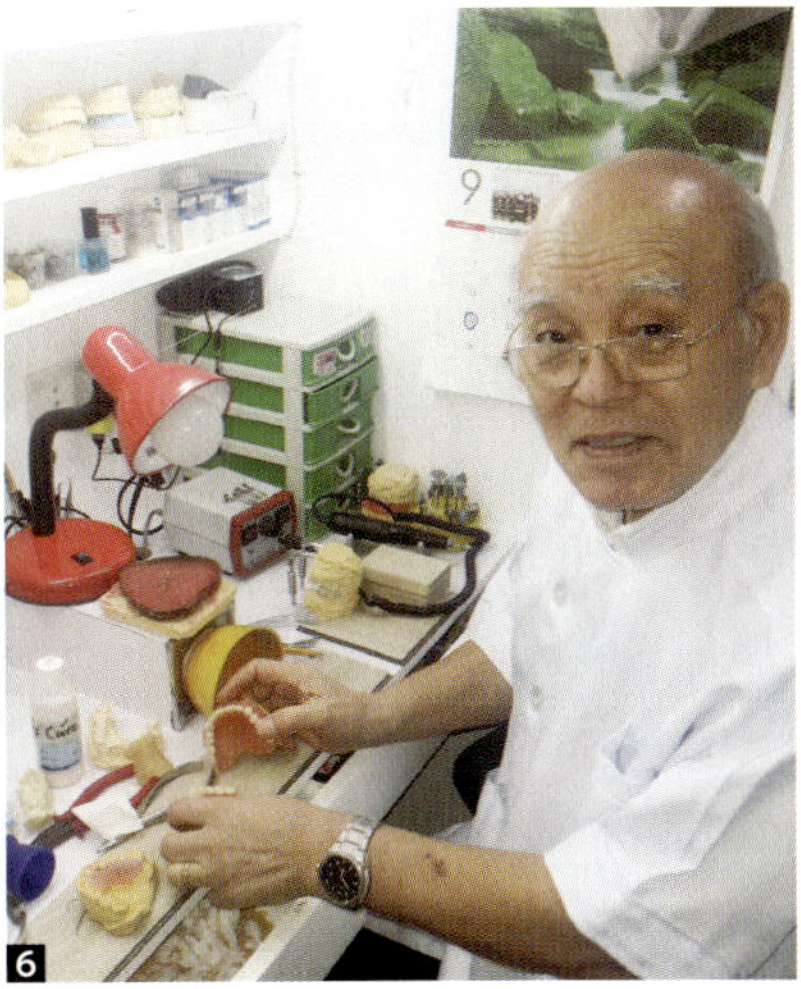

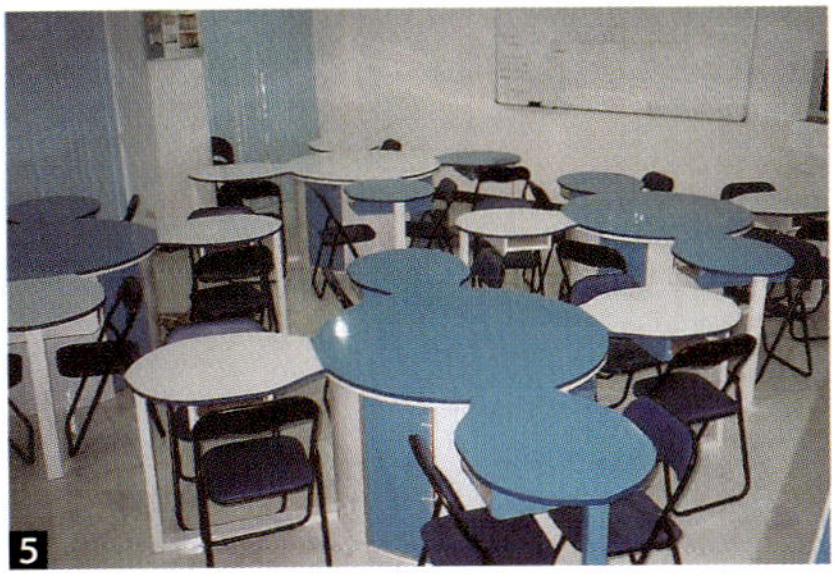

宮田 弘二（フィリピン）P.114

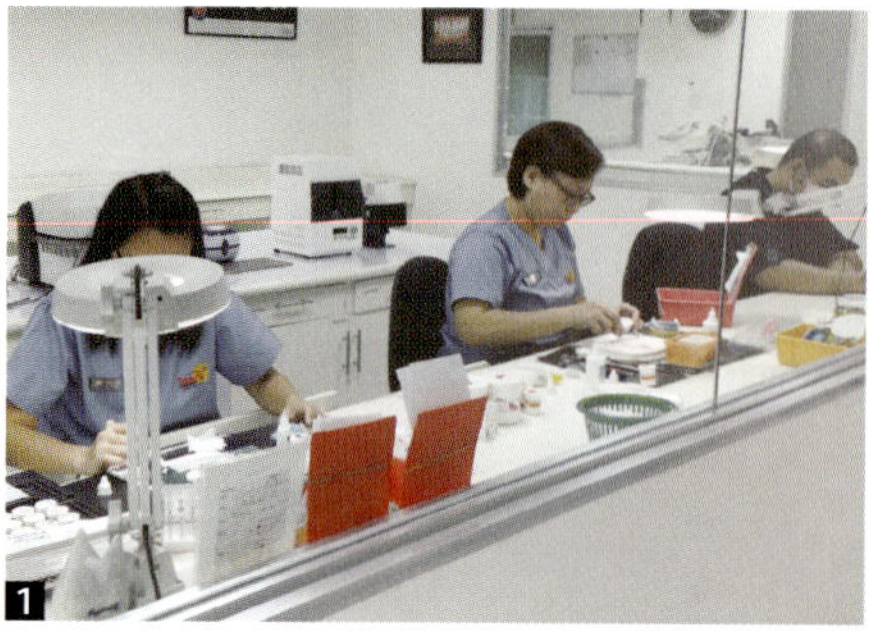

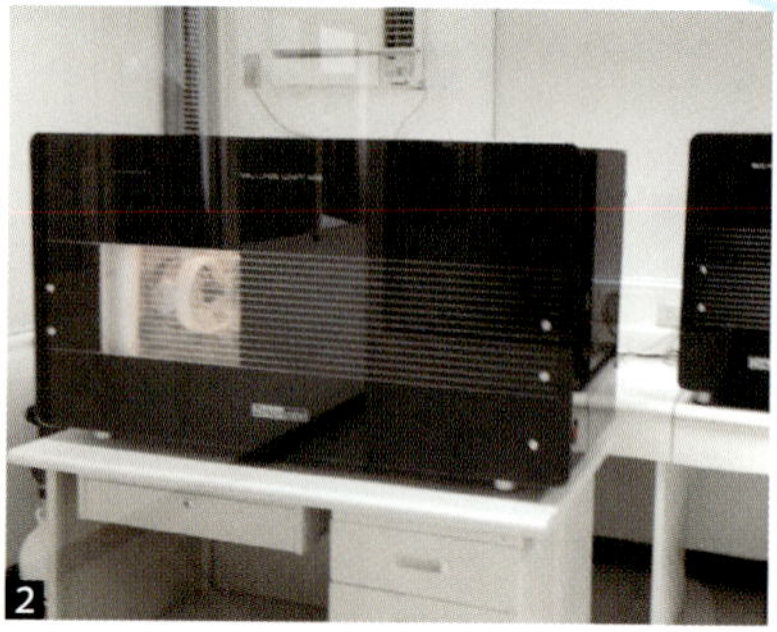

①ポーセレン築盛室と築盛するスタッフ②ラボで就業時間を超えても稼働を続けるCAD/CAM③歯科医院内で④配送室で配送箱に貼られた説明図⑤ポーセレン築盛室のポーセレンファーネス⑥義歯部門の製作室の様子⑦ラボ入り口のロゴマーク⑧⑨マニラ市内の様子

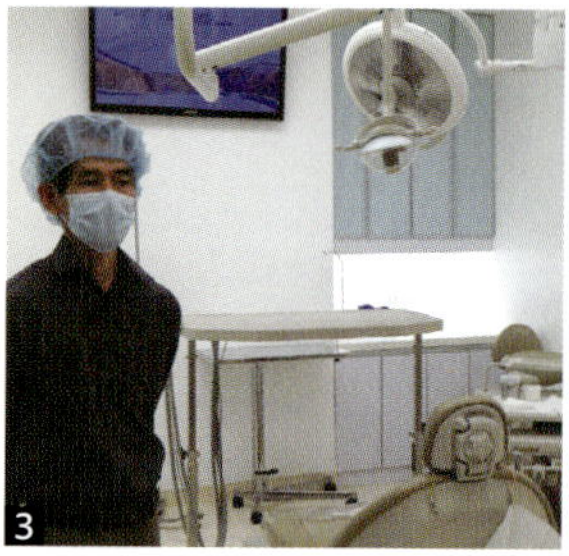

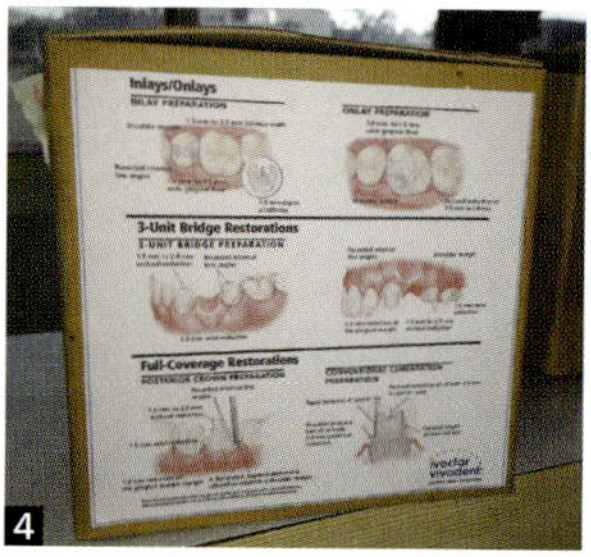

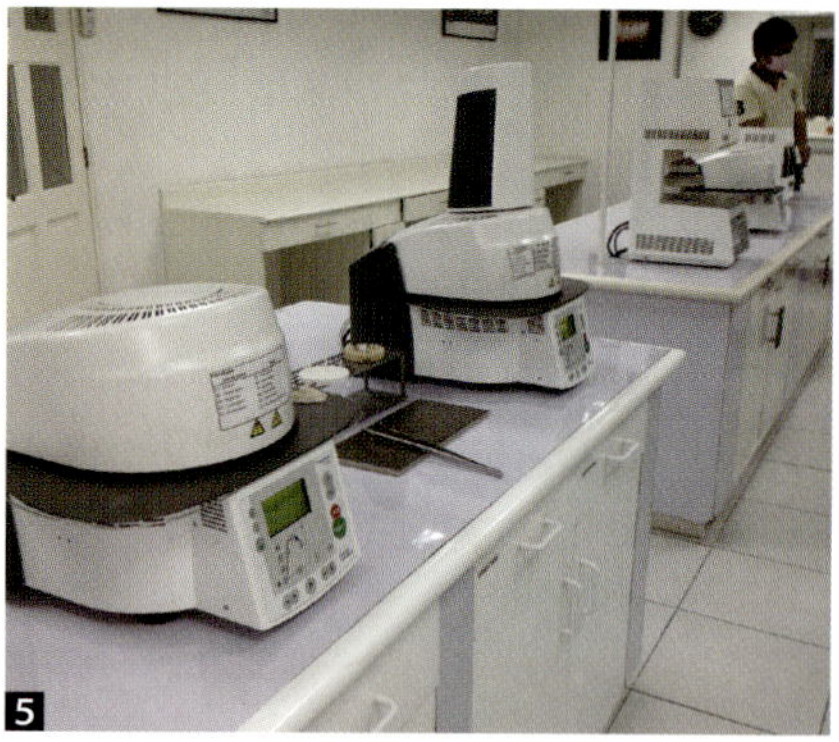

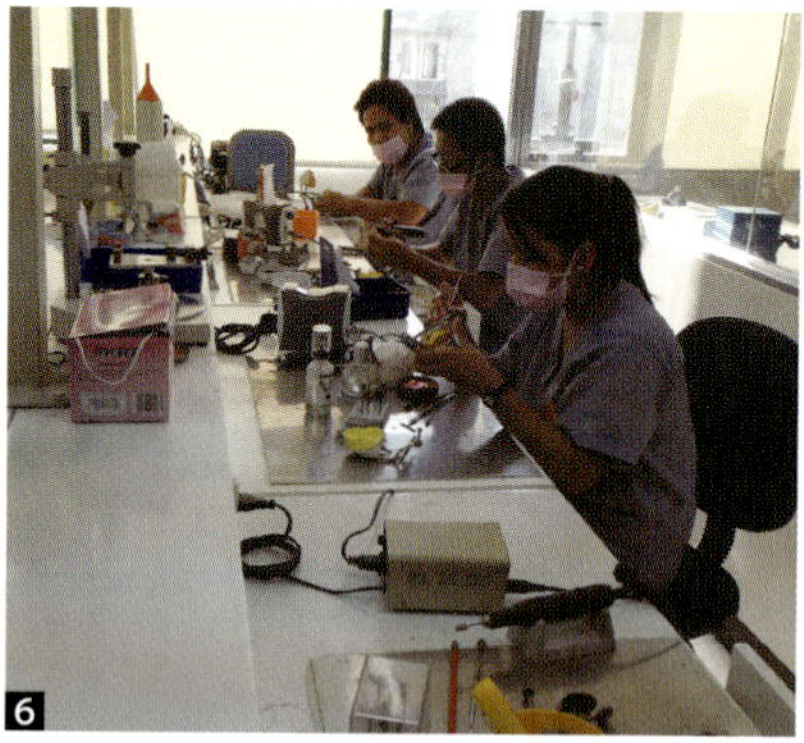

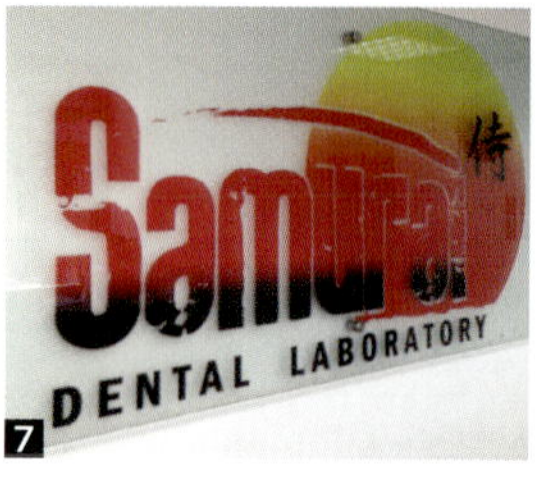

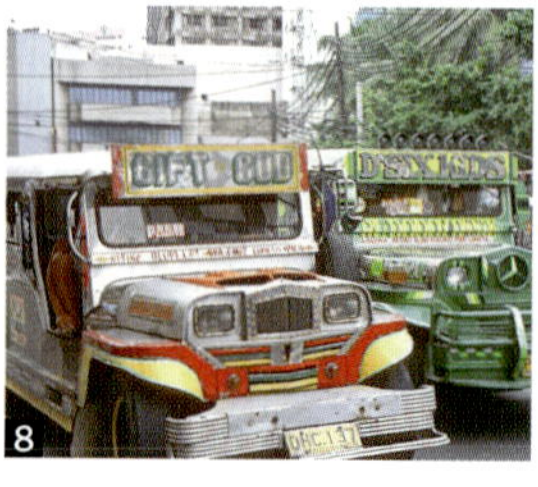

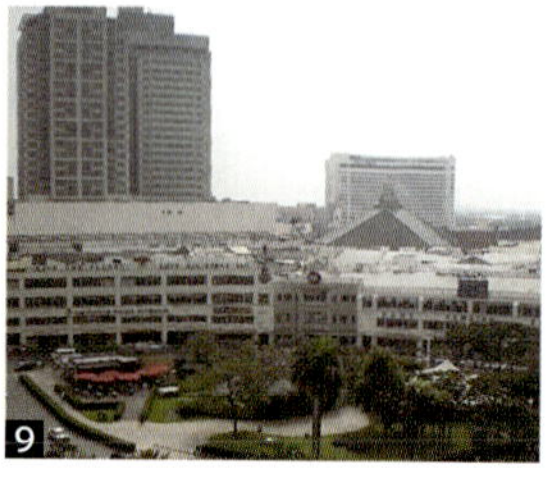

国武 政之（ベトナム）P.124

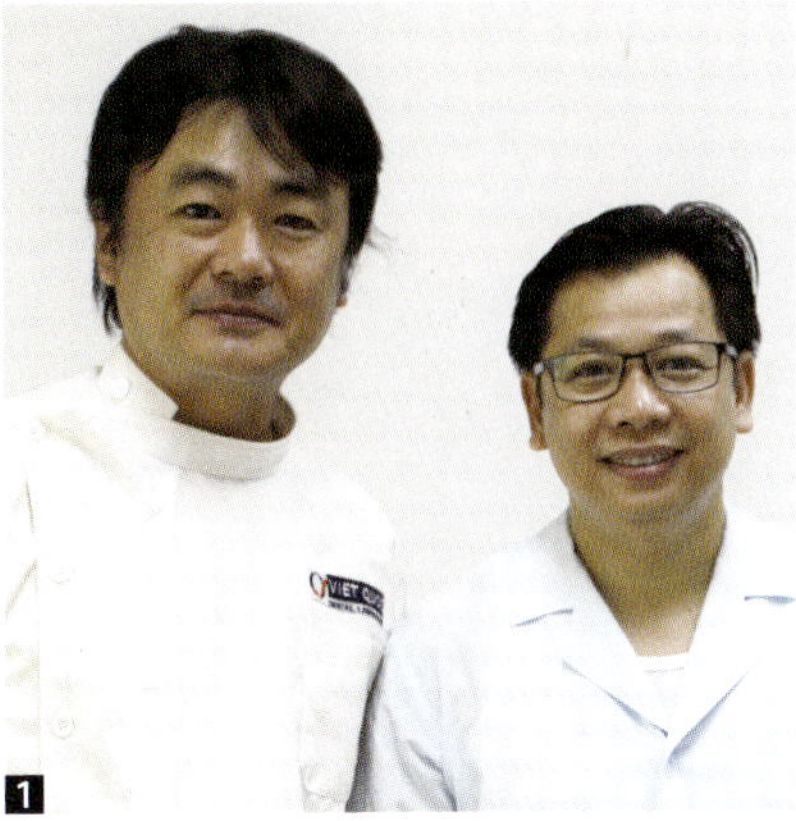

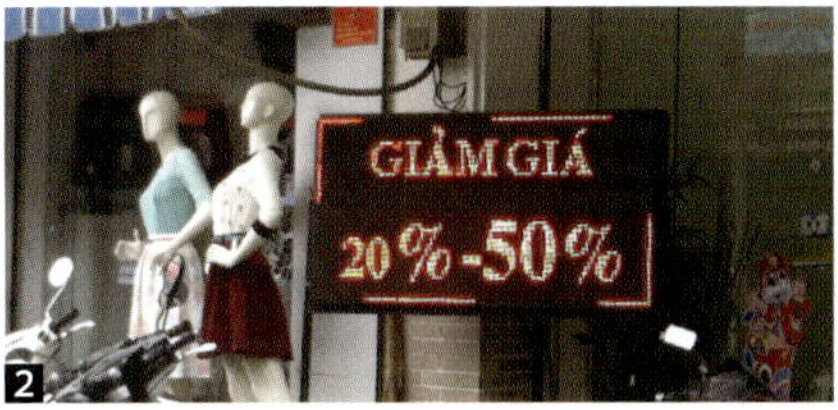

①歯科大のホン教授（右）と② 20 ～ 50%割引と書いてある歯科医院の看板③サイゴン川を隔てて発展した街と昔の面影を残す湿地帯④⑤最新設備をそろえた高級歯科医院・エリートデンタルクリニック⑥道端の風景⑦田中澄良元東京都歯科技工士会会長と日本から定期的にボランティアに来ている東洋歯学友好会の方々と

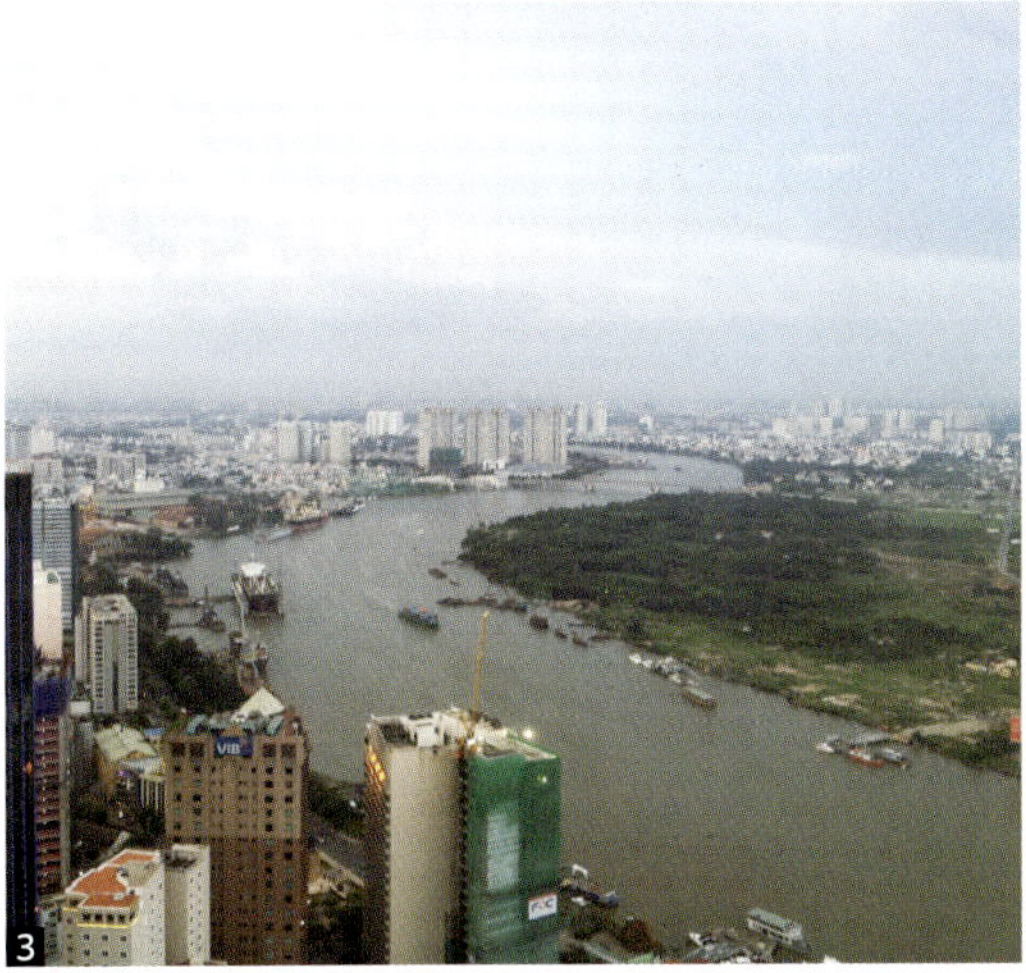

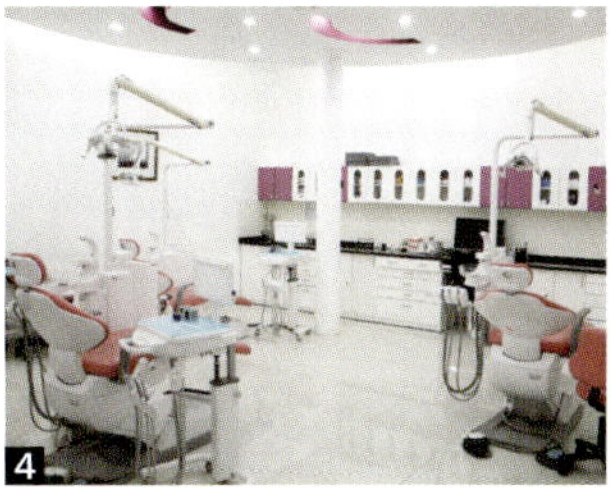

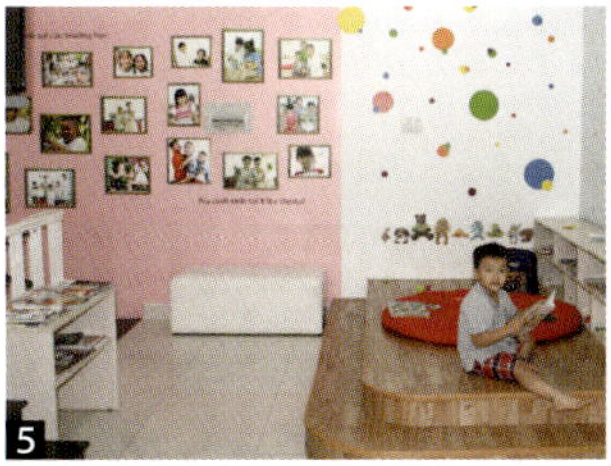

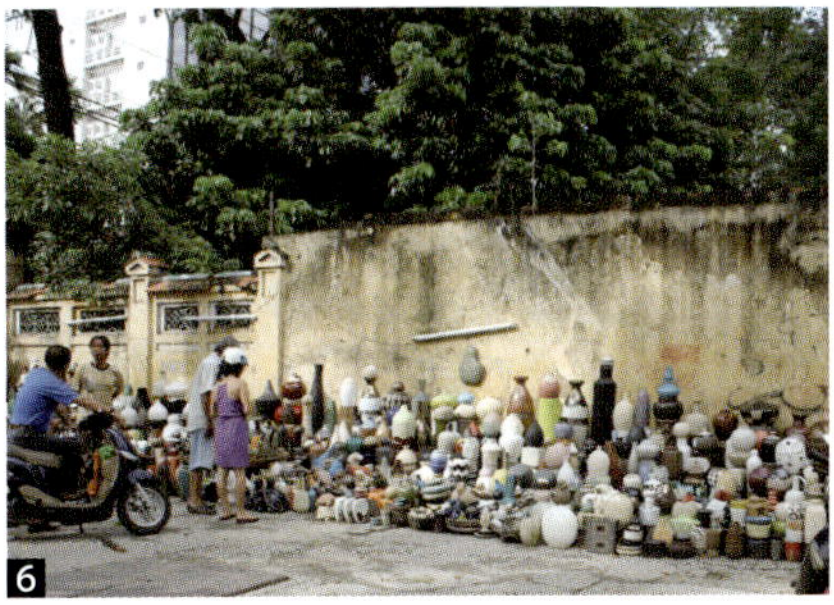

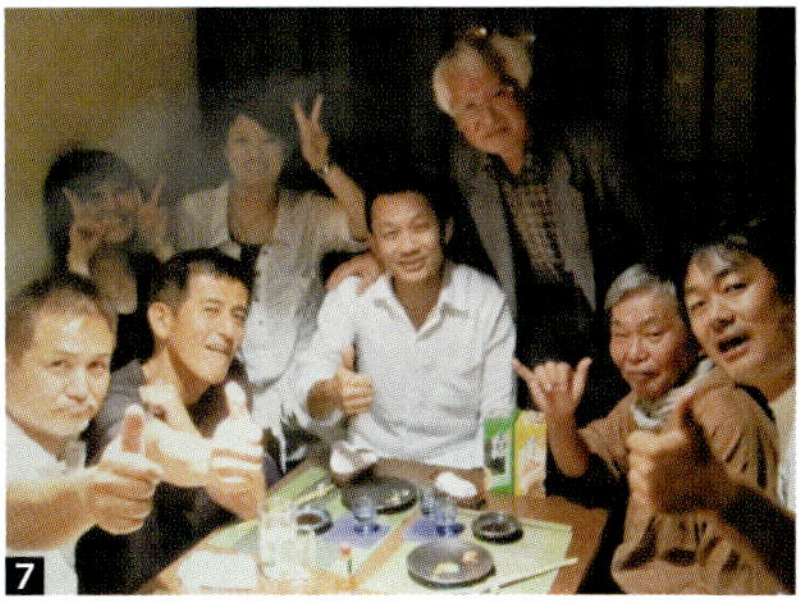

三和りょう（ポーランド） P.134

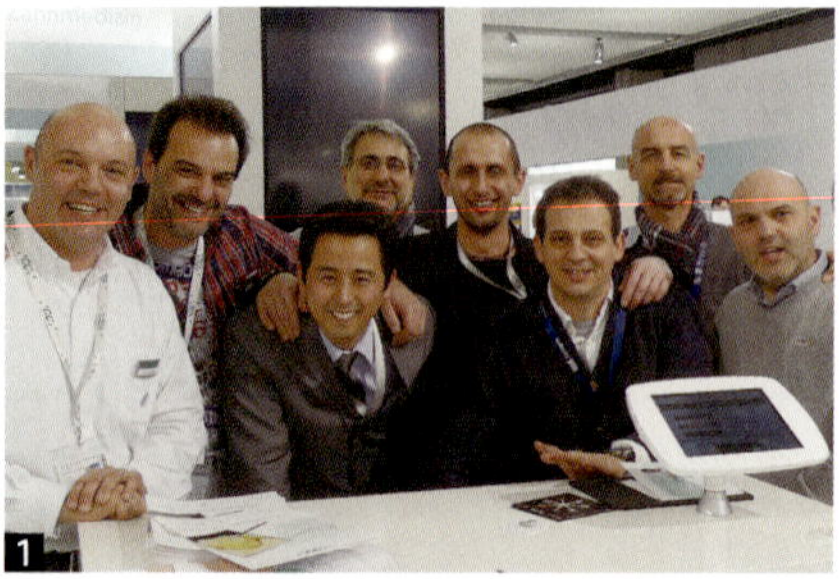

1

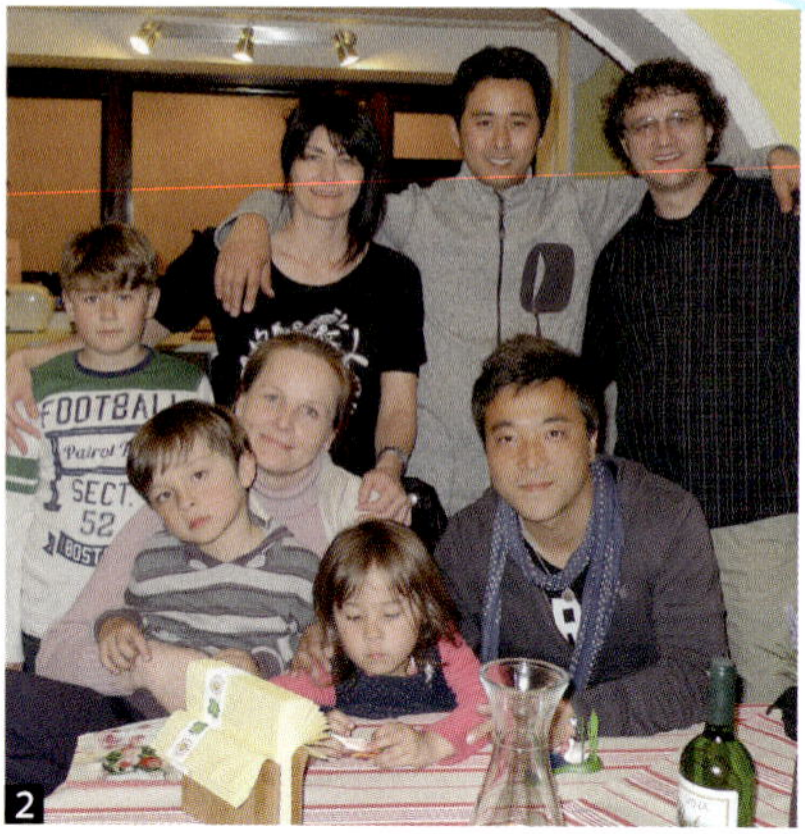

2

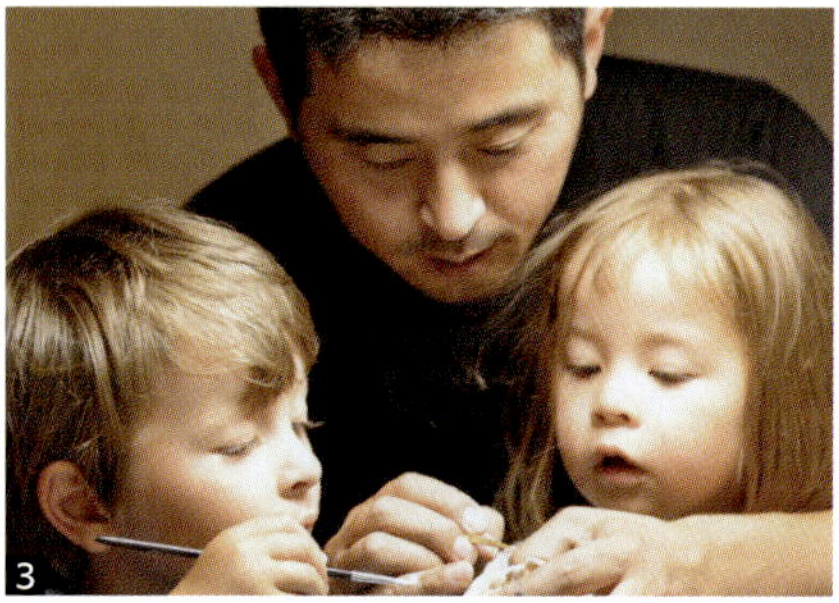

3

①ドイツ・ケルンのデンタルショーで②家族、友人たちと③子供たちと④わが家。左下の窓がラボ⑤ワークスペース⑥⑦企画した講演会の、迷いに迷って作ったロゴ。どんなセラミックを使っても本当に求めることは一つの“成功”。大切なのは自分の“頭”と“手”を鍛えることだと思う

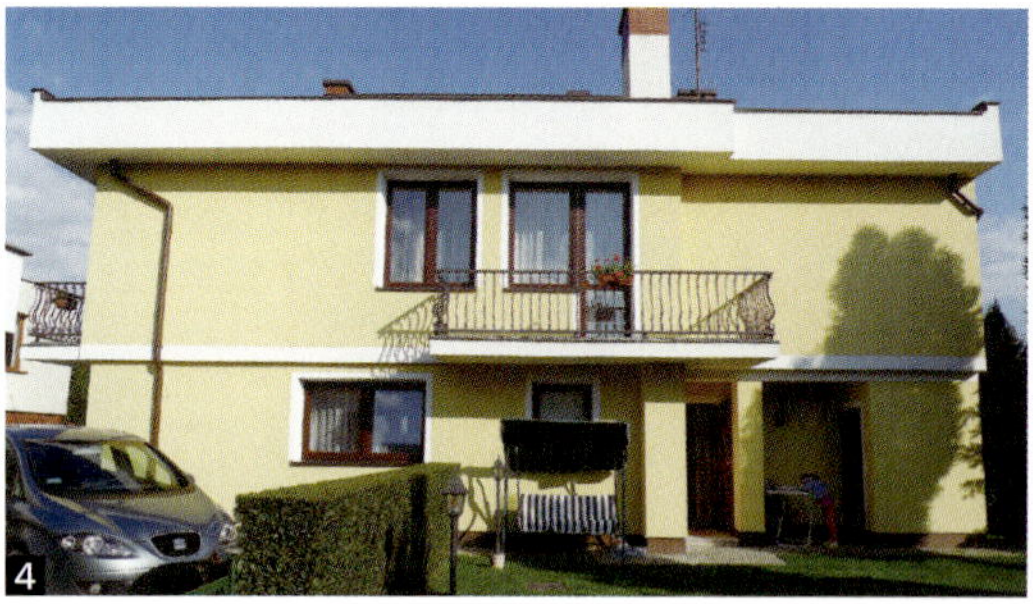

4

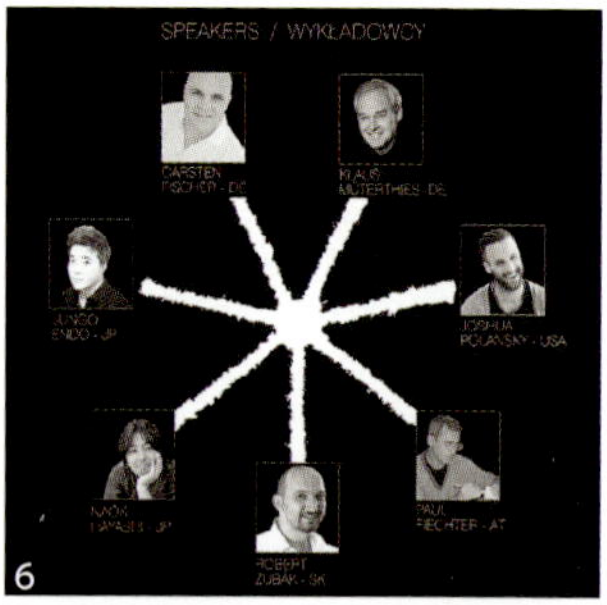

6

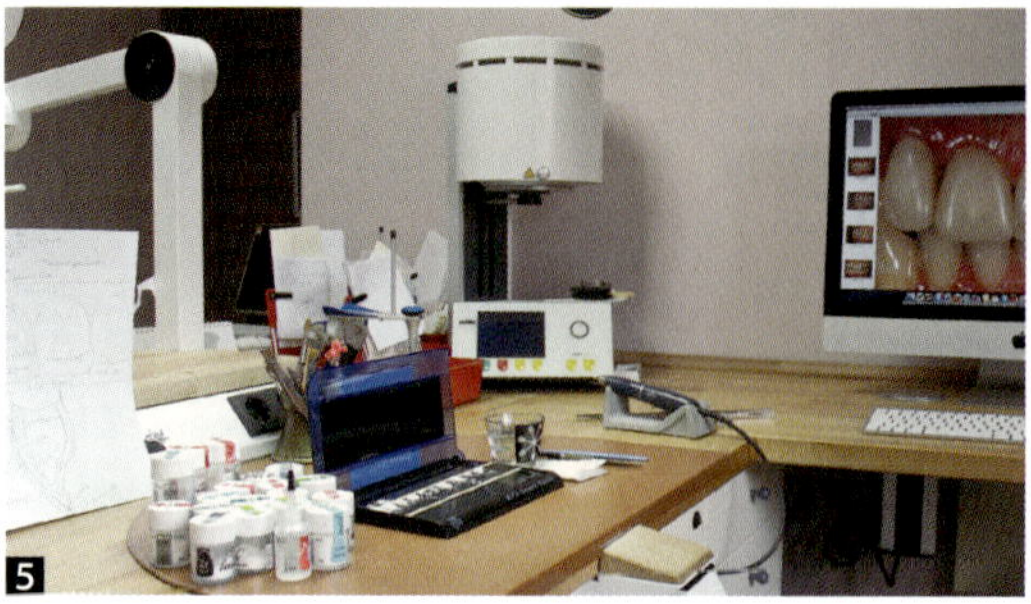

5

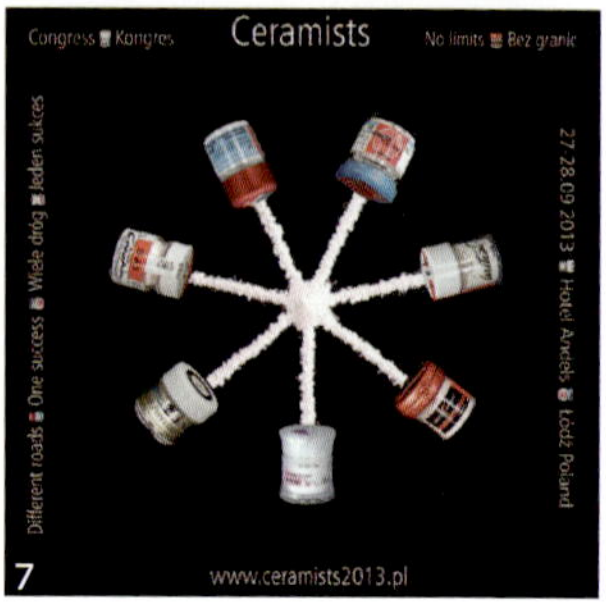

7

大川 友成（ドイツ）P.144

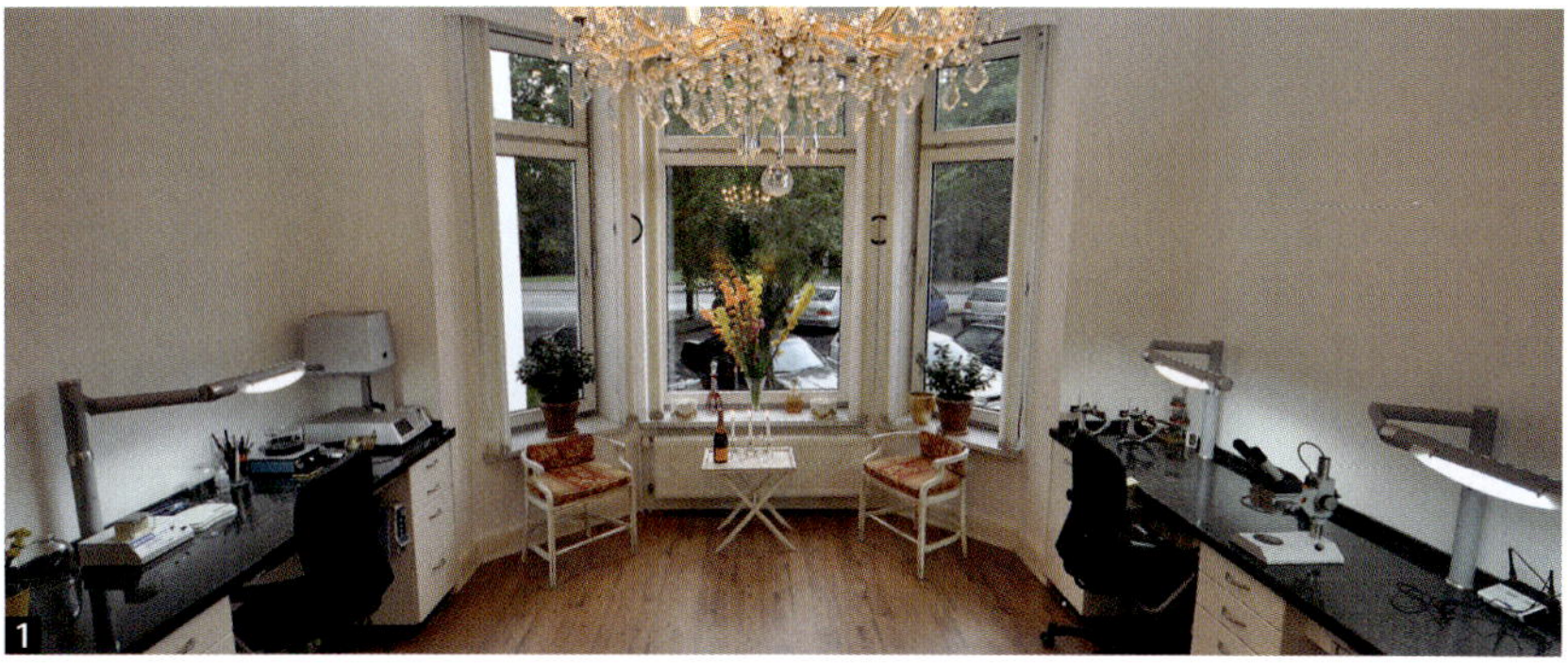

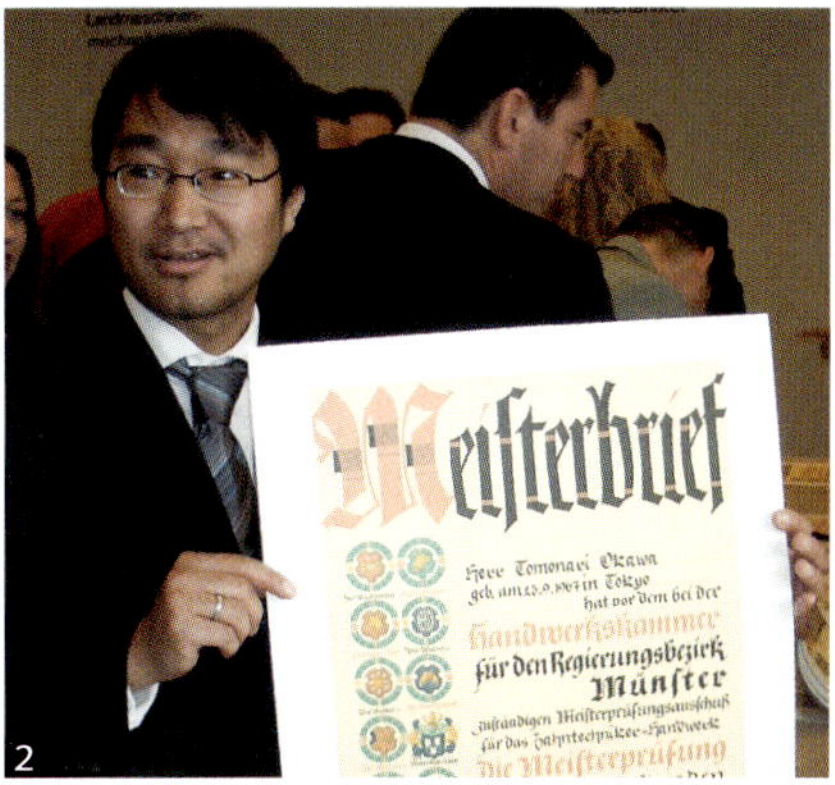

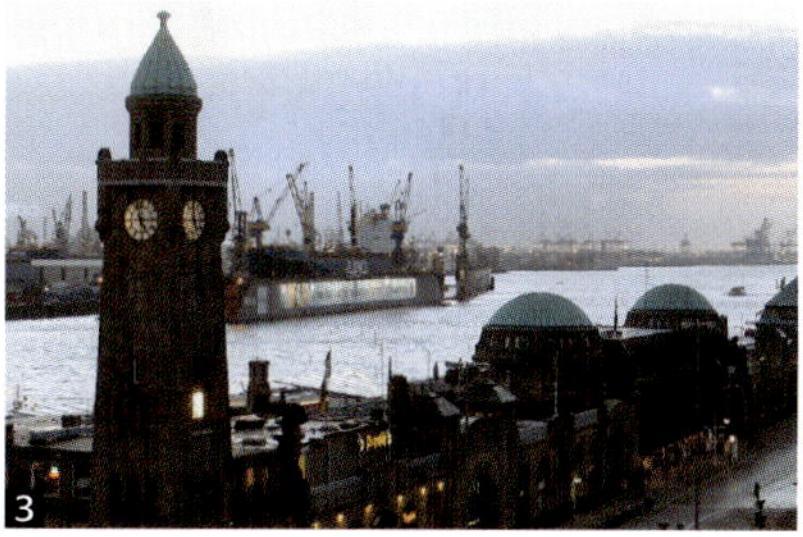

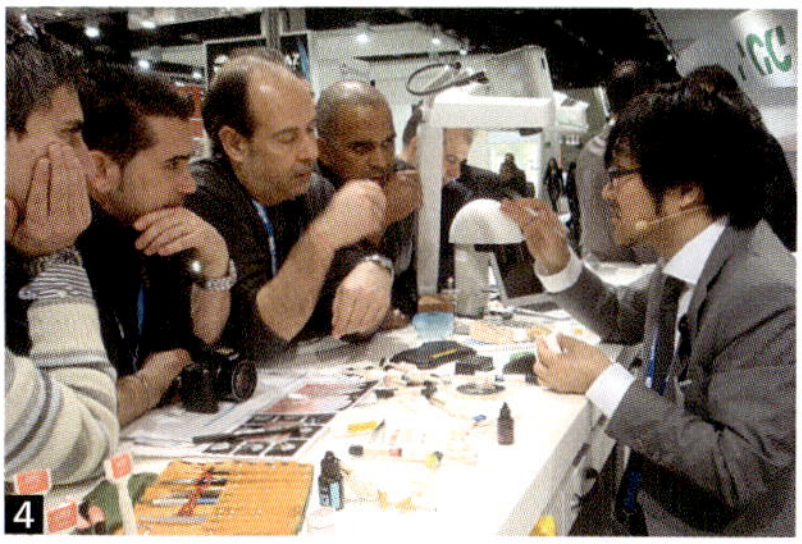

①ハンブルクのアルスター湖畔にあるオフィス②マイスター証書を手に③ハンブルクの港町の象徴、ランデュングスブリュッケ④ケルンメッセでのデモンストレーション⑤ハンブルクの港、ハーフェンシティーからエルベ川を望む

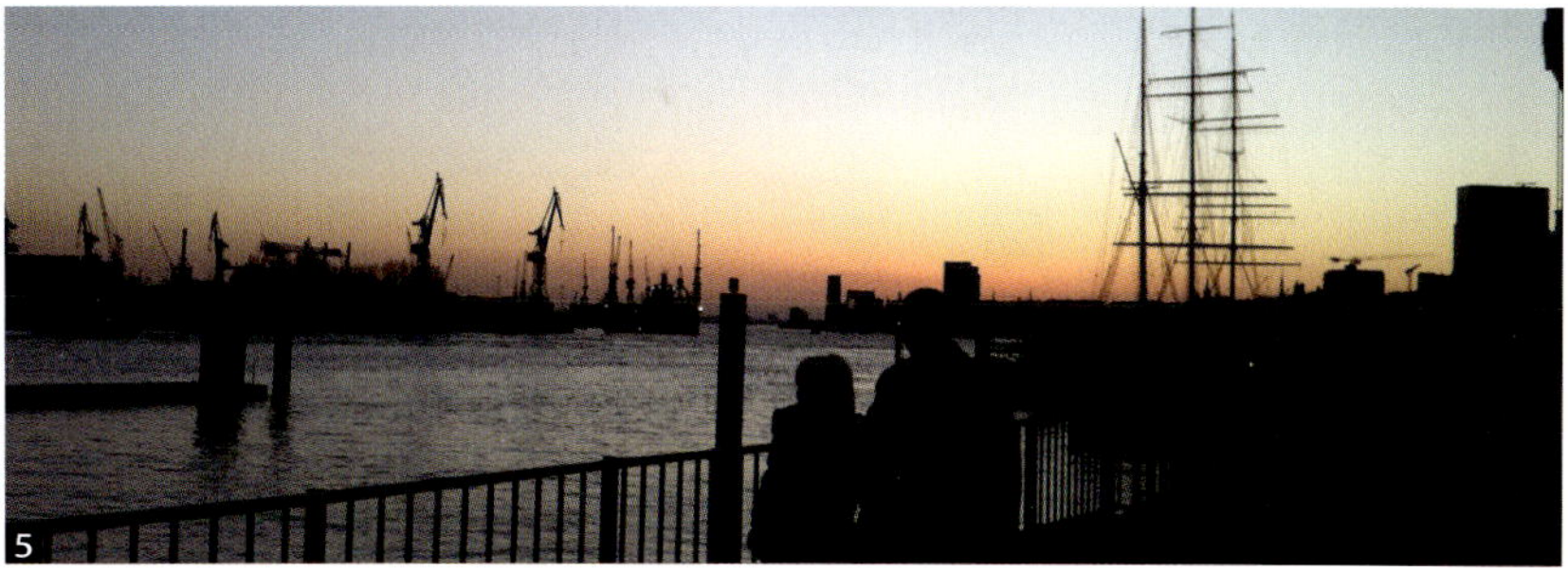

可児 章人（ドイツ）P.154

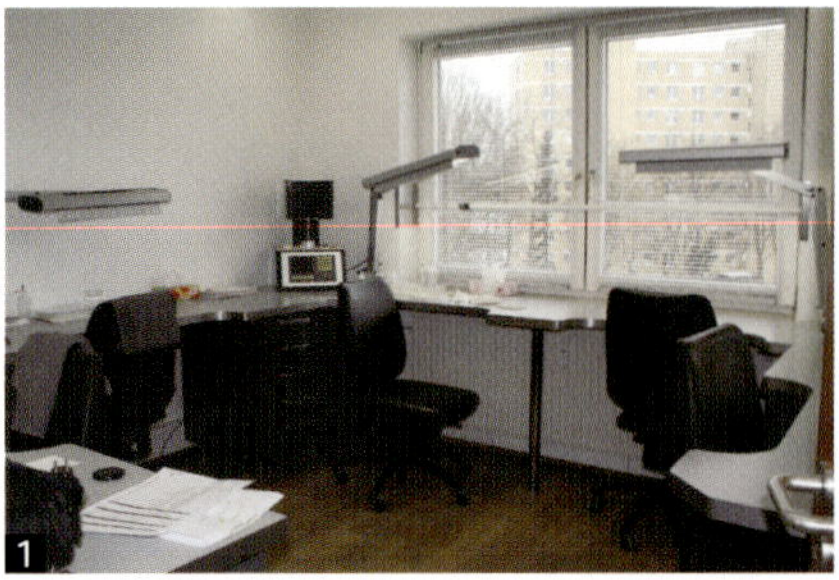

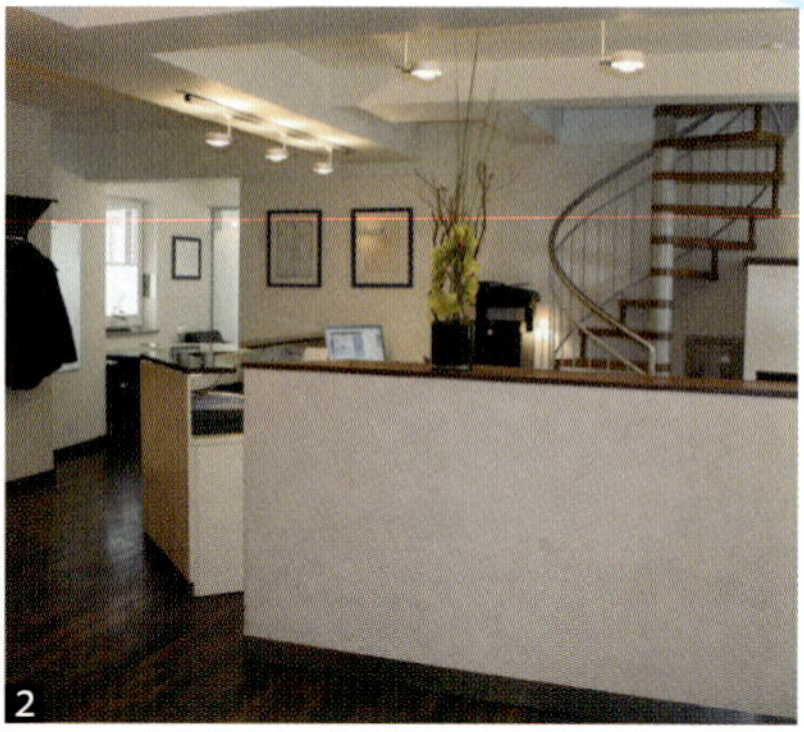

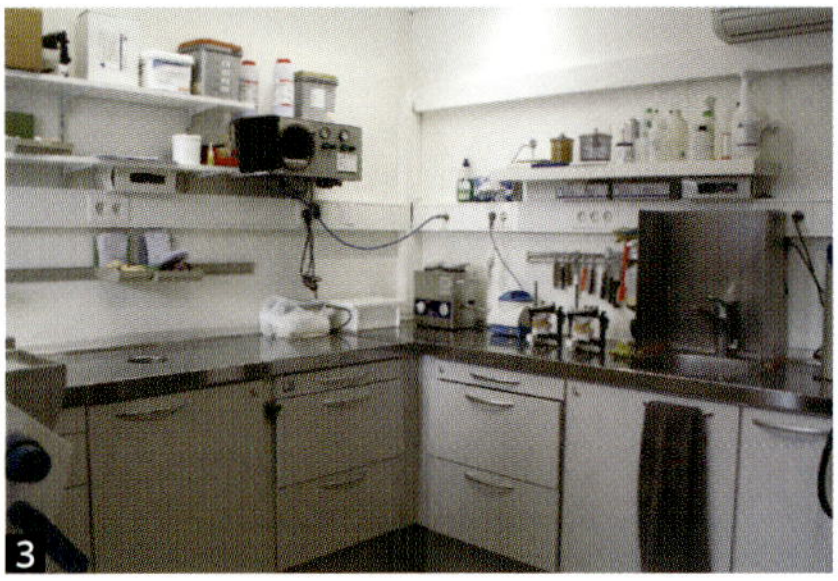

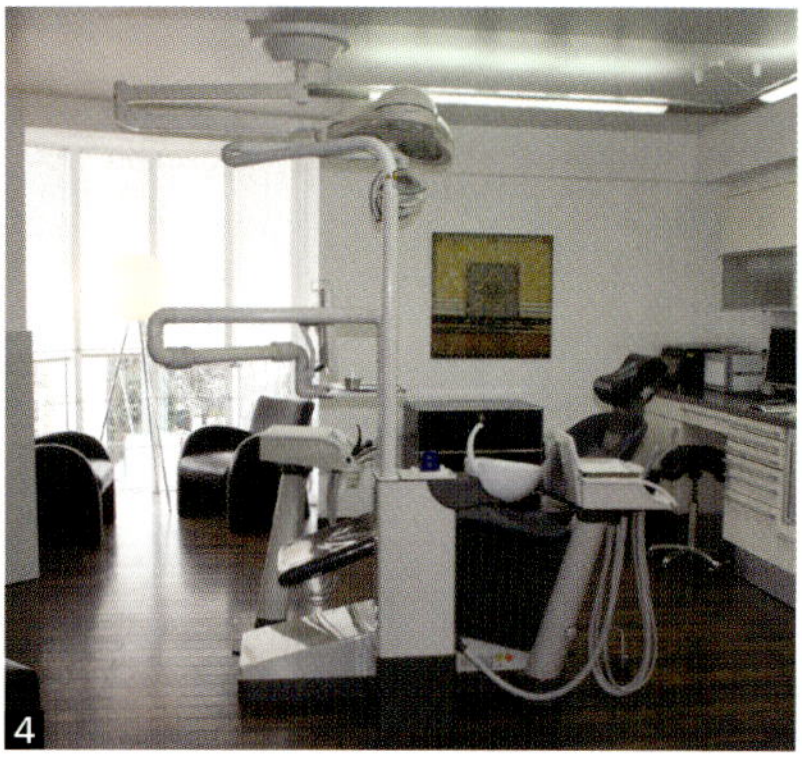

①ポーセレン作業室②歯科医院内の受付③模型室
④院内で一番大きい診療室⑤ハンブルクの市庁舎
⑥シカゴ⑦同僚と

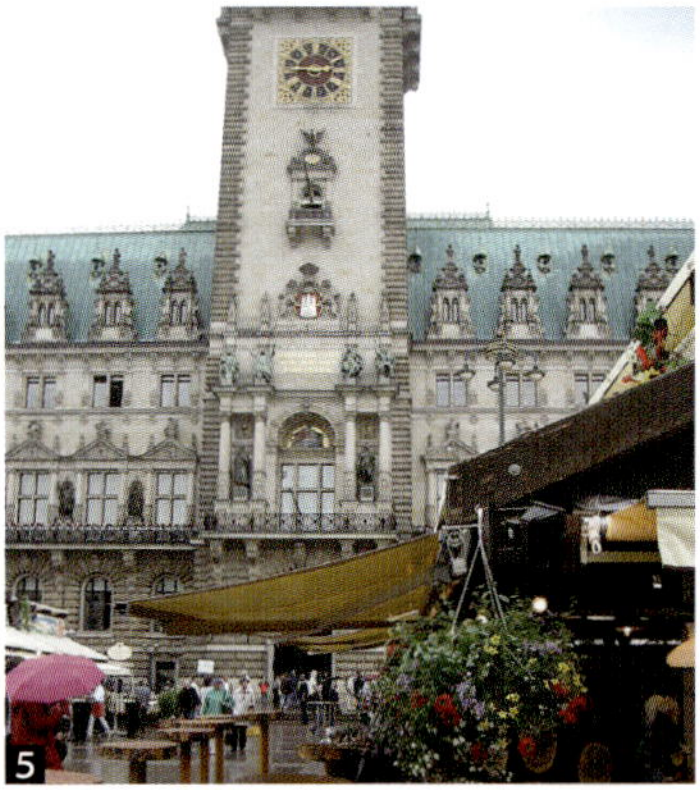

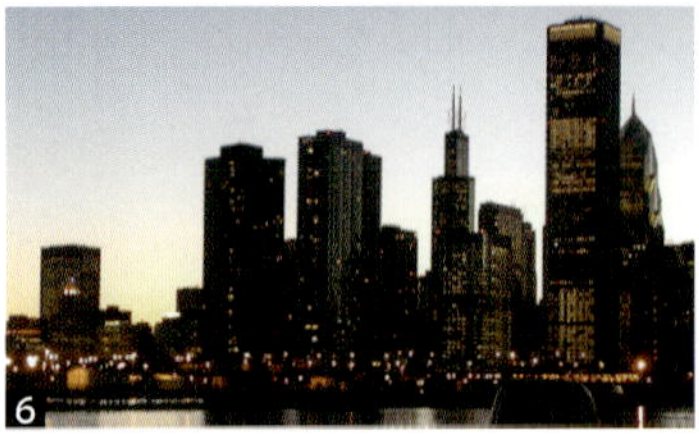

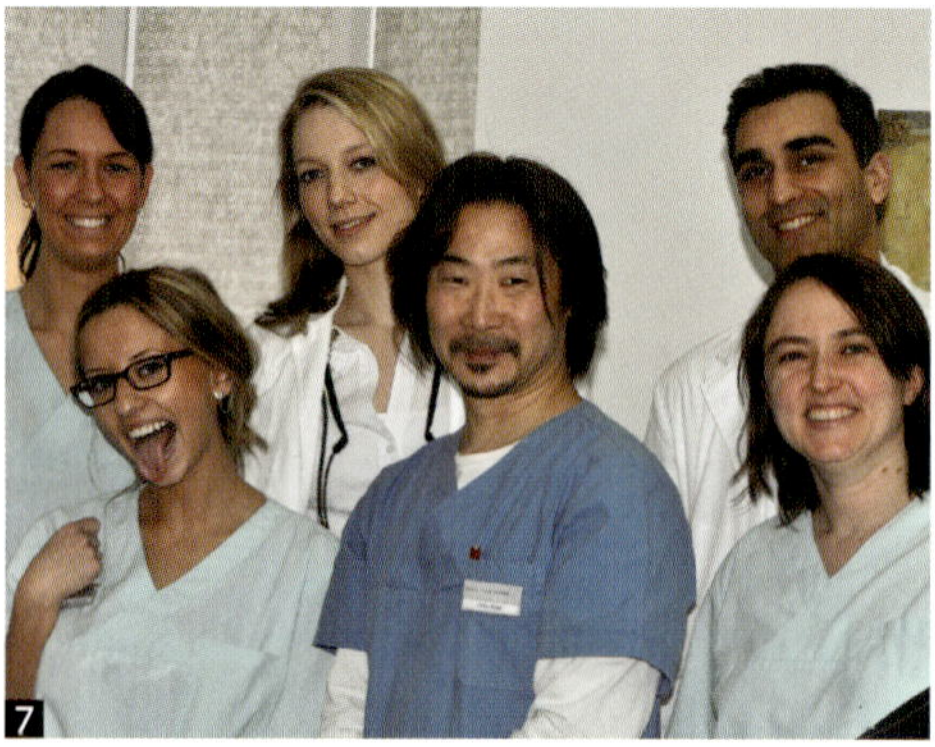

酒井 佑佳（ドイツ）P.164

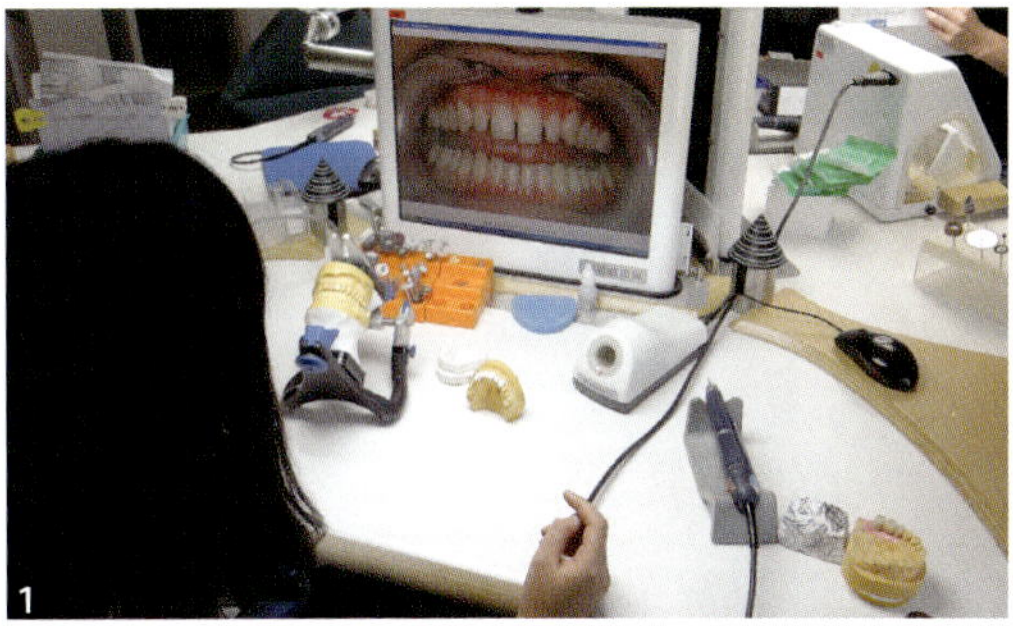

1

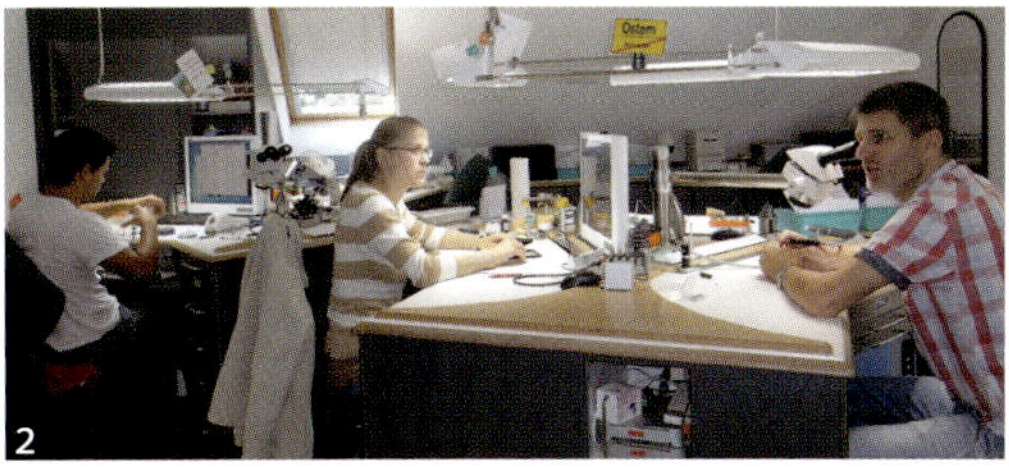

2

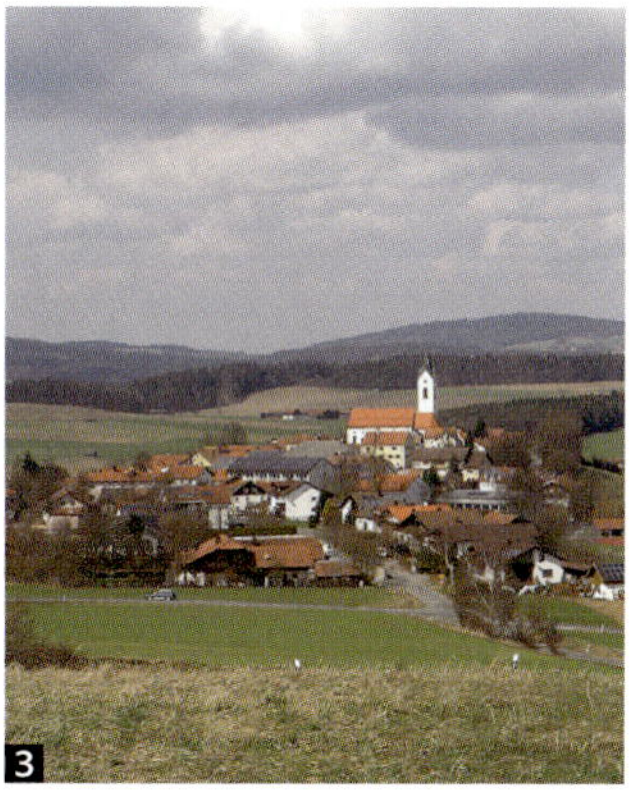

3

①②仕事の様子。マイクロスコープはぐるっと回せて、どの机でも使える③エシュルカム④エシュルカムのラボ⑤オルデンブルク城⑥セラミックルームの患者さん用の椅子

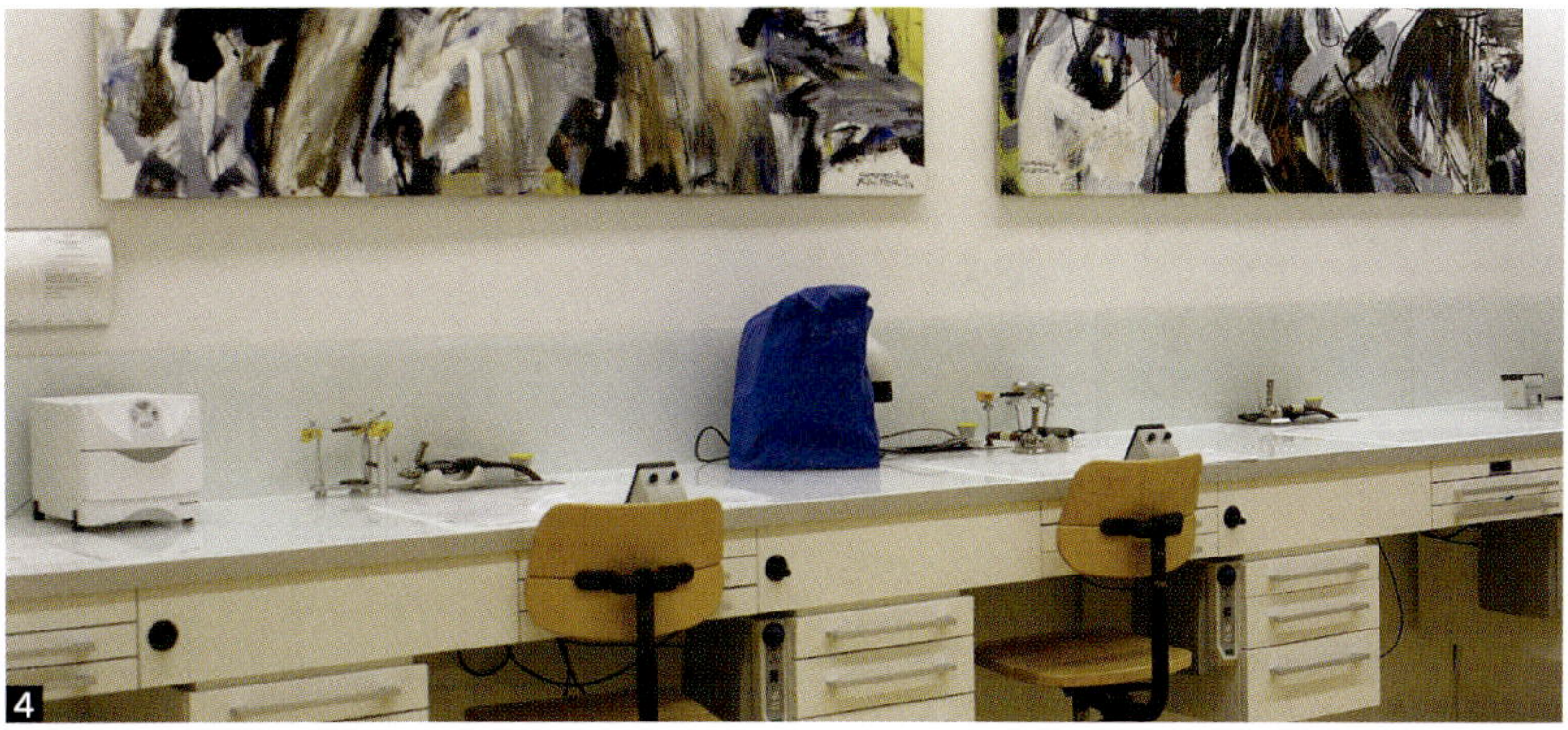

4

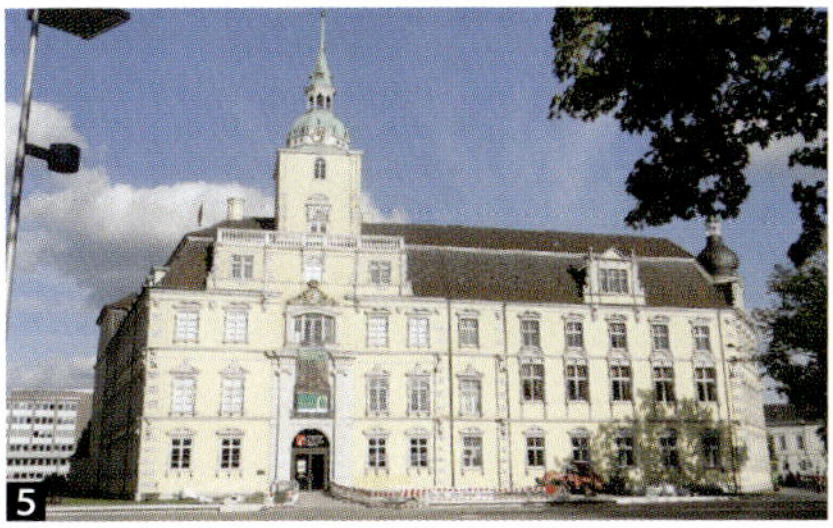

5

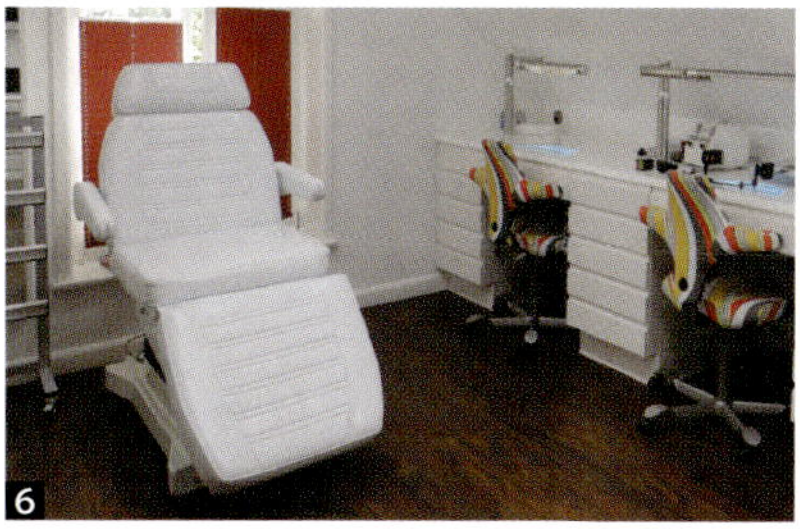

6

佐々木 良二（スイス）P.174

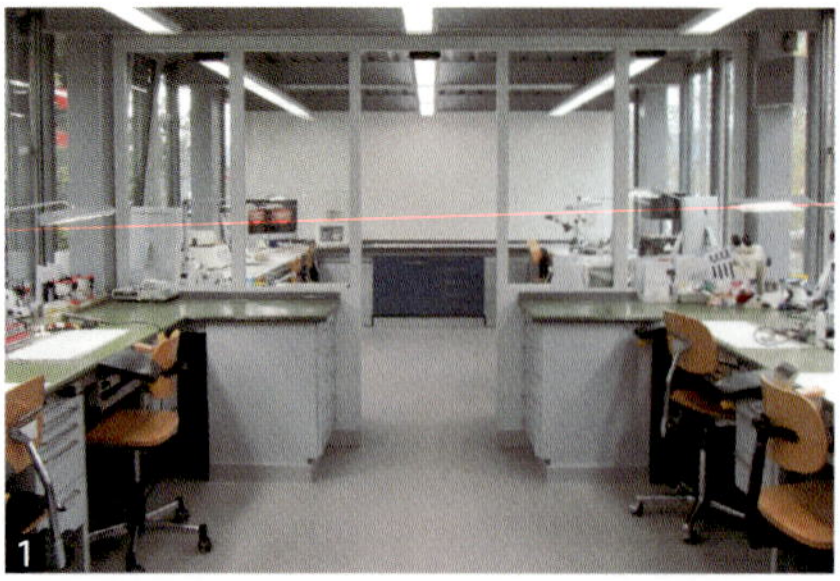

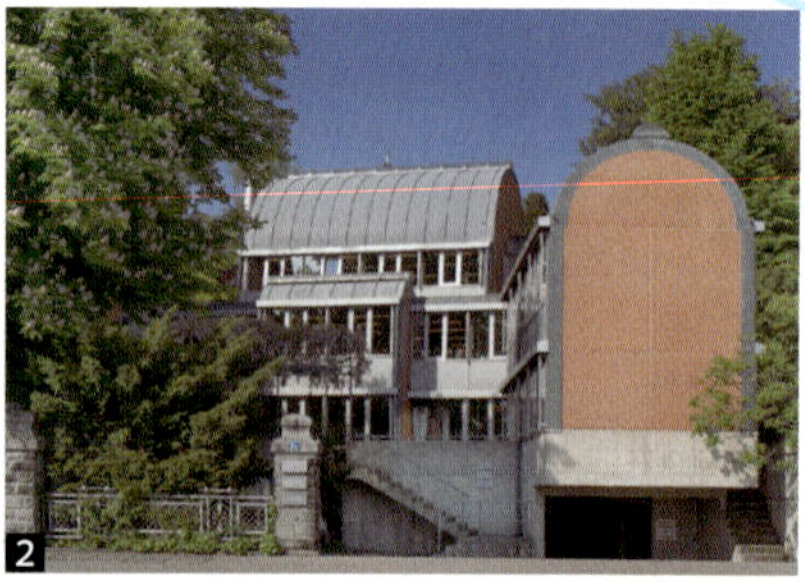

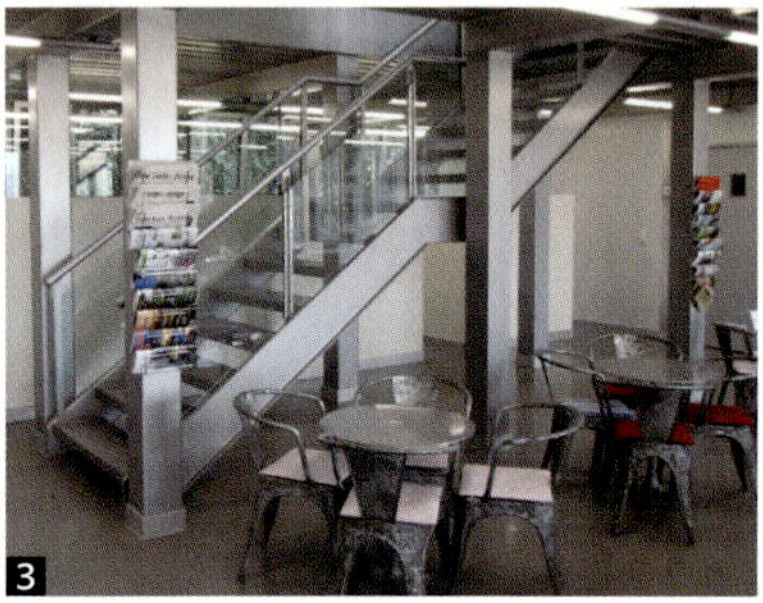

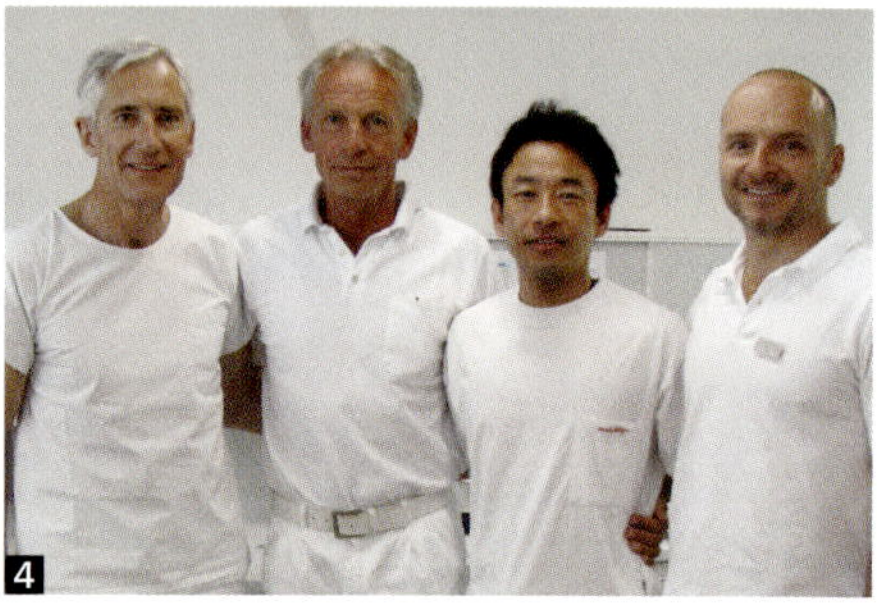

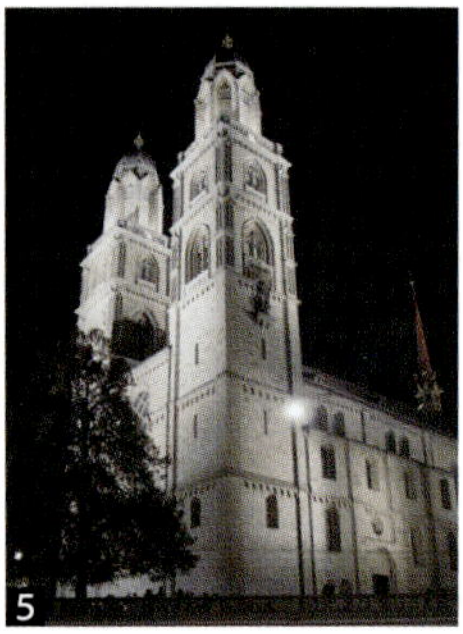

①ラボ内の様子② 1 階がラボ。2、3 階は歯科医院③院内の様子④ドクターたちと⑤チューリヒ。夜の大聖堂⑥チューリヒ旧市街⑦チューリヒ大学歯学部での口腔内試適⑧大学歯学部外観

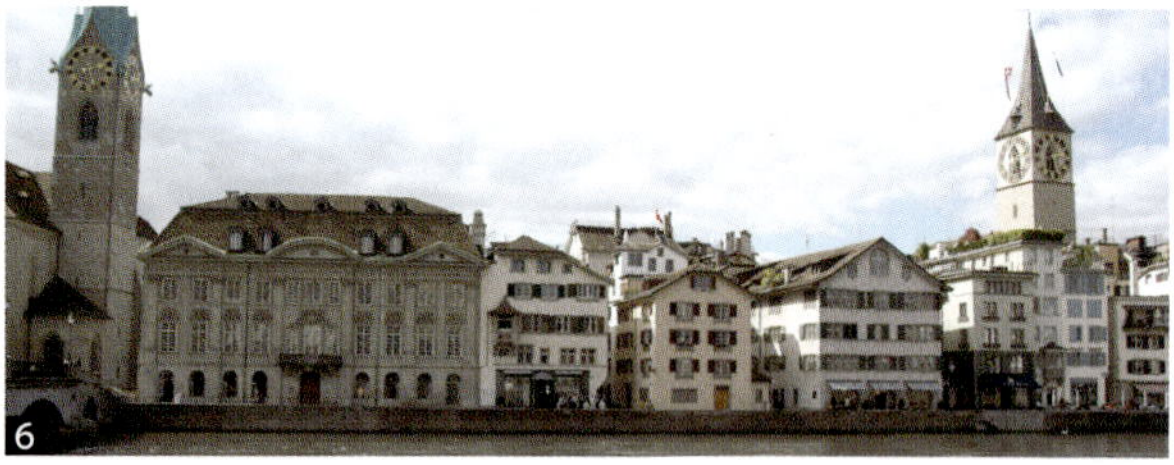

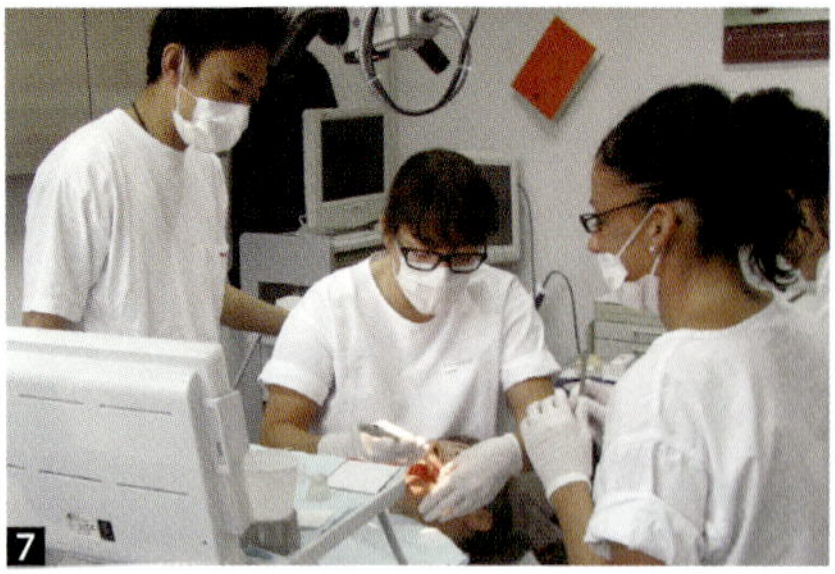

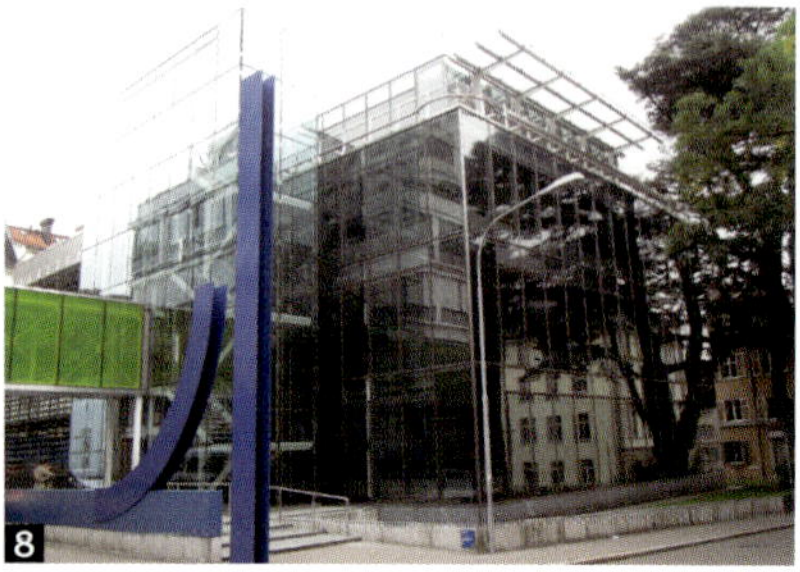

蔦田 節男 （イギリス） P.184

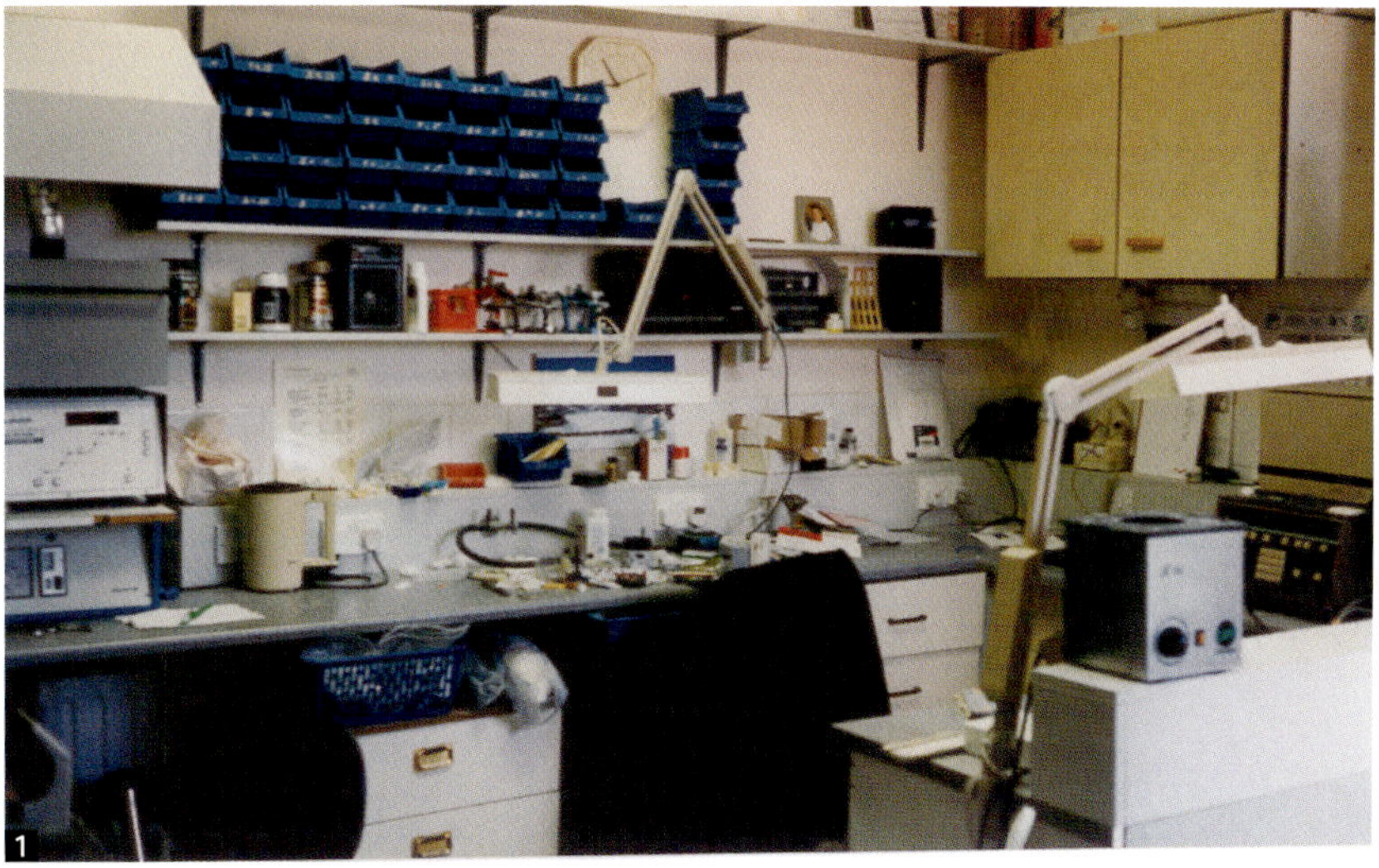

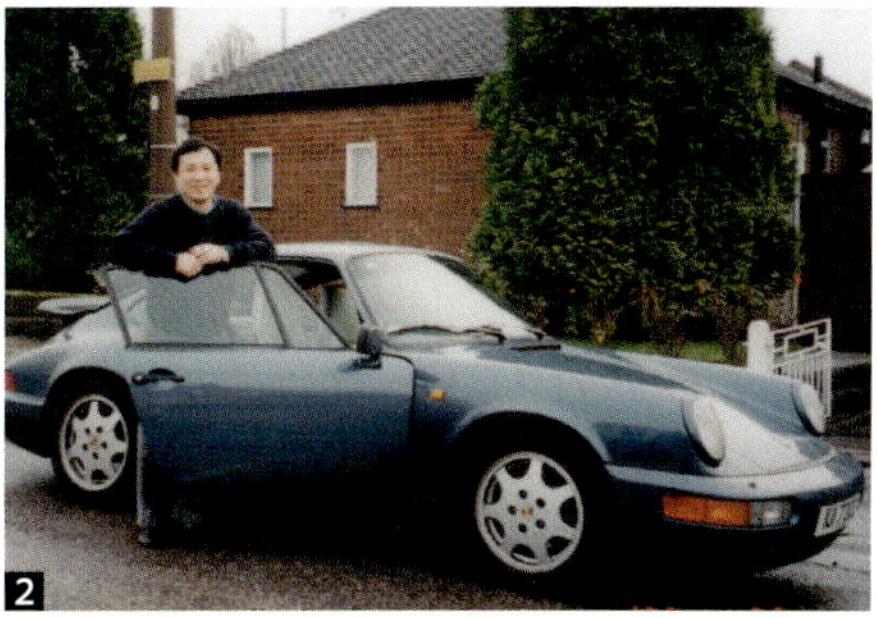

①ラボの一部②愛車と（1998 年撮影）③拙宅の春。玄関側の庭④リバプールの街角でジョン・レノン像と

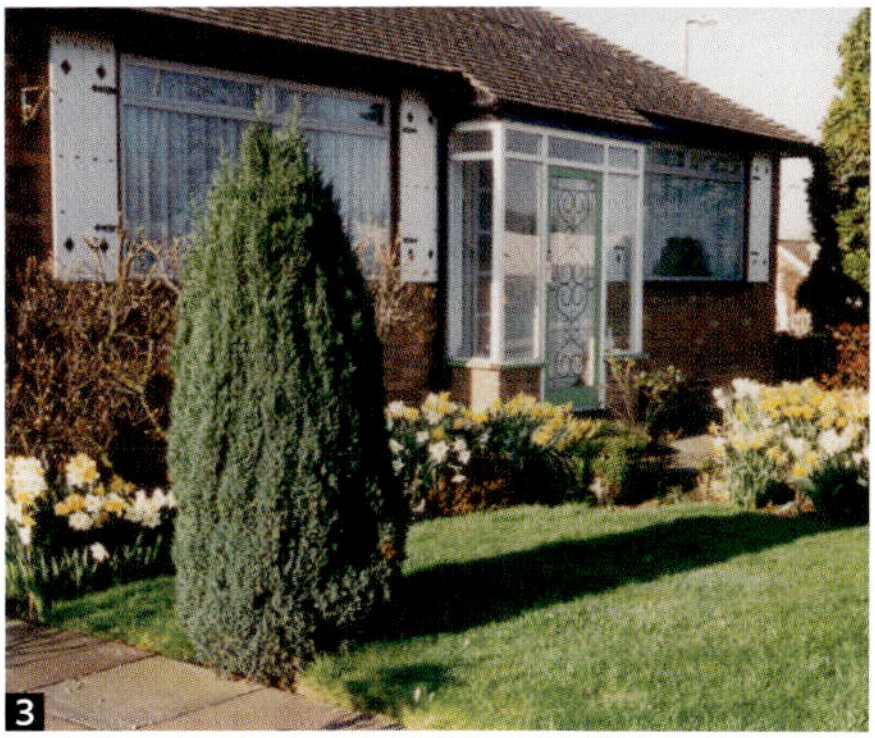

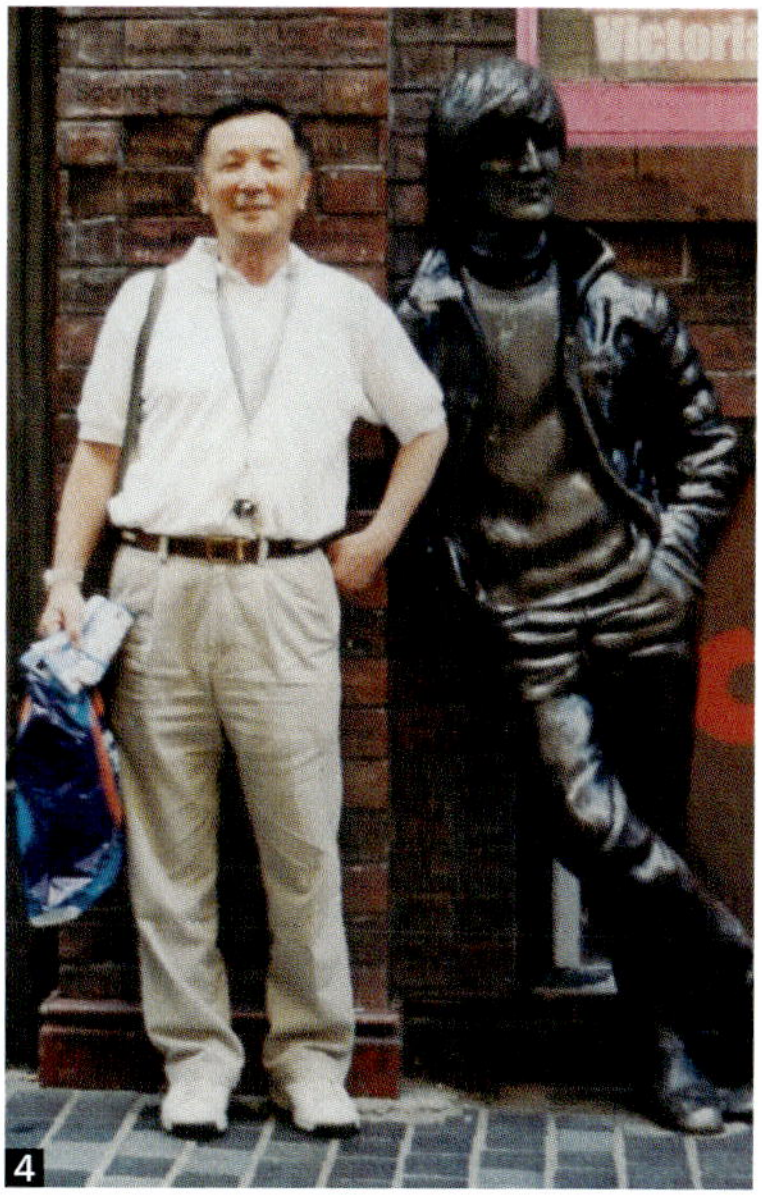

南 達也（スペイン） P.192

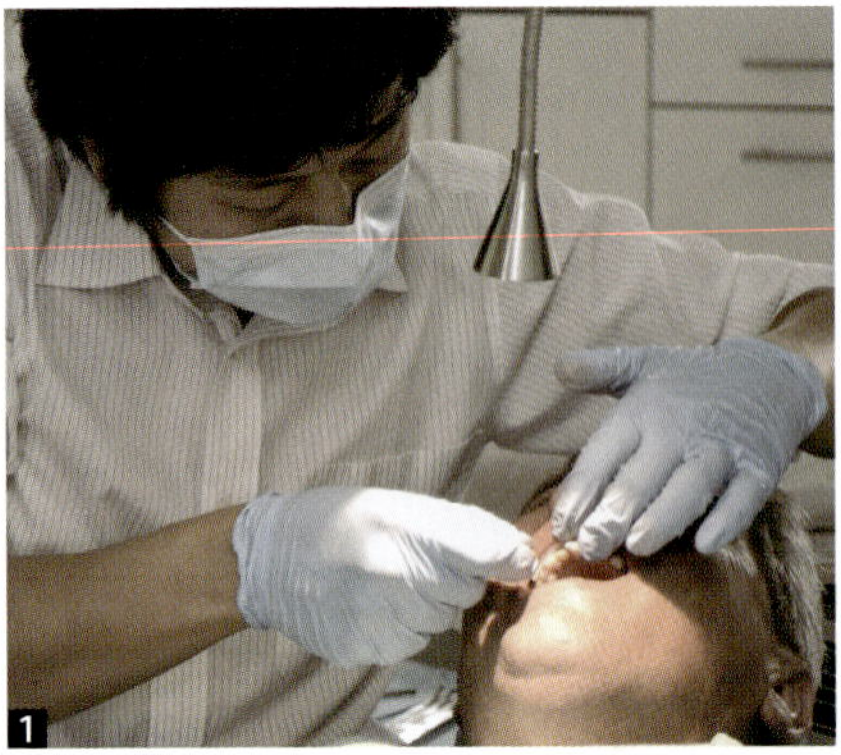

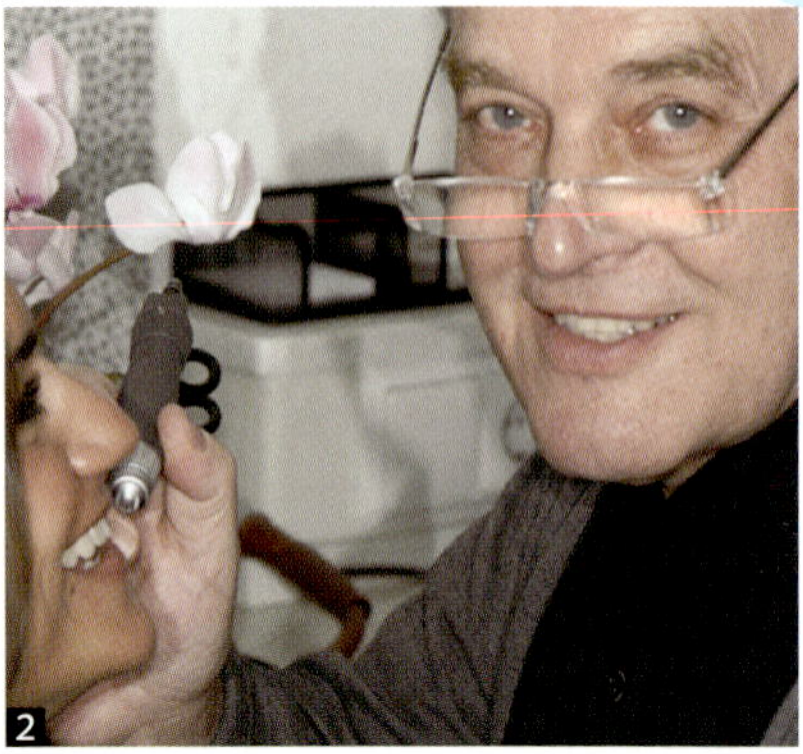

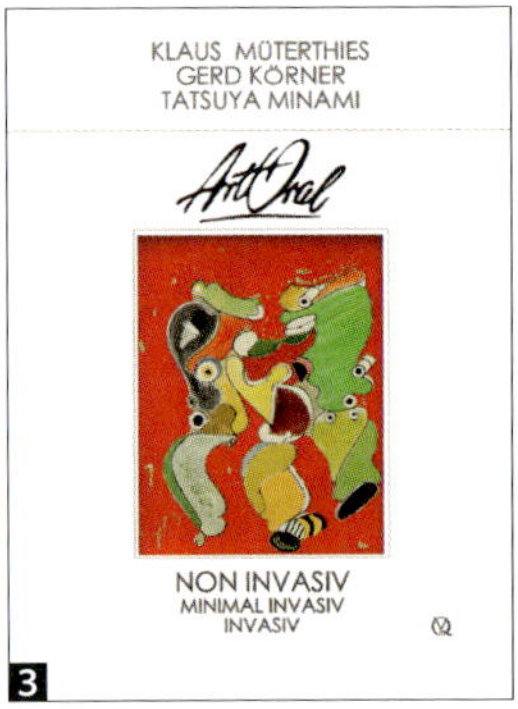

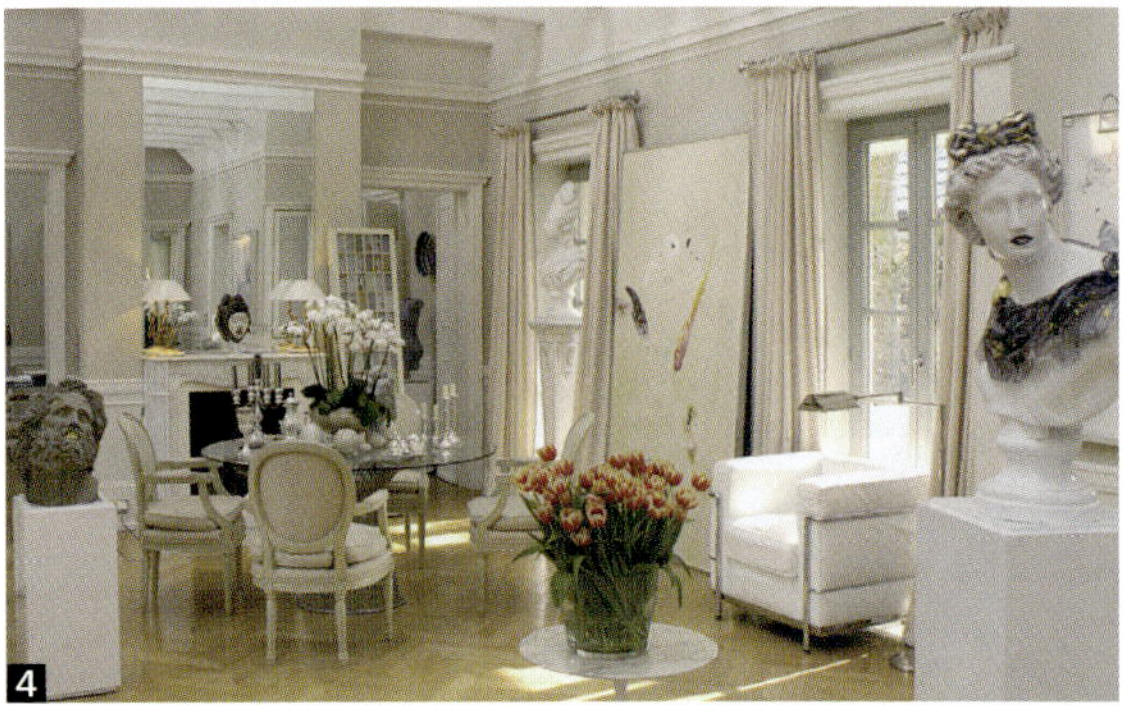

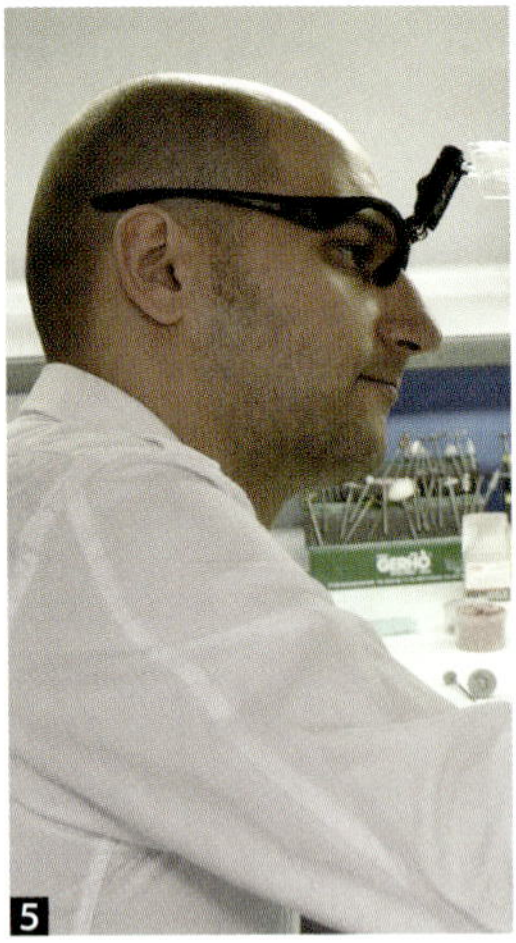

①スペインのラボでセラミックベニアの口腔内調整と試適② Mueterthies 氏③ Mueterthies 氏、Koerner 氏との共著④ドイツのラボのゲストルーム⑤パートナーの Isaac Sanchez 氏⑥バリャドリッドのマヨール広場と街並み

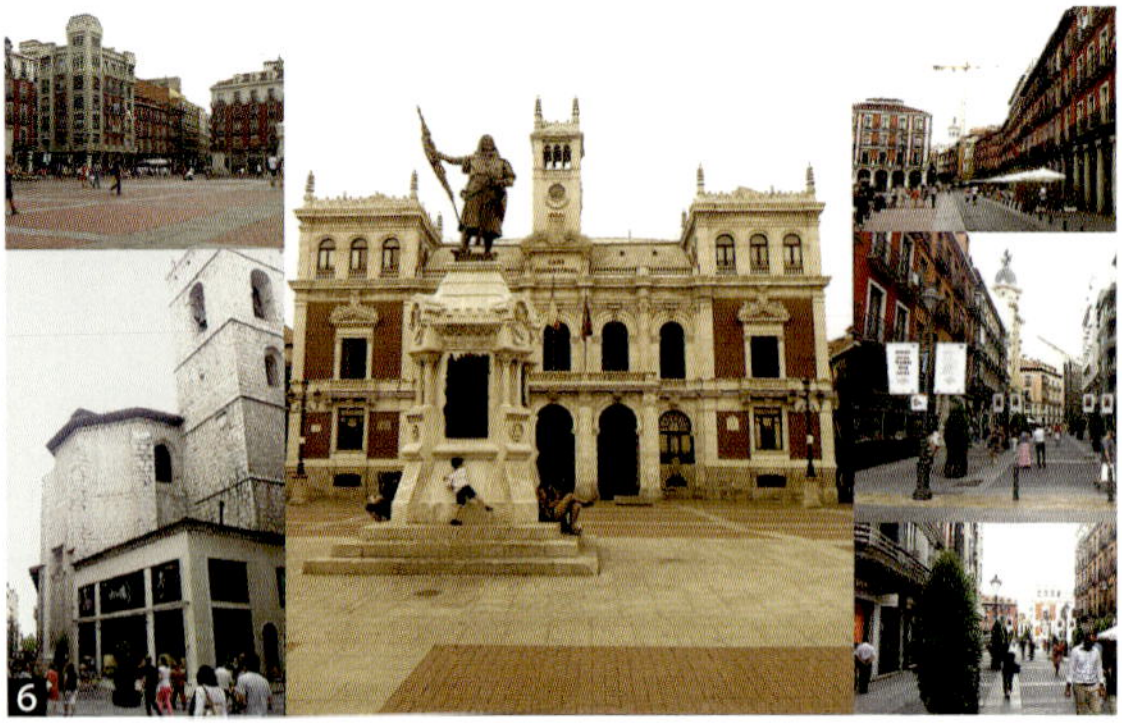

玉城 由美子（ブラジル）P.202

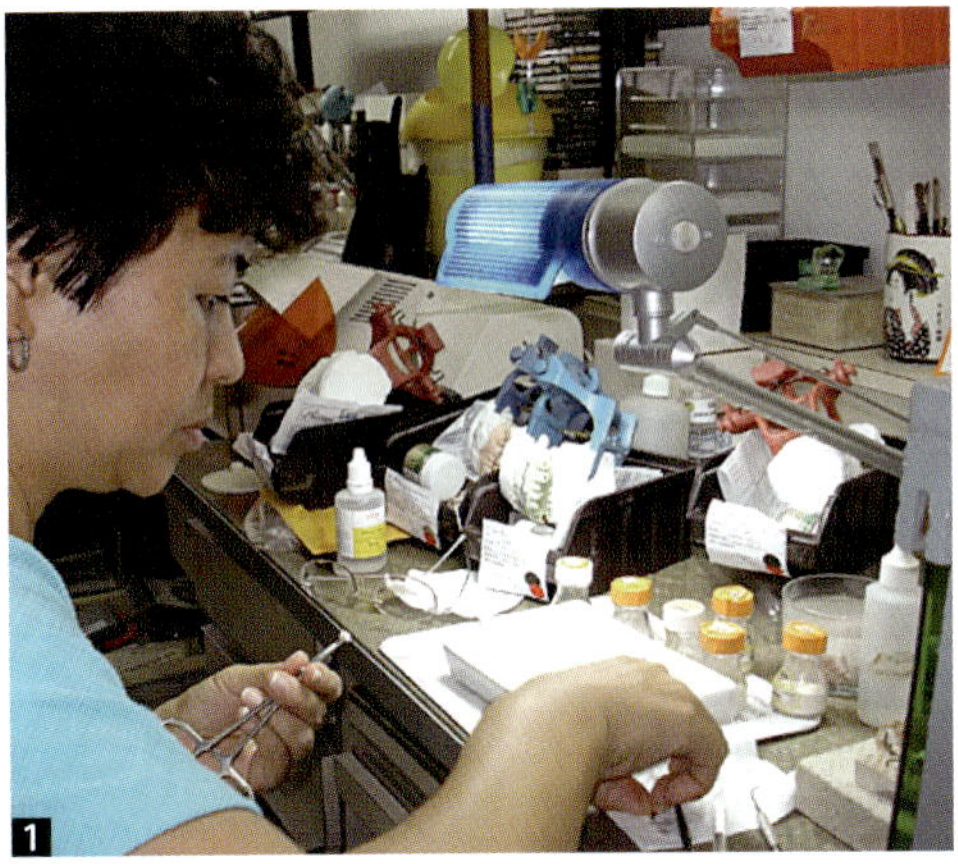

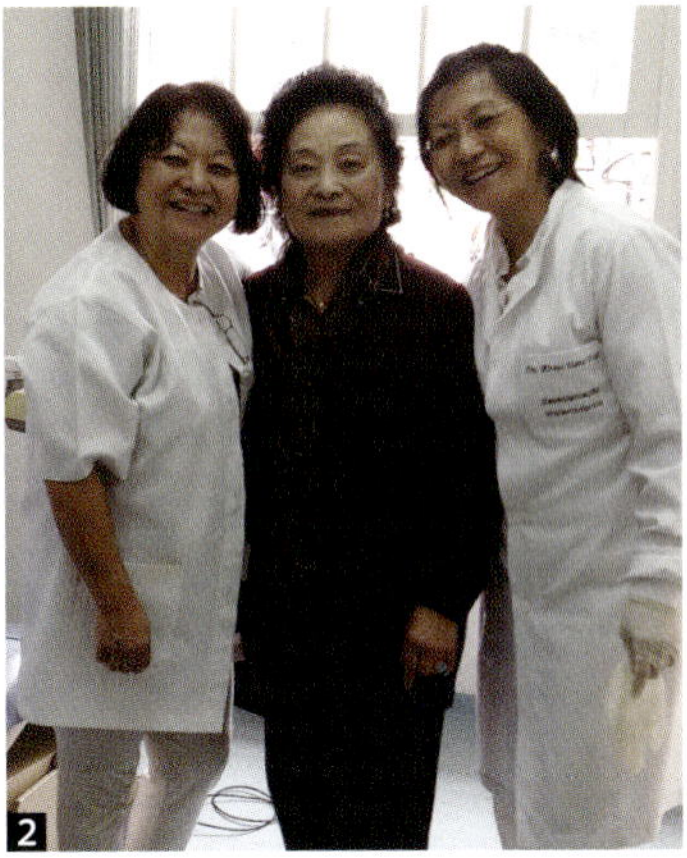

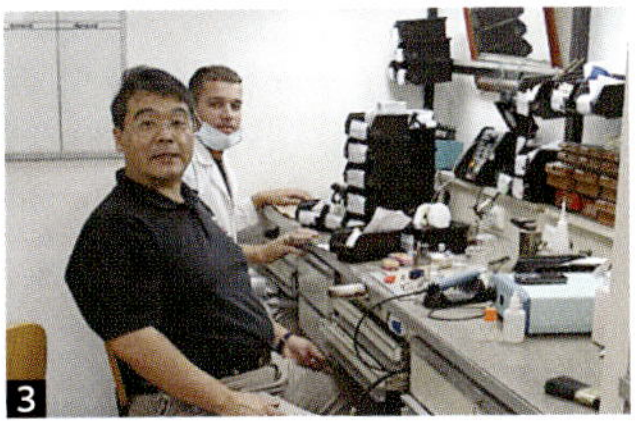

①スタッフ②母と妹と③弟（手前）④スタッフたちと⑤ラボの様子⑥ブラジル歯科技工士会の会員

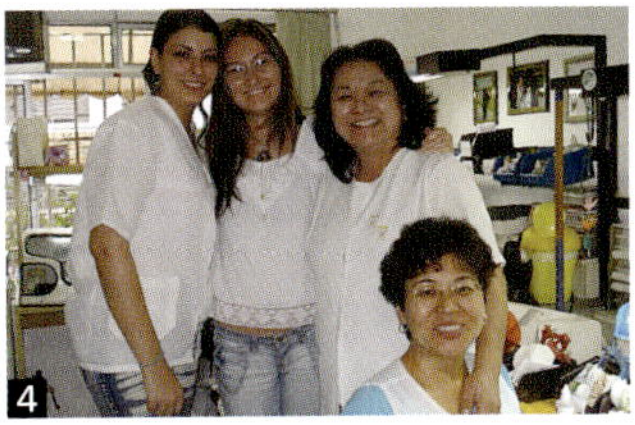

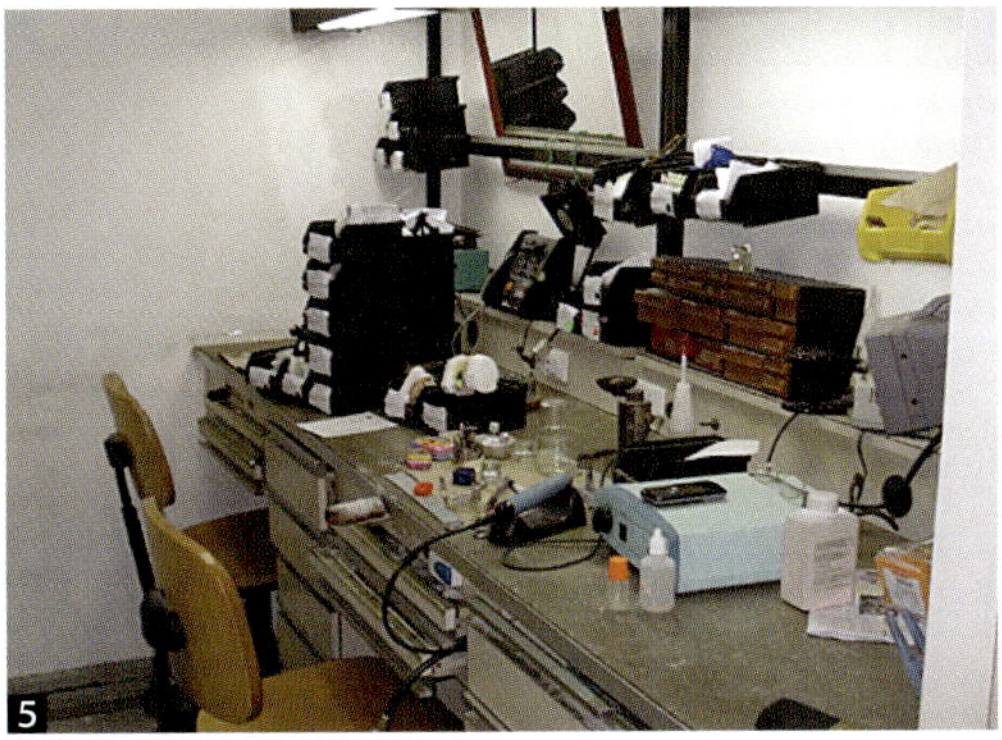

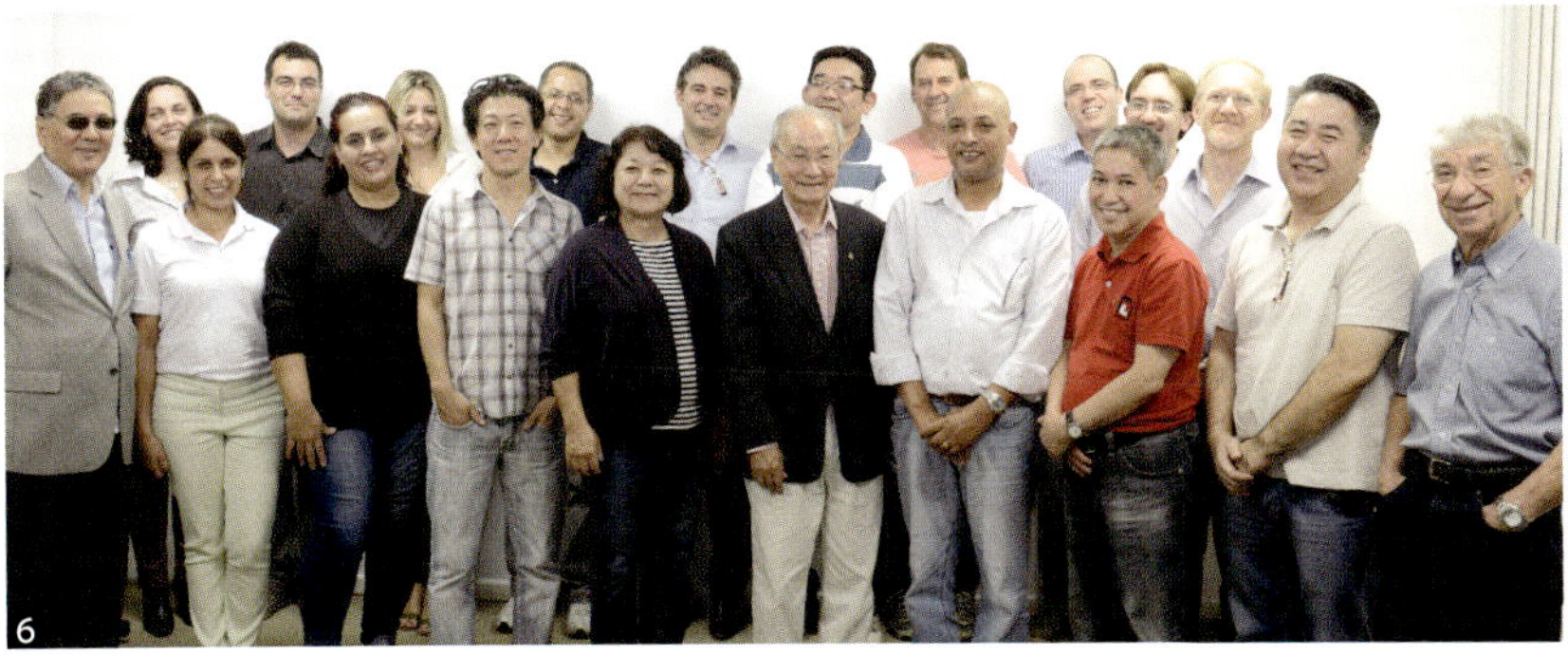

横田 浩史 （カナダ） P.210

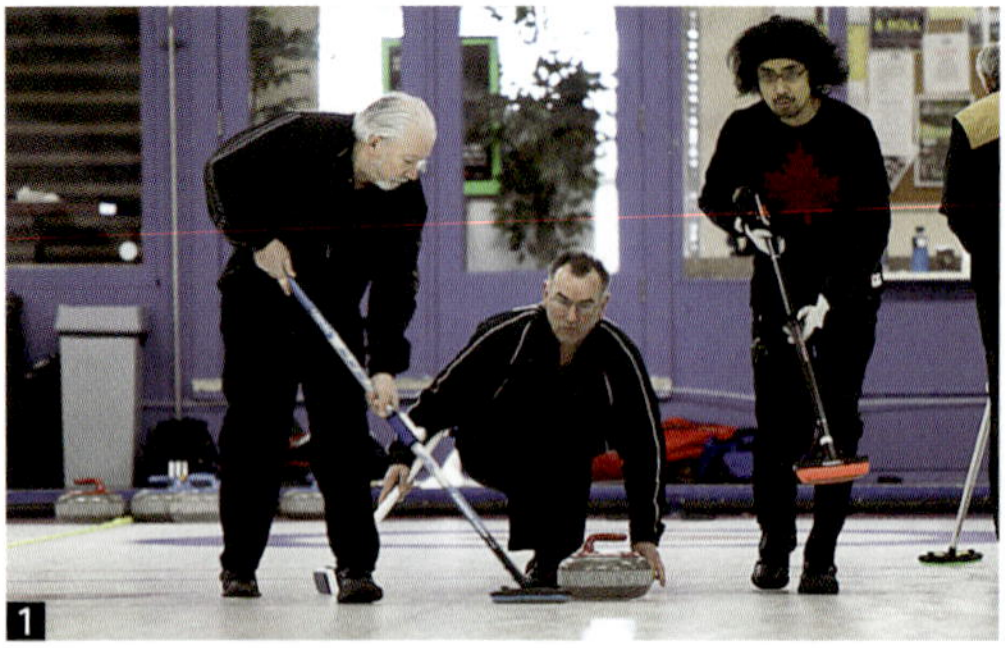

1

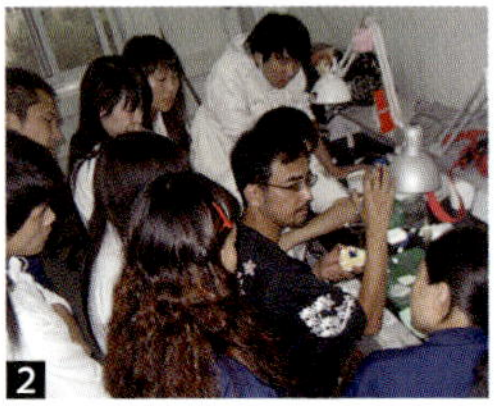

2

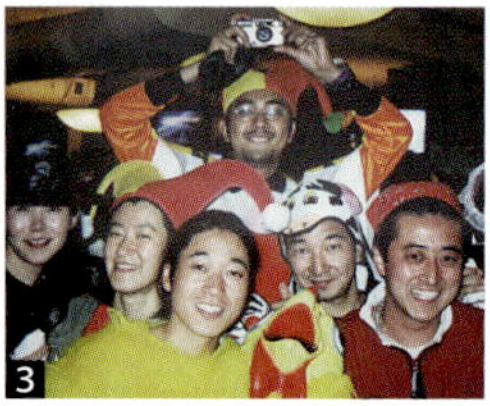

3

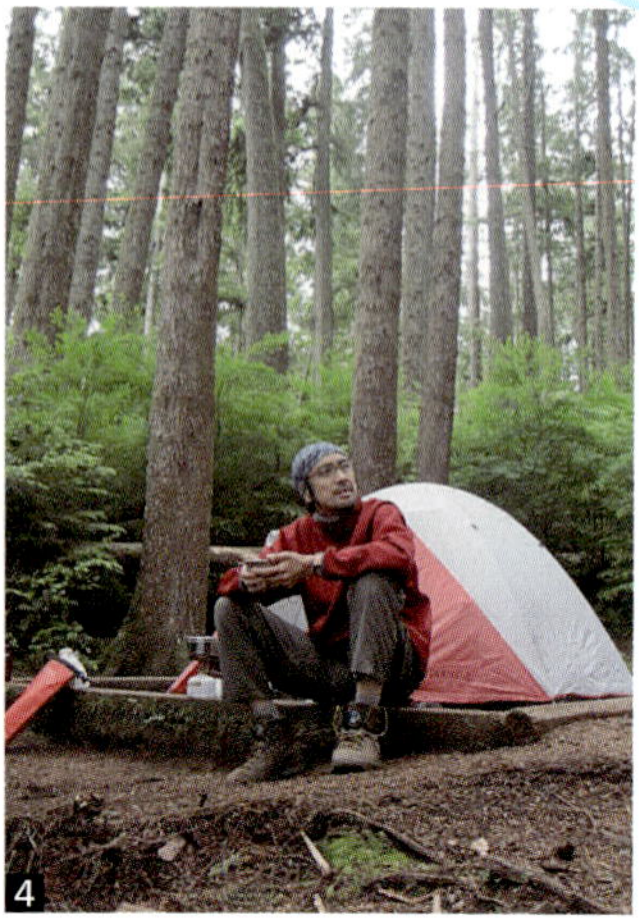

4

①冬はカーリング競技で忙しくなる②上海のラボで中国人歯科技工士らにデモンストレーション③アメリカでのハロウィーンパーティー。街中お祭り騒ぎ…④夏の週末は森の中でのんびりと過ごす⑤同僚のドイツ人マイスターと⑥隣接する歯科医院のスタッフたち⑦ブリティッシュコロンビア州の州都ビクトリア

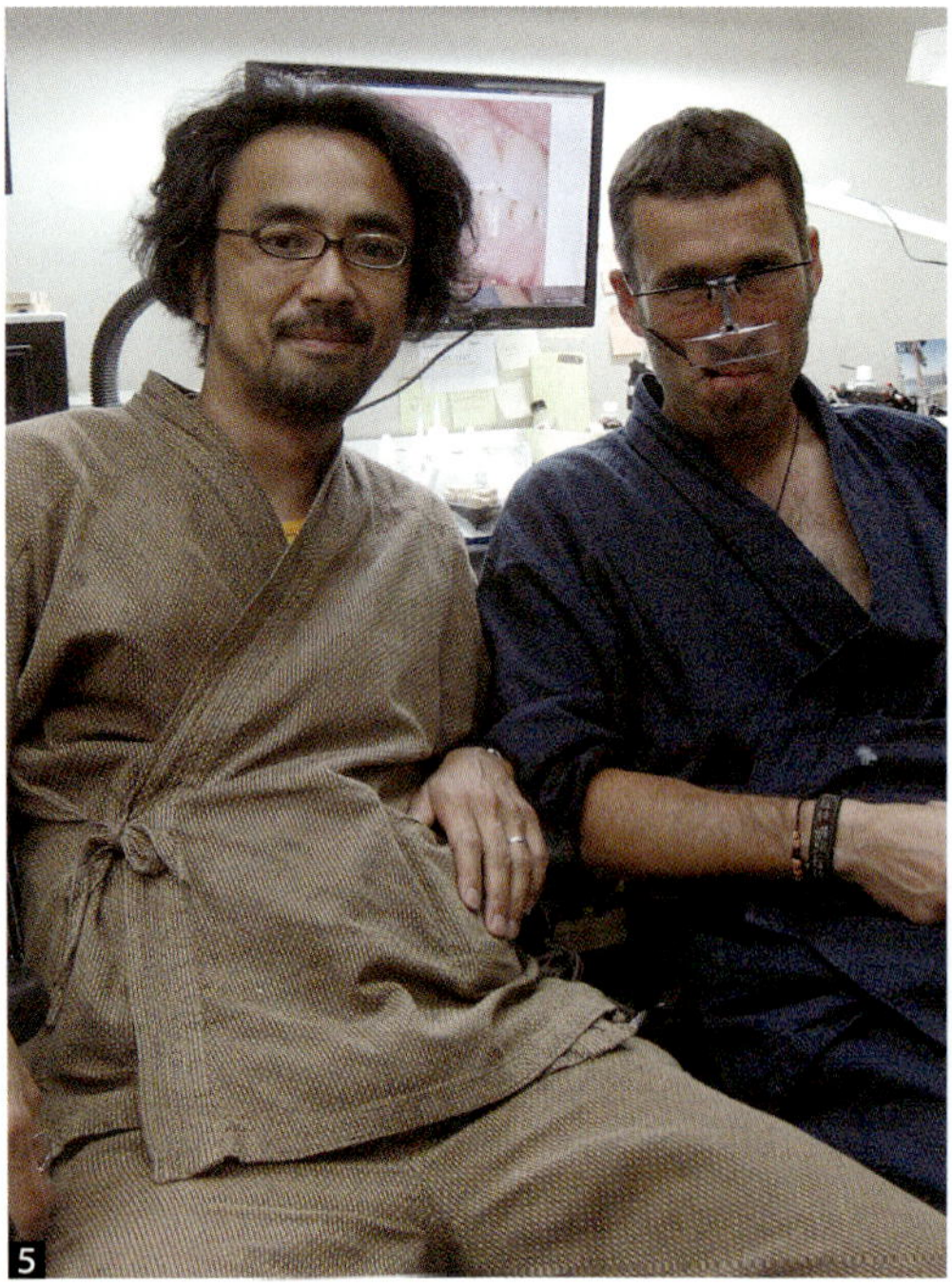

5

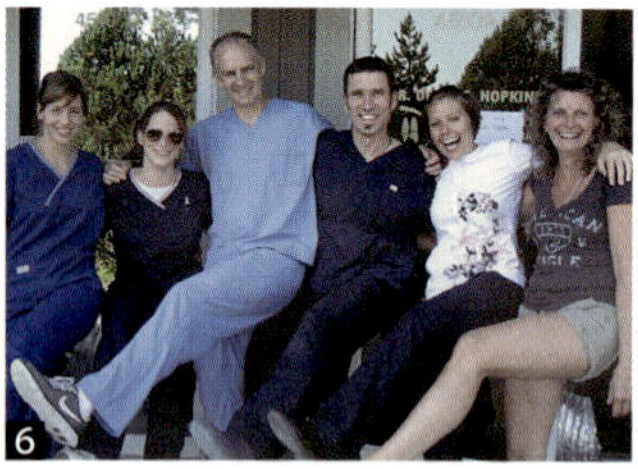

6

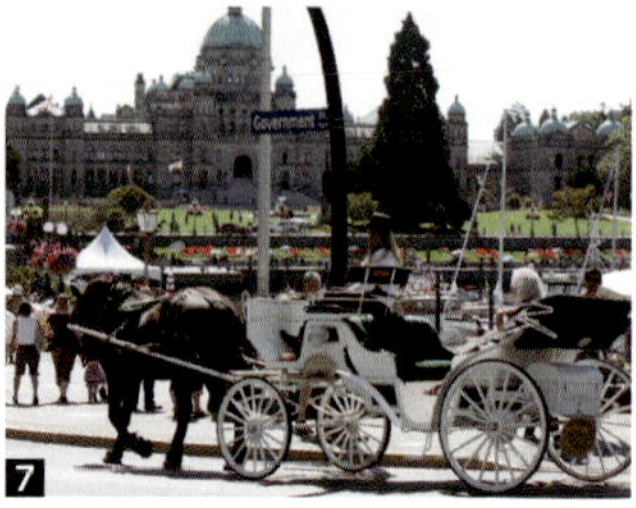

7

常見 幸代 (カナダ) P.220

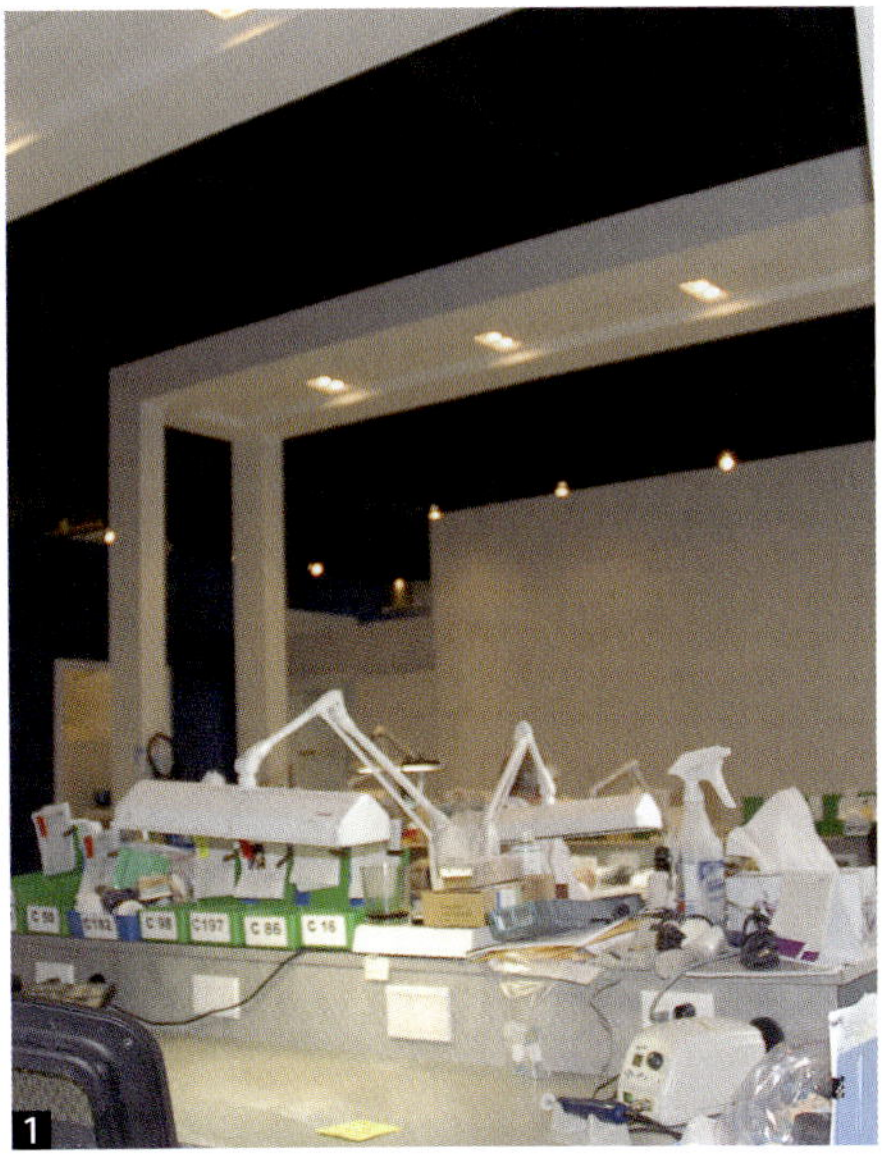

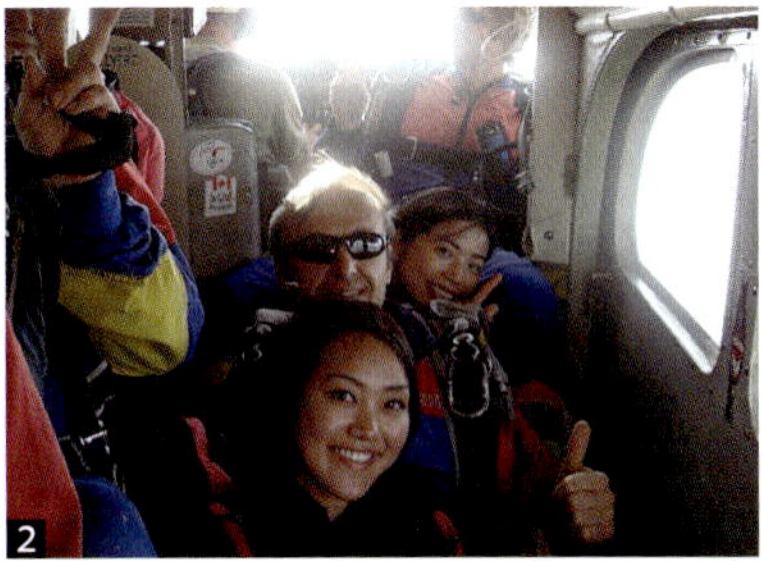

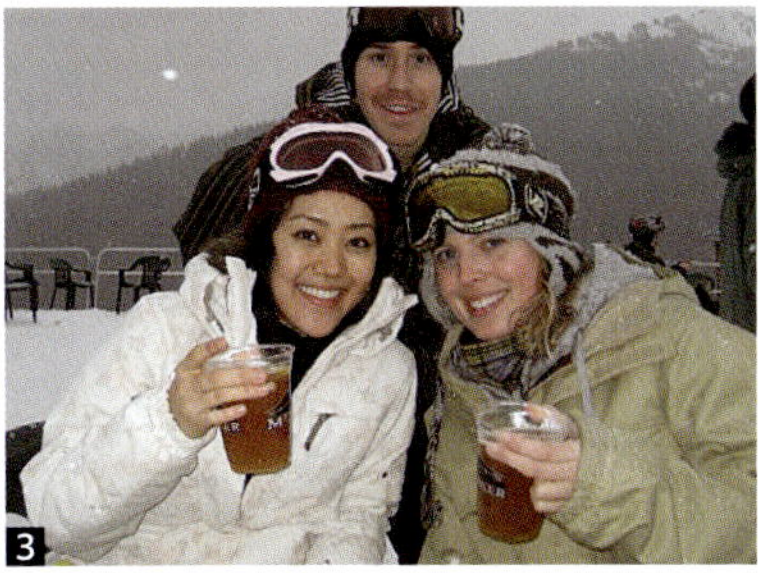

①ラボ内の様子②バンクーバー郊外のアボッツフォードで友達とスカイダイビング③アメリカのマウントベーカーでスノーボード④バンクーバーの風景⑤ 2010 年冬季オリンピックの聖火台⑥ラボの同僚たち

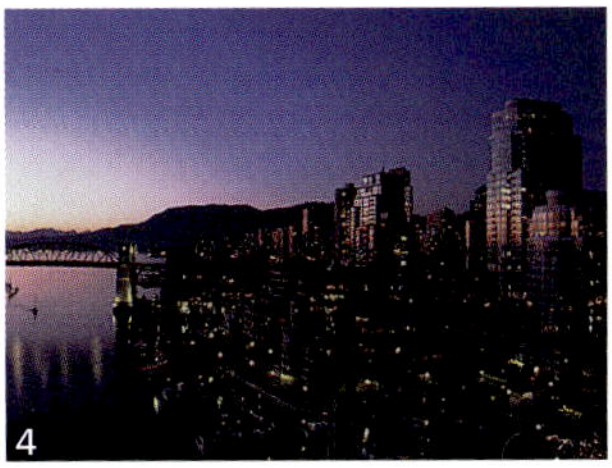

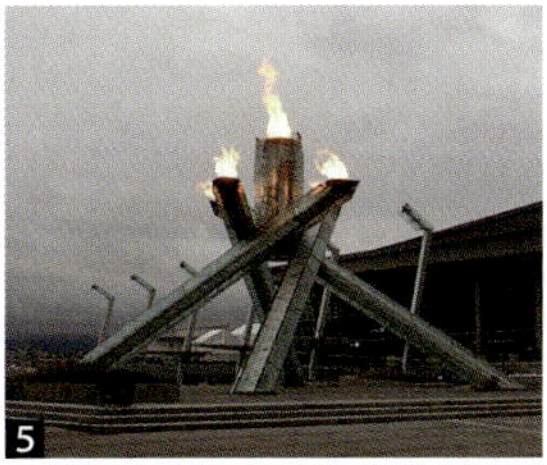

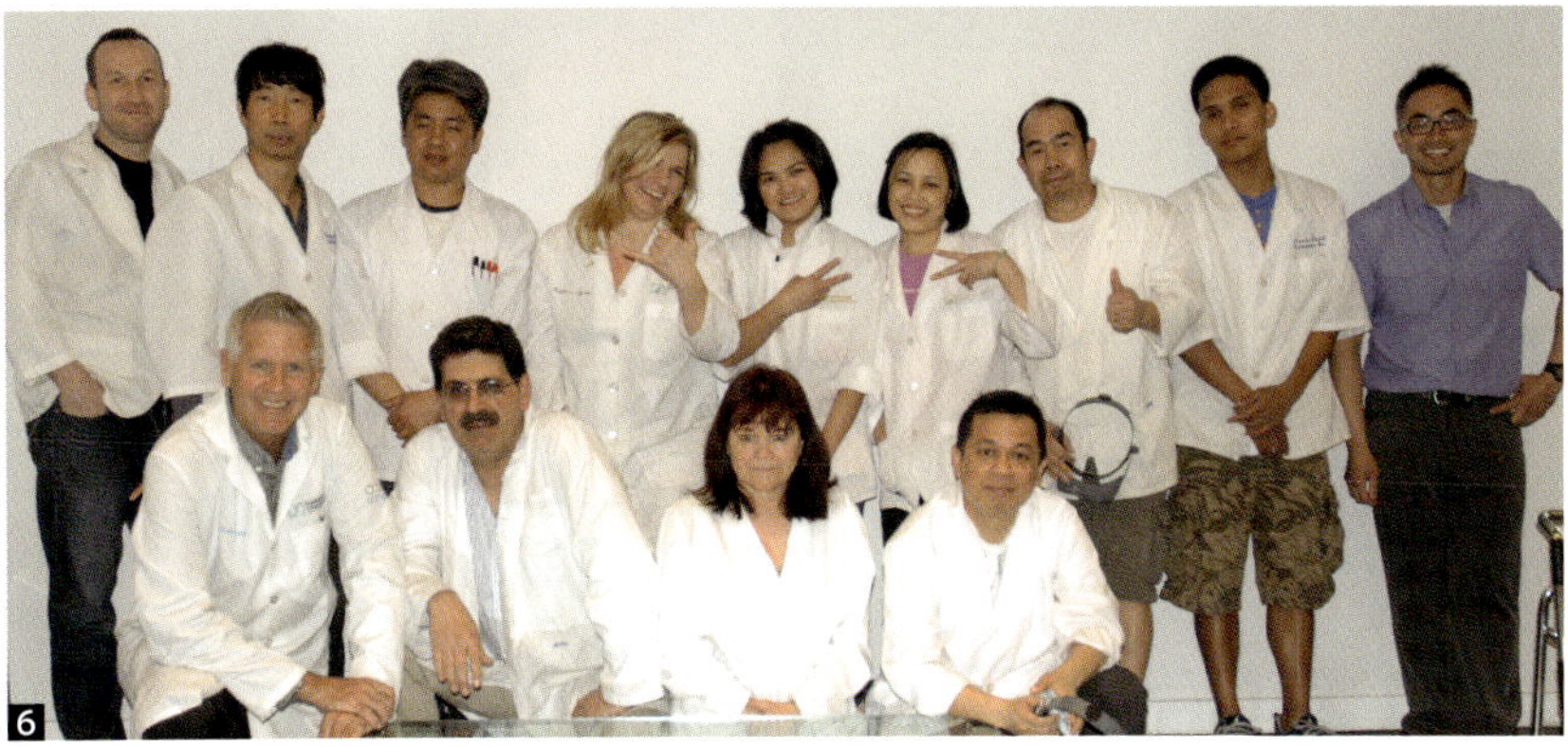

伊集院 俊彦（アメリカ）P.230

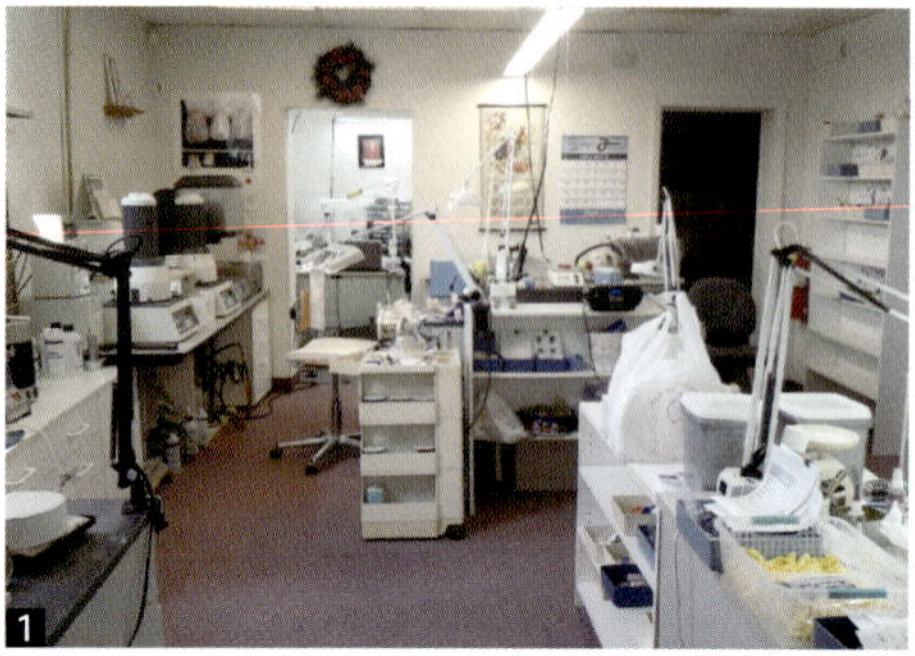

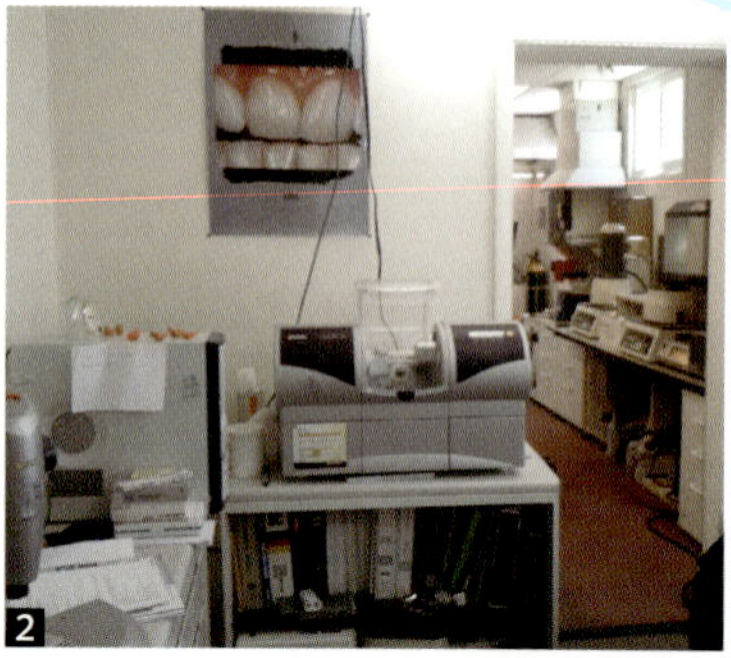

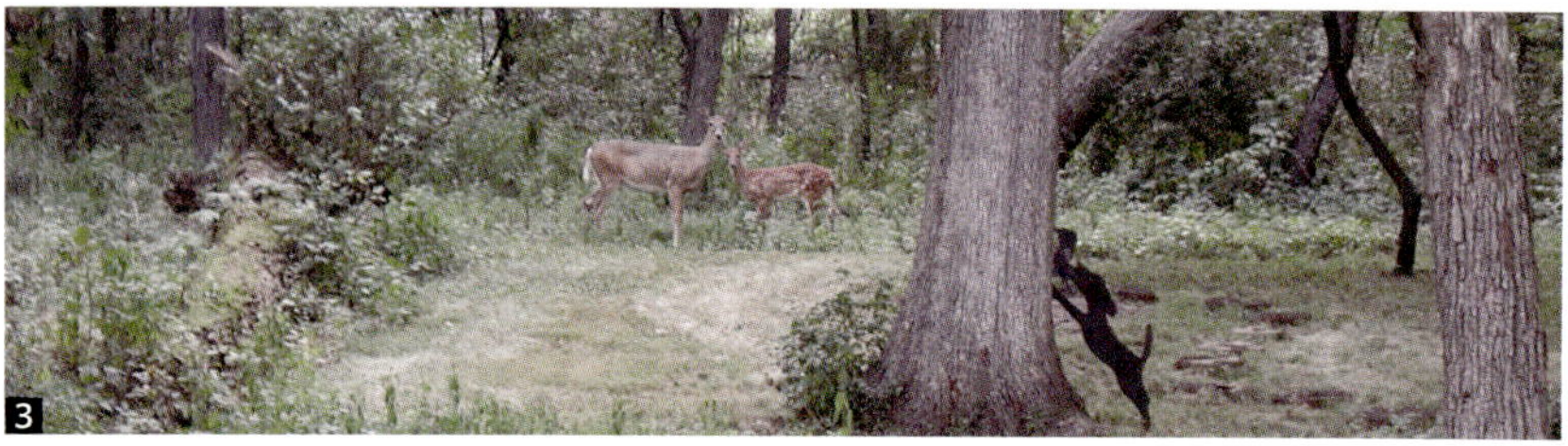

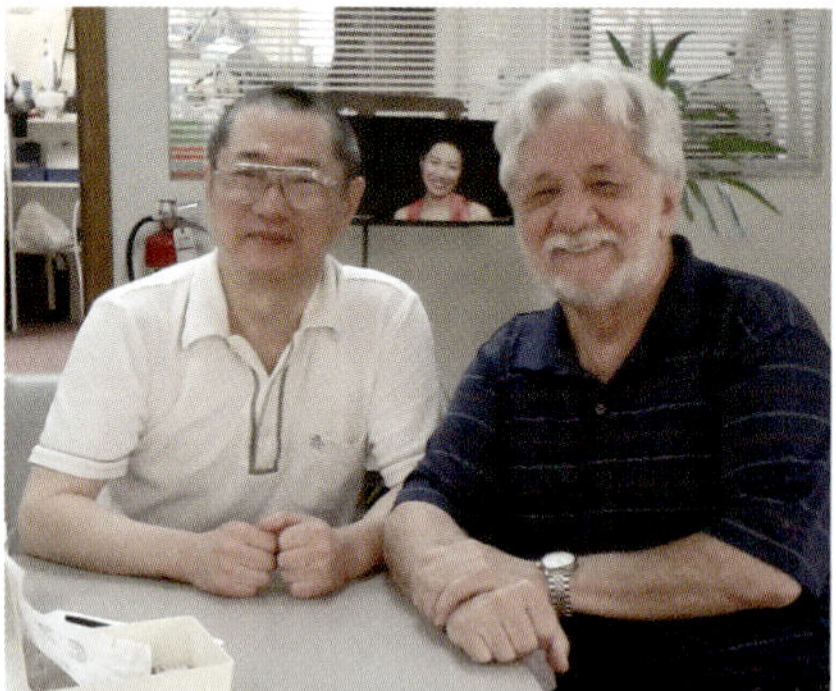

①②ラボ内の様子③リビングルームから見た庭④⑤ドクターと打ち合わせ⑥自宅の冬景色⑦自宅のポーチでくつろぐシマリス

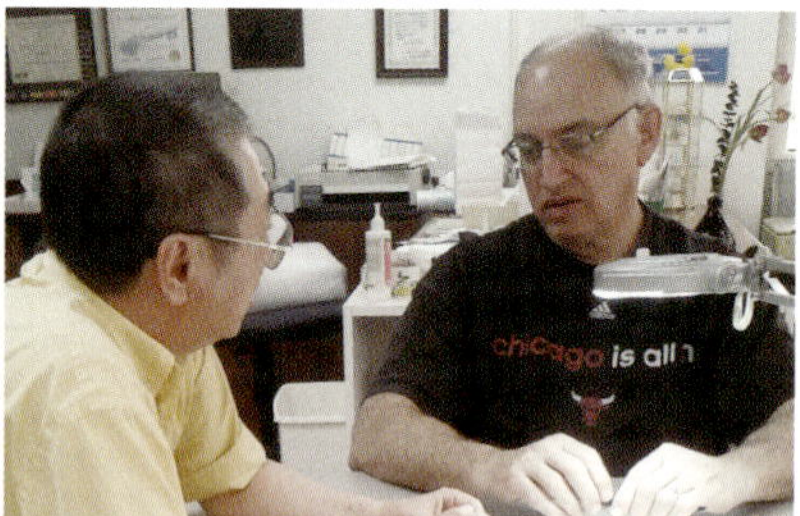

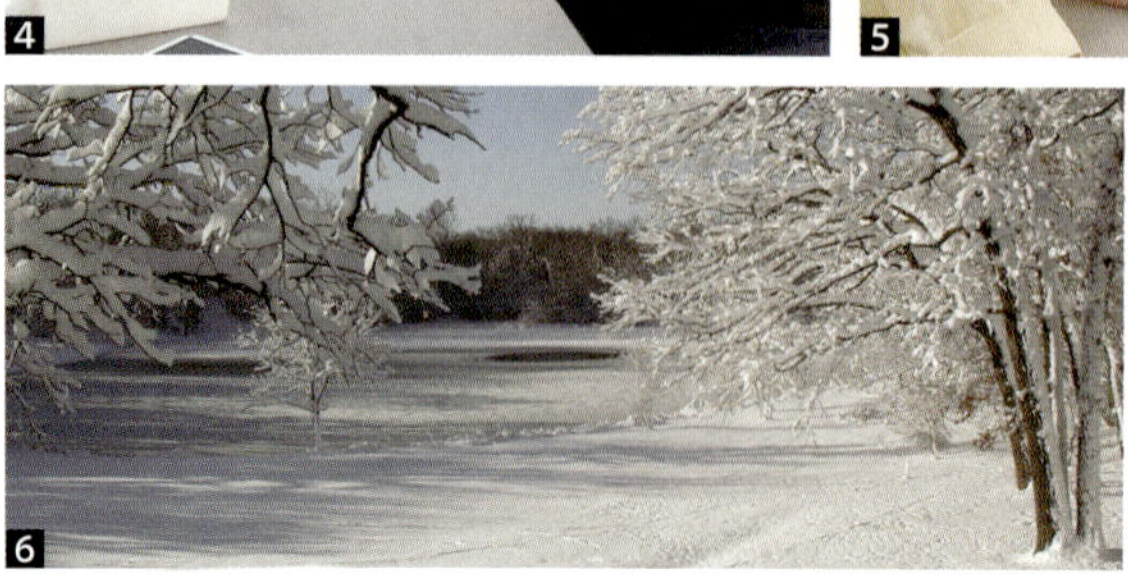

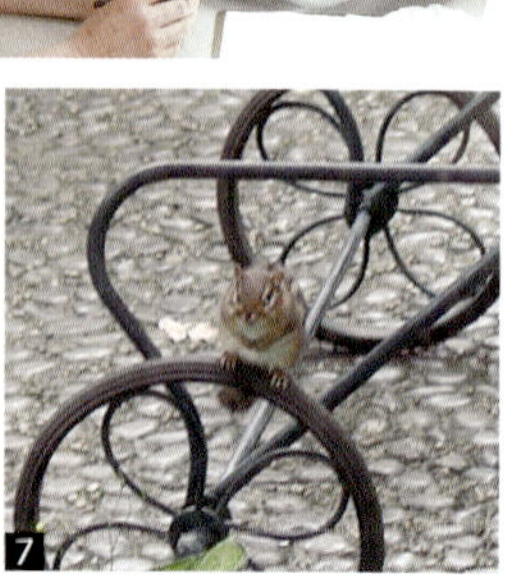

Yukko Moore （アメリカ） P.240

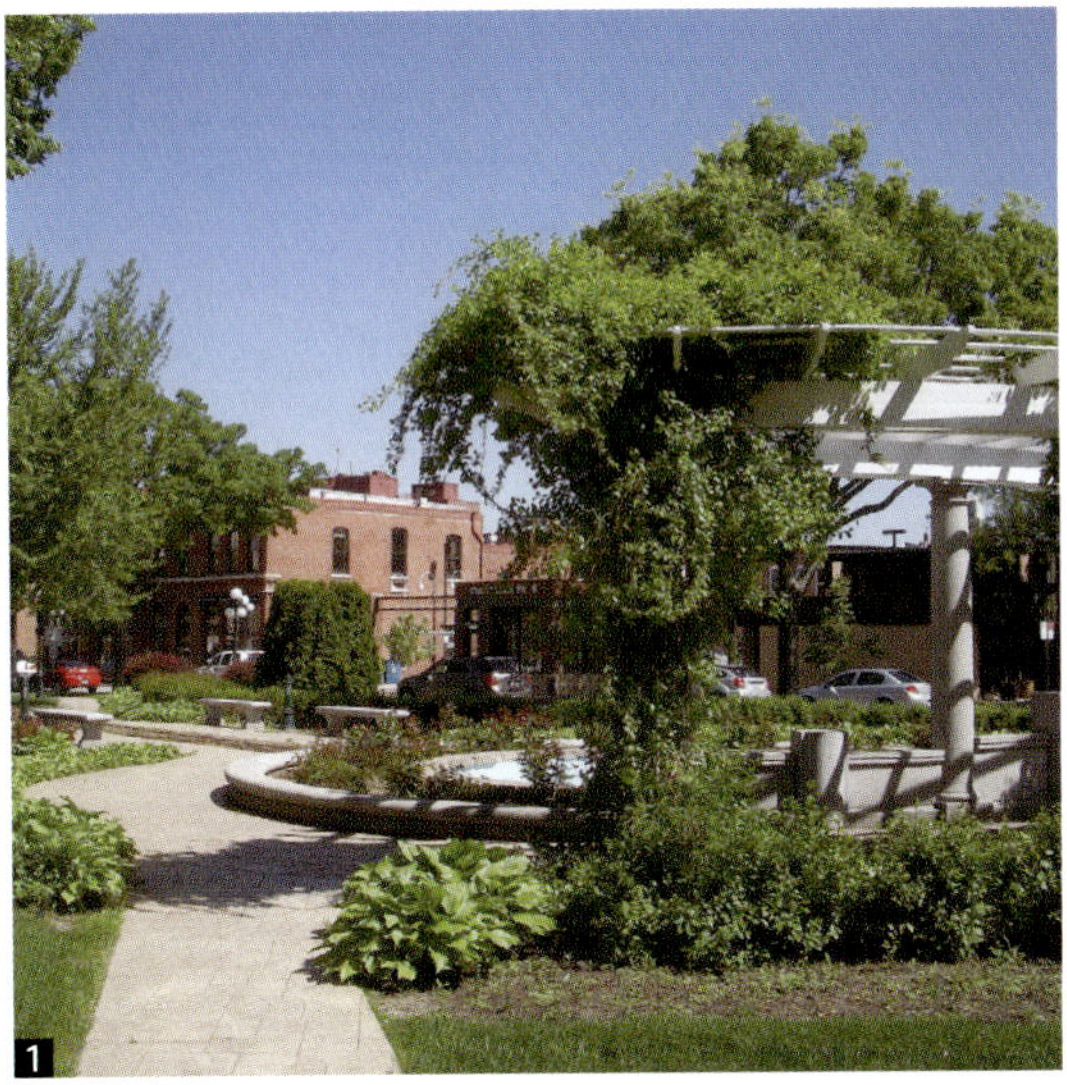

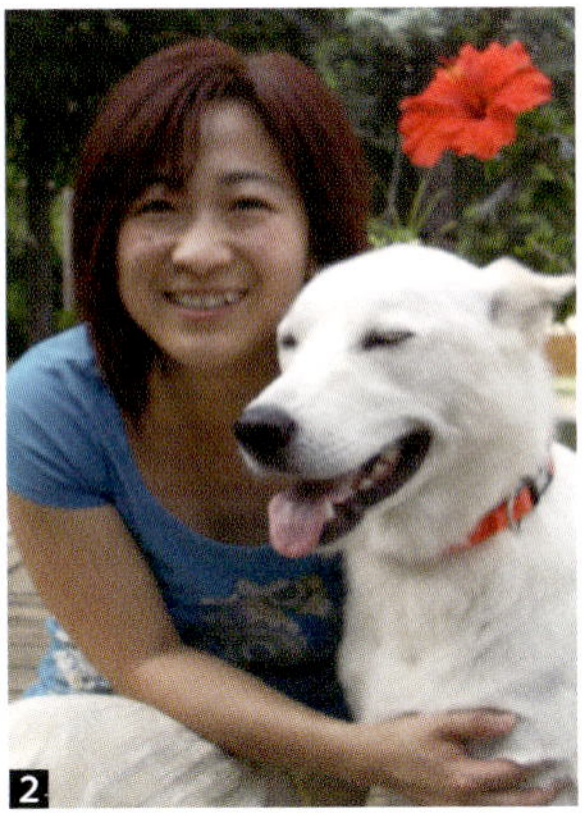

①レッドウィングの中心部にある公園②愛犬ディランと③ラボのメンバー④隣町レイクシティーにあるペピン湖のハーバー⑤ミシシッピ川

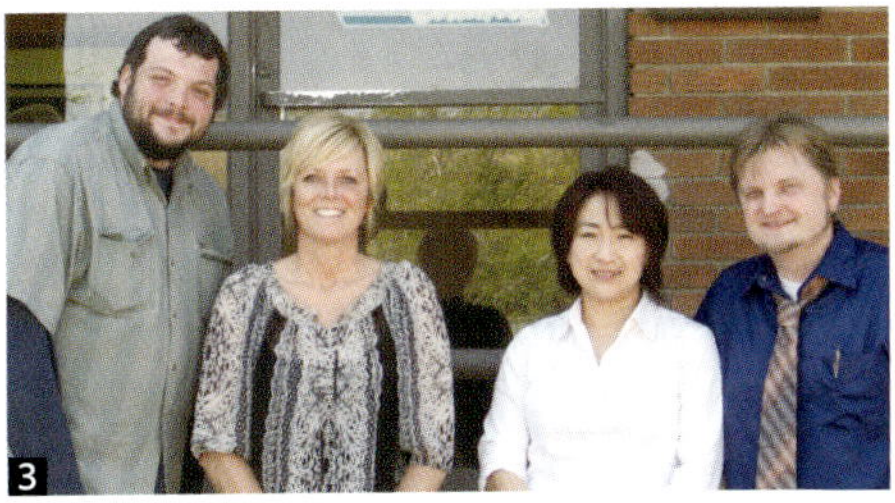

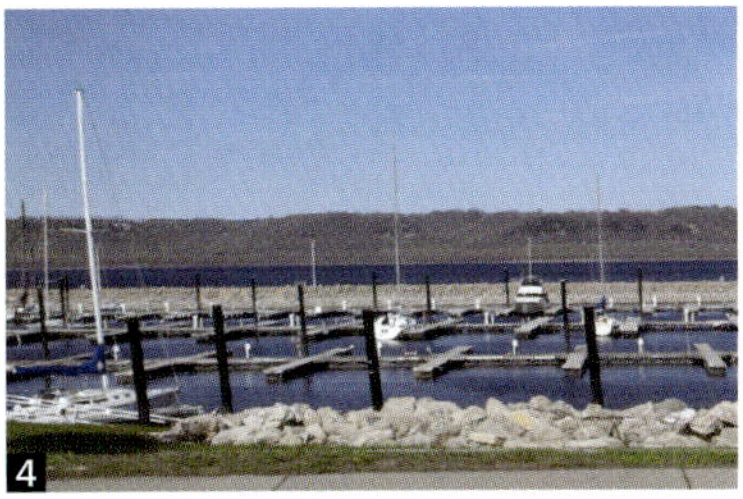

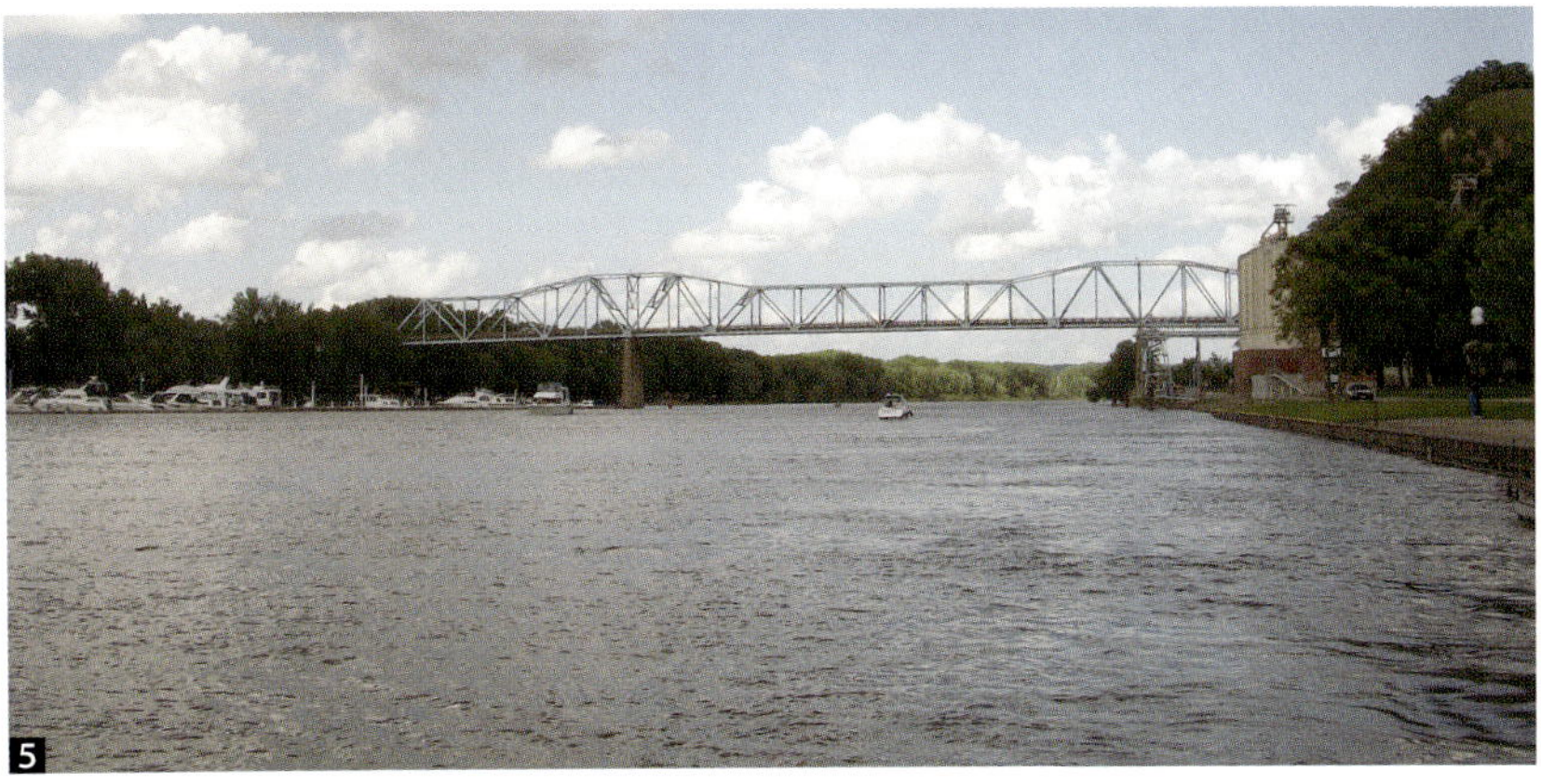

Nozomi Nina Suzuki （アメリカ） P.248

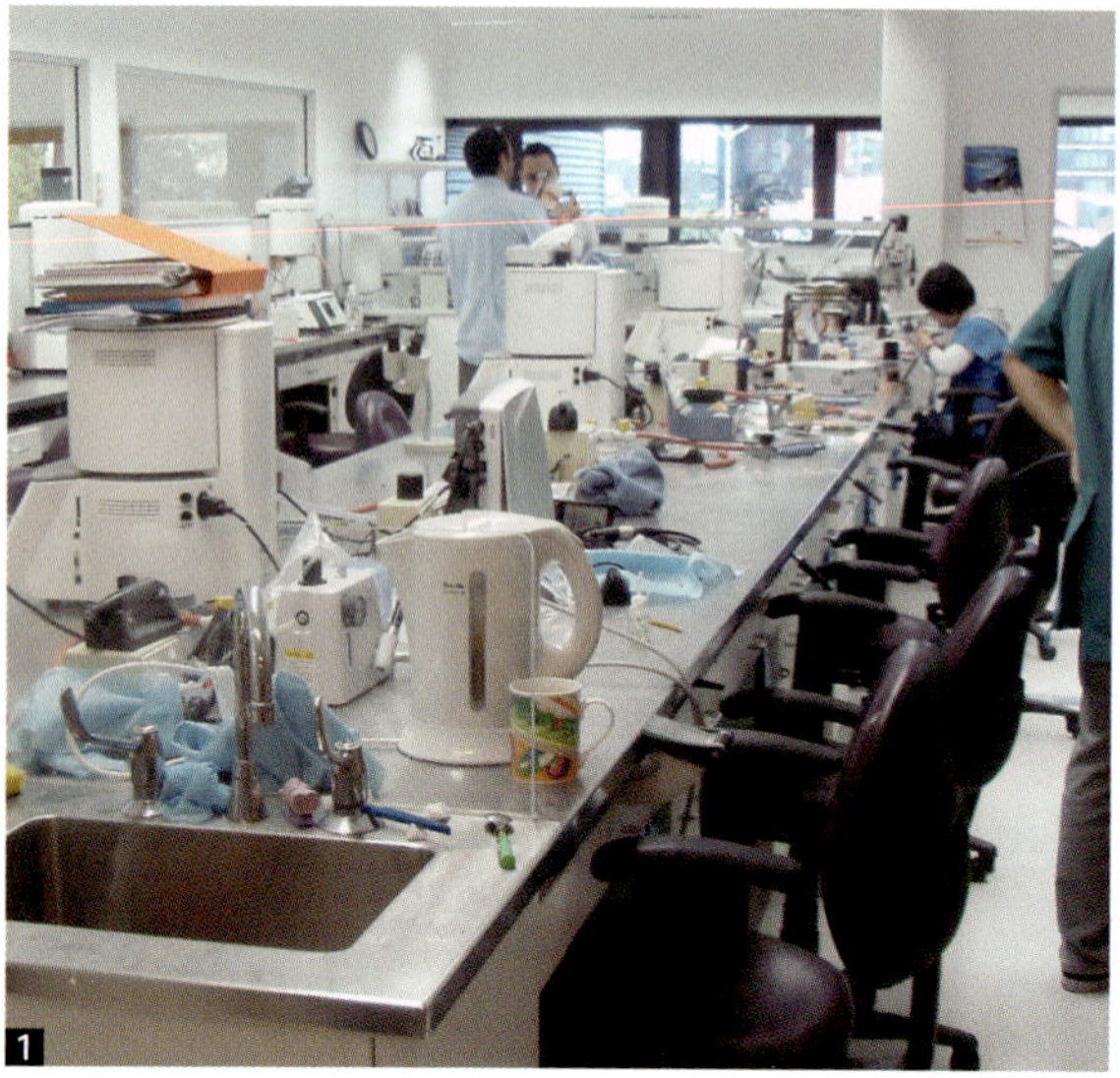

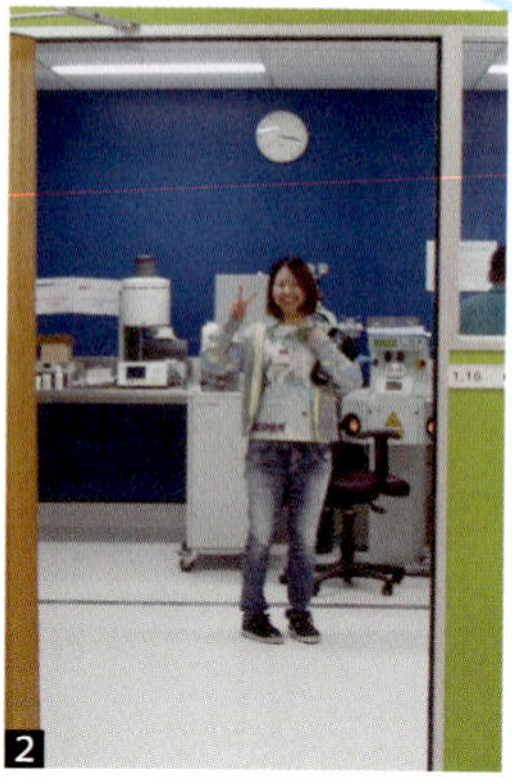

①②見学に行ったオーストラリアのラボの様子③ロサンゼルスで見学した小さな技工所④友達とイベントに参加⑤学生時代⑥ユタ州にて

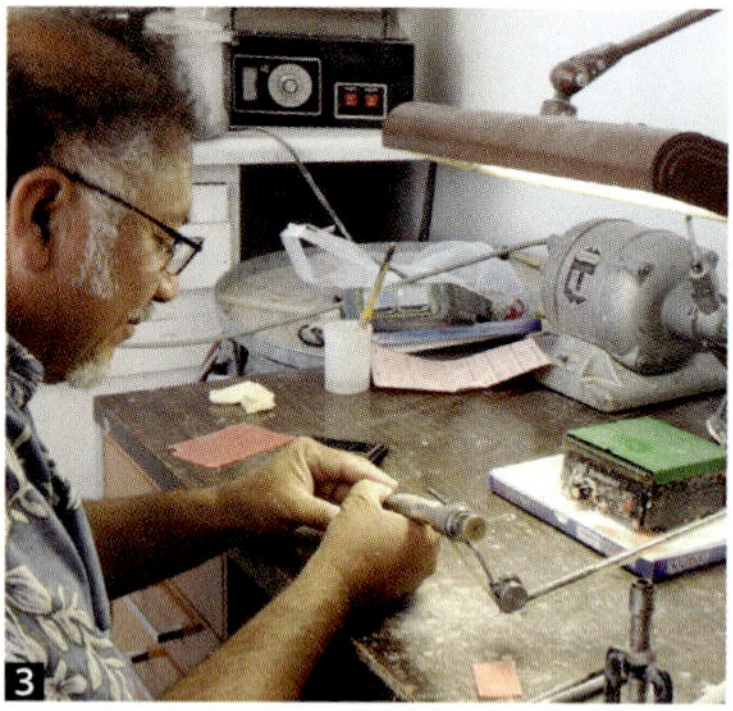

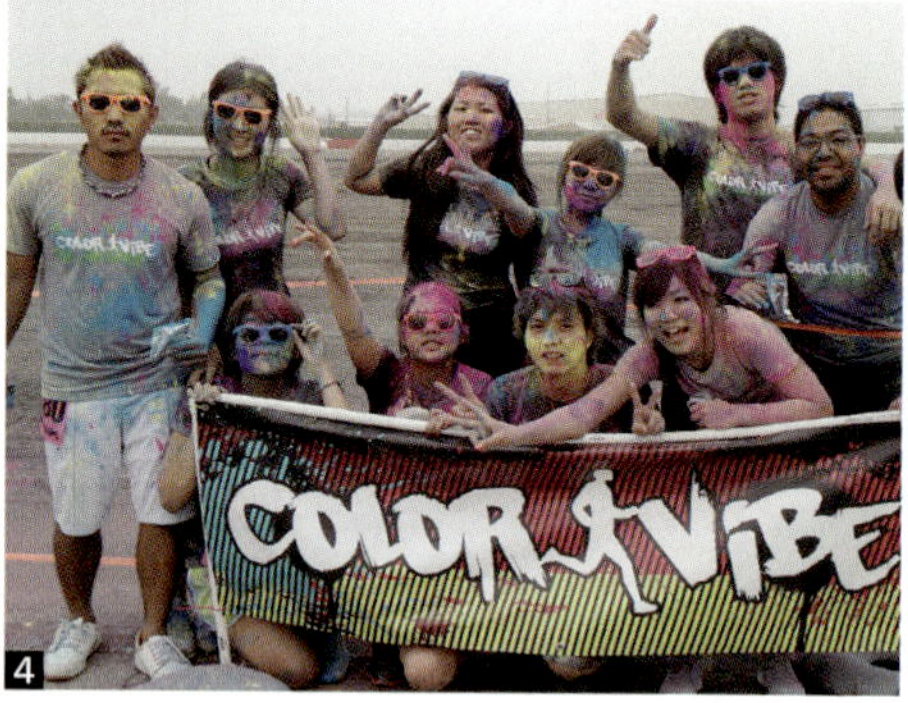

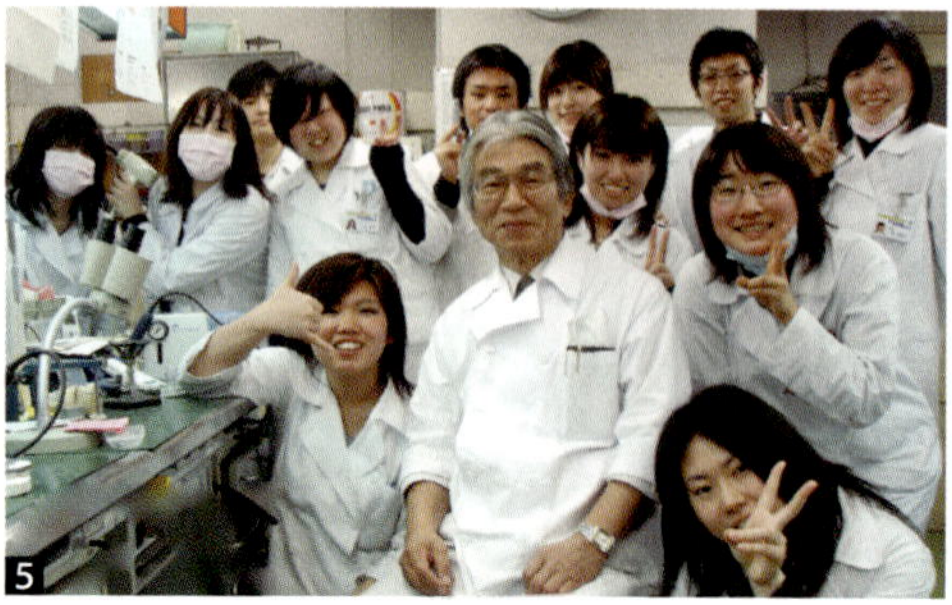

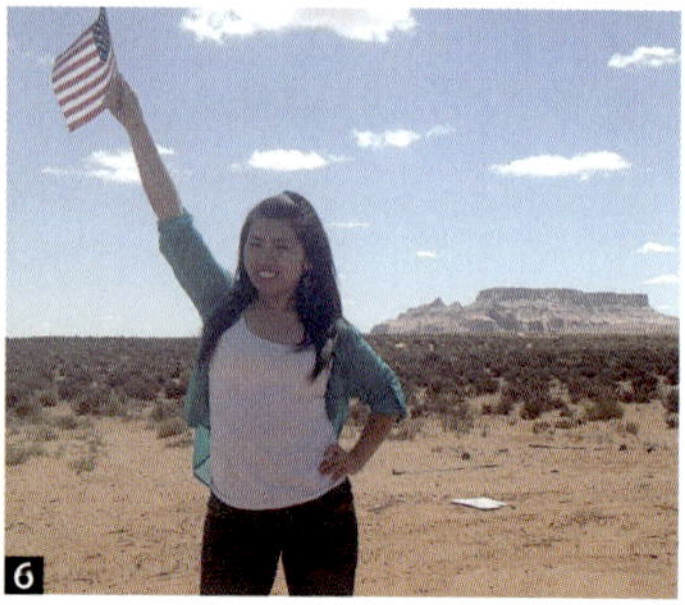

福澤 将豪（アメリカ）P.258

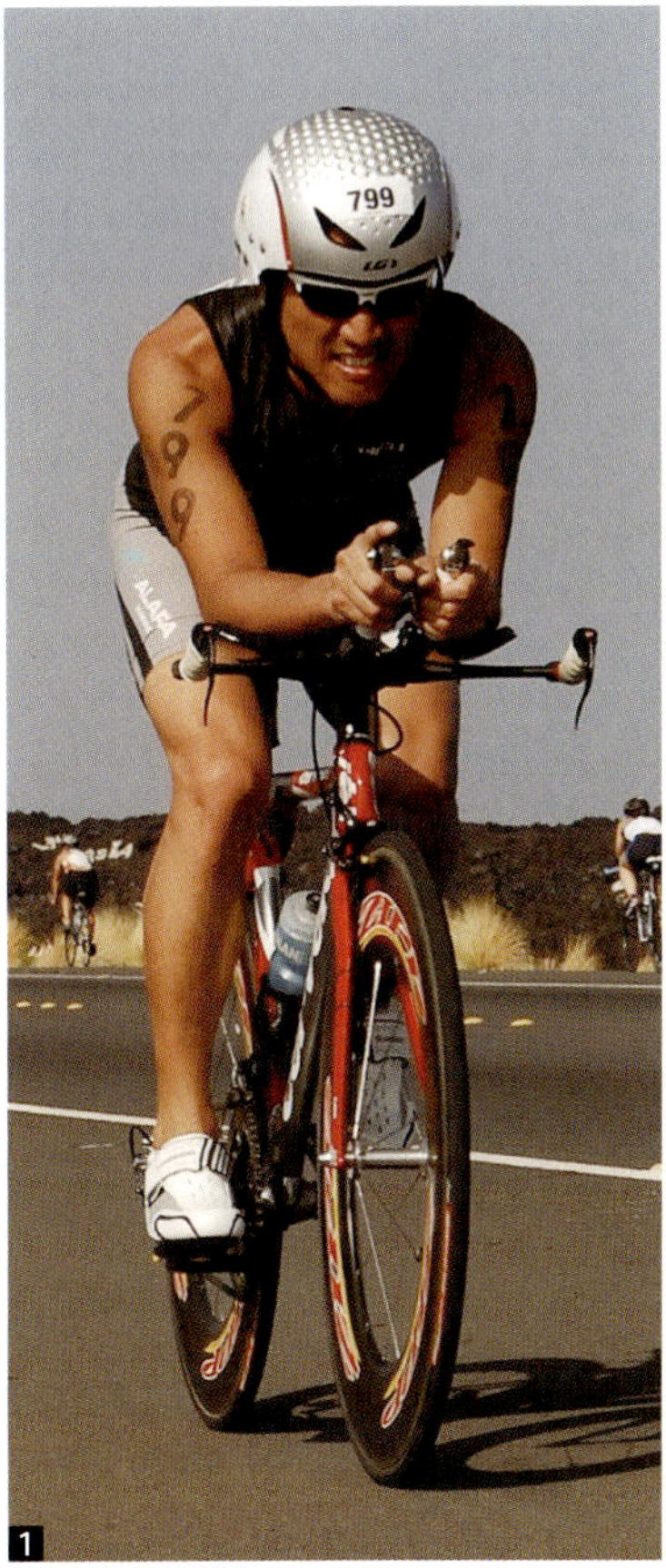

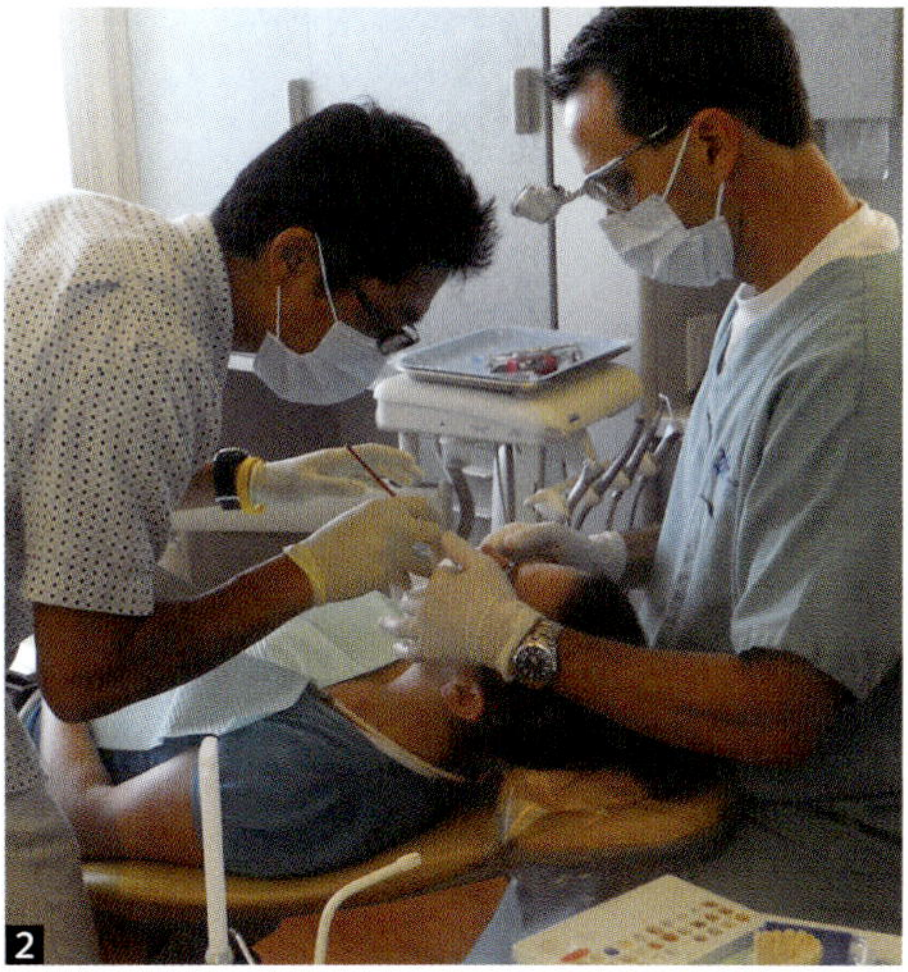

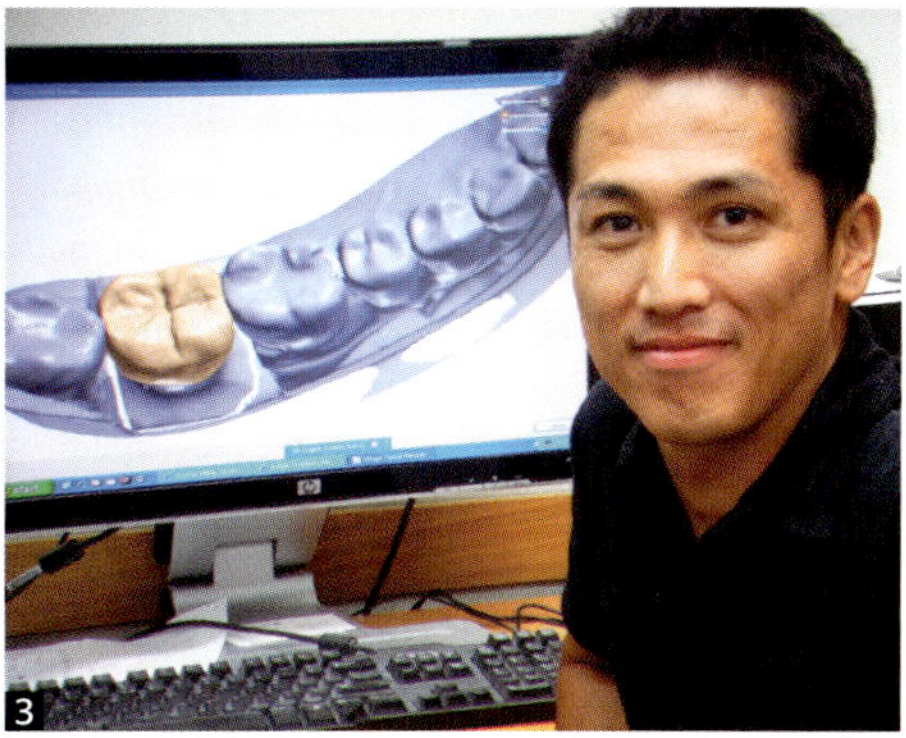

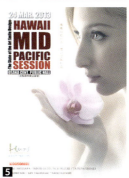

①ハワイ島で開催されたトライアスロンレースで②歯科医院に赴き直接患者と話す機会は非常に重要だと感じている③スリーシェイプスキャナーでクラウンをデザイン④第３回 HMPS の関係者⑤第５回 HMPS 大阪の告知ポスター

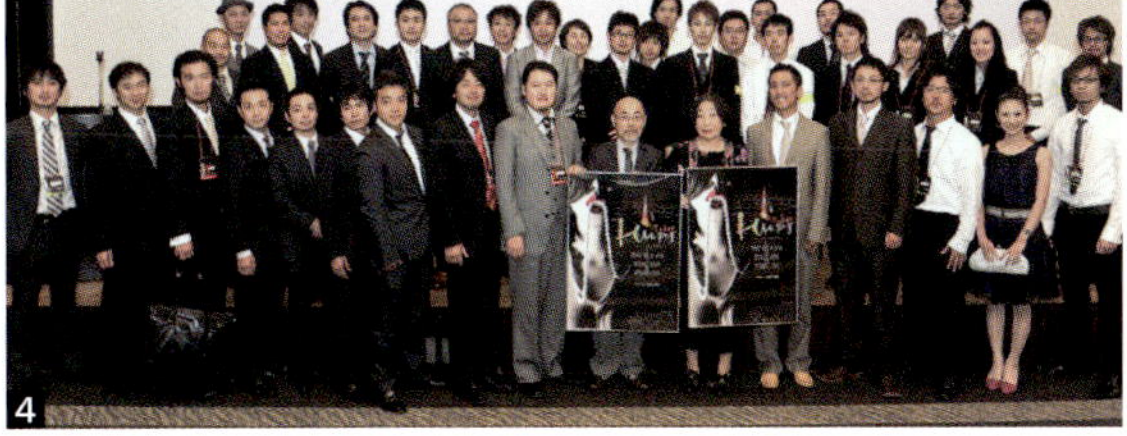

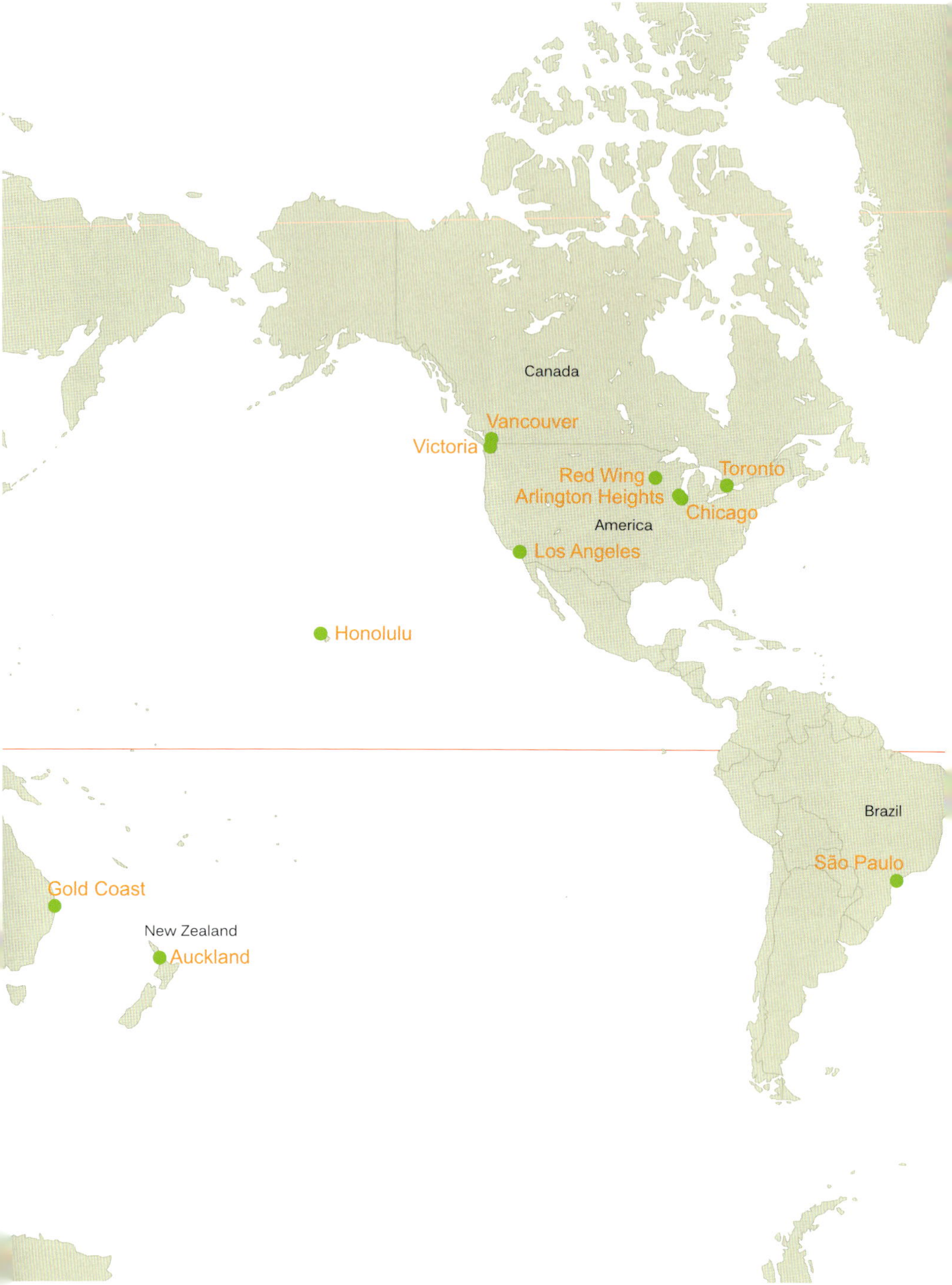
Canada
Vancouver
Victoria
Red Wing
Toronto
Arlington Heights
Chicago
America
Los Angeles
Honolulu
Brazil
São Paulo
Gold Coast
New Zealand
Auckland

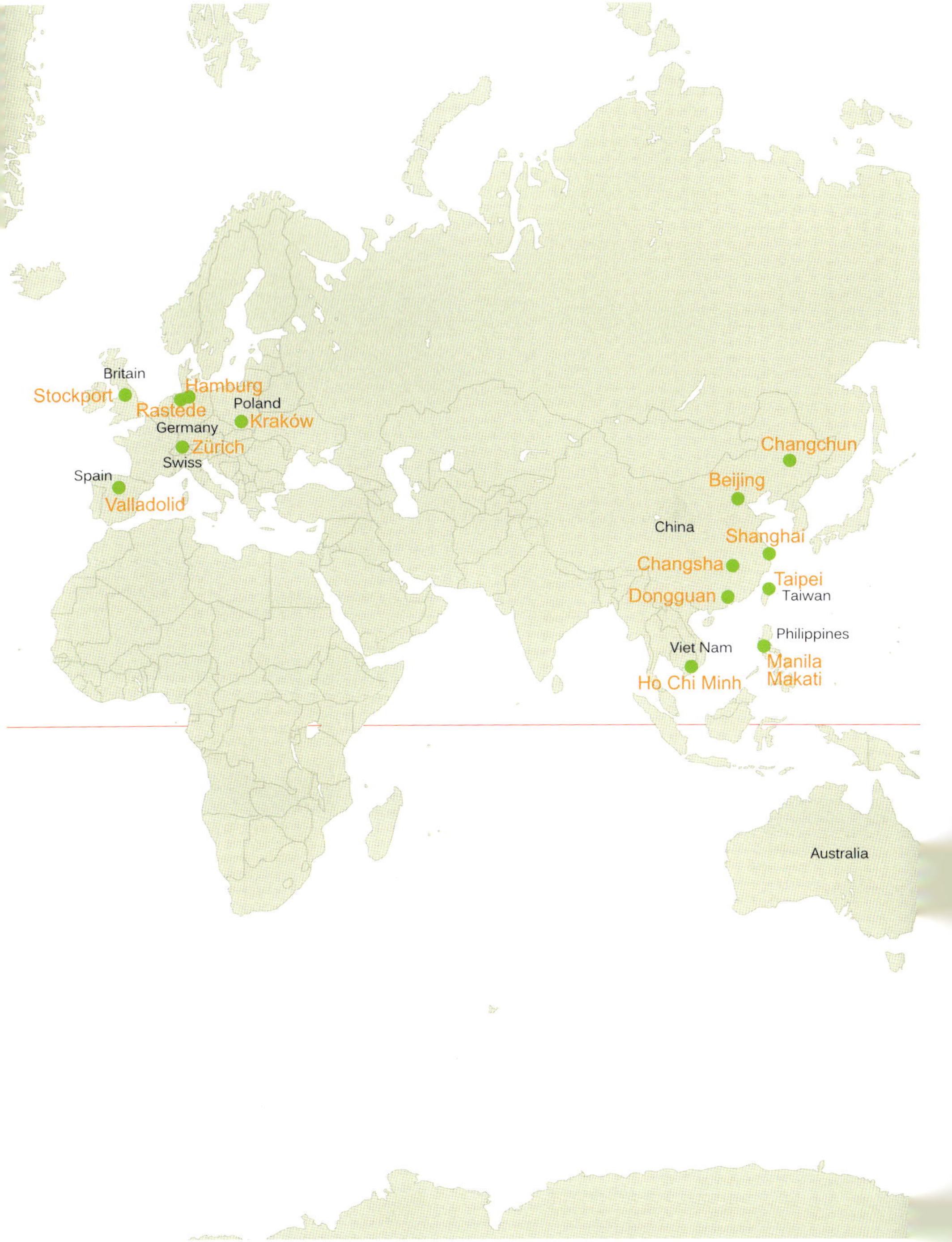
Britain
Stockport
Hamburg
Rastede
Poland
Kraków
Germany
Zürich
Swiss
Spain
Valladolid
Changchun
Beijing
China
Shanghai
Changsha
Taipei
Dongguan
Taiwan
Philippines
Viet Nam
Manila
Makati
Ho Chi Minh
Australia

◆第1章◆

24人のサムライ歯科技工士

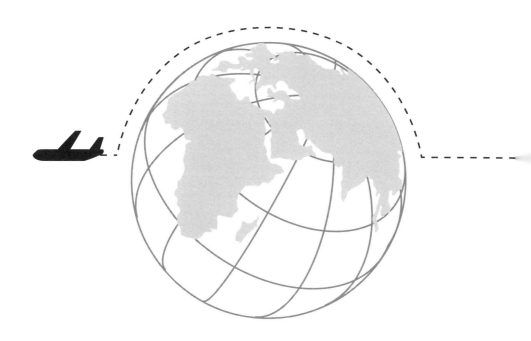

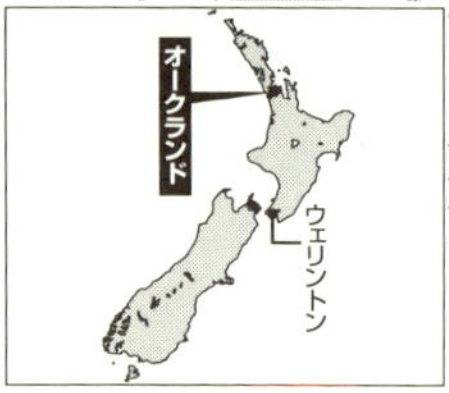

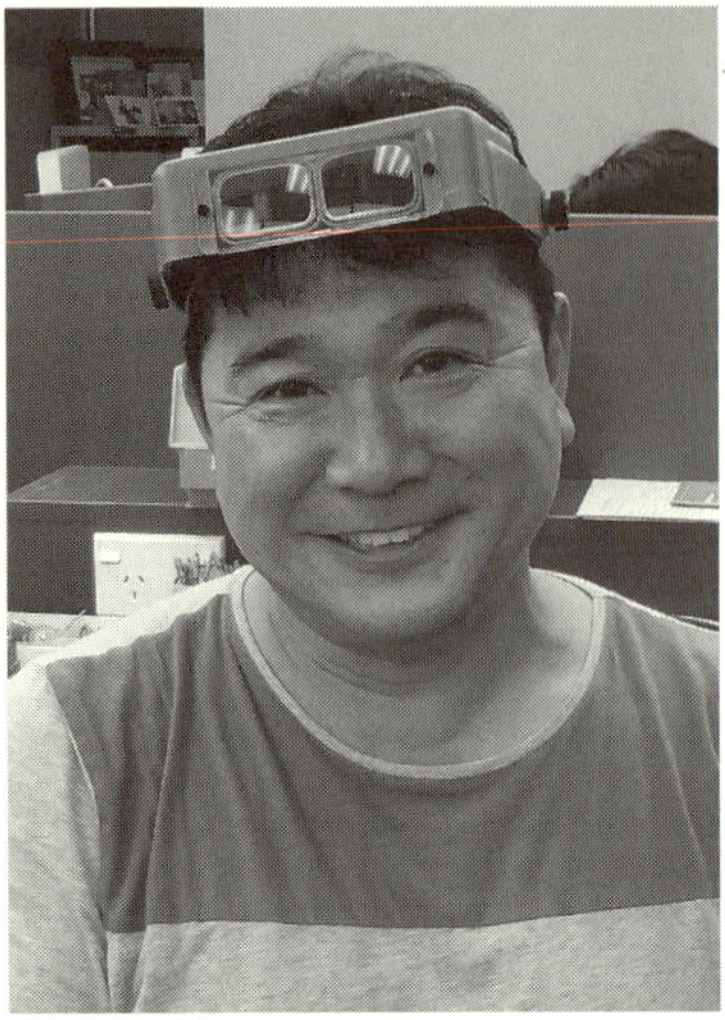

島原 和彦

しまはら　かずひこ

1981年、大阪歯科学院専門学校卒業後、日本のデンタルラボに就職。84年に渡米。85年にニュージーランドに渡り、現地ラボに就職。86年帰国し、モリタに就職。89年、再びニュージーランドに渡り、2001年、Newmarket Dental Studio Ltd. 設立。

ワーキングホリデーで好機つかむ

私は学生のころサーフィンが好きで、アメリカのカリフォルニアで波に乗ってみたいという憧れがありました。友人のいとこがカナダで歯科技工士をしているという話を聞き、「歯科技工士になれば海外で働ける」と思い、歯科技工士を目指しました。そして、技術を早く習得でき、卒業後の就職も有利ということで、昼間は歯科技工所で働いて夜学に通った方が良いとアドバイスされ、大阪歯科学院専門学校の夜間（3年）部に入学しました。

1981年に学校を卒業し、日本の歯科技工所で3～4年働いた後、歯科商店の紹介でアメリカのラボに1カ月ほどトライアルに行きました。

憧れの地でしたが、交通ルールや温度、重さの単

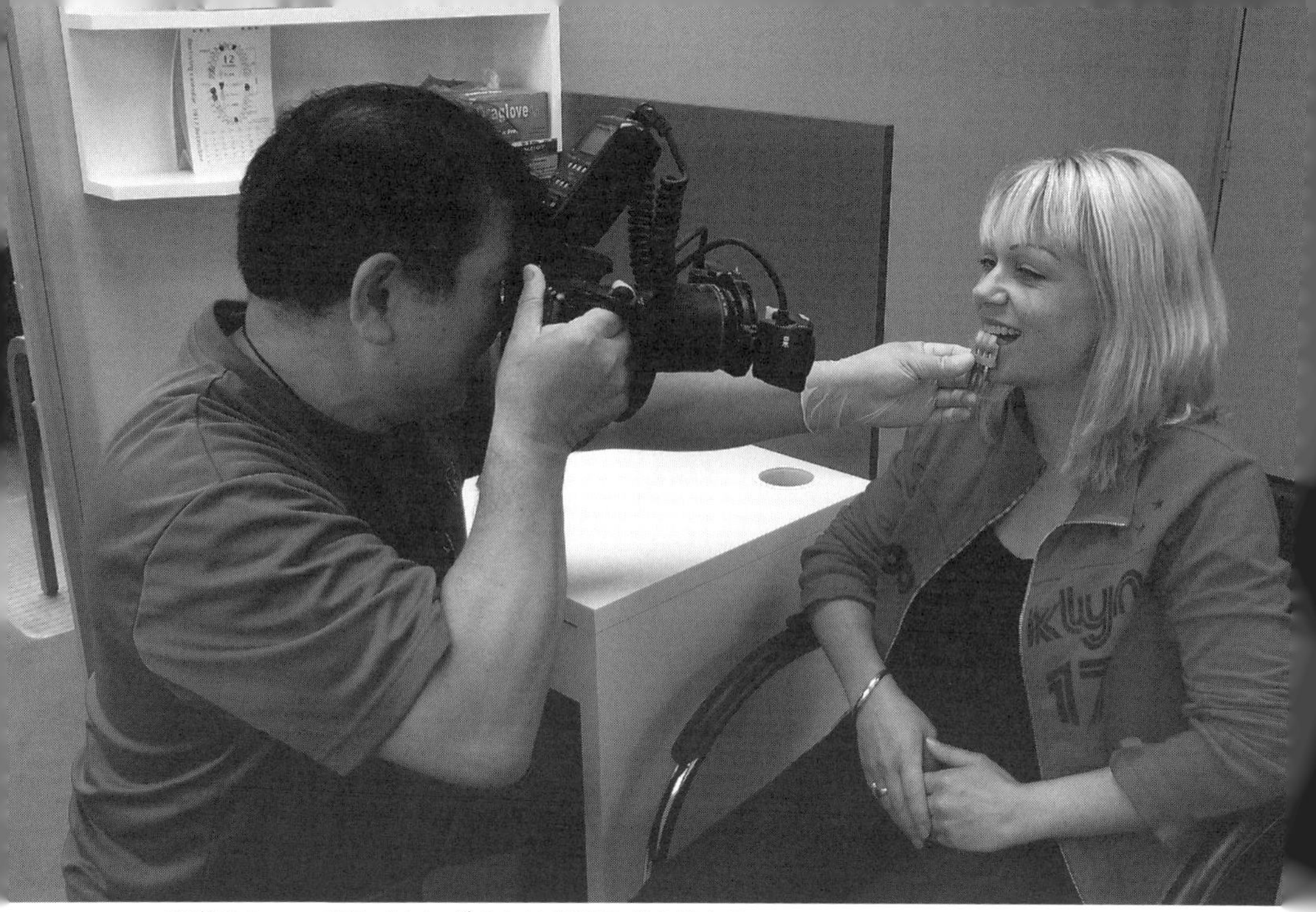
患者はシェードテイキングのため直接ラボを訪れる

位などが違い、あまりのカルチャーショックで居心地が悪くなり、帰国した時にはホッとしました。そして、何か問題が起こった時の紹介者へのご迷惑を考え、アメリカ行きはお断りしました。

しばらくは日本で働いていました。しかし、海外で働きたいとの思いは捨てられず、他の国の事情を調べるようになり、ニュージーランドとオーストラリアの「ワーキングホリデー制度」を知りました。

そして１９８５年、オーストラリア、ニュージーランドのビザを取得しました。シドニーでラボを見学し、１カ月後にニュージーランドに移りました。

私が向かったオークランドの Prosthetic Processes Dental Lab（ＰＰ）は、移転したばかりということもあり、とてもきれいな環境で仕事をしていました。スタッフは30人くらいで、当時、オーストラリアとニュージーランド両国で最も大きなラボだったと思います。

スタッフはニュージーランドを始め、ドイツ、オーストリア、スイス、スウェーデン、イタリア、南アフリカ、アルゼンチンと、さまざまな国の人が集まっていました。ぜひ働きたいとドアをノックしましたが、語学力が乏しいため、門前払いでした。それでも、見学だけならと許可され、顔を覚えてもらうため、語学学校の終了後、ラボに行きました。

ある日、「上下6番6番のワックスアップをやってみろ」とチャンスをいただきました。出来上がったクラウンを見せると「働いてみるか」と言われ、それがきっかけでPPで働くことになりました。

10カ月後、ブリスベンやシンガポール、タイなどのラボを見学しながら日本への帰路に就きました。帰国後はモリタに入社し、新製品のデモンストレーションや研修会のインストラクターとして、3年間ほど日本全国を飛び回っていました。しかし、再び海外で働きたいという思いが募り、PPに手紙を送ると、「すぐに戻って来い」という返事をいただき、ニュージーランドに戻ることを決心しました。

そして、1989年3月から、今度は永住するつもりで働き始めました。ニュージーランドでは歯科技工士は国家資格が必要です。もちろん、英語で受験します。私が人生で最も勉強したのはこの時だったかもしれません。試験制度がころころ変わるため、資格を取るまで時間がかかりましたが、何とか手にすることができました。

結局、PPには12年間勤めました。その間、いろんな国の技工士と一緒に働きました。日本の技工士は特に器用で、責任感を持って仕事をするので、ボスたちも喜んでいました。

私もパートナーとして経営陣に加わり、会社のために働いてきました。ところが、ヘッドボスがリタイアし、仕事量も減ってきました。ボスのリタイアだけが原因ではなく、その時期、多くの小さなラ

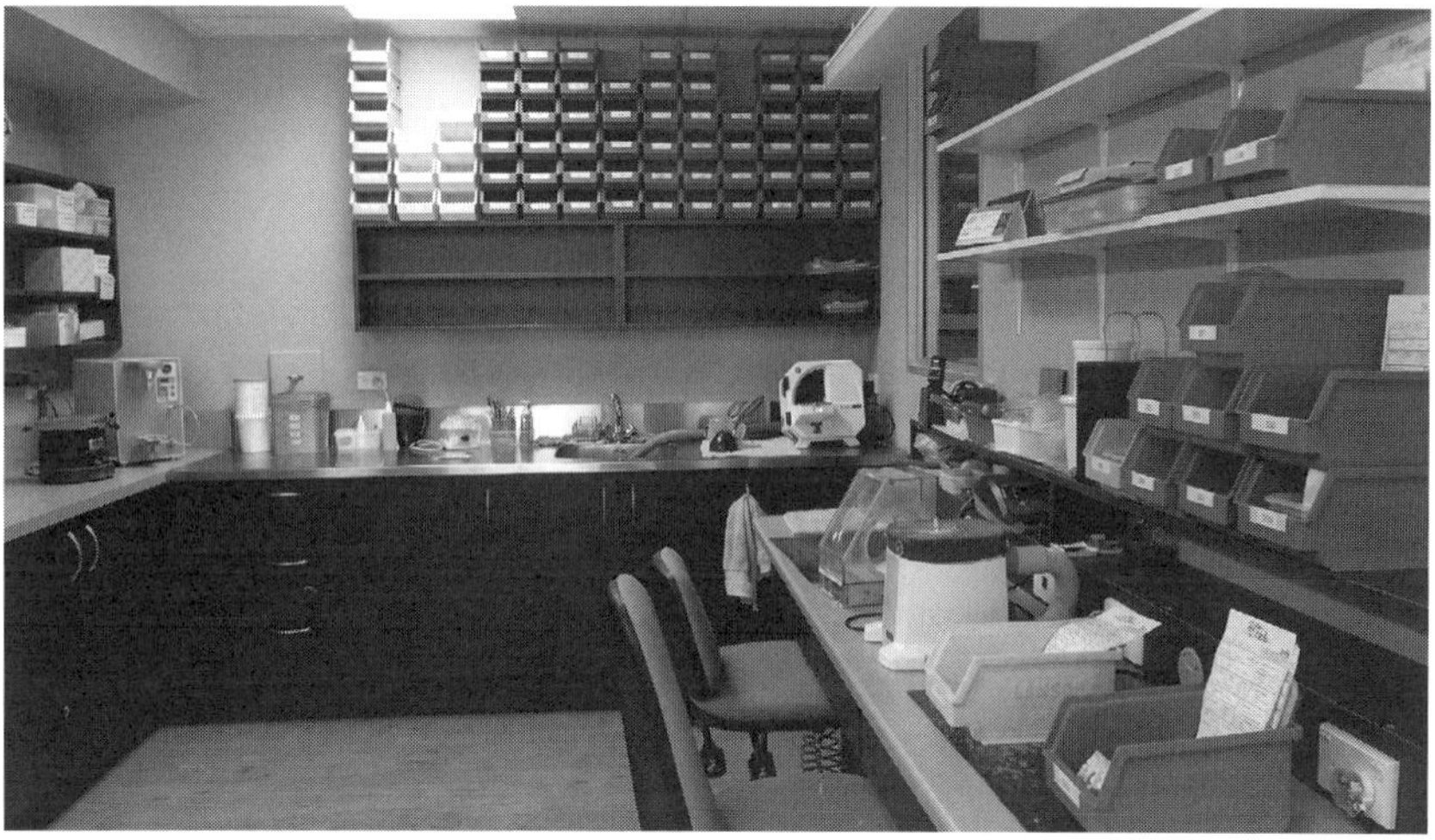

開業したラボのモデルルーム

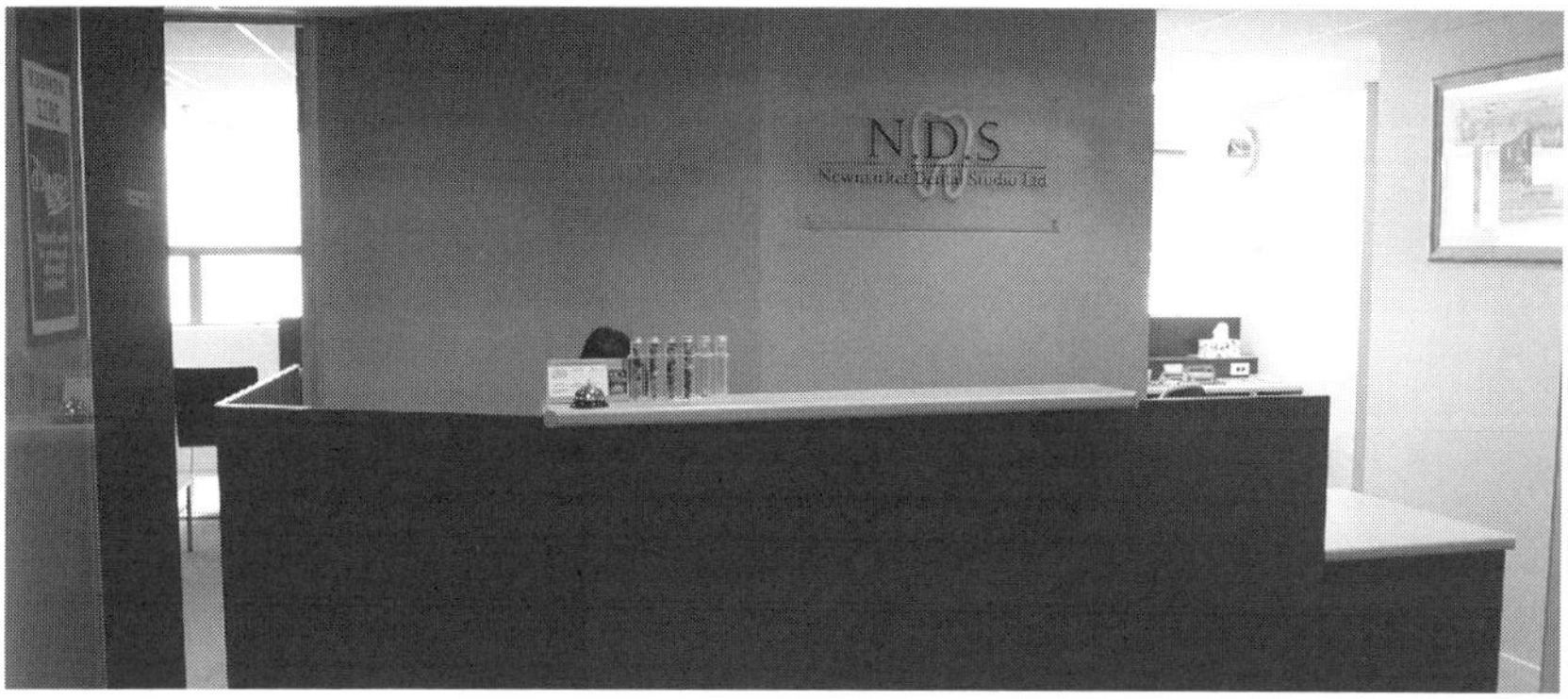

ラボに入ってすぐのレセプションエリア

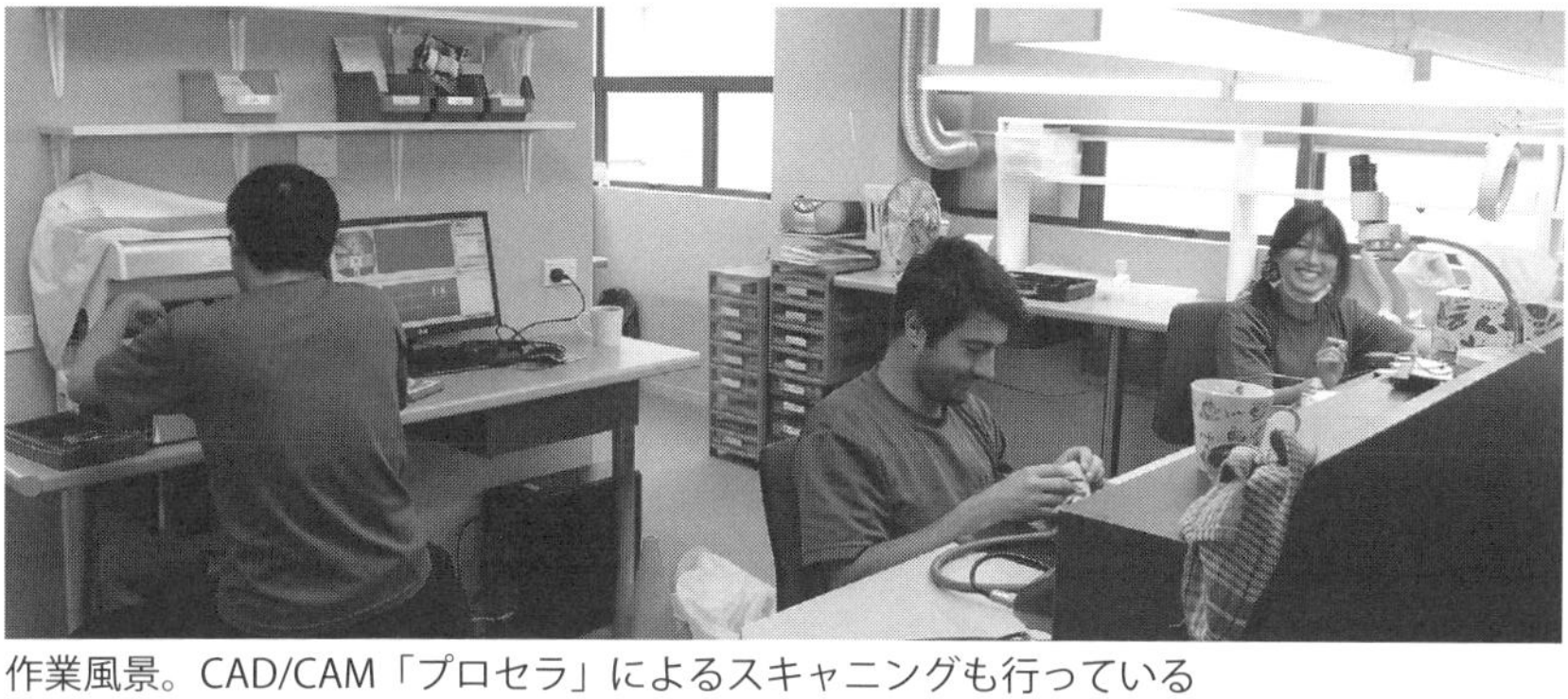

作業風景。CAD/CAM「プロセラ」によるスキャニングも行っている

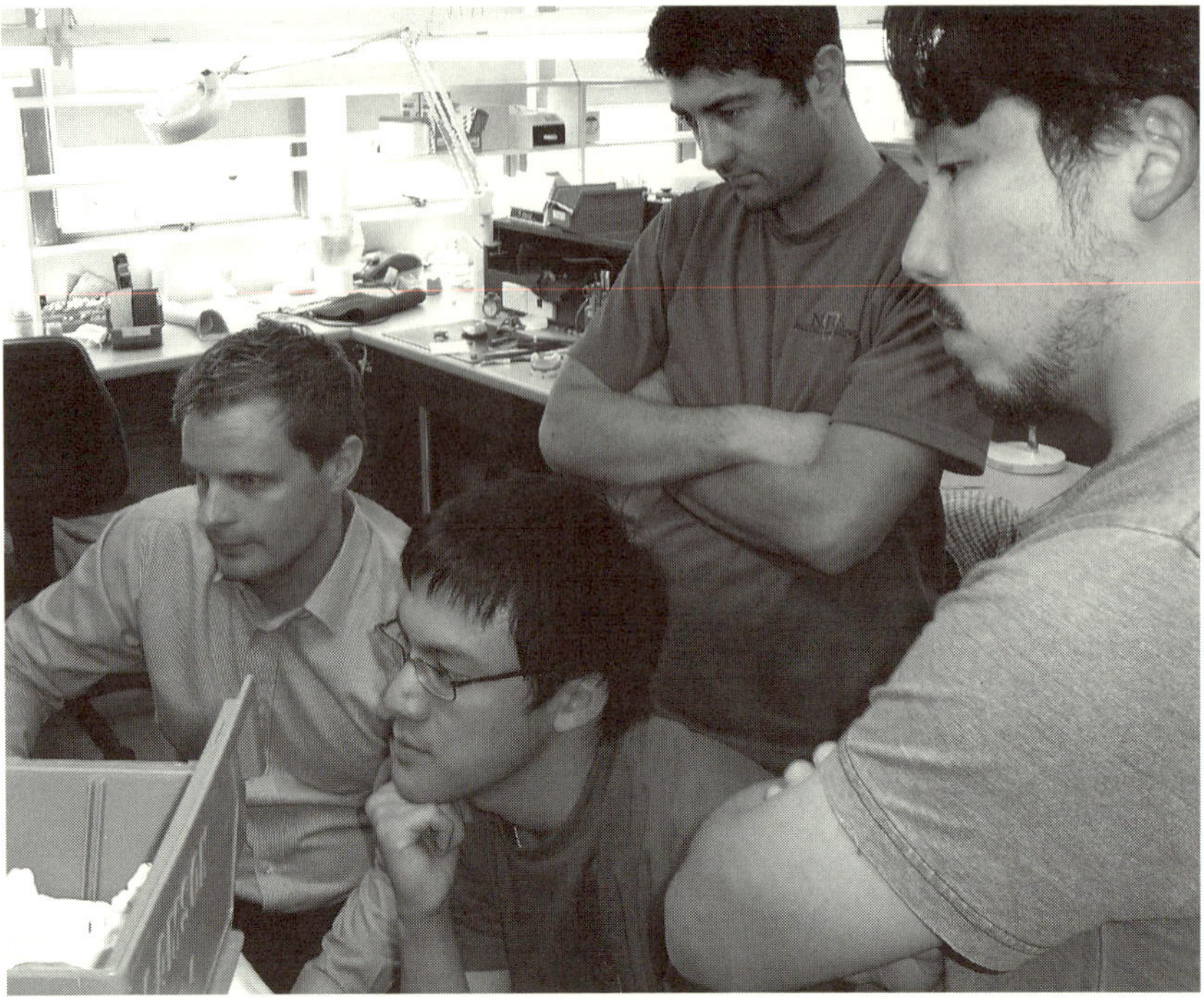

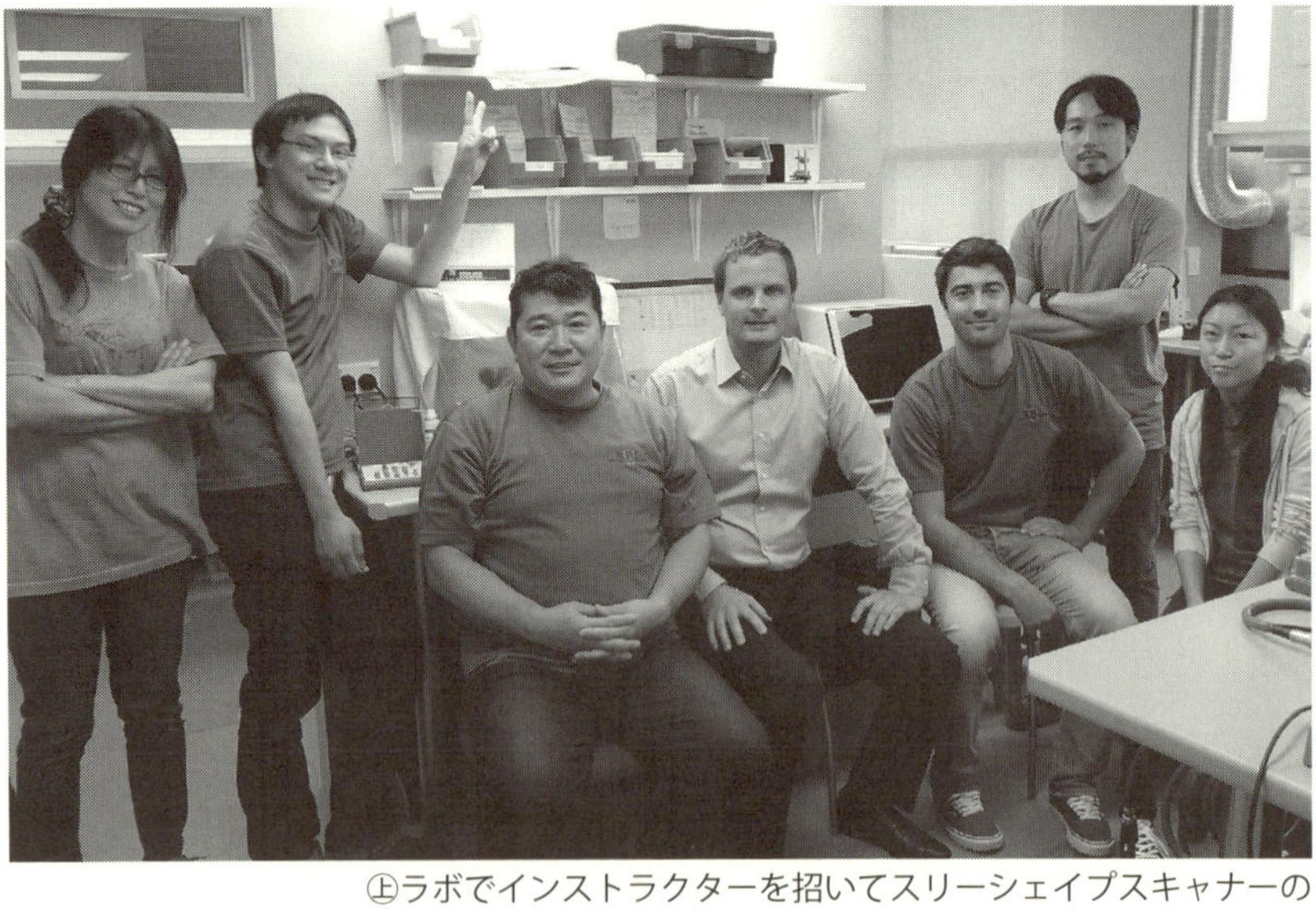

㊤ラボでインストラクターを招いてスリーシェイプスキャナーの講習会を行った㊦インストラクター、スタッフと

ボができたため、ダンピングが始まりました。30人以上いたＰＰも人員を削減し、会社の雰囲気が変わり、２００1年に私は独立を決断しました。

100件以上の医院と付き合い

私は2人の歯科医師に誘われて、彼らが開業する医院の隣に小さなラボを作りました。院内ラボのような形ですが、仕事は他の医院からも受けています。ニュージーランドの歯科医院は技工士を雇用せず、外注するのが一般的です。

1人の歯科医師が診療する患者は1日大体5～6人で、多くても10人くらいでしょうか。診療日も週4日なので、総患者数も日本とは大きく違うと思います。そのため、ラボは多くの歯科医院とお付き合いが必要になってきます。

でも、特に接待などをすることはありません。電話で話すだけで、顔の知らない歯科医も多くいます。私のラボには１２０～１３０件の歯科医院から仕事がきていますが、常時付き合いがあるのは30～50件くらいでしょうか。

ニュージーランドの歯科医はスクールホリデー（長期休暇）に合わせて家族で旅行に出掛けることが多く、その時は仕事も減ってしまいます。ラボ経営者にとって、最も頭の痛い時期もこの時です。

仕事は主にクラウンブリッジ専門で、特にインプラント関係、前歯部などの審美歯科に力を入れています。デンチャーの仕事はほとんど外注しています。仕事は分業制で、個々の能力に応じて作業模型ワーク、メタルワーク、セラミックワークと分かれています。ニュージーランドには公的医療保険がないので、技工料金は日本と比べて高いと思います。

勤務時間は朝8時から夕方5時で、午前10時と午後3時に10～15分のティータイム、正午から午後2

時の間に1時間の休憩があります。日本人スタッフは、渡された仕事は残業してでもその日に終わらせますが、ニュージーランドのスタッフは研磨の途中でも終業時刻になれば帰ります。

製作日数は通常、クラウン、ブリッジ、インレイなどで6～8日間、インプラントは症例によって違いますが8～20日間くらいもらっています。難しい症例は出来上がってから、こちらから連絡するということもあります。

また、こちらでは、患者さんが直接ラボに来てシェードテイキングを行ったりするので、誰が技工物を作っているのかが患者さんに分かります。技工物が装着され、喜んだ患者さんに、「サンキュー」と頬にキスされることもあります。その時は歯科技工士になってよかったなと思います。

2012年の4月に、同じエリアで、もっと広く、便利なところに移転しました。ラボの名前はNewmarket Dental Studio.Ltdです。Newmarketはオークランドで最もおしゃれな街といわれています。有名ブティックや映画館、スイミングプール、ジム、レストランなどが多く、ダウンタウンのビジネス街とはまた違った雰囲気です。交通も便利で、周りには高級住宅地がたくさんあります。

現在は6人の技工士、事務・経理担当の妻、そして私の総勢8人で運営しています。日本からも何人かの技工士が働きに来ました。多くは、海外で働く経験、またはテクニックを学ぶという目的で来ていましたが、逆に教わることも多くあります。

独自の「スペシャリスト制度」

ニュージーランドの歯科技工レベルは、日本に比べると低いように思います。学校教育では理論や論理に力を入れており、論文の発表の仕方、履歴書の書き方、自分をアピールする方法や、例えば、鋳造を失敗したらどのような結果になるかといった理工学、材料学の知識は素晴らしいのですが、肝心の歯の形を知らないのです。カービングの授業がないのだから歯の形を知らないのも当然です。

歯科技工学校はダニーデンにあるオタゴ大学に1校あるだけです。そこでは3年間、フルタイムで学びます。卒業生は毎年約30人。約半数はオーストラリアを始めとした海外で就職します。ニュージーランドの資格を取るとオーストラリアでも働くことができます。

ニュージーランドの歯科技工士は435人。歯科医師は2556人、人口10万人に対して42・5人です（2010年当時）。歯科医師になるための学校もオタゴ大学1校のみで、卒業生は毎年60人です。

ニュージーランドには、デンチャーの印象などを専門に行うクリニカルテクニシャンや、学校の子供

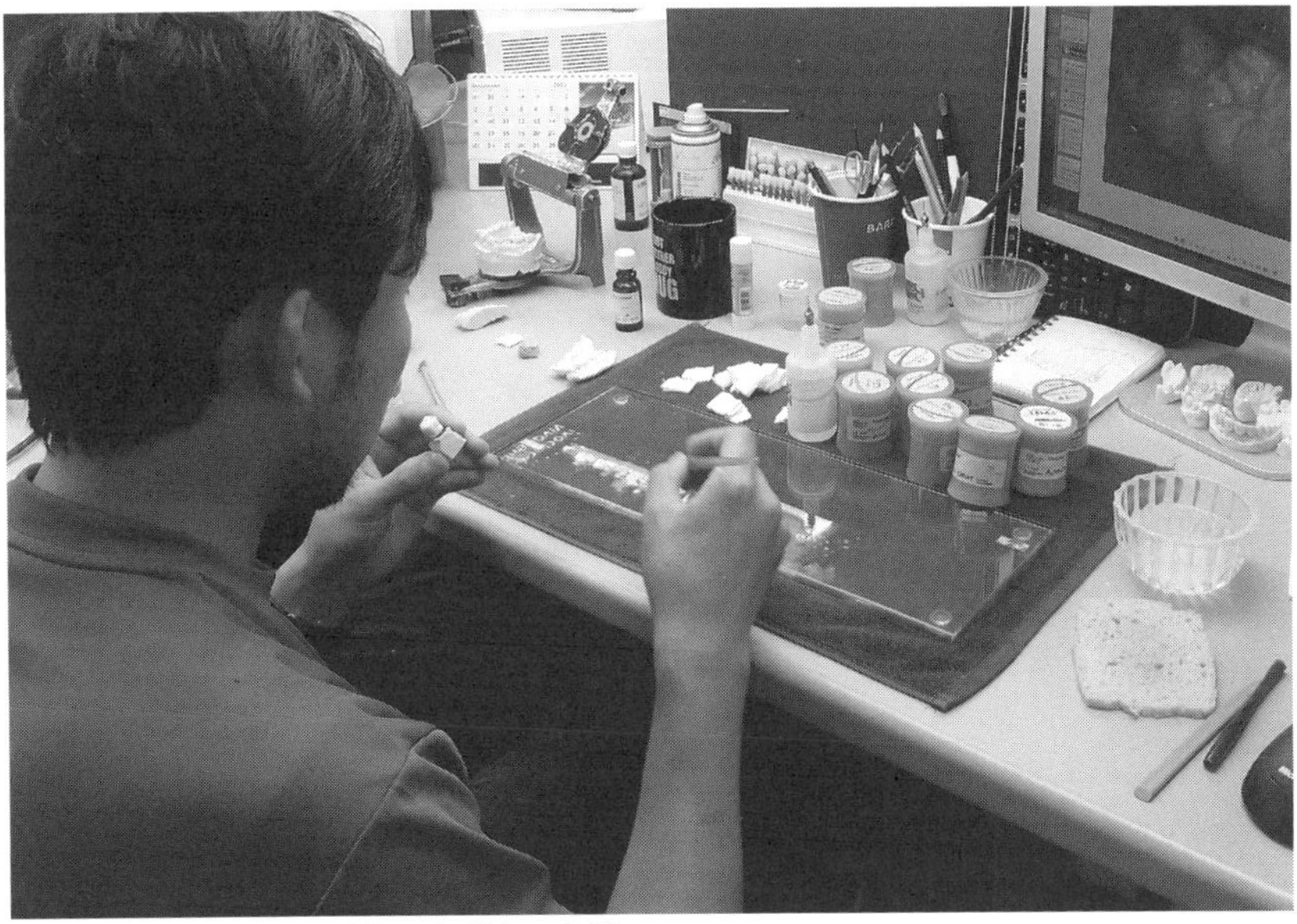

モニターでシェードを確認しながらの作業

の歯のチェックをしたり、簡単な充填もできるデンタルナースなど、さまざまな職種があります。
スペシャリストという専門職もあります。大学卒業後、臨床経験を経て大学に戻り、根管治療や歯周病、補綴物や矯正、インプラントなどの専門分野を2～3年勉強して取得する資格です。患者が一般の歯科医院を訪問し、必要があればそこからスペシャリストに送られるのが一般的です。

例えば患者がインプラントを希望した場合、まずは一般歯科医院でコンサルティングのためのスタディーモデルやレントゲンを撮ります。そして、そのカルテをペリオドンティストやインプラントのスペシャリストに送ります。スタディーモデルは歯科技工士に送って、咬合器に装着したり、ワックスアップをして診療方針を立てます。複雑なケースの場合、患者、歯科医、スペシャリスト、技工士の4人で診療方針を立てることもあります。そして、患者に同

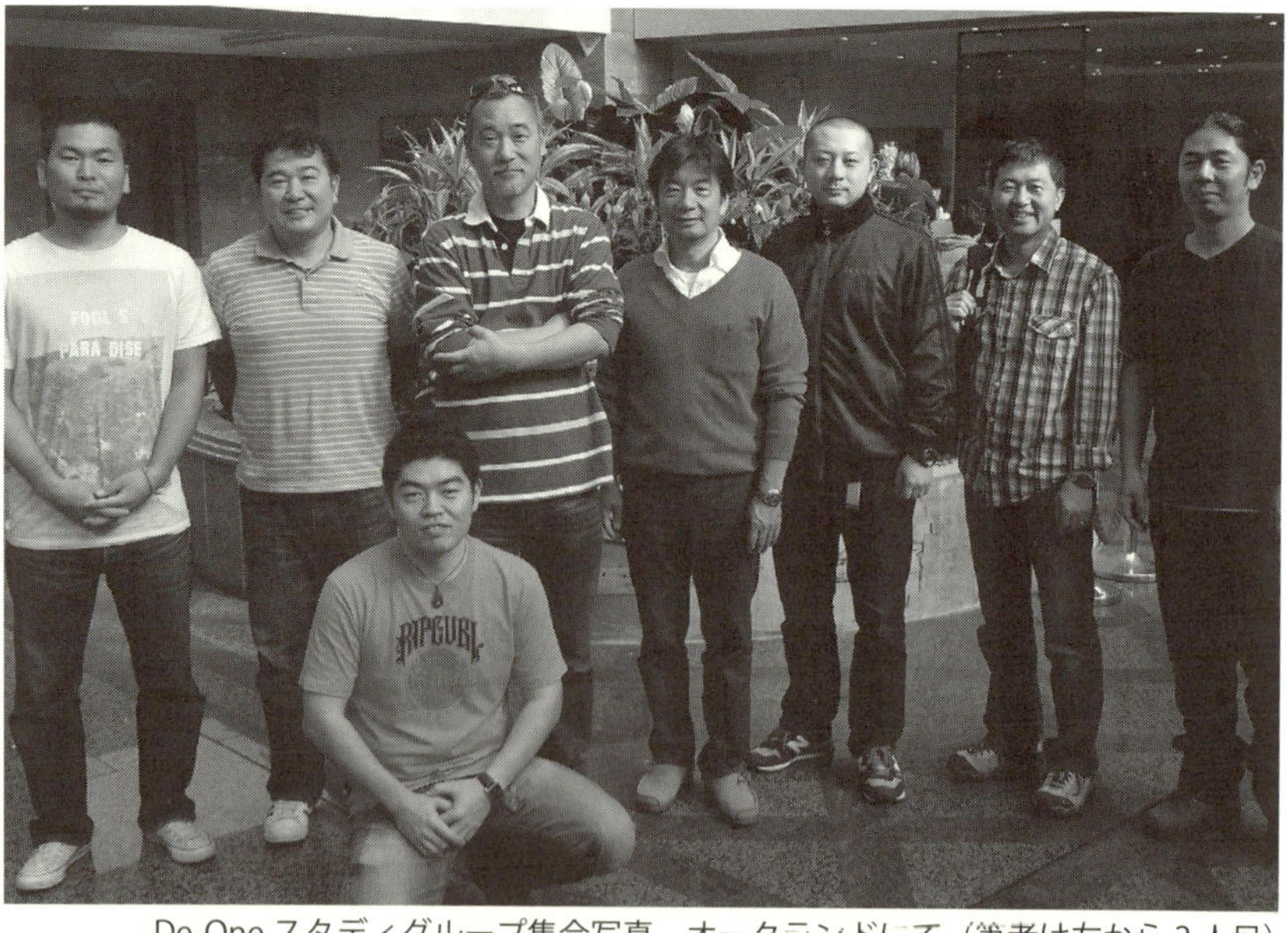

De-One スタディグループ集合写真。オークランドにて（筆者は左から２人目）

意してもらって初めて治療が始まります。患者も高額な治療費を支払うため、歯科医療に対する知識も高いと思います。

日本人技工士が集い、情報交換

オーストラリアで働いている日本人歯科技工士たちとの間で、情報交換の場のための「De-One スタディグループ」というグループを結成しました。総勢50人ほどが参加しています。

私は第1回のオーストラリアで行われたミーティングから参加し、2012年4月にはニュージーランドの日本人技工士にも呼びかけ、初めてオークランドで第4回の勉強会を開催しました。それまで交流の少なかったニュージーランドの日本人技工士にとって、とてもいい機会になったと思います。

私は、ニュージーランドに来て25年になりますが、移住してよかったと思っています。こうしてやってこられたのも歯科技工士の資格を取得して、技術や語学を習得したからですが、何よりも行動力を発揮したからこそだと思います。ニュージーランドは子供を育てる環境も良く、また、比較的治安も良い国です。自然にも恵まれ、アウトドアスポーツが好きな人には持ってこいでしょう。

一方で、住んでみて、日本の良さを感じることもあります。たまに帰国すると食事もおいしいし、各地を旅すると歴史や伝統にあらためて感動します。たぶん日本に住んでいたら、分からない感動や美しさもあるでしょう。

日本の歯科事情も把握しながら、これからもニュージーランドの歯科の発展のために努力を惜しまず、新しいことにチャレンジしていこうと考えています。これからの若い歯科技工士にも夢と希望を与えられるスーパーマンでいたいのです。

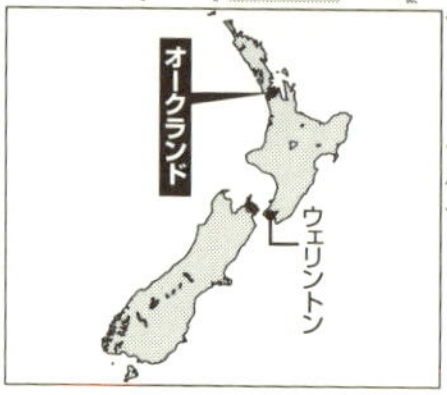

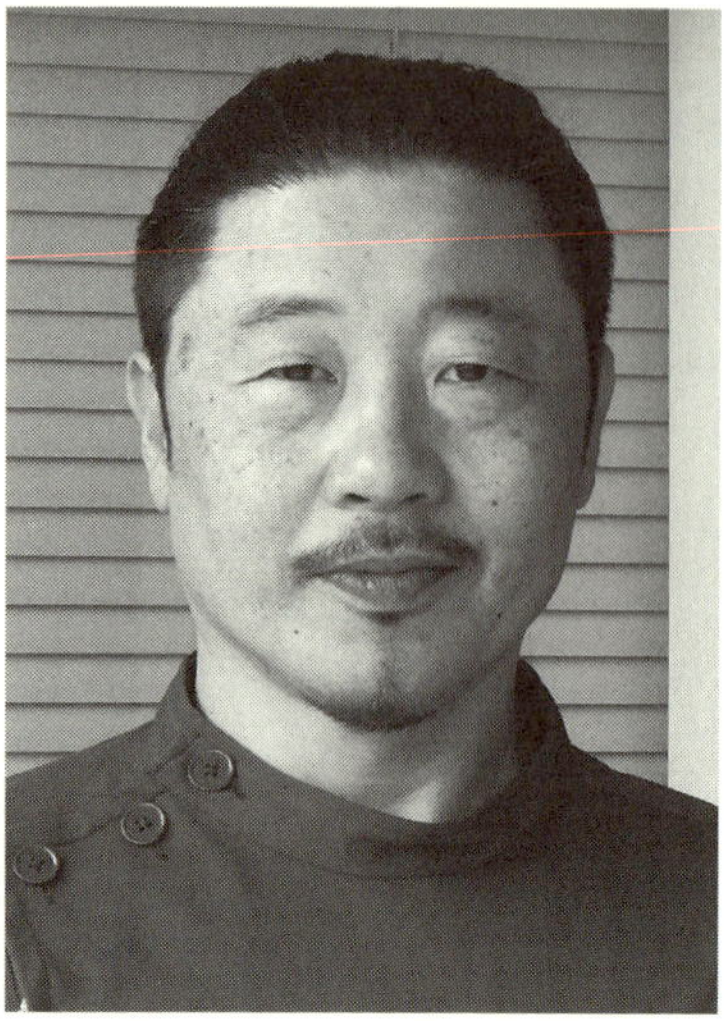

川原 康比

かわはら　やすひ

1985年、共生会歯科技工専門学校卒業後、医療法人弘進会 宮田歯科に就職。89年に架工専門ラボにて金属床部門の立ち上げ後、93年に神奈川県藤沢市にてカワハラ・デンタル・フレーム設立。2007年廃業。その後、やむなくサラリーマンになるが12年6月ニュージーランドのDENTURE DESIGNに就職し、歯科技工士として再スタートを切る。

47歳で夢にチャレンジ

私が南半球ニュージーランドの都市、オークランドに渡ったのは47歳、2012年6月末のことです。オークランド市郊外にあるデンチャー専門の歯科技工所「DENTURE DESIGN」に就職するためでした。

ニュージーランド人と日本人が共同経営するラボで、スタッフは私を入れて6人ですが、そのうち3人は日本人です。現在、デンチャー専門のクリニック開業（2014年11月予定）に向け準備中で、日々やりがいと責任感を持ちながら技工ライフを送っています。

私は技工学校卒業後、東京の品川を中心とする医療法人弘進会・宮田歯科の技工室に就職しました。当時、7診療所3技工室、技工士が約60人のマンモ

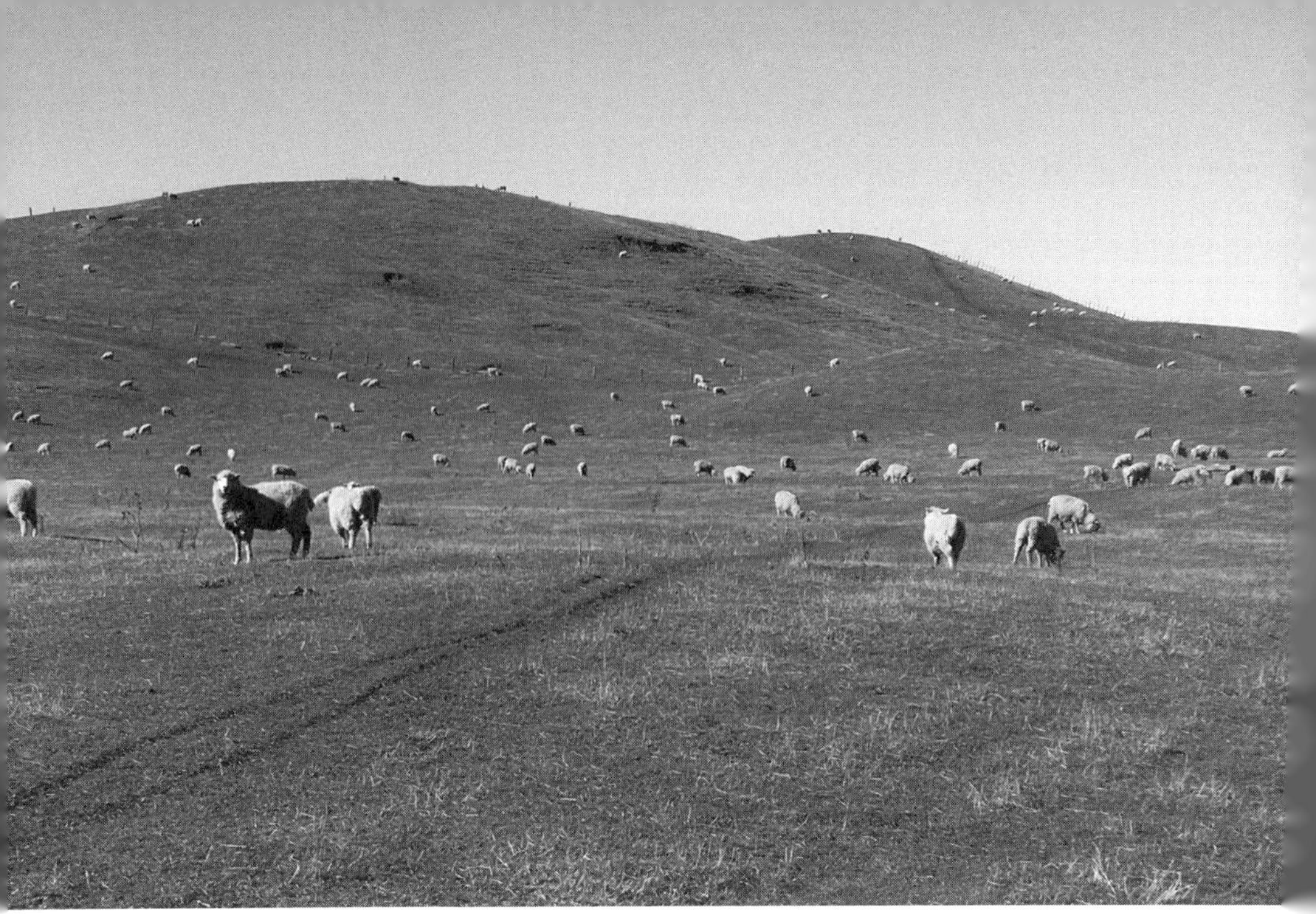

近所の牧場

ス組織でした。デンチャー希望で義歯部に入りました。早く一人前になりたかったので、3年で一通りの仕事を覚えるのを目標とし、働くと同時に勉強会や講習会にも参加し、メタルボンドやアタッチメント等々、いろんなケースを見て勉強させていただきました。

4年がたち、自信がついたころ、尊敬している方の紹介で「鋳造床部門を立てたいラボがある」とオファーをいただきました。当時、現状に満足していましたが、自分を試したいとの思いで、その歯科技工所に移りました。新部門立ち上げとのことで、大工仕事から始まり、機械類の選択や営業ツールの作製まで頑張りました。

そして1993年、29歳の時に地元の神奈川県藤沢市でデンチャー専門歯科技工所を開業しました。経営も順調に運んでいましたが、44歳の時に体調を崩してしまい、やむなく閉じることになり、その後サラリーマンをしていました。

サラリーマンは体力的には楽だったのですが、モノ作りの世界で生きてきた私は、達成感が得られず、あまり楽しむことができませんでした。

「自分の居場所は技工業界、もう一度技工がしたい」との思いが強くなり、歯科技工の仕事の就職活動を始めました。そして、「年齢を考えると、この先何年働けるのか……」との思いもあって、歯科技工士になった時からの夢でもあった「一度は海外で働く」というチャレンジも考え、国外の求人も探しました。

ニュージーランドのラボの募集情報を見つけたのはホームページの求人コーナーでした。早速、応募すると、「鋳造床はやっていないので要望には応えられない」とお断りの返事がありました。残念でしたが、「お知り合い等で鋳造床ができる歯科技工士を探している人がいましたら私の情報を教えてください。このたびはありがとうございました」とお礼の返信をしました。

その3日後、あるラボの経営者から、履歴書を送ってほしいとのメールがありました。また、1日だけ東京に帰国するので都合が合えば直接話がしたいとの連絡がありました。人のつながりを感じ、本当にうれしかったです。

面接は上野駅前の居酒屋で、リラックスしたものでした。きっと緊張しないよう私に気を使ってくれたのだと思います。鋳造床にはそれなりの自信も

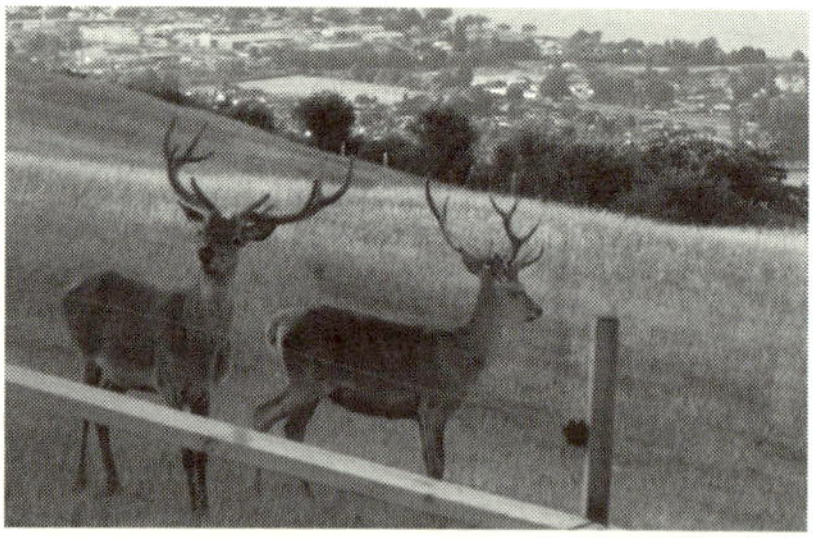

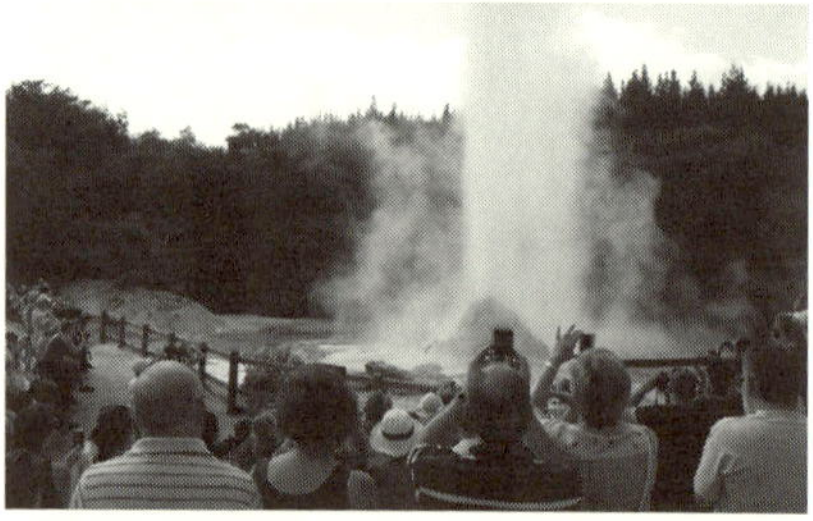

㊤観光温泉地のロトルアの風景。温泉地で箱根と友好都市㊦ワイオタプにある間欠泉で有名なレディ・ノックス・カイザー

あったので、サンプル模型と今まで製作したものの写真を持って行きました。

一週間後、連絡がありましたが、期待を裏切る結果でがくぜんとしました。すぐに国際電話で本気で技工がしたい旨を伝えると、再度検討するとのことでした。

私は先方にとって必要な人材と自負していました。結果、現地に来てニュージーランドという国とラボを見てほしいとの連絡があり、4月初旬に10日間、ニュージーランドに行き、自分自身をアピールしました。そして信用していただける運びになり、お世話になることを決めました。

評価が高い日本の技工

オークランド市はニュージーランド北島北部に位置する国内最大の都市で、国の人口約450万人の3分の1が集中しています。

ニュージーランドにはマオリ系、ヨーロッパ系、ポリネシア系、アジア系など多種多様な民族が暮らし、日本人も多く居住しています。

商業は首都であるウェリントンよりもオークランドの方が発展していますが、都会でありながら海と山が近く、変化に富む自然環境を周辺に持つ街で、神奈川県で生まれ藤沢市で育った私にとっては日本の湘南海岸のようなイメージです。

気候も、夏冬の気温の差がそれほど大きくないので、とても快適です。夏はエアコン不要で、子供も大人もはだしで街中を普通に歩いています。

そして、はだしで歩いている人がいるかと思えばコートを着ている人もいます。いろいろな人種がいるためか差別が少なく、「人は人、自分は自分」の感性が強く、開放感にあふれています。また治安も良くて、警官が拳銃を携帯していないのは世界でもこの国だけではないでしょうか。

街には日本製の車や電化製品があふれていて、「メイドインジャパン」イコール「一流の証し」です。ある患者さん向けアンケートの「自分の歯はどの人種に作ってもらいたいか？」の結果でも日本がナンバーワンで、「日本人技工士がいる」というだけで「その技工所の品質は素晴らしい」との折り紙がつきます。現在、ニュージーランドには20～30人の日本人歯科技工士がいると思います。

また、イギリス文化が根付くニュージーランドにはヨーロッパで見られる「クリニカルテクニシャン」と呼ばれる職種の人がいます。

義歯専門で歯科医師と歯科技工士の中間的な立場にあり、歯を削ったりする医療行為はできませんが、義歯の専門家として直接患者を診て、印象採得から義歯の作製、セットまででき、料金も直接チャージできます。もちろんクリニックの開業もできます。

義歯に関しては、患者さんが歯科医師のクリニックに行くか、クリニカルテクニシャンのオフィスに行くか選べるのです。

この資格を持つ歯科技工士はそれほど多くはありません。私は作る方が好きなので取らないつもりですが、次男が歯科技工士を目指し、日本の学校に通っていますので、卒業してこちらで仕事をするようになれば、クリニカルテクニシャンの資格取得を勧めるのもいいかなと思っています。

技工依頼書の絵に助けられて

「DENTURE DESIGN」の勤務は朝8時から夕方4時半が定時です。ニュージーランドのラボの勤務時間は大体同じです。

休日は土・日曜日と祝祭日です。そして、クリスマスホリデーといって12月の終わりから1月の中旬

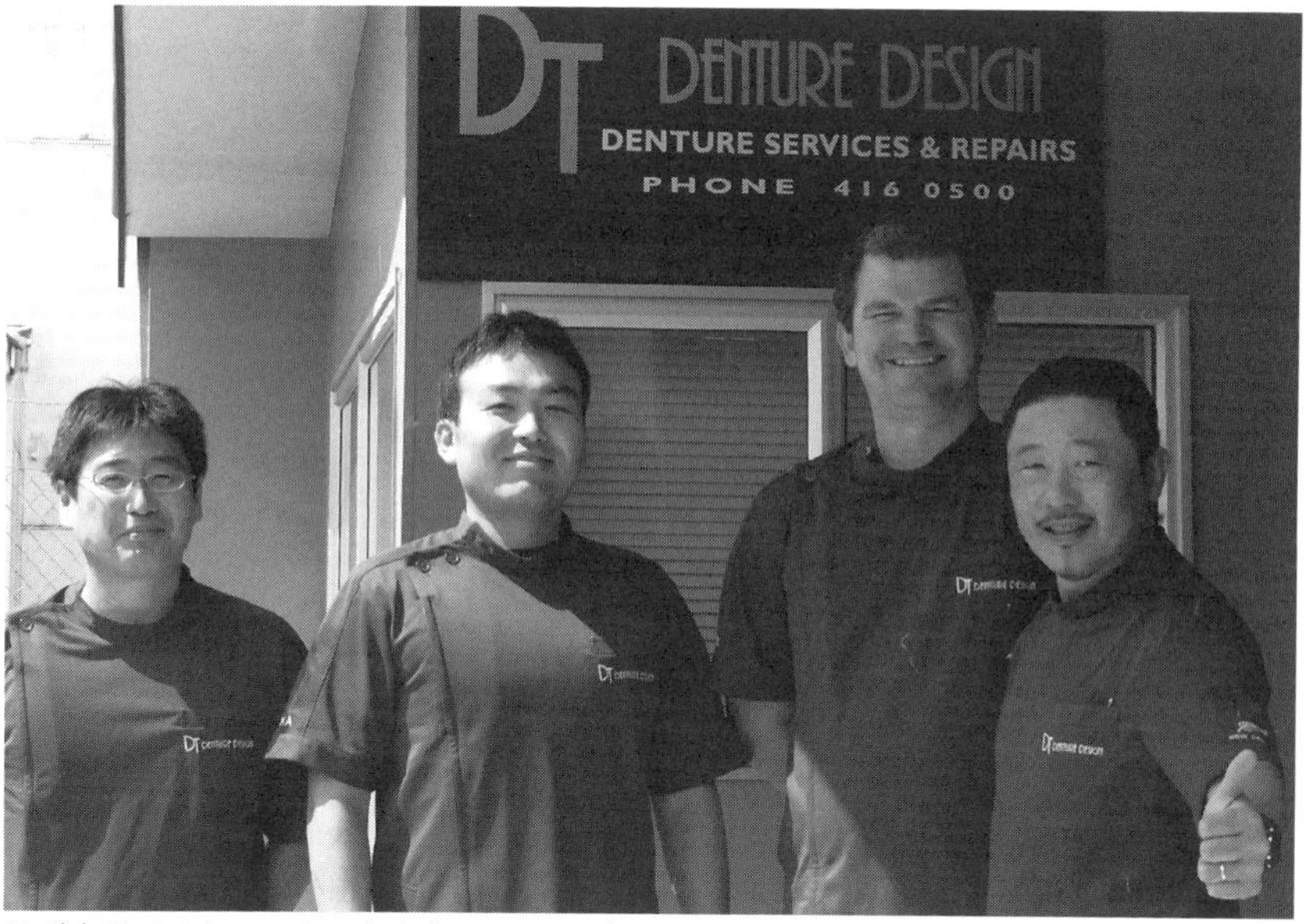

ラボ玄関でスタッフと。左から MASA、ボスの TAKA、ボスの DENNIS、筆者

ぐらいまで20日間の休みがあります。

私の仕事の担当はクロームフレームワーク（鋳造床）です。排列や仕上げはボスが担当しているので、設計から仕上げの前段階までが担当です。

義歯を初めて入れる年齢は、日本と比べ10歳くらい低いと思います。ですから審美的にかなりシビアな要求がされます。

仕事量は1日に1～2床で、かなり余裕を持って、自分の納得のできる仕事ができます。チャージ料金は完成まで日本円にして1床10万円くらいです。

取引先の歯科診療所数は100件を若干超えるくらいではないでしょうか。注文としては鋳造床やアタッチメントなどのハイレベルのものが多く、経営的には安定していると思います。

給料は週払いです。ニュージーランドの企業のほとんどは週払い方式を採っています。会話は日本語と英語ですが、注文主である歯科医師などとの会話は英語です。

流暢な英会話はいまだにできませんが、歯科医師が技工依頼書に絵を描いて細かく指示をくれます。そのため仕事で困ることはあまりないのですが、小脇には常に歯科用英和辞典を置いて仕事をしています。自分ではもう少し英語がしゃべれるようになれば鬼に金棒と考えています。

ニュージーランドでの歯科技工の問題点は材料の種類が少ないことです。日本の歯科技工士にとって日本製の材料は繊細で使い勝手がよく、出来上がりも最高ですが、入手が困難で高価です。ニュージーランドで評価が高いのは、材料は日本製、機械・器具はドイツ製となっています。

週末は、掃除洗濯、洗車、海に散歩やドライブ、ボス宅での食事会やラグビー観戦、たまにフィッシングに行ったりもします。他にも盛りだくさんです

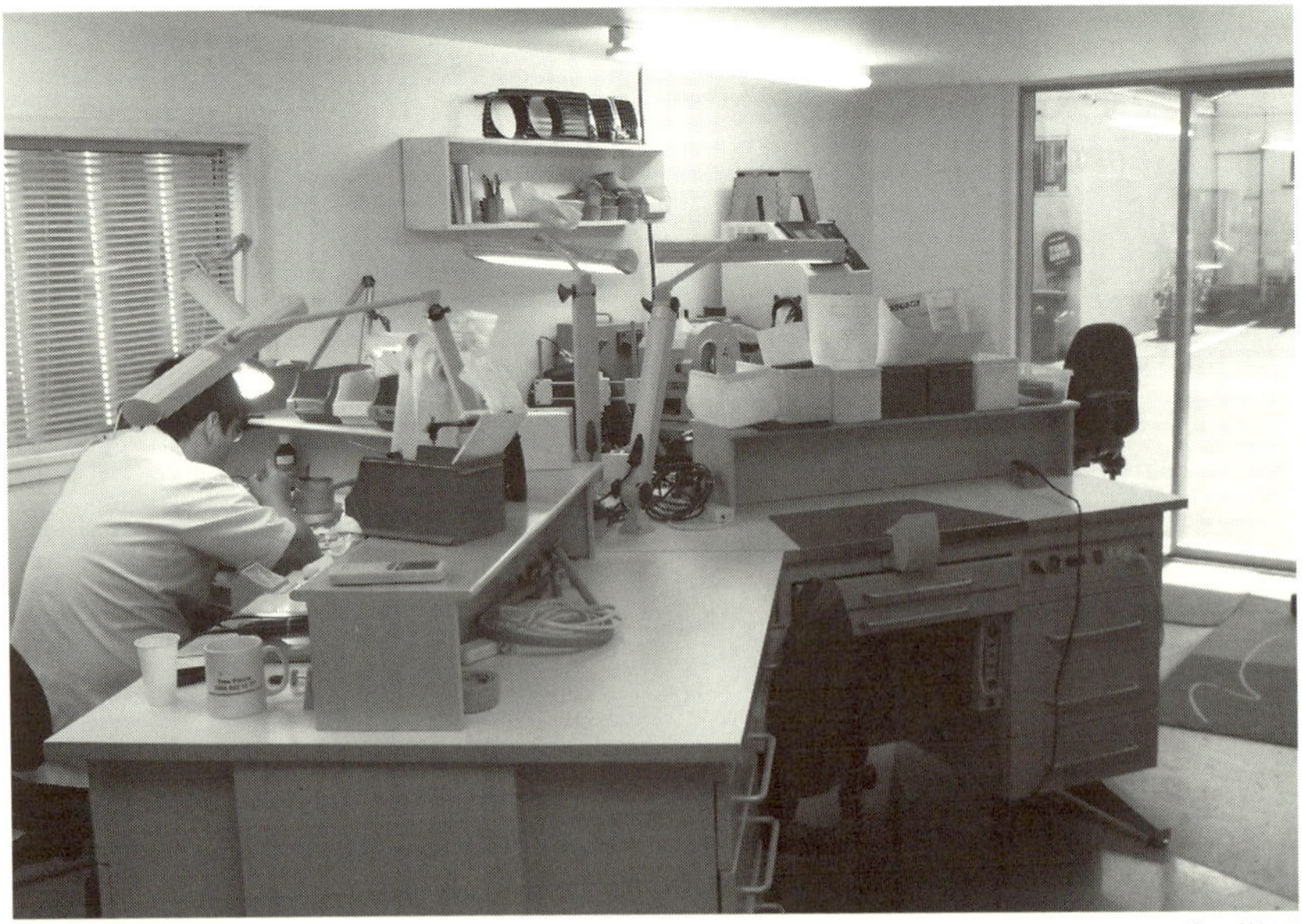

ラボの様子

が、忙しい時はラボにいます。

住居は会社から車で約20分のところにあります。フラットと呼ばれるシェアリングハウスで、大きな家族の家の一部屋を借りています。食事は自炊で、お昼はお弁当を持ち、出社します。

私は料理を作るのが趣味の一つになっています。われながらうまくできるとオーナー家族におすそ分けしたりします。「うまくできたので食べてください」と、誰かに振る舞うのが好きですね。

おいしい笑顔を見るためにするのが、僕流の料理です。ある意味、技工と料理は似ています。人のために作って、喜んでいただき、結果自分自身も満足できる本当に素晴らしい仕事です。また、歯はおいしい笑顔を見るためには必要不可欠な人工臓器になります。

私のもう一つの趣味はバイクツーリングです。こちらではバイクは実用性がないということで車並みに高く、また電化製品や家具、自動車は輸入しているため高価ですが、肉、野菜、フルーツなどの食品類は生活必需品なのでとても安いです。気候も快適で、生活する上でこれほど恵まれた環境はないと思っています。家内と2人でニュージーランドに永住し、自然の中の生活をエンジョイするつもりです。

中国との競争が深刻な問題に

日本の歯科技工業界は中国を中心とした海外への委託技工が問題になっているようですが、ニュージーランドでも中国との競争がラボ経営者にとって深刻な問題となっています。

わが社は幸い、鋳造床は昨年と比べ増えていますが、その他の歯科技工物は、技工料金が少しでも安価な中国に発注する歯科医師が増えています。

特に、ジルコニアなどを3Dプリンターで行う歯科技工所が出てきたため、架工系の歯科技工所は経営的に大変なようで、技術を磨き、機械に負けない製品作りをしていかないと生き残るのが難しくなってきていると感じています。

日本の歯科技工士は、印象模型を見て歯科医師にアドバイスできるくらいのスキルがあると、私は思っています。日本の技術力を世界に発揮するためにも、日本の歯科技工士は一度海外に出てみるのもいいのではないでしょうか。

ニュージーランドに来て私が驚いたことは、さまざまな人種が英語という一つの言語で普通にコミュニケーションを取っていること。英語を話せるようになれば友達も多くできますし、世界が大きく広がります。

私はニュージーランドで歯科技工士として働くようになって、仕事にさらに誇りを持てるようになり、仕事が楽しく、日本の時よりも丁寧な仕事ができるので、スキルも上がっていると感じています。

私が技工学校に入学したころの定員は80人で、入学者もいっぱいでした。現在、息子の技工学校も定員は80人ですが、入学者数は24人と聞いて驚きました。超高齢社会に突入した日本の若手の歯科技工士離れは、日本のみならず、世界の損失です。

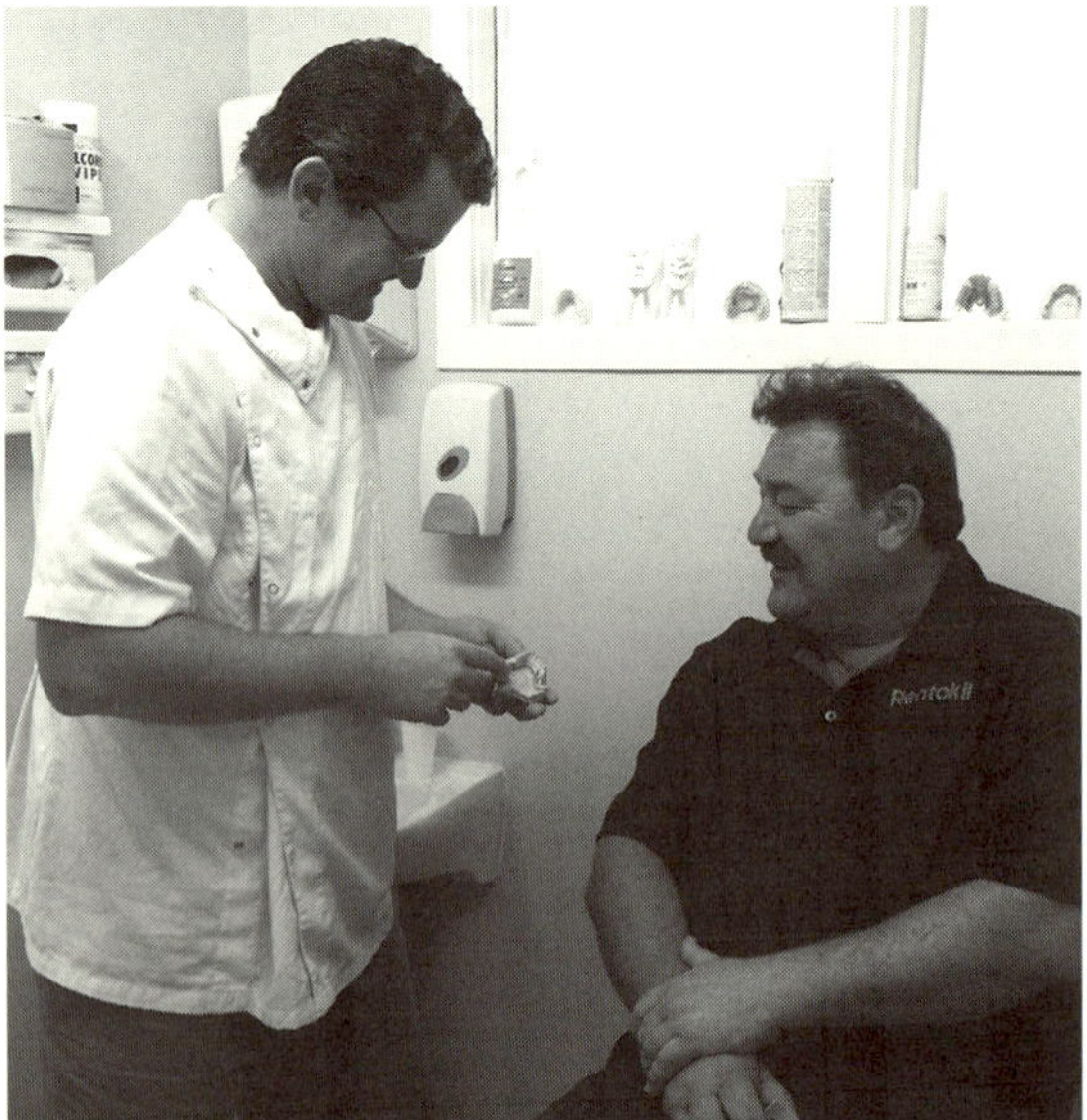
患者さんとの相談風景

ニュージーランドと日本の歯科医師と歯科技工士の関係での大きな違いは、歯科技工士を歯科医師が対等な立場のパートナーと見ているかどうかです。ニュージーランドの歯科医師は義歯を装着する患者に対して、「義歯は、私が信頼する彼が作るので安心してお任せください」と私を紹介します。制度がどうこうではなく、歯科技工士を歯科医師がどういう視点で見るかという課題があります。

私は歯科技工士として数十年働いていますが、3K、離職率が高い、低収入……等々のネガティブな視線が多くなってきているように感じます。しかし実際、今の私にはマイナス面の実感があまりないのです。情報過多の時代、ネガティブな情報だけをうのみにして食わず嫌いされる業種になっている結果が、技工士学校の入学者に比例しているのではと思います。

他の業種でも離職する人はいるし、サラリーマンにも始発出勤、終電帰宅はあります。結局は自身が好きか嫌いか、歯科医師から信頼される技術という鎧を身に付けるかどうかでネガティブワードは消えていくと思います。

また、個人事業（小規模）が多い業界の中、歯科医院に競って安価で提供することで、技工士自身が値段のアベレージを下げたのではという感もあります。結果、オーバーワークになってしまい、夢を持って業界に入って来た新人が辞めていくという悪循環になっているのではないでしょうか。これから技工士は貴重な存在です。

私は技工士になりたてのころから憧れ、目標にしている人がいます。キャストパーシャルの第一人者、川島哲氏です。彼がいたから頑張ってこれたのだと思います。私も目標や夢を与えられるように頑張り、ニュージーランド歯科業界にジャパンパワーで貢献できればと思います。

Australia **オーストラリア**

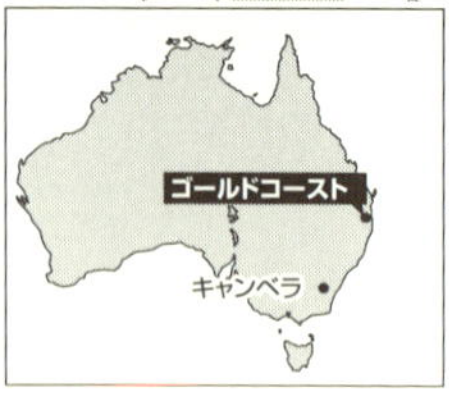

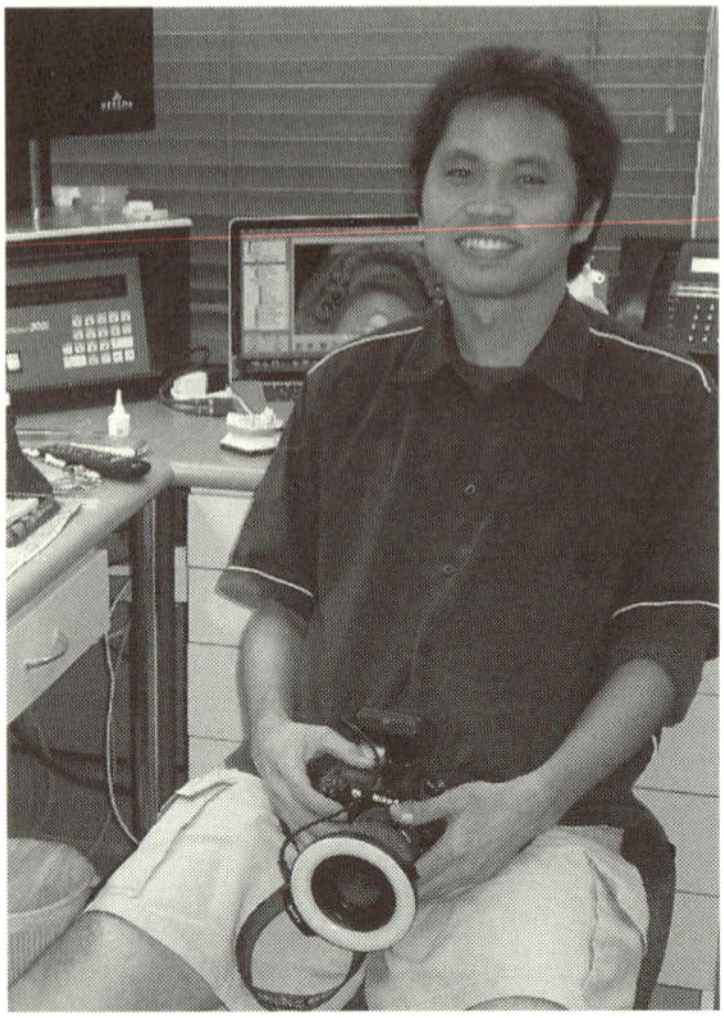

Hiroya Takada

1997年、大阪セラミックトレーニングセンター卒後、大阪府内のラボに就職、2007年、ニュージーランドに渡り、KenDentalLabに就職、08年、オーストラリアに渡り、GCDLで働いた後、ORAL ARTでオーラルテクノロジストとして現在に至る。

ダンピングと不況で雇用に影響

年間の平均気温が22度の亜熱帯気候と恵まれた環境にあるオーストラリアのクイーンズランド州ゴールドコーストは、どこまでも続く白い砂浜、そしてサーフィンの聖地として日本でも知られるオーストラリア有数のリゾート地です。私はこの豊かな自然と高層ビルが立ち並ぶ街でデンタルテクニシャンとして従事しています。

オーストラリアで歯科技工をするまで、私は日本で夜遅くまで働く、いわゆる「3K」のラボに勤めていました。日本で歯科技工士としての将来の青写真が描けず、南の島で快適な暮らしがしたいと思い、ニュージーランドの求人を見つけ、ワーキングホリデー制度を利用し、就職することができました。2007年のことです。

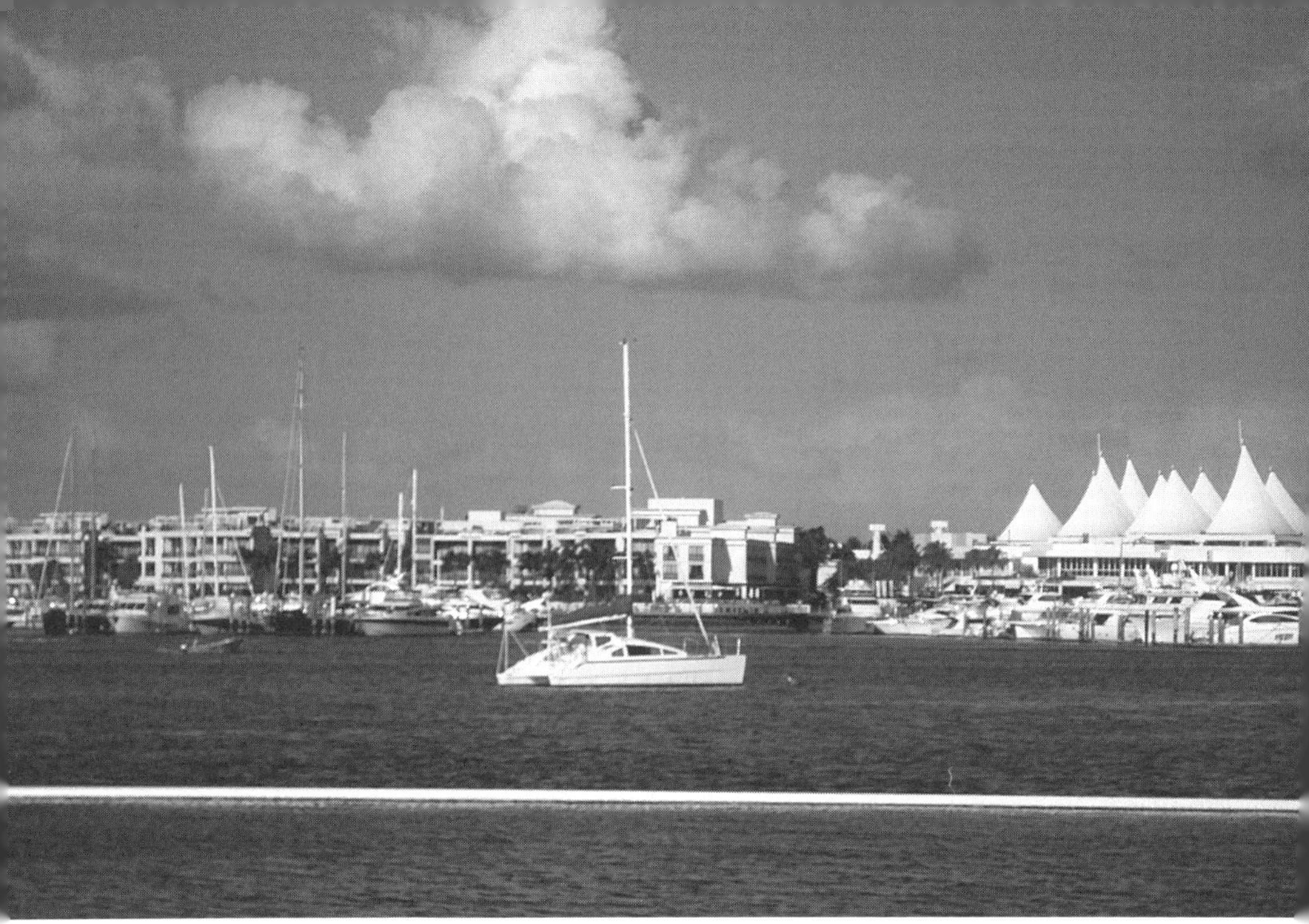

ゴールドコーストの風景

当時、ニュージーランドではデンタルテクニシャン免許制度の大幅な改革があり、現地の免許を取る必要が出てきましたので、基準の緩いオーストラリアで試験を受けるため、渡豪しました。ところが来てみると、需要はこちらの方があることに気付き、じゃあこちらでと、今思えばとても軽い気持ちで決めたと思います。

その後3年間、ブリスベンのデンタルラボでお世話になりました。その間、妻が現地のSOUTHBANK TAFE専門学校のデンタルテクノロジーコースで2年間学び、現在は妻と共に、ゴールドコーストのORAL ARTというインプラントデンチャークリニック兼デンタルラボラトリーで、クイーンズランド州を代表するデンタルプロソティストのDERIK REINECKE氏から、今では珍しいスパルタ指導を受けながら日々精進しています。

日本人歯科技工士の受け入れ先は、これまではシドニー、メルボルンやブリスベンなどの都市系デンタルラボが中心でしたが、それも政権交代により、かなり難しくなりました。現在は、政府が取り決めた全国のデンタルテクニシャンの最低年収が5万4千ドル（500万円）を超えたため人件費が急騰した一方で、海外やCAD／CAM製品に押され、オーストラリアでもダンピングが問題になっています。それに不況が加わり、大きな症例がなかなか出てこなくなりました。収益の落ち込みは雇用環境に影響を与えており、その結果、スタッフを解雇するデンタルラボが増えてきているのではないでしょうか。

トレンドの変化と多様化進む

私共のデンタルラボはインプラントを中心に展開している会社です。仕事はクラウン、デンチャー（差

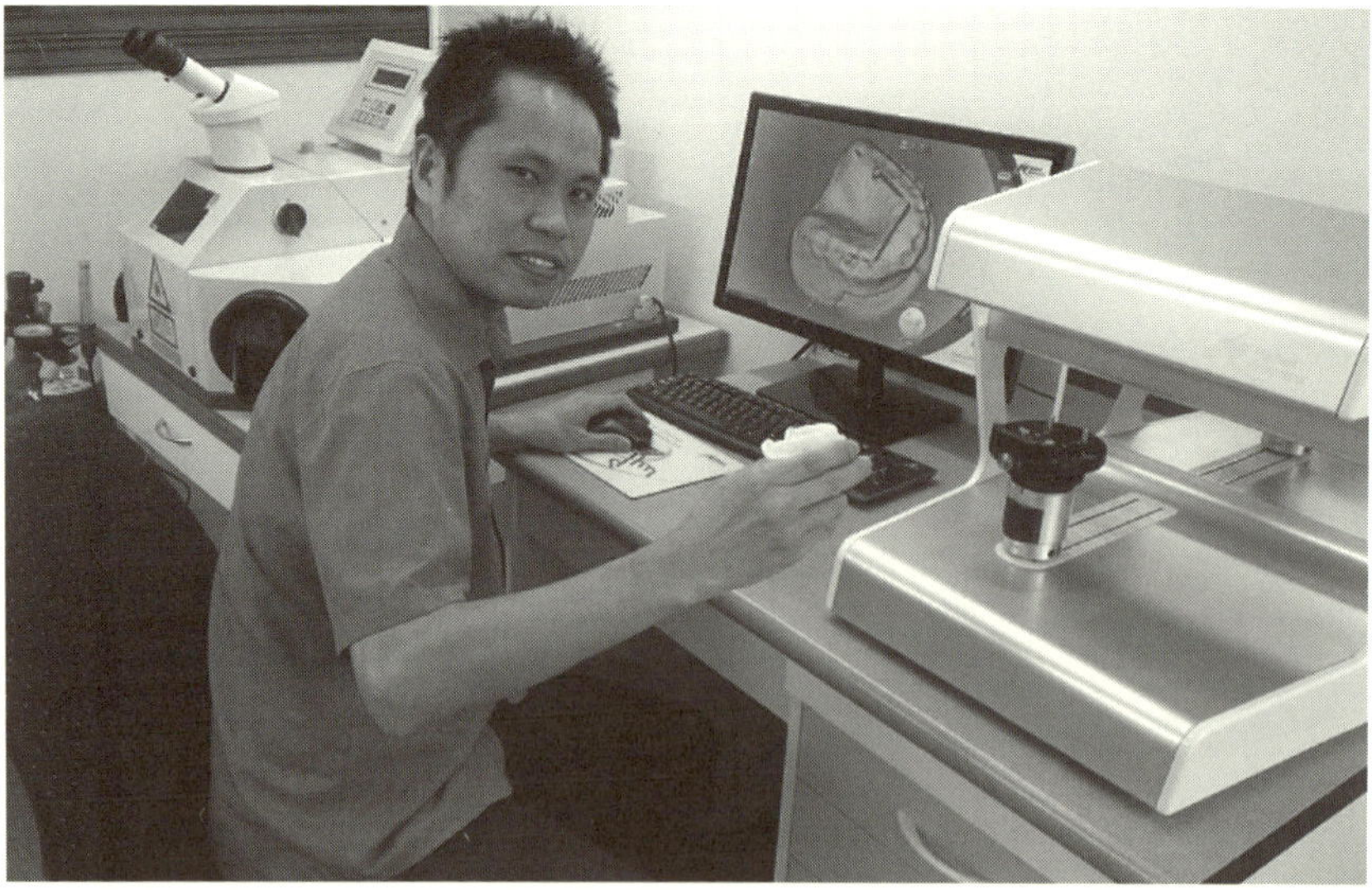

Nobelclinician で診断するところ

し歯、入れ歯）系と何でもこなします。オーストラリアでは従来、メタルセラミッククラウンとゴールド、ジルコニアクラウンを製造していればクラウンブリッジのラボとして成立していましたが、今はプレスを筆頭にフルジルコニア、コバルト、チタン、ポリエーテルエーテルケトンレジンを使った症例のシェアが増して、これまでクラウンで補綴していた無歯顎患者のインプラント症例がデンチャー、インプラントオーバーデンチャーになるなど、この数年で歯科技工のトレンドが変わってきていると実感しています。

仕事の流れは、症例がデンティストから宅配便で送られて、いくつかはラボサイドでシェードを採り、デンティストと電話で打ち合わせをします。クラウンであればフレームテクニシャンがフレームをワックス築盛もしくはパソコン上でデザインし、ミリングセンターを経由して金属やジルコニアに変わります。その後、セラミックテクニシャンが最終のセラミックを仕上げますが、最近、オールセラミックのフルカントゥーア（全豊隆）クラウンの需要増からペイントで色合わせするだけなので、私共はペインターと名付けています。

オーストラリアには「デンタルプロソティスト」という職業があります。患者のデンチャーについての治療行為ができる、いわゆるデンチュリストのことです。一般のデンタルテクニシャンでも対面行為ができますが、デンタルテクニシャンが通常2年間の養成コースに行くことでデンチャー専門のデンティスト＝デンタルプロソティストになることができます。現在では卒業後にＩＥＬＴＳアカデミックモデュール7というスコアを要求され、これに通れば晴れてプロソティストになれます。こうした制度ができた背景にはオーストラリアのデンティストの慢性的な不足があり、免許を取ると自身のクリニックを開業することもできます。

インプラントデンチャークリニックでは、マキシロサージェン（口腔外科医）やデンティストからインプラントの埋入位置などの診査診断のオピニオンを要求されます。なぜなら、インプラントのアクセスホールが唇側に出た場合、審美的に患者の苦情の原因となるからです。わが社としては補綴物を作る前に、CT、診断用模型ならびにワックスアップをもとに診断用ソフトウエアで融合した後、彼らと議論して、イメージ上のゴールを設定し、サージカルテンプレートをミリングセンターに発注します。そして、このテンプレートがインプラントの埋入手術で使われ、現在の主流であるスクリュー固定の多数歯インプラントに不可欠となりました。今後、このような補綴主導型の症例が増えることが予想されます。

このようなオーストラリアの状況から、デンタルテクニシャンの役割が変化し、多様化していく中、補綴物を作るだけではなく、口腔診断の知識がデンティストから求められていくのは時代の流れではないでしょうか。

自分でリスクを負うことが大切

この地でデンタルテクニシャンとして働きたい人は、ワーキングホリデー制度を活用し、現地の語学学校で最初の3カ月、学んでください。そこで英語の履歴書の書き方も教えてくれます。多くの日本人はスシレストランで働きます。もしラボにトライしても駄目で、お金が尽きそうになれば、そこで一時しのぐことも生き残る一つの手だと思います。都市部の仕事は少ないですが、うまくいけばここで仕事を手にいれることができます。ここで失敗しても落ち込まないでください。

英語学校に行くのにはもう一つ理由があります。

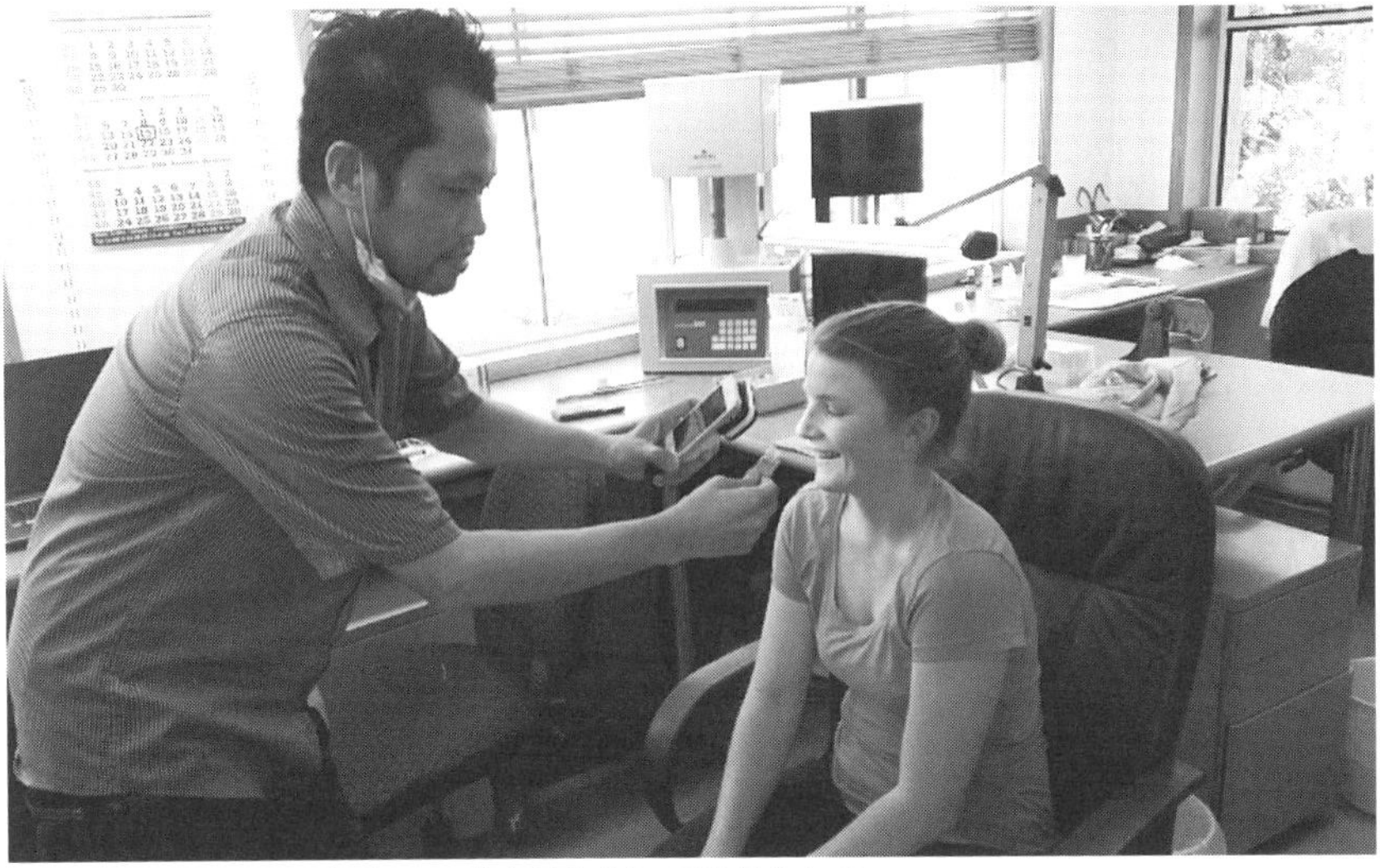

iPhone と Smile lite とそのアプリを融合して患者さんの歯の色をチェックしています

都市部で仕事がなければ、保守的で競争相手がいないため、まだ余裕がある田舎に行くという選択肢があります。パース、アデレードがいいでしょう。日本人があまりいない地域なので、英語が必須となります。

今も多くの日本人がワーキングホリデー制度を使い、オーストラリアで1年もしくは2年滞在していますが、英語を身に付けるまでには至らないようです。さまざまな理由が考えられますが、学校に通って英語教育を受けるための投資に自分自身のお金を活用し、体験するということがないからではないでしょうか。自分自身がリスクを背負い、責任を取る。損を覚悟して得を得るという行為が昔の日本人にはあって、今の日本人には足りないのではないでしょうか。

私自身はしっかりした英語教育を受けた経験がないので、間違えることも多々あります。しかし、地元の人たちと世間話や議論を重ね、英語が話せるようになります。FUNNY（おもろい）な人の面白い世間話はオーストラリアでは人々の注目の的となります。また、一つのお題に対していろいろな立場、目線の人々と本質を議論し、問題を浮かび上がらせ、解決する意思のある人間は重宝されます。

ちまたではCAD／CAMがトレンドといわれていますが、デジタルはインターネットを介しての国境の無力化であり、その意思疎通の基礎は「国際基準言語」である英語です。日本のデジタル化（ソフトウエアの発展）が進まない原因の一つとして言語鎖国もしくはガラパゴス化があります。一方で、デジタル化が進めば進むほど、インターナショナルコミュニケーションである英語の威力が増します。将来のためにオーストラリアを大きな英語学校として活用してみてはどうですか。今、日本のエナジーは内に内に向いていますが、これを外に向ける時代が今まさにやってきていることを、南の大地で体感しています。

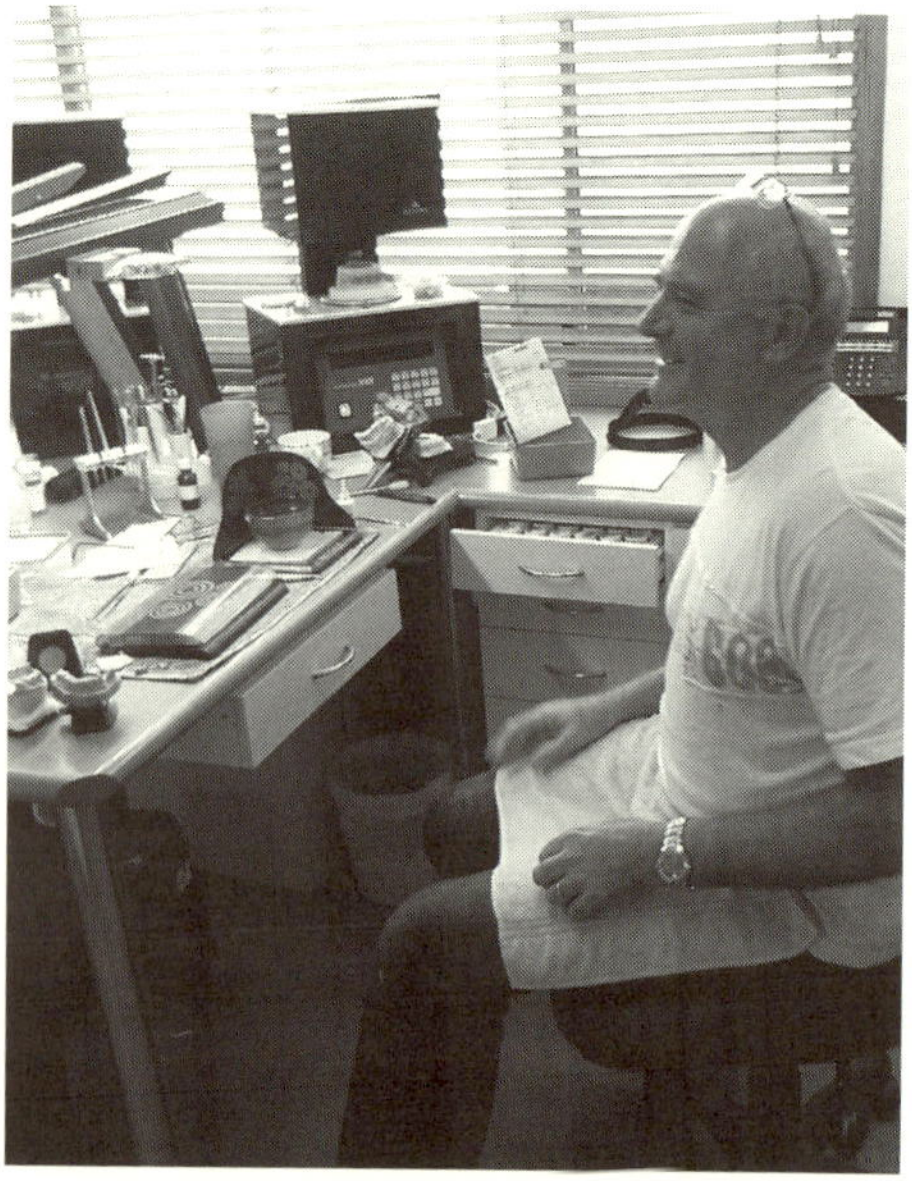

ラボのオーナー

オーストラリアは人権の国

オーストラリアでは、労働ビザを取得するのが昔のように簡単にはできなくなっています。現地のテクニシャンを教育することが最大の課題となるのですが、そこに大きな落とし穴があります。なぜならここは労働組合のパワーがとても強く、週38時間労働など労働者の権利がしっかり守られているので、オーナーはそれを遵守しなければならないのです。

ただ日本のように終身雇用という制度はなく、会社の収益が持続的に落ちればオーナーはリストラすることができます。給料はサラリー制ですが、資本主義の原則でセールスが全てです。

また、オーストラリアはクィーンズカントリーです。つまり国家元首がエリザベス女王で、女性が男性よりも何事においても優先されることを意味します。そして世界指折りの人権大国であるため、女性が先頭を切って、「差別をするな」、「社会的弱者に厳しくするな」と社会に圧力をかけます。オーナーよりも受付のお姉さんの方が強い中で教育をほどこすのは至難の業です。指導する際はジョークを交えながら長い目で見てあげないと、すぐに辞められてしまいます。オーストラリアの都市部のデンタルラボの多くは、人を雇用そして教育できる状況にないので、この先は規模が小さくなっていくのではないでしょうか。

アジアとオーストラリアの行方

世界経済はこれまでG7を筆頭としてアメリカ、日本、ヨーロッパが牽引してきましたが、これからはBRICS諸国のブラジル、ロシア、インド、中国を中心として拡散し、ブロック化することが世界のトレンドとなりつつあります。

日本人はこのトレンドに対して、どう対処するのでしょうか。アジアの極に乗るか、鎖国するかの答えしかないように思えます。今まで通り一つの国として、工業製品加工貿易で利潤を追求し、農業や医療等に規制をかけるやり方は、世界の新しいバリューから外れ、鎖国に分類されるのではないでしょうか。

　アジアの極に集まることを覚悟できるのであれば、「ＡＳＥＡＮ（東南アジア諸国連合）＋３」という言葉をぜひ知ってほしいのです。１国では大国に太刀打ちできないので、約６億人のベトナム、タイ、マレーシア、インドネシア、シンガポールを中心としたアジア諸国が、共同体としてこれからの世界の経済を引っぱっていくと英語圏のマスメディアは予想しています。そして＋３は中国、日本、韓国です。それにオーストラリア、ニュージーランドと大国インドを加えると＋６になります。

　オーストラリア経済はこれを活用するために、さまざまな交渉をしています。すでにＡＳＥＡＮ諸国の統合が水面下で進んでいて、２０１５年をめどに何らかのアクションがあると予想されています。これとは別に、オーストラリアとニュージーランドの

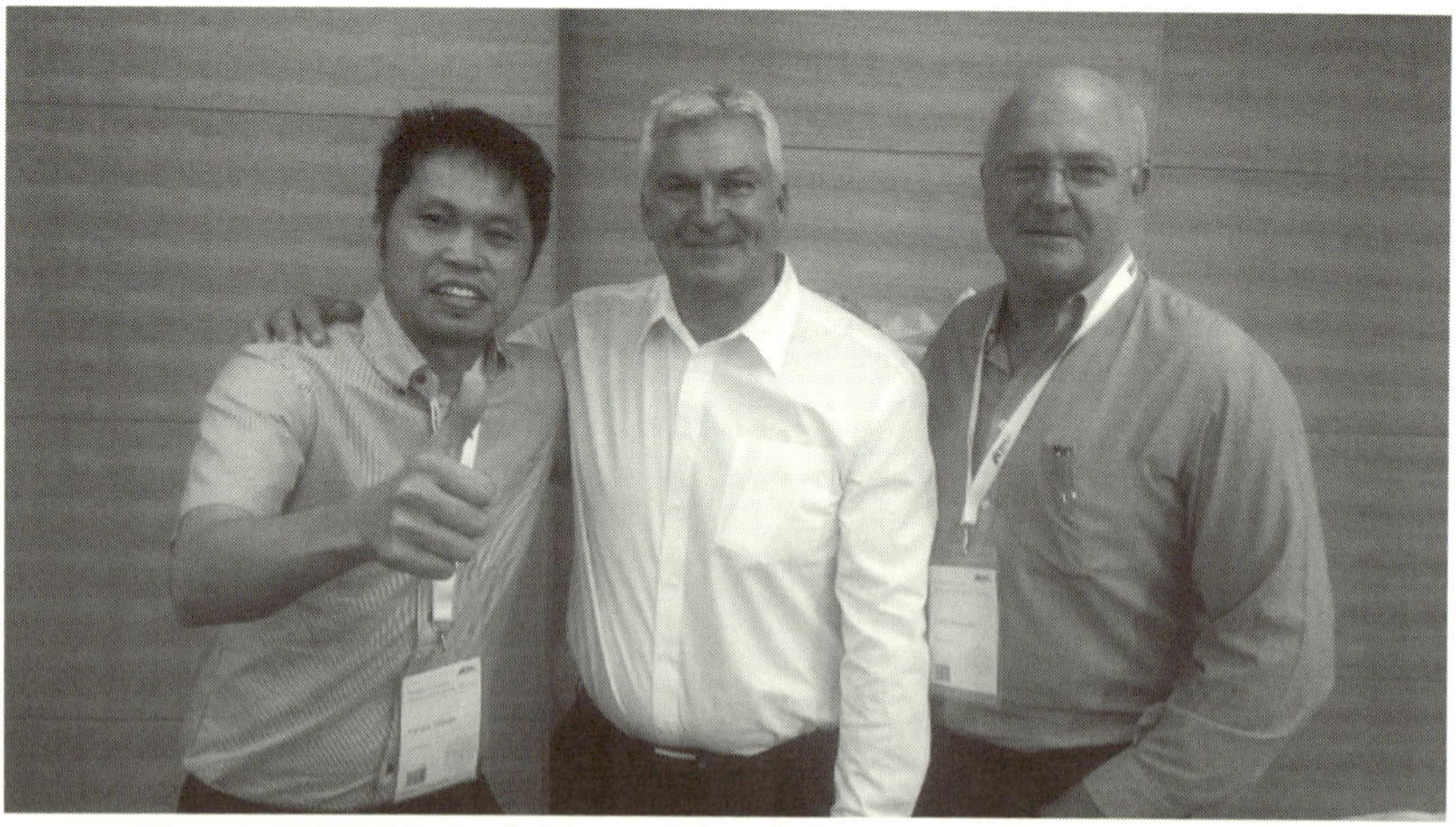

All on 4 で世界的にもパイオニアとして知られる Dr. マロー（中央）と3ショット

統合も近いといわれています。

日本の経済規模は2番目の大国から中国、インドに抜かれ4番目に変わり、人口は2060年に8700万人になると予測されています。世界の先進諸国の中で最初の発展衰退国となることが世界ですでに騒がれていますが、歯科界においても国内マーケットに頼る構造は物理的に難しくなるのではないかと危惧しています。

世界に発信する若者の未来

オーストラリアのテクニシャンの定義も変わりました。一昔前までは技術があれば一流になれましたが、今では技術と語学のバランスが必要とされます。英語が話せ、現地の習慣に慣れれば生活は快適そのものですが、それまではなじむために努力が必要です。オーストラリアは人種に寛容な国ですが、英語ができないとなると、何しに来たんだと言われかねません。ただ、これは差別ではなく、日本で暮らすなら日本語、オーストラリアで暮らすなら英語とローカルに溶け込む必要があります。一方では、何度失敗したとしても、これにチャレンジした者にはオージーたちが最大限に褒めてくれます。

さらには、英語を手にした者には世界への挑戦権が与えられます。日本人の弱さは国際化であり、英語です。しかし、強さは技術でありチームワークです。ならば、弱点を克服して世界を舞台に戦おうじゃないですか。若者の意識が変われば世界で活躍することは十分に可能です。AUSTRASIA（オーストラリアとアジアの造語）は、そんなチャレンジ精神旺盛な若者を待っています。

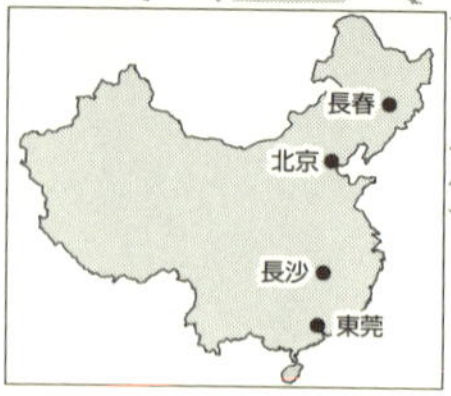

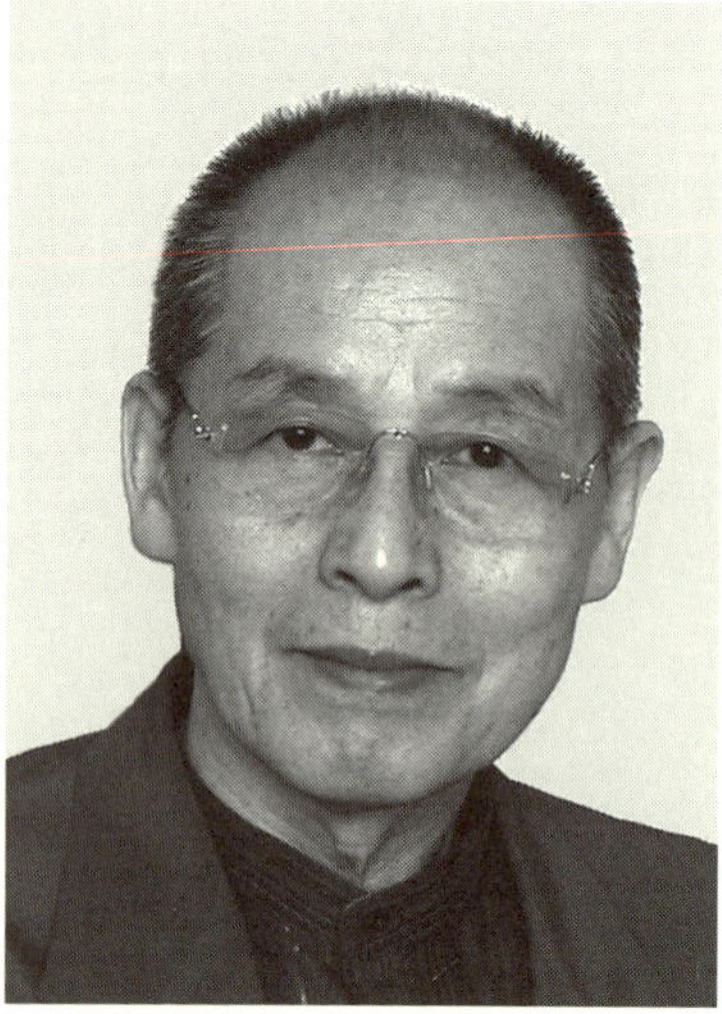

川崎 従道

かわさき　つぐみち

1970年、九州歯科技工専門学校卒業後、川崎歯科アタッチメントラボ開設。83年、スイス・ベルン大学医学部歯科補綴学科留学。85年、ドイツ・Braun Dental Labor勤務。87年、ドイツ・Schtoere Dental Labor勤務。89年、(株)ジーシーデンタルプロダクツ勤務。96年、(有)エムリヴェール開設。2006年、(株)愛歯勤務。08年、東北師範大学(長春)留学。10年、尤根牙科医療(北京)勤務。12年、定遠陶歯(東莞)勤務。12年、凱頓義歯(長沙)勤務。14年、Lelejia医学技術(北京)勤務。

日本の歯科技工界に危機感

私が中国製技工物を初めて目にしたのは１９９８年のことです。当時、私は現状のままでは日本の歯科技工界はやがて衰退していくに違いないという漠然とした危機感を持っていました。そのため、同じ考えを持つ友人３人と一緒にフォーラムを企画しました。この危機をどう乗り越えたらよいか、九州から北海道まで７カ所の会場で、若い歯科技工士の人たちの考えを聞くことにしたのです。

中国のラボ内で撮られたビデオとそのラボで製作されたサンプル模型は、中国のラボを見学された人からお借りし、討論資料の一つとしました。そのサンプル模型を見た時、不思議と違和感がなかったことを覚えています。

フォーラムの全工程を終了した後、私たち４人で

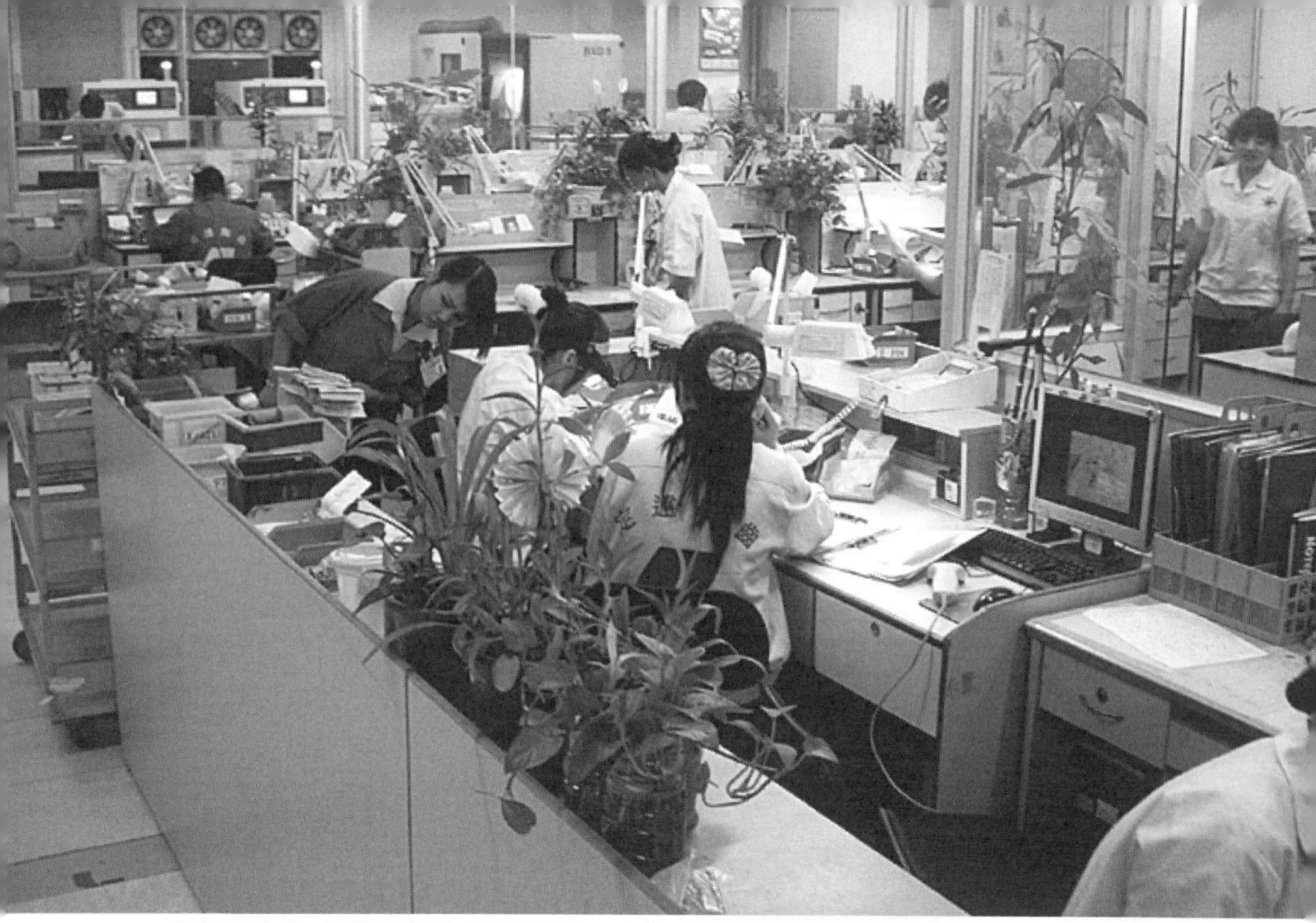

東莞のラボ、定遠陶歯の CAD/CAM コーナー

作成したグランドデザインをもとに歯科技工界の改革に挑戦したのですが、現状のままでよいという考えの人たちによって活動は阻止され、私たちは挫折の憂き目を見たのです。

それから9年後の2007年6月、歯科技工士の有志80人によって、いわゆる「歯科技工の海外委託訴訟」が行われました。それに伴って、中国技工物に対するバッシングが始まり、新聞、雑誌、テレビ、国会でも取り上げられることになりました。中国のラボで製作された技工物は品質が悪く、危険物を含んでいる可能性もあるという短絡的な発想の視察レポートもありました。わずか2～3時間のラボ見学で全てが分かることなどありません。どのラボでもそうですが、実際にそのラボで働いてみないことには実情は分からないものです。

当時、私は友人が経営する福岡市のラボで、技術顧問として歯科技工士の技術指導に携わっていました。しかし、日本のラボ内における技術指導の限界を感じていたことと、中国のラボの実情を自分の目で確かめてみたいという思いがありましたので、日本を離れ、中国へ渡る決心をしました。

過去、私はスイスのベルン大学に2年間留学し、その後、ドイツのラボ2カ所で合計4年間勤務したことがあります。その際に感じたことは、現地の言葉を話すことができなければ、仕事仲間とのコミュニケーションはもちろんのこと、信頼関係も築けないということでした。

そこで、まず中国語を学ぶために語学留学することにしたのです。中国で普通話《プートンホア》といわれる標準語は、中国東北部の吉林省と黒龍江省で用いられている言葉から成っているといわれます。中国人の友人からの勧めもあり、吉林省長春市にある東北師範大学の留学生教育学院に留学することにしました。長春市は冬場は零下30度まで気温が下がる、昔の満州国の首都だったところです。大学には2008年3月から2年間在籍しました。

歯科技工士の7割が女性

東北師範大学における語学留学が残り2カ月となった時のことです。北京にあるラボ、尤根牙科医療から1年契約で技術顧問として指導をしてほしいというオファーを受けました。尤根牙科医療は従業員約130人の、中国では一般的な規模のラボです。

中国のラボに共通して言えることは、女性従業員が非常に多いということです。尤根牙科医療も例外ではなく、生産部では歯科技工士の7割近くが女性でした。中でもポーセレン築盛チームは30人のうち24人が女性です。また、生産部は8チームによる分業制で、そのチームリーダー8人のうち7人が女性でした。20代後半から30代後半の若い人たちです。

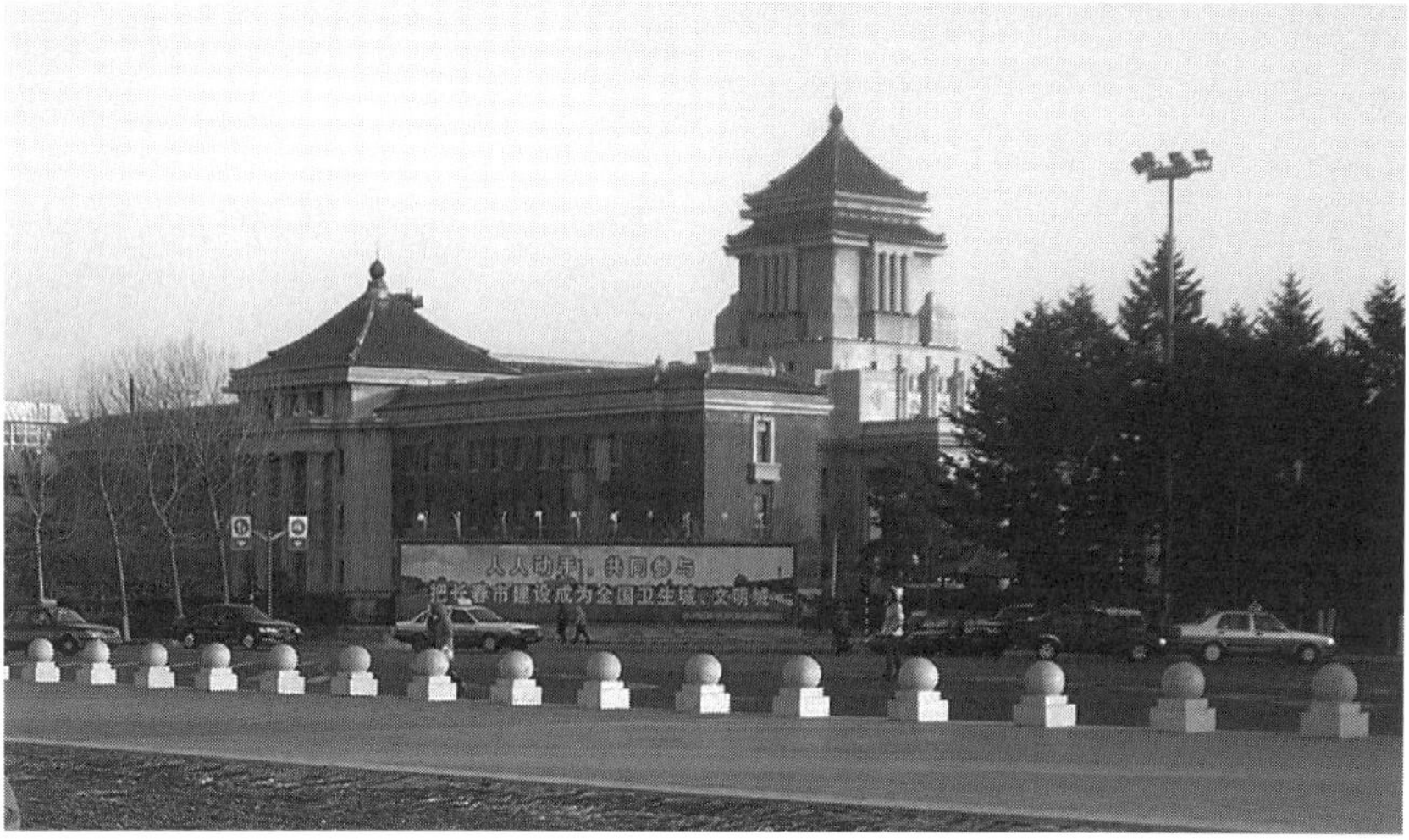

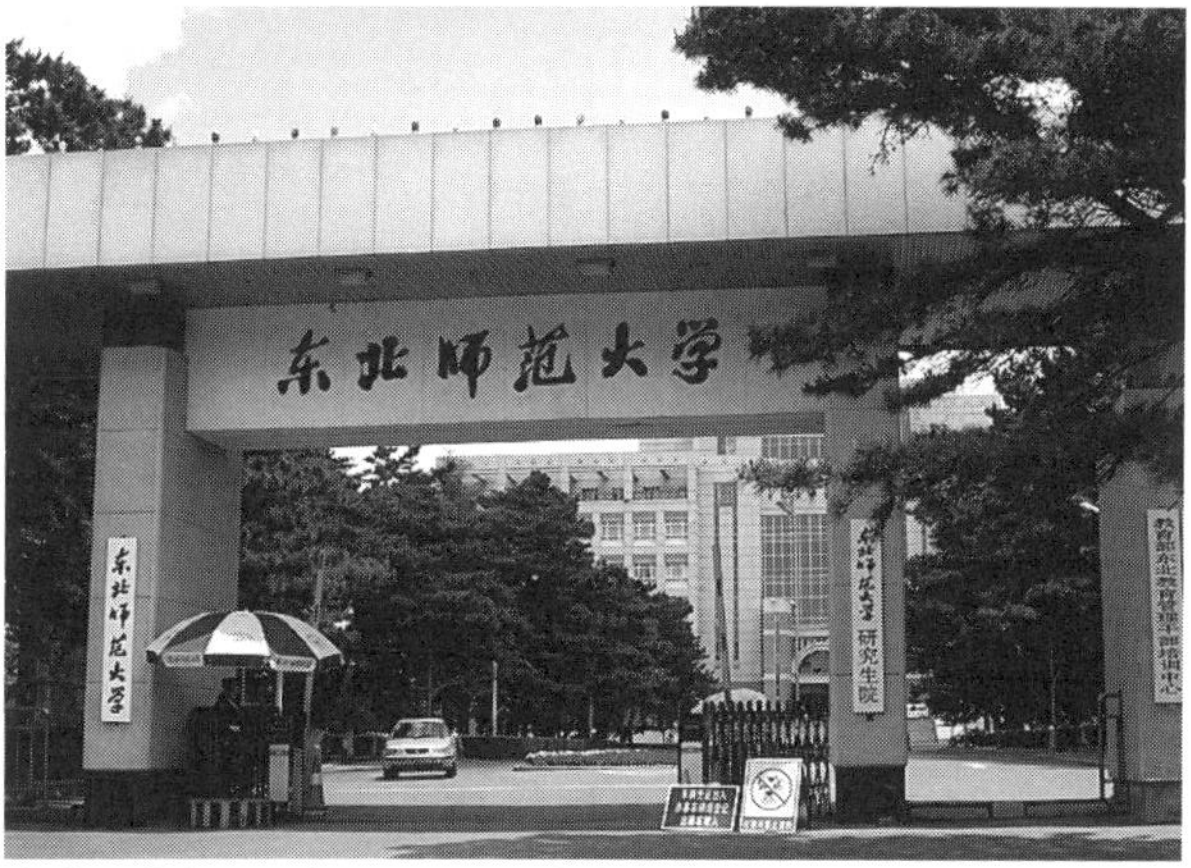

㊤満州時代の日本軍による長春市の建築物
㊦語学留学した東北師範大学

しかも、女性リーダーのうち5人は既婚で、子供もいました。

中国では勤務時間は原則1日8時間と決められています。ラボでも例外ではありません。夜中の12時

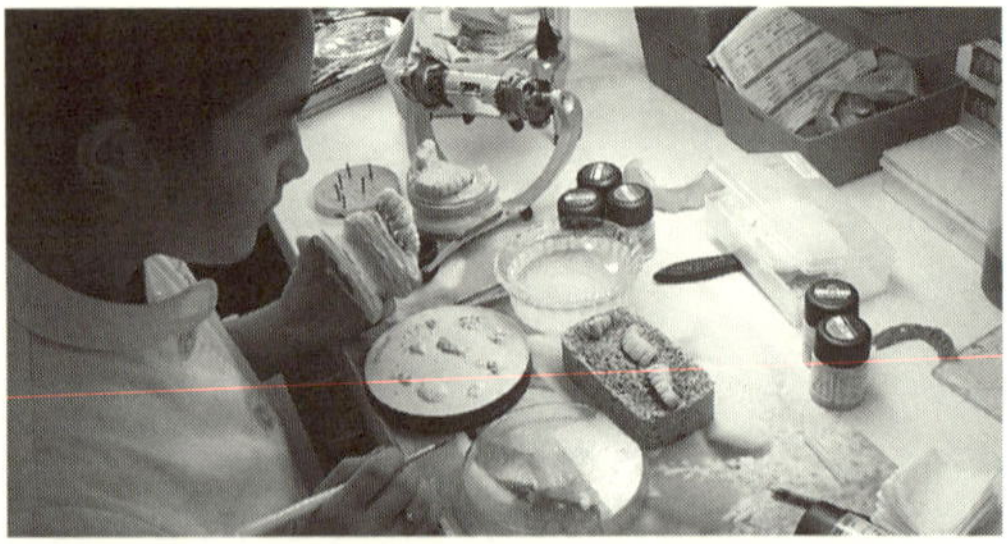
ポーセレンを築盛するスタッフ

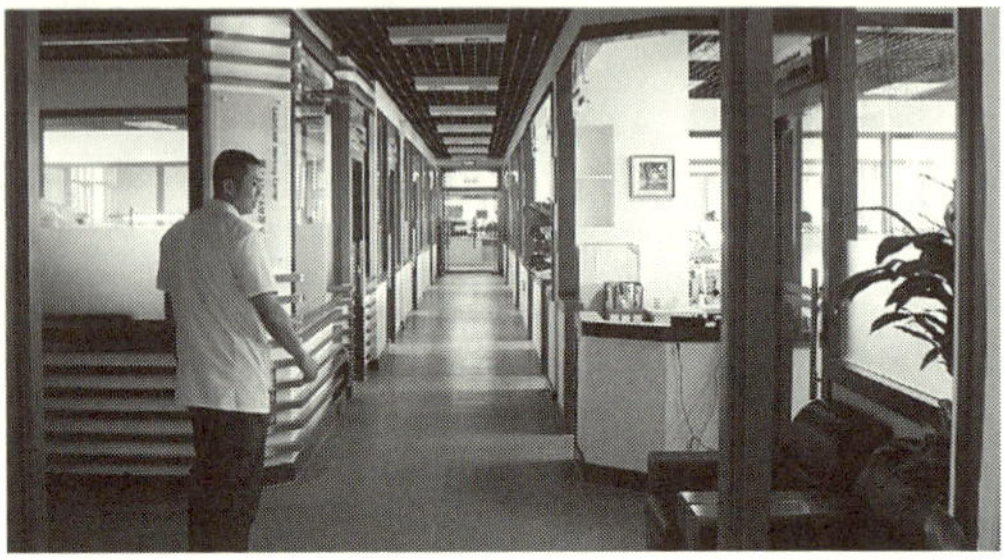
北京のラボ、尤根牙科医療内部

近くまでの長時間労働を余儀なくされる日本の労働環境とは違います。中国では、勤務時間が安定しているために、女性技工士の長期間勤務を可能にしているのでしょう。

中国ではクラウン・ブリッジやインプラントの上部構造のほとんどはポーセレンによるものです。メタルボンドを始めとし、ｅ．ｍａｘのようなプレスセラミックスあるいはジルコニア・コーピングをベースにしたオール・セラミックスです。日本で多用されている硬質レジンはクラウン・ブリッジには使用されず、テレスコープの外冠に使われているにすぎません。

尤根牙科医療のオール・セラミックスのチームには技術が非常に優れた女性セラミストがいました。色調や形態が良いだけでなく、製作数も多く、１日15本程度を完成させます。一般的な日本のラボ技術ではとても太刀打ちできません。

彼女ほどの技術レベルであっても月給は5千元（約6万5千円）程度です。専門学校卒業後の初任給は１２００元（約1万５６００円）程度です。こぎれいなワンルーム・マンションを借りようとすれば、家賃だけでも1千元（約1万3千円）が必要となります。そのため、多くの若い人たちはラボに付設した寮で暮らしています。一部屋に4～6人が一緒に住んでいるようです。最近、中国では物価上昇が急速に進んでおり、多くの技工士が給与についての不満を抱えているのは間違いないようです。

貨幣価値が違うので、日本と中国の技工料金を単純には比較できませんが、日本の大手ラボでは約1万円と聞くコバルトクロム合金によるメタルボンドの技工料は中国では約180元（約2340円）です。しかし、日本の専門学校卒業後の初任給は約16万円だそうですが、中国の専門大学卒業後の初任給は約2500元（約3万2500円）ですので、貨幣価値からすると約5倍の差があります。つまり、中国のメタルボンドは中国では約1万1700円の技工料に相当します。それを考えると、技工物の価値はほぼ同じか、むしろ少し高いといえるでしょう。

中国では、歯科技工士の学歴や経験年数および技術のレベルによって国家試験の受験資格が与えられ、試験に合格すれば国家職業資格証書が授与されます。国家職業資格証書は1級から5級まで全部で5段階あります。ただし、歯科技工を行う上で国家職業資格証書が必要とされるわけではありませんので、誰もが技工作業に従事することができます。専門教育を受けていない者に対してはラボ内で教育が行われます。その場合、経験者が初心者に対して、自分が教わった技術を教え、伝えるという方法で教育が行われています。そのため、理論が伴わない間違った方法が教えられる場合があります。

特に、咬合に関することなどは、専門学校でも十分に教えられていないため、咬合理論はもちろんのこと、咬合器の必要性すらも分からないままに歯科技工を行っている者もいます。

尤根牙科医療における私の任務は、その間違った技術や考え方を修正し、咬合を作るための基礎知識や技術を教えることでした。尤根牙科医療には約2年間勤務しましたが、その後、広東省・東莞市にある定遠陶歯というラボへ移動することにしました。

英語で12カ国以上と取引

従業員1千人以上の大型ラボが中国には8社あるといわれます。広東省の東莞市にある定遠陶歯もその一つです。台湾にも支社があって従業員総数は約1500人といわれます。中国国内だけではなく、アメリカ、ドイツ、フランス、スウェーデン、オーストラリア、カナダなど海外との取引は12カ国以上に上ります。その中には日本も含まれています。

品質管理のために、海外の提携ラボから専属の技工士が派遣されています。彼らの共通語は英語ですが、貿易部の作業室には英語を流暢に話す中国人女性は何人もいますので、仕事をする上では何ら支障はないようです。

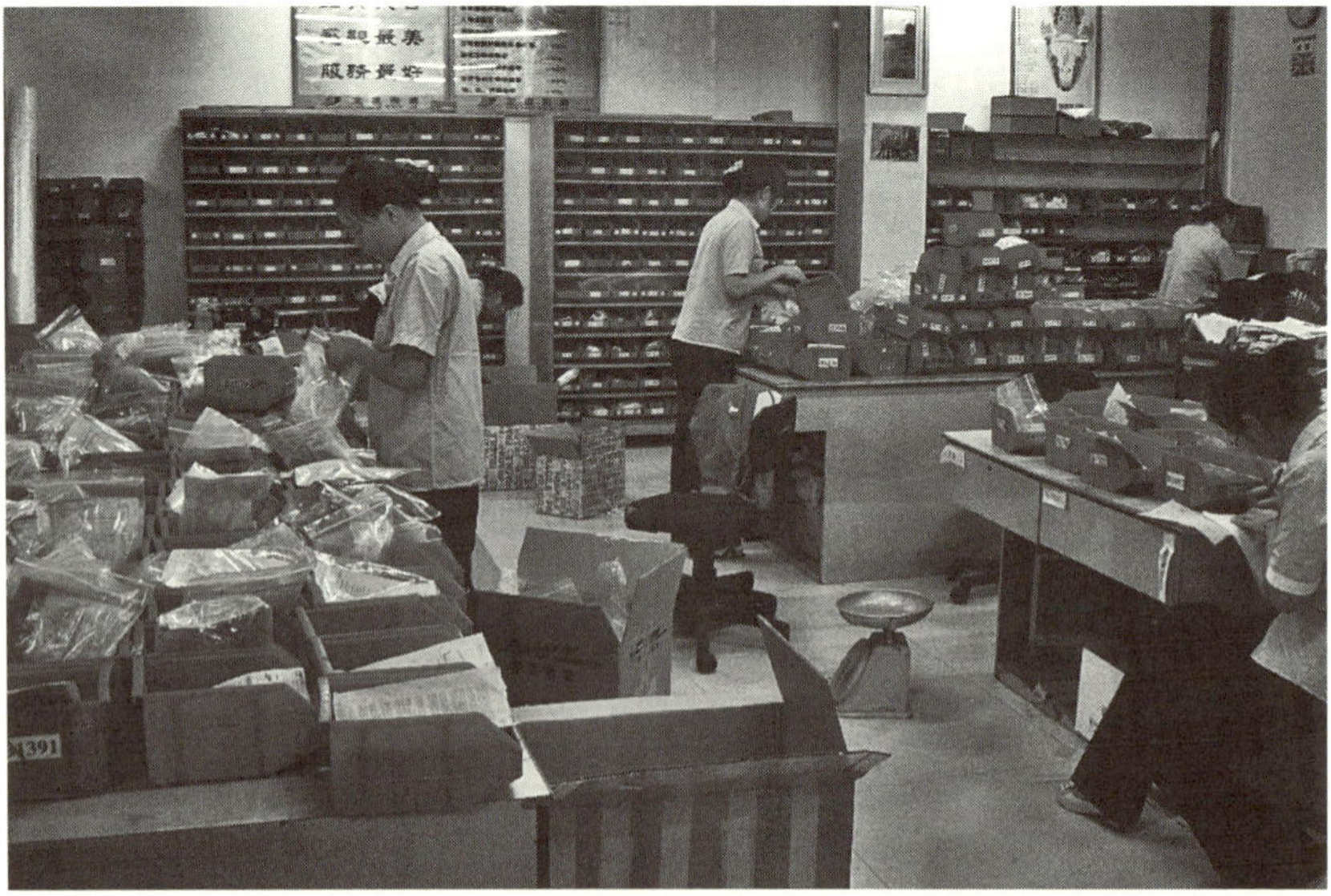

アメリカから送られてきた模型や印象が入った大量の包みを開封して整理しているアメリカ室のスタッフたち

貿易部の作業室では他国の技工物が紛れ込むことを防ぐため、国ごとに個室が与えられています。アメリカ室、ドイツ室、フランス室などです。日本は1日当たり数症例と数が少ないためにスウェーデン室に同居している状態でした。

スウェーデンから来る委託技工物はアメリカ、ドイツなどに比べればはるかに少ないのですが、それでも週2回、1回につき約200症例がまとめて送られてきています。それらのほとんどの症例は3日後には完成して発送されているようです。

定遠陶歯では昼夜2交代制で24時間操業が行われています。ポーセレンの築盛室だけでも8～10カ所あります。ポーセレンファーネスは約100台使用され、機種はIvoclar Programatに統一されています。同じポーセレン技工でも、要求度が低く、安い技工料で納期が短く設定されたケースは、そのような技工物を専門としているレベルが低い生産ラインに回されているようです。

中国の大型ラボでは、専門学校を卒業した者の比率が全従業員の10％程度と低く、そのため、優秀な技術を持つ歯科技工士に対する他のラボからの引き抜きは熾烈なものがあるようです。さらに、従業員の流動性が高いため、ラボの技術レベルが安定しないという問題が生じています。経営者にとって頭痛の種になっています。

中国のラボでは、1台数千万円もするコンピューター制御の7～8軸による研削加工機が積極的に導入されようとしています。機械でできることは機械に任せて、基礎的な技術部門を安定させたいという経営者の思いの表れのようです。

ワンマンラボが多数を占める日本のラボでは、CAD／CAMの導入は容易ではありません。CAD／CAMを利用したクラウン・ブリッジやインプラントの技工技術については、日本は中国のラボからすでに大きく遅れを取っているように思います。

中国のラボを拒否するだけでなく、中国のラボの設備を利用し、中国のラボの人たちと協力し合いながら生き残りの道を探すという現実を直視した考えが、日本の歯科技工士にもあってよいのではないかと思います。現状のままで何ら認識の変革が行われなければ、世界の歯科技工業界から孤立して取り残されるだけでなく、生産能力が高い中国やアメリカ、韓国などのラボによって、日本の多くのラボが淘汰される危険も考えられるのではないかと危惧しています。


その後、私は定遠陶歯を辞職し、毛沢東生誕の地といわれる湖南省長沙市に移動しました。新規にラボを開設したいので、ぜひ手を貸してほしいと依頼を受けたからです。

その長沙市のラボ、凱頓義歯で約2年間、ラボの基礎づくりに携わった後、再び北京市へ戻ってき

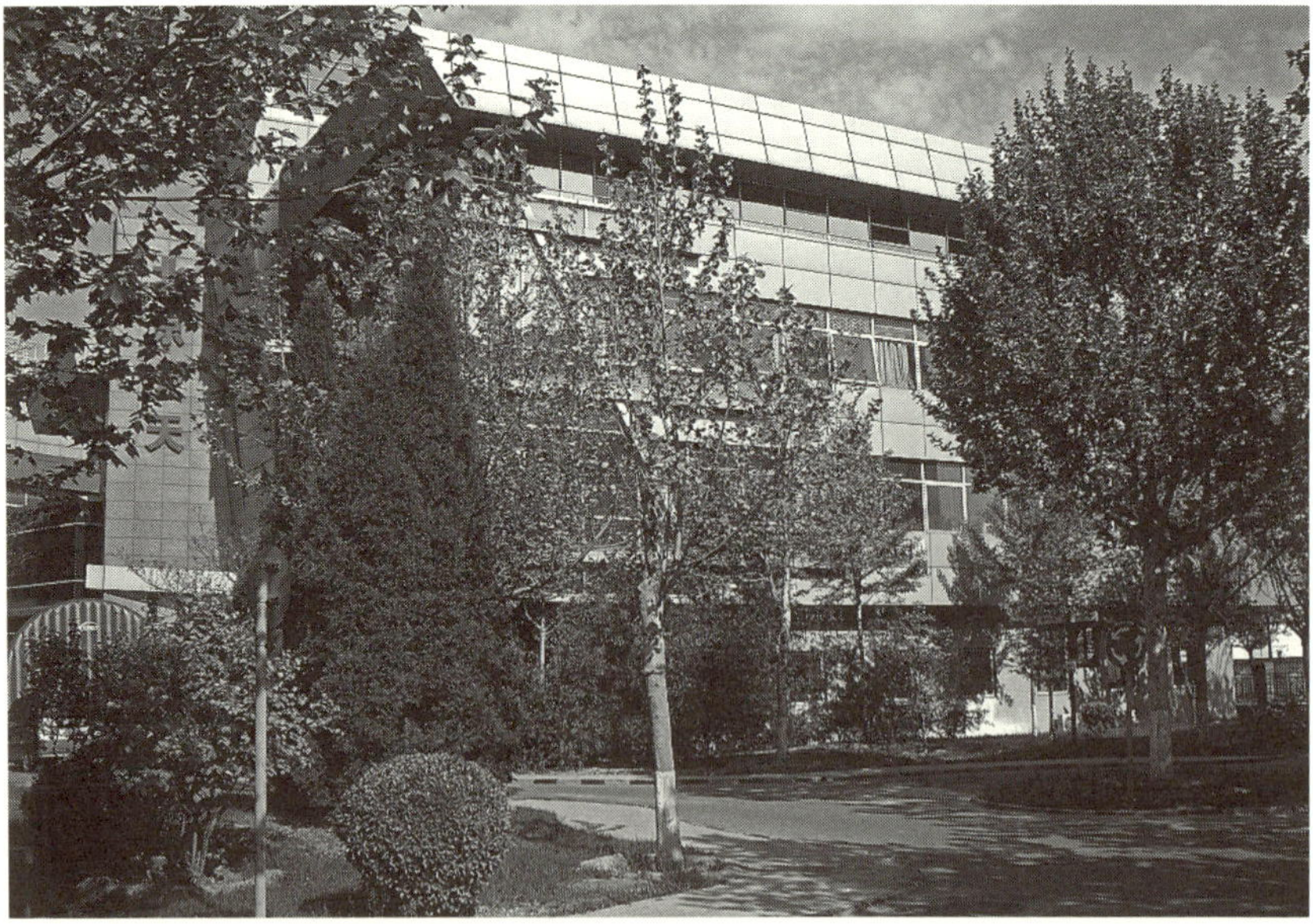

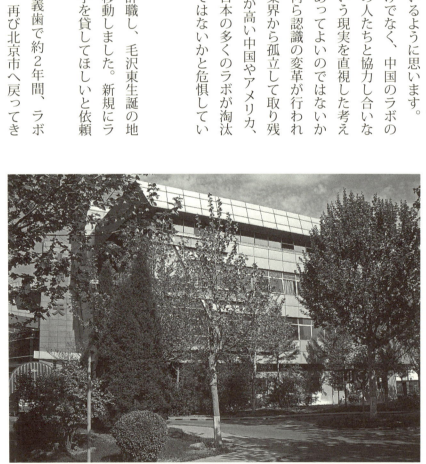

2014年9月現在勤務している北京のラボ、Lclejia医学技術（従業員約250名）

ました。現在は、北京市のラボ、Lelejia 医学技術で若い中国の人たちに歯科技工の技術を教えています。

73歳になった今では、後何年、歯科技工士として役に立てるかは分かりませんが、少しでも長く続けて、歯科技工の道一筋に歩いてきた自分の人生を全うできればと思っています。

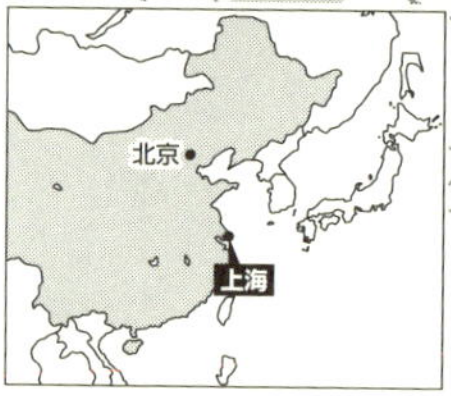

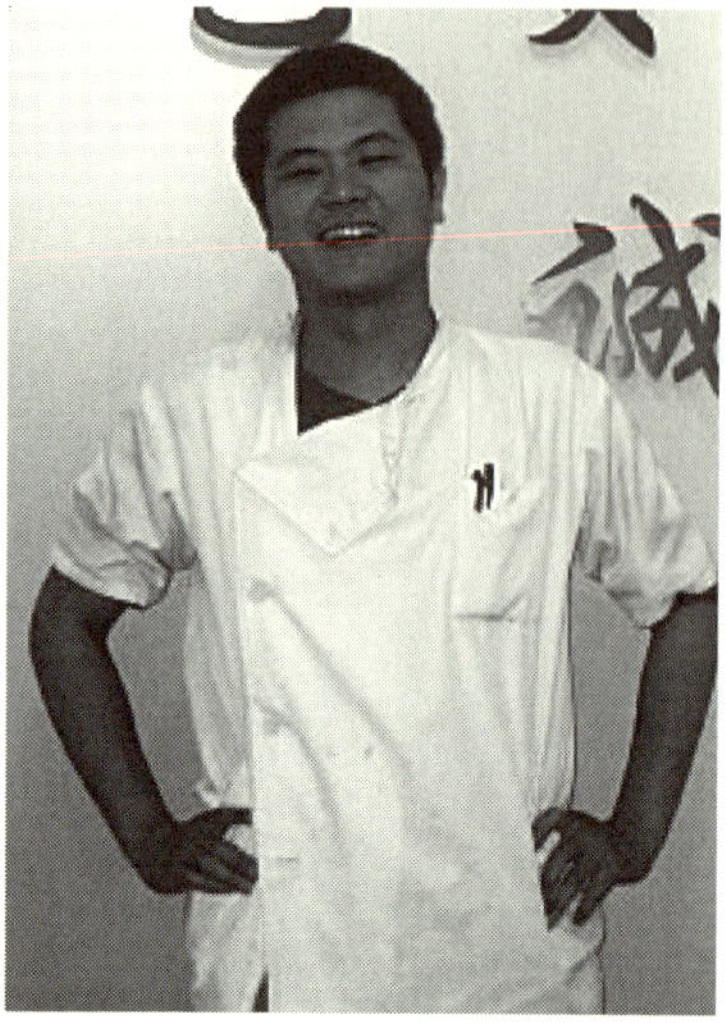

齋藤 芳文

さいとう　よしふみ

2001年、日本大学歯学部歯科技工士専門学校卒業後、早稲田歯科技工トレーニングセンター基礎研修科入学。01年、基礎研修科退学後、千葉県松戸市の北原歯科医院に就職。04年、同医院を退職、ケイテックスに入社。06年、中国上海早稲田歯科技工トレーニングセンターに出向。09年、早稲田歯科技工トレーニングセンター退職後、上海傑達歯科製作有限公司に就職。12年に退職後、上海貫誠貿易有限公司を設立、現在に至る。

滞在1週間で中国での就労を決意

私の渡中のきっかけはノンクラスプデンチャーに積極的に取り組んでいる東京の有名なラボから依頼された、2004年7月の中国出張でした。それまで中国の歯科技工や文化、言語などの知識を何一つ持ち合わせていませんでした。滞在期間はたったの1週間でしたが、日本では味わえないカルチャーショックを経験し、中国は面白くなると直感。以前から海外で歯科技工士として働きたいと思っていましたが、この時に「中国で技術を持ち、中国語の話せる日本人技工士になろう」と決心しました。

私は01年7月にアメリカに2カ月ほど滞在し、ポーセレンワークの研修を受けたことがありましたが、その時は新米技工士で、良い物を作るには人の指導が必要な状態でした。海外でやっていくには人

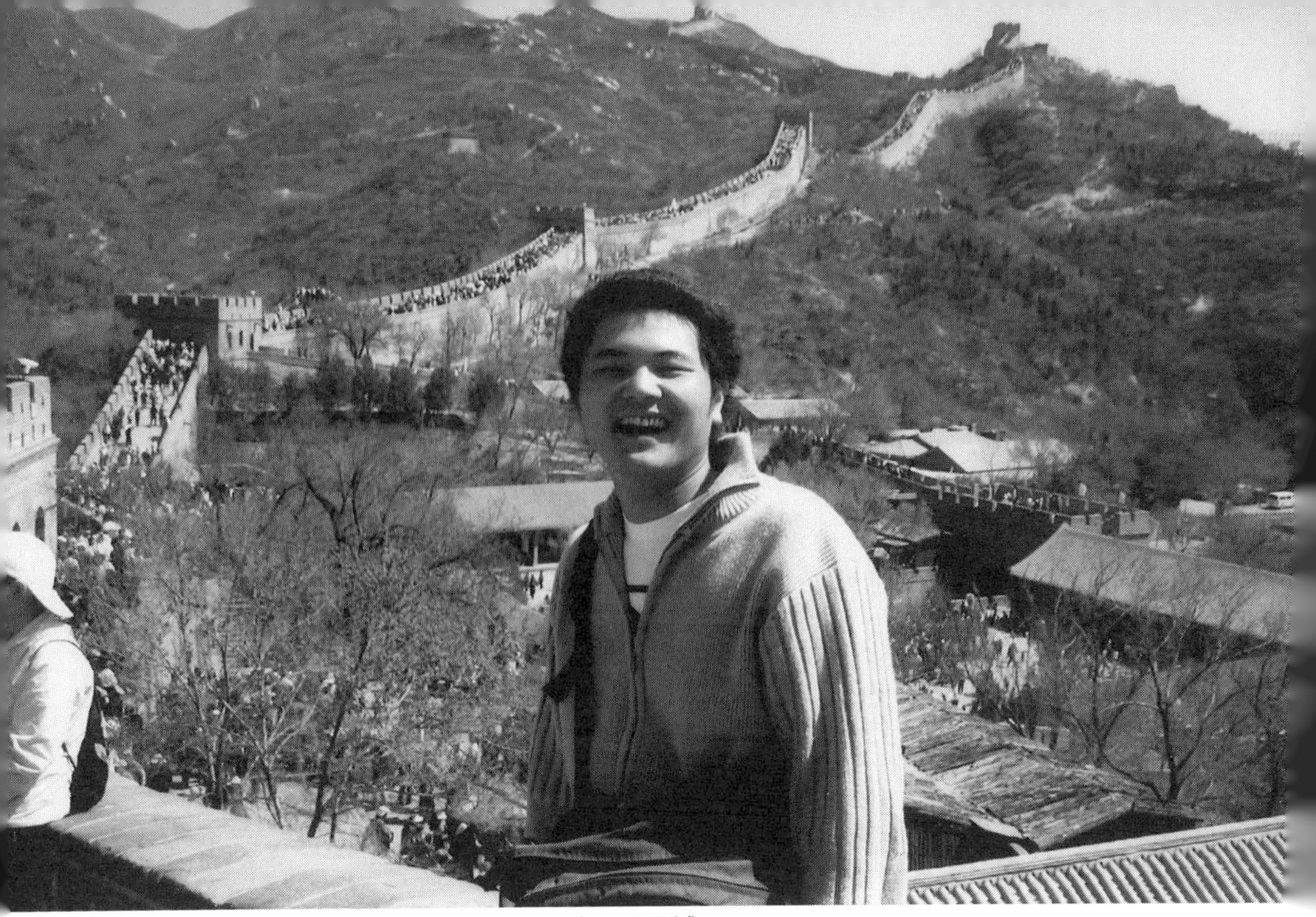

2006年5月、2回目の中国にて。北京万里長城

に負けないもの、自信が持てるものを最低限身に付けていなければいけないと実感しました。帰国後、基本的な技術を身に付けるため、院内ラボに転職し、自分が作った物が患者さんにどうセットされるのかを勉強しました。

3年後、私が取り組んでいたノンクラスプデンチャーが流行し、東京の歯科技工所の「ノンクラスプデンチャーができる人」の募集を見つけ、転職しました。それが04年の中国出張のきっかけとなり、駐在社員として上海に渡ることになったのです。

上海の会社には私を含めて日本人が4人（義歯2人、架工2人）いました。私はノンクラスプデンチャーをメインに、中国人スタッフを指導しながら一緒に作業をしていました。当時は中国語を話せなかったので通訳を介していましたが、中国人スタッフはモチベーションが高く、技術習得に非常に貪欲で、半年足らずで習得して故郷に帰ってしまいました。そのため私は会社に必要とされなくなり、帰国となりました。

帰国後は、義歯だけではなく架工にも強くならなければとの思いから、ポーセレンワークの仕事の面接で、まともにできもしないのに「できます」と言い張り、ポーセレンに触れられる環境へ移動しました。

ワックス、メタルワークから入り、慣れるまでは残業、徹夜の繰り返しでした。仕事にも慣れてきた3カ月後、アメリカ行きのチャンスが再びやってきたのです。「人手が足りないので、希望者がいればアメリカに行ってほしい」という話に、私は真っ先に「行きたいです！」と名乗り出ました。

日本では仕事に追われ、普段やりたいこともできませんでしたが、アメリカはゆっくり勉強ができる環境で、終業後は築盛の勉強をさせてもらいました。最終目標は中国と決めていたので、アメリカでは勉強に集中し、必死でポーセレンワークを覚えました。

帰国後は、東京の会社で義歯とクラウンブリッジの仕事をしていましたが、06年4月に再び中国行きが決定しました。

転職で中国の経営戦略学ぶ

2006年4月訪中時の就職先は、上海の早稲田歯科技工トレーニングセンターでした。仕事はノンクラスプデンチャーの生産・管理が主流で、スタッフは私を含め7人。1日15ケースほど（国内、国外）を作っていました。同センターにはクラウンブリッジ製作部門もあって20人ほどのスタッフがいました。

勤務時間は9時～17時半。あまり残業もなく、遅くても19時には帰ることができました。仕事場は医学大学の中にあり、学生食堂や売店、プール、運動場、図書館などが利用でき、とても便利でした。

1年がたち、仕事の段取り等に慣れたころ、突然、中国人の総経理が辞職させられるという事態が起きました。代理を務めましたが、歯科技工だけをやっていたのと違い、毎日がプレッシャーとの戦いでした。最低限スタッフの給料を確保し、赤字にしないための数字を第一に考え、自分の技工はもちろん、他の技工物の品質管理、営業、事務処理など、日曜日も関係なく、走り回っていました。

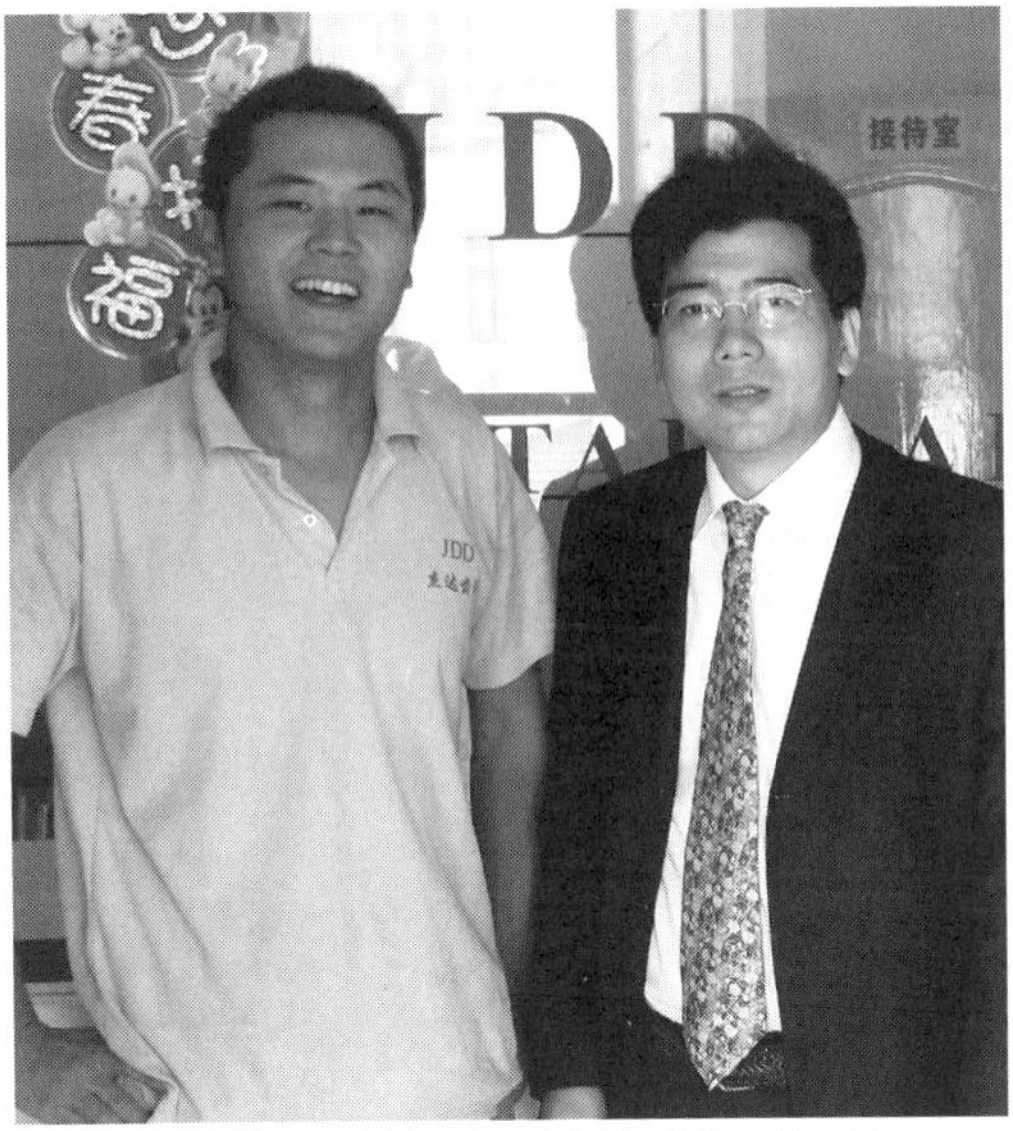

2009年、章社長（右）と。日本語がうまいのになぜか会話は中国語になってしまう

月末の報告では、会計士から「今回はギリギリでした」とか、「前回より少し上がっています」、「十分足りています」などの結果が数字で示され、将来の独立開業のためには、4カ月間の代理経験は非常に良かったと思っています。

日本人の総経理が東京本社から来て、私は代理を降り、その人のサポートに回りました。しかし、時間の経過とともに考えが合わなくなり、08年12月末に退職しました。

上海傑達《ジエダ》歯科製作有限公司に転職したのは09年1月でした。社長の章偉良さんとはある歯科医院で知り合い、会うたびに「ウチに来ないか?」とオファーされていました。上海に来て何も残さずに帰るのは惜しいと思い、入社を決めました。給料は1万元(約

14万円）で、ノンクラスプデンチャーとポーセレン、時々ハイブリッドを作っていました。ポーセレンは1日12本前後、ノンクラスプデンチャーも大きいケースはなく、1〜2歯欠損の小さいものが2日間で15個くらいでした。勤務時間は9時〜17時半で、残業はあまりありませんでした。

ここでは中国人スタッフや歯科医師との人脈を築き、中国人の経営戦略を知るのが一番の目標、勤務は長くて2年間と心の中で決めていました。スタッフは全員中国人で、中国語の勉強は驚くほど進みました。

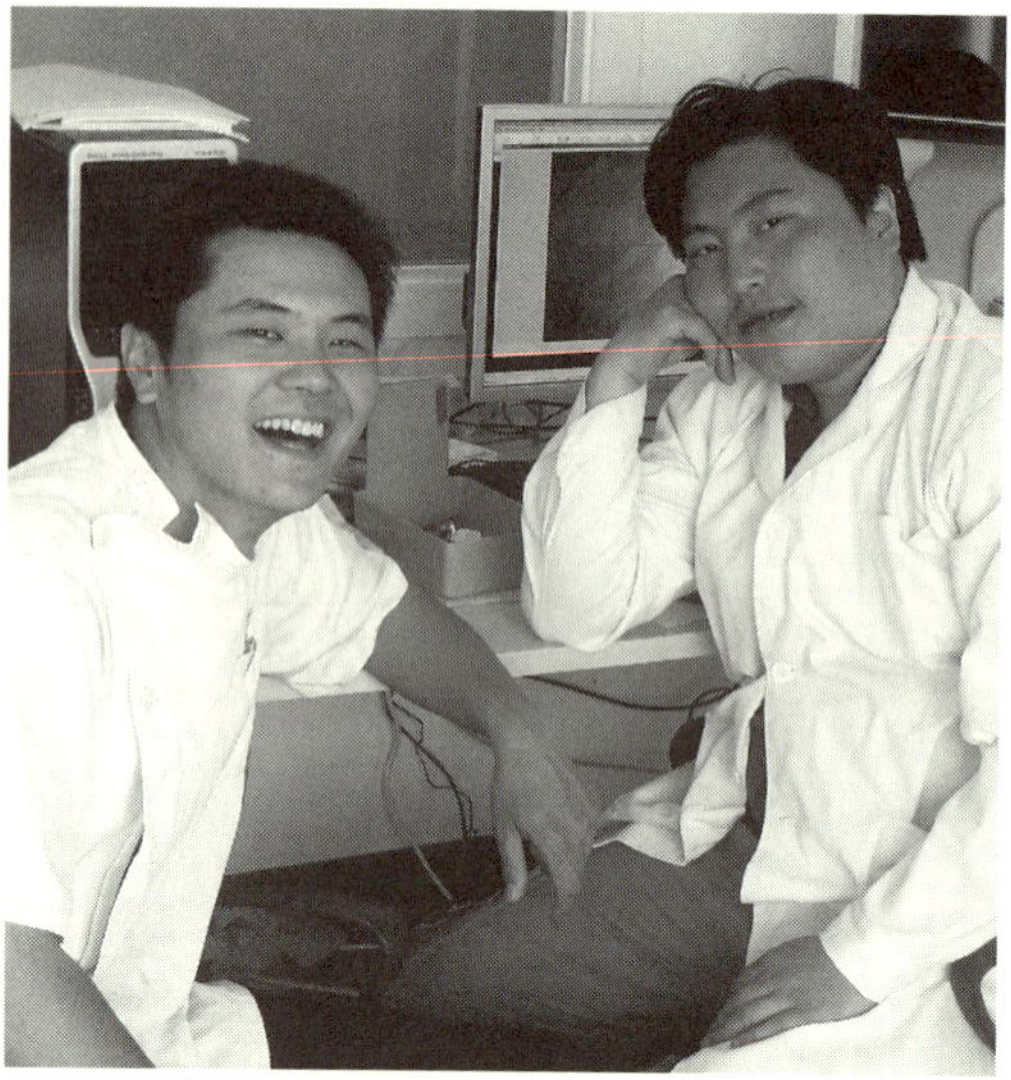
傑達歯科製作有限公司が導入した3M社のCAD/CAM「Lava」のオペレーター・丁旭さん（右）。僕に上海語をよく教えてくれた、今でも仲の良い仲間

2年目（2010年）は給料5千元アップで契約しました。日本からの仕事量が増えたのが高評価につながったと思います。上海万博が開催され、会社も広い場所に移転し、中国国内に数台しかなかった3M社のCAD／CAM「Lava」の導入等により、会社が急成長した年でした。私はそれを目の当たりにし、頑張らなければとの焦りと、これからの歯科技工所経営には最低限の設備投資が必要だと痛感。2011年の開業プランを1年延長し、資金をためることにしました。

そのため、2度目の契約更新では、章社長に固定給プラス歩合制を申し出ました。会社側も2年間で十分な数字を出していたのを評価してくれ、すんなりOKしてくれました。

信頼できる中国人パートナーと独立

異国の地で日本人が1人で開業、独立する難しさを知っているので、「絶対に信頼できる中国人と組む」と考え、パートナー探しは真剣でした。

候補は何人かいましたが、1年半以上、ルームシェアしていた王志鵬さんに決めました。09年末から「一緒にラボをやらないか」と誘われていたのですが、人柄がよく分からなかったので返事を保留していたのです。ルームシェアを始めて人柄が分かってきたのが決め手でした。11年12月末に退職、12年1月に上海貫誠歯科技工有限公司を開業しました。

上海に来たばかりのころは中国語ができなかったので、仕事を終えてからスタッフにレッスンしてもらいました。発音から始め、技工道具、機械、作業の単語を中国語で書いてもらい、必死に覚えました。

通訳はいましたが、頼らず自分の意思で会話をしたいとの強い思いがありました。仕事の要領を覚え、生活にも慣れ始めてから、週3日、仕事の後に中国語の勉強に通うようにしました。お金もなかったので授業料の安い学校へ3年間通い続けました。仕事が忙しくなっても時間を捻出して続け、トータルで5年くらいは真面目に勉強しました。

あきらめずに続けられた原動力は、通い始めて半年後に先生から勧められて受けた中国語の試験です。初級試験に合格すると勉強意欲がどんどん湧いてきて、1年に1～2回試験を受け、徐々に上達していきました。今では中級試験も高得点で合格し、街では中国人によく間違われるほど上達しました。中国語ができる日本人歯科技工士という一つの目標に近づいていると思います。

大規模なラボが少ない上海

上海の歯科技工技術レベルは、中国の中では高いと思います。中国には何千人、何百人のスタッフのいるラボが何社もありますが、上海には大規模ラボは少ないようです。家賃が高いので、収支バランスを維持するのが大変なのが、その理由です。規模が小さい分、品質等の管理がしやすく、完全分業制でも分業幅が広く、1人が責任を持たなければならない範囲が広くなる点などは日本の大手ラボと似ています。平均30~40人規模の歯科技工所が多いのではないかと思います。

日本ではポーセレンワークを自分で盛って形態修正するのが当たり前ですが、中国の大手ラボでは分業です。しかし、上海は日本と作業工程が似ている気がします。少なくとも中国の他の地域の大手ラボほど大ざっぱではないと思います。

日本から来るお客さんが「中国のラボは暗くて汚いイメージがあったけど、上海は違うね」と言うのをよく聞きますが、スタッフの働く環境も上海は良い方だと思います。使っている工具や材料も、国産品より海外の物が多く使われ、コストも高くなっています。その分、技工料金は中国国内では高い方だと思います。

上海の相場はメタルボンド1本100元前後（1元=約15円）、国産のジルコニアで作った場合は1本400元、欧米産の場合は900元、コバルトクロム金属床フル完成600元前後、ノンクラスプデンチャー1床1歯120元前後です。

ちなみに、政府にきちんと登録している歯科技工所は上海に100カ所前後しかなく、許可証なしで営業している歯科技工所が少なくありません。そうした技工所が料金のダンピングを図るので、とても迷惑しています。

歯科医院も同様で、正式な許可証、医師免許を持って診療している病院がどれだけあるのか不明です。街中で「牙医」と書いた看板を出し、小屋でやっているような病院、診療所は間違いなく「闇」です。私の友達にもいますが、医者とは思っていません。上海の衛生局は日本以上に検査が厳しいので、許可証のある歯科医院や技工所の衛生管理はしっかりしていると思います。


上海の街は交通の便が年ごとに良くなるなど確実に変わっています。２０１３年2月現在、地下鉄は13本通っていますが、13年末には15本になり、20年代には23本になると聞いています。

交通の発展に伴い庶民の生活も豊かになってきていますが、その分、家賃や人件費、生活費もどんどん上がっていて、中国大陸の中で一番物価の高い地域だと思います。

可能性秘める中国市場

食事は地元の中華ばかりですが、食べ物で上海で手に入らないものはないと思います。もちろん日本食もあります。値段は少し高めなのでたまにしか食べに行けませんが、やはり味は日本の方がおいしいです。帰国した時は家でのご飯が一番おいしく感じます。

休日は公園や管理池などでフナ釣りを楽しんでいます。アイデアを練ったり精神状態をリラックスさせるのに、釣りは最高です。

今は、同業者以外でもコミュニティーやサークルなどで知り合いになる機会が増えてきていますが、同じ日本人より中国人の方が何かあった時には助けになり、問題を解決してくれる人が多いのではないかと感じています。

駐在員の日本人は任期が来れば帰国し、付き合いがうわべだけになってしまうようです。私も上海に来た当初はそうでした。中国人よりも日本人の友達の方が多く、中国人の友達は日本語ができる人だけでした。

私の周りの日本人は面倒くさがりなのか、いざ困った時、「分からない！　知らない！」と言う人が多いようです。中国人は「面倒だなあ」と思っても顔に出さずに一緒になって協力してくれます。今では、仕事関係以外の日本人の友達が本当に少なくなり、飲食を一緒にするのも中国人が多くなりました。「郷に入れば郷に従う！」、これに尽きると思います。

中国でビジネスをするには、中国人を知らなければ絶対に成功しないといえます。「中国人は信用ならない」と言われますが、理解や解釈の違いがありますが、話し合うと納得できることが意外と多いの

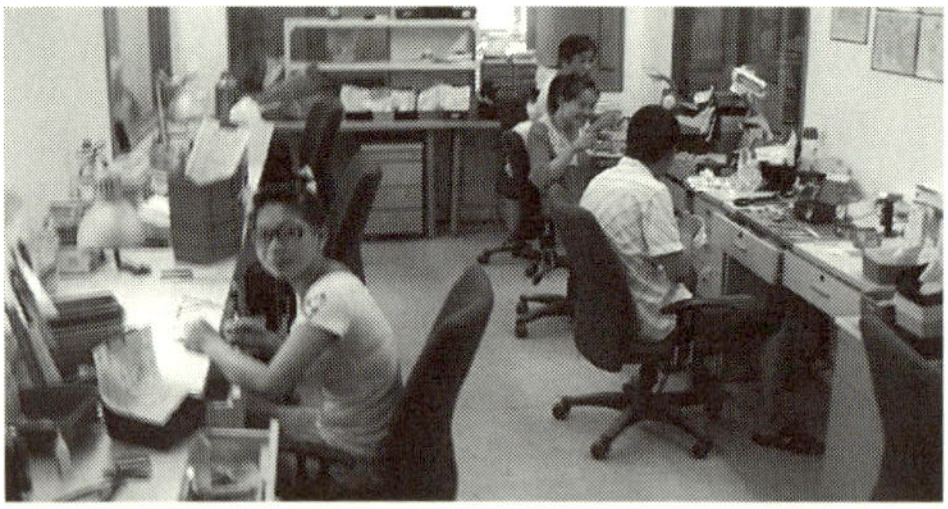
ラボの様子

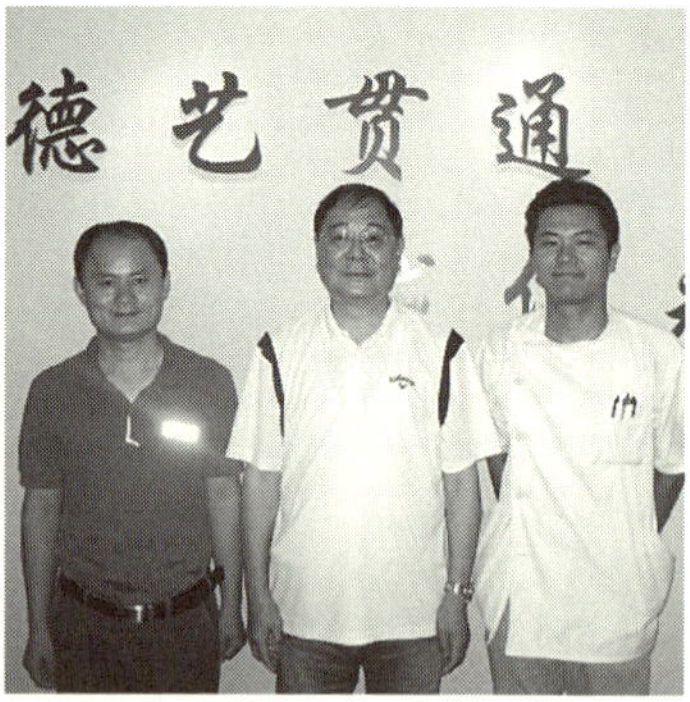

パートナーの王志鵬（左）と香港のVITA社の技術顧問の黄氏（中央）。ポーセレンワークの指導にわざわざ来てくれた

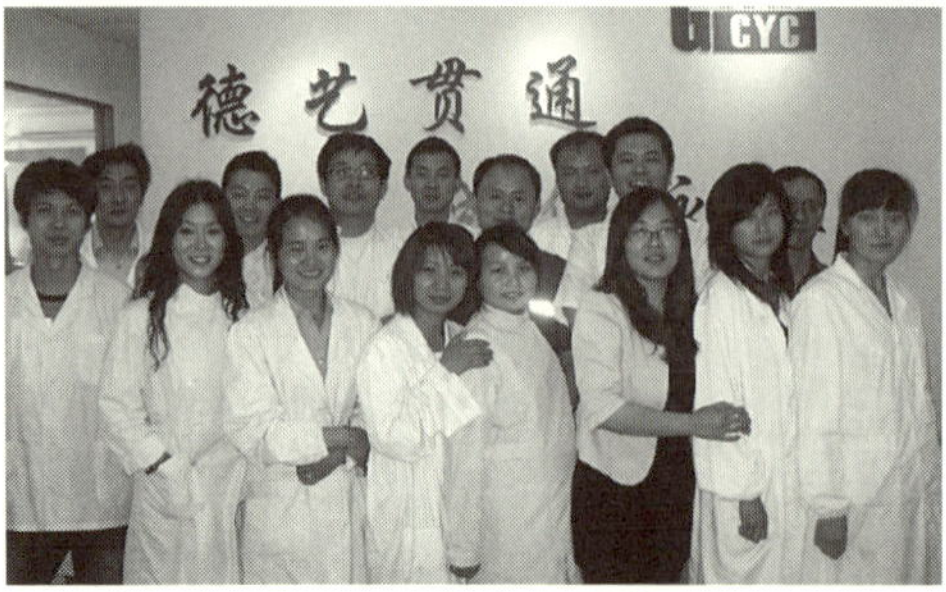

2012年開業スタートの創立メンバー

です。

　中国の人口は13億人。その中で自分を目立たせるためには、どうしても自己主張が強くなります。お金の問題でも日本人は言い値で買うことが多いと思いますが、言い値で買う中国人はまずいないと言っていいでしょう。お金の価値観は日本人とは全く違い、シビアです。

　中国は歯科技工の需要がまだまだある国です。日本から近く、日本のような保険制度がないので、自費の歯科技工物もたくさんあるはずです。若い歯科技工士で、多くの自費技工を手掛けたいと考えている人にとって中国はぴったりだと思います。ベテラン歯科技工士は、中国のラボで指導者となるのもいいのではないでしょうか。技術的にはまだ日本に劣るところはあると思いますが、設備、機械は日本以上だと思います。


　海外に出て歯科技工をするというのはそんなに難しいことではないと私は思っています。大事なのは、自分がどのような歯科技工士を目指しているかです。日本の歯科技工の現状は夢がないように思えます。多くの若手が、ただ資格を持っているだけでやりたいことが見つかっていないようです。少し角度を変えて見ると、資格を持って世界に出て活躍できる職業はそうそうあるとは思えません。歯科技工は世界共通ですから、どこでも勉強できます。目標が見つけられない人は、まずは自分がどうしたいかを見つめ直してください。夢は必ず思い続けていればかなうものです。

　私は21歳で海外に初めて行き、10年の時間をかけて自分の夢を実現させました。お金もうけよりも「自分のやりたいことをやる」という目標でここまできました。今、私は「自分にできないことなんてない、自信を持って行動していける」と信じています。中国に興味を持つ方は、ぜひ一度自分の目で見に来てもらいたいです。

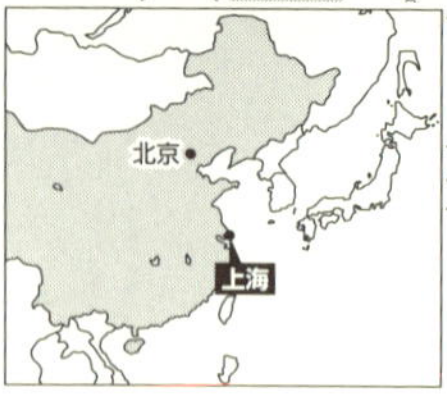

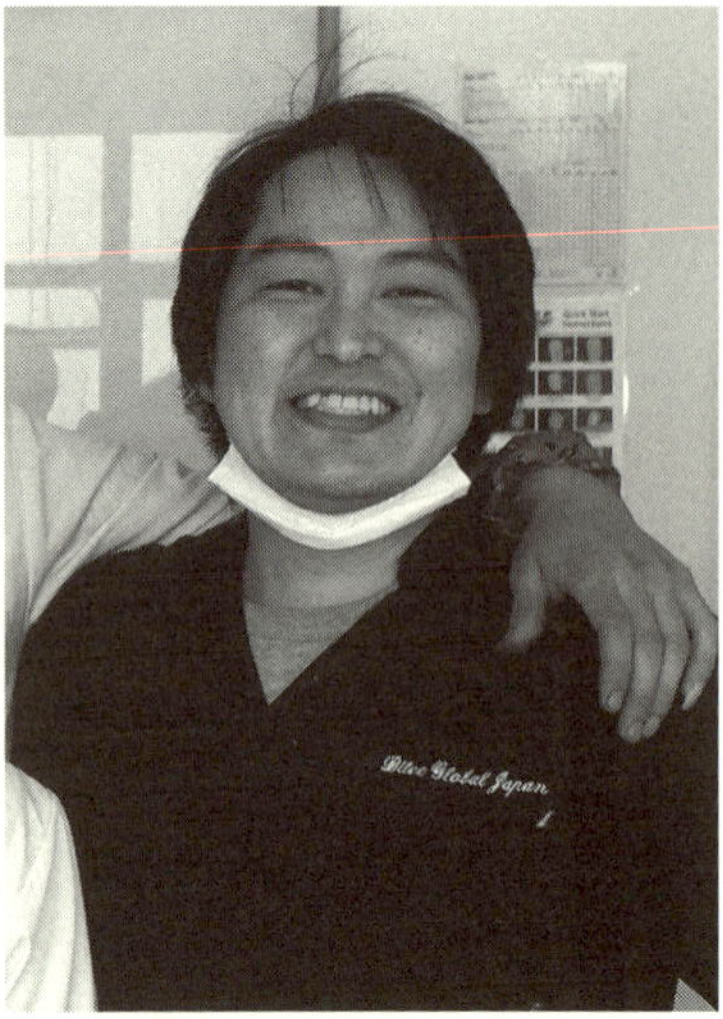

竹林 寿晃

たけばやし　よしてる

2000年、東京歯科技工専門学校を卒業後、島津セラミックスでクラウンブリッジを学ぶ。その後、一度技工の世界を離れるものの、07年にケイテックスに入社。ここで、義歯を一から学ぶ。09年にデンタルスペース、11年にバイテック・グローバル・ジャパンに入社して、海外事業部を任される。その事業の一環として上海へ。

市場の拡大図り、海外進出

私が中国の上海へ渡航したのは２０１３年５月でした。日本で10年ほど義歯を中心とした技工業務に従事していたのですが、縁があってバイテック・グローバル・ジャパンという会社に入社しました。扱っている製品は「コンフォート」という生体用シリコンを義歯の内面に裏装する製品と加工技術です。通常の義歯では疼痛のある患者さんでも、痛くなく噛めるのが特徴で、「コンフォートデンチャー」と呼ばれています。受注・生産は専門のラボで行い、日本では全国で約7千件の歯科医院に提供しています。

「企業のスタッフとして中国で仕事をしている」と言うと、「コストダウンを目的とした海外進出」と思われるのですが、あくまでも「コンフォート市

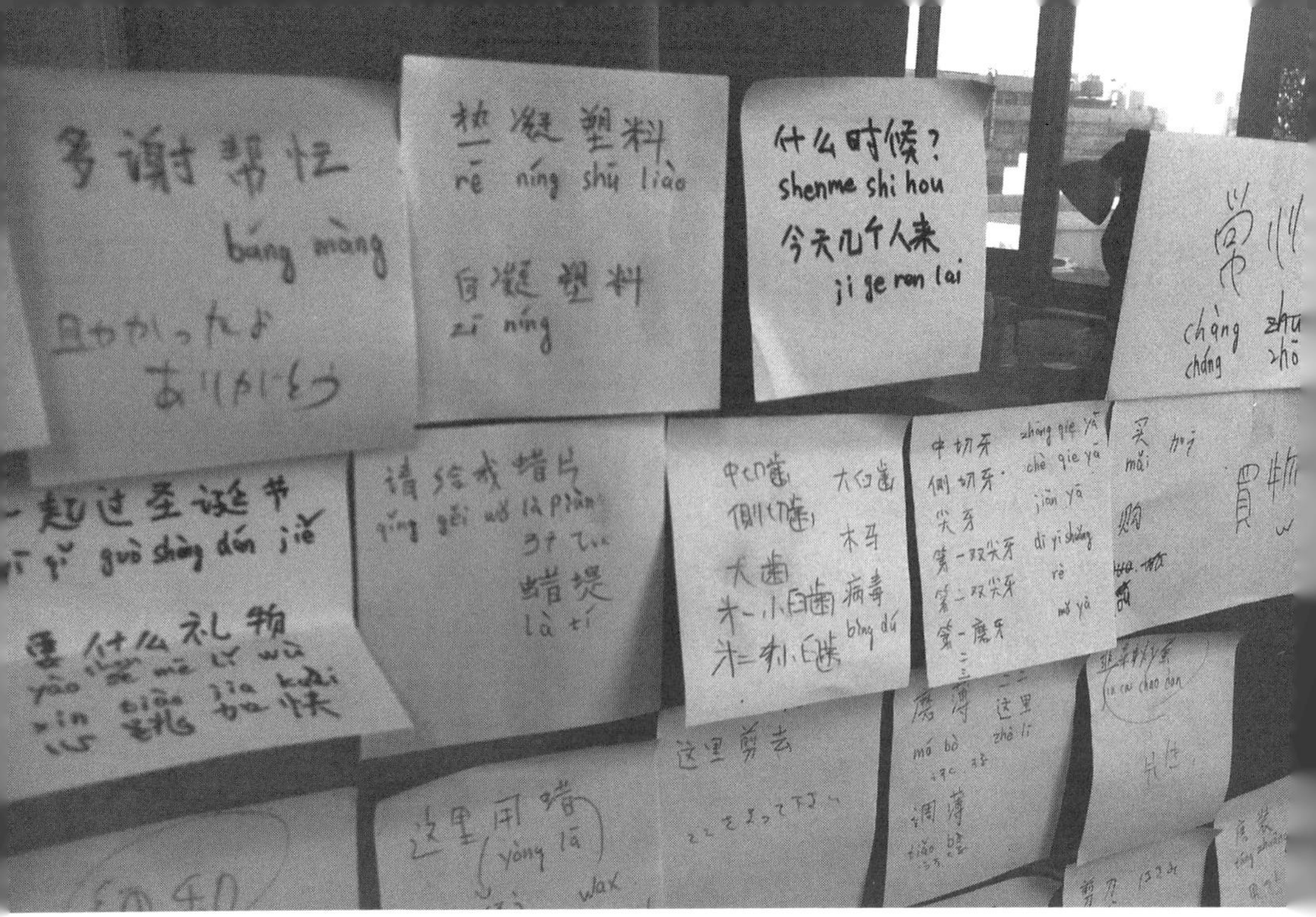
什么时候?
shenme shi hou
今天几个人来
ji ge ren lai

教わっている中国語

場の拡大を目的とした海外進出」です。

現地の国・地域のパートナーラボが歯科医院を顧客として、患者さんの入れ歯にコンフォートを製作し、提供するための技術指導などの環境づくりが私の仕事です。

進出先に中国が選ばれた理由は、歯科医療レベルが日本と比べてそれほど遅れていないためではないでしょうか。現地でそれを実感しました。むしろ、上海エリアに限定すれば日本より進んでいるところもあるようにも感じます。

上海は国際都市として医療技術はもとより、さまざまな情報が世界中から集まってきます。上海のラボには日本の一般的なラボにない機械などが入っており、上海にはないものがないと言っても過言ではないでしょう。設備環境において不備なく事業が遂行できます。

そして人口です。東南アジアの高い経済成長が叫ばれ、中国の成長鈍化も言われていますが、義歯の世界では、経済成長率よりも「どれだけの人がいるか」という市場規模が重要となります。中国の人口は日本の10倍です。それだけ義歯市場の伸びしろが大きいと言えます。

技術の習得に貪欲な中国人

その上海で、現地のパートナーに技術指導をして営業から生産までを完全に「ローカライズ」する戦略を取っているのが上海貫誠貿易有限公司です。同社の代表者が、本書にも登場する齋藤芳文氏です。私は上海貫誠貿易有限公司の技術者に技術指導をしています。

上海貫誠貿易有限公司の就業時間は午前9時から午後5時半です。技工スタッフは定時で終了とはいきませんが、夜遅くまでの残業や徹夜はほとんどありません。

仕事はクラウンブリッジ科と義歯科に分かれており、全ての技工物を製作しています。器材もそろっているし、経験豊富な技工士を抱えているので、技術レベルは高いと感じます。

私は中国人スタッフと2人で、一緒に仕事をしています。相方は来日経験があるため日本語が少し分かるので、中国語の専門用語を教わりながら技工に取り組んでいます。

「中国人は仕事をしない」という話を日本の方から聞くことがありますが、彼を見る限り、その話に信ぴょう性がないと思います。むしろ、私がやっている作業に興味を持ち、言葉は分からなくても、あれこれ聞いてきて私の手先をよく見ています。技術の習得には貪欲で、日本で教えた経験を含めても真面目さでは彼が一番ではないでしょうか。その姿勢は見習う必要があります。もちろん人によりますが、それは日本でも同じだと思います。

　中国人スタッフたちのやることをよく見ていると、手の動きが異常に速いのに気が付きます。排列なら排列、研磨なら研磨と分業でやっているた

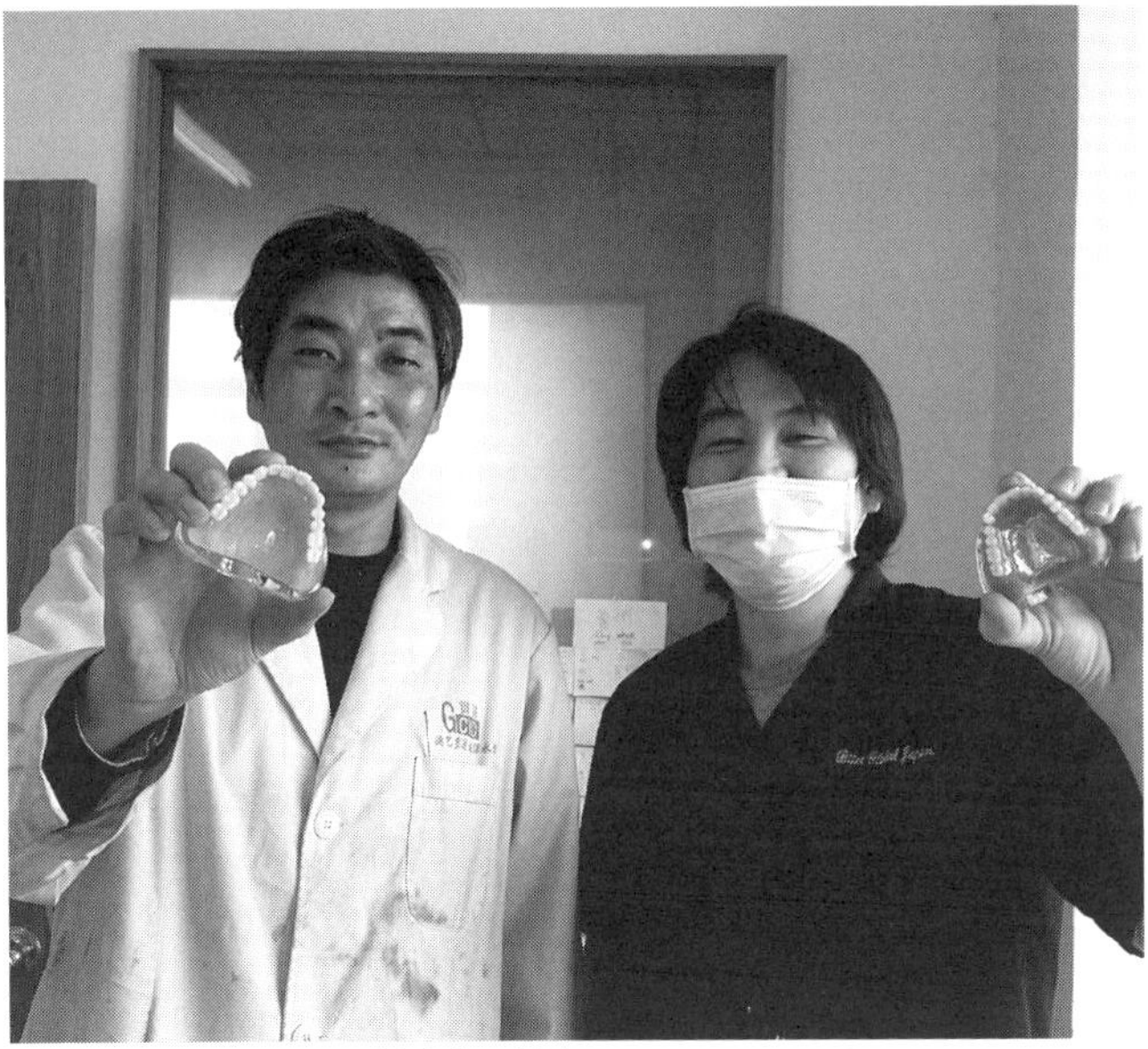
一緒に仕事をしている姚老師（左）

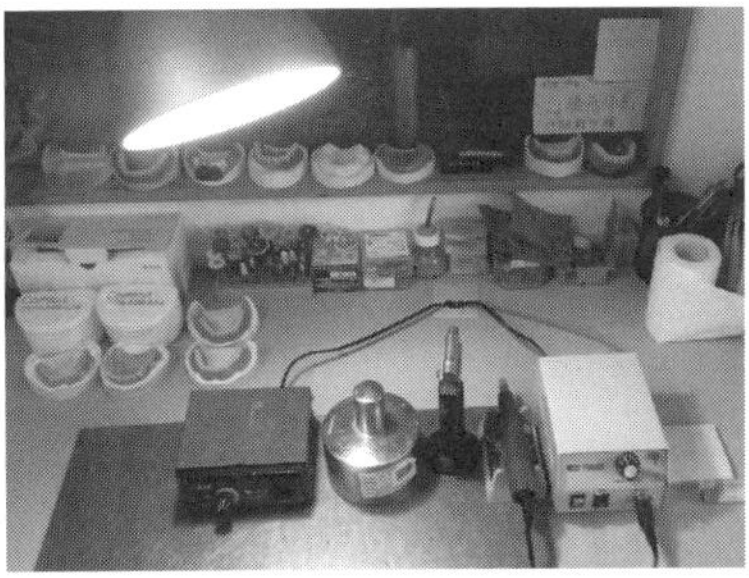
私の机

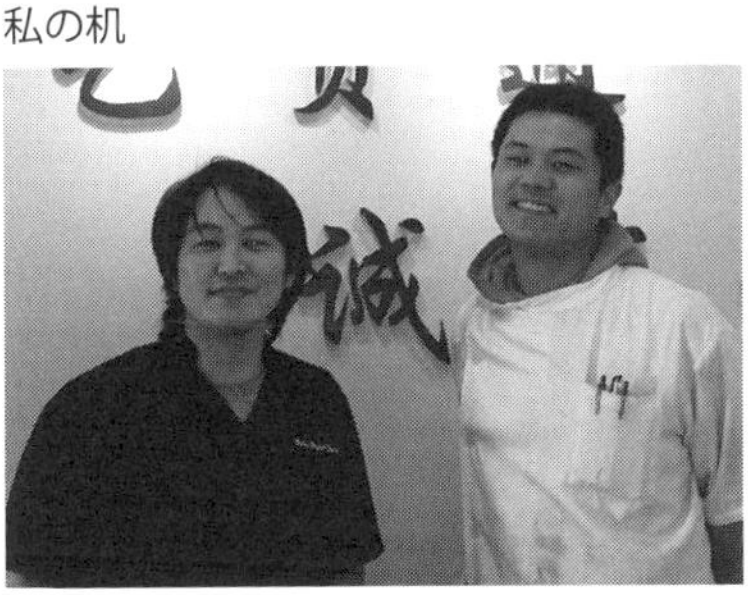
上海貫誠貿易有限公司の齋藤さんと

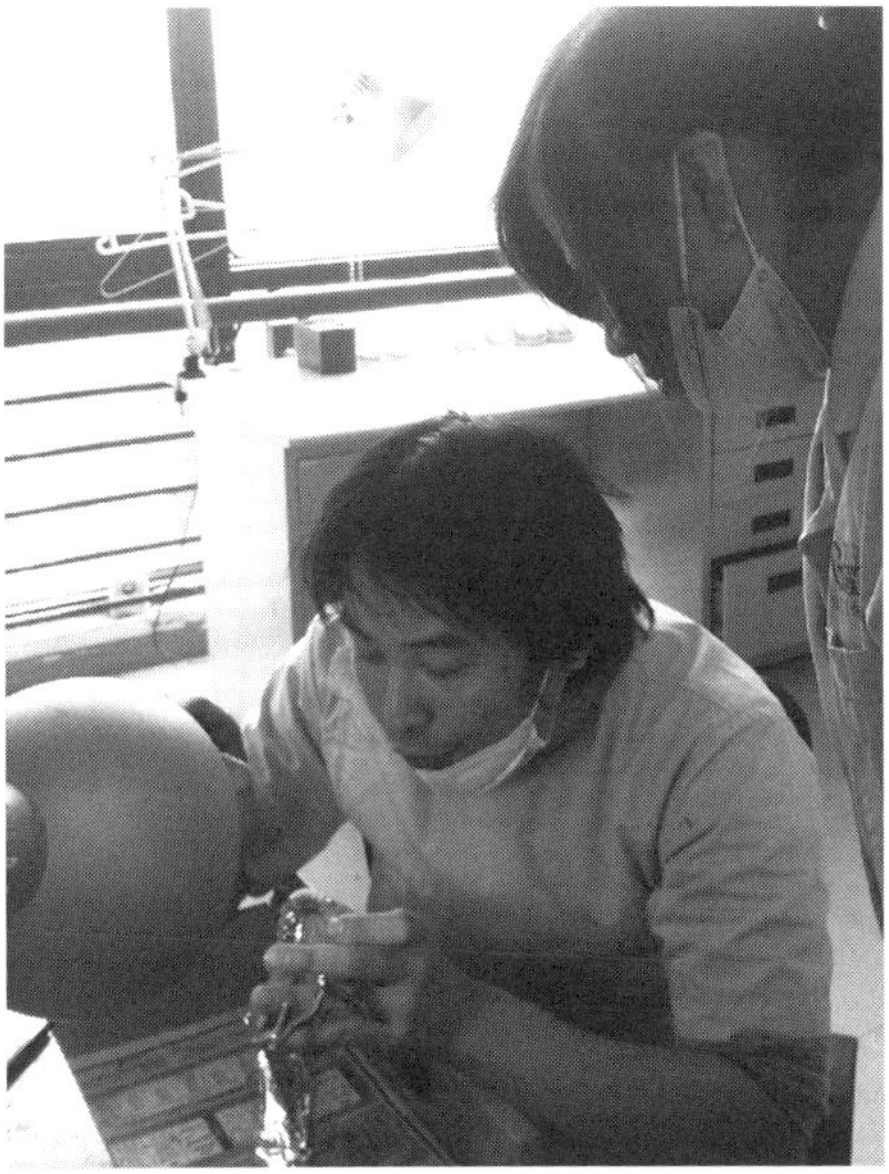
教えているところ

め、一つの工程に熟練するのが段違いに早いと感じました。日本と中国では社会体制や保険制度が違うので、同じように比較することはできないのですが、残業や徹夜が少ない理由の一つにはそれがあるように思います。

技術指導という立場にあるのですが、むしろ彼らから学ぶことの方が多く、上海に来てから時間が過ぎるのがとても早く感じています。スタッフたちは全員とても優しく、言葉ができない私を何かと気にかけてくれ、中国語も親切によく教えてくれます。自分が欲しい材料は中国語で言えるようになってきました。私も彼らに日本語を教えたりしています。

中国人は日本人に比べ、感情表現もとても豊かで、喜怒哀楽がはっきりしていています。相互のコミュニケーションはそんな「中国的」思いやりにあふれていて、常に笑いがあります。日本人にはきつい表現も、現地の人にとっては相手を思う、愛のある表現だったりします。それは現地で生活をして初めて分かるものですが、私は接しやすく、さっぱりとした感情表現だと感じ、生活に慣れるに連れてもっとしゃべりたいと思うようになりました。中国にはさまざまな言語がありますが、普通話《プートンホァ》（標準語）を話すことができれば13億人と仲良くなれるわけで、このチャンスを生かさない手はないと考えています。

私が海外に出るきっかけは、今の会社の社長とのツイッターでした。前の会社を辞めて開業しようかと悩んでいた時に社長からメッセージがありました。私も社長のツイッターをよく見ていて興味があったので、会って話をしました。その時に「海外事業に興味ある？」と聞かれたのです。今思えば互いの投稿に興味を持っていたわけで、「縁」を感じずにはいられませんでした。海外に出たことで仕事の面白さ、人生の面白さを感じるようになったのは確かです。

不便な通信インフラに困惑

私の住まいは上海の徐家汇にあります。徐家汇は日本の原宿、渋谷のようなところで、街並みやショッピングモールがとてもきれいです。食事や買い物にも困りません。高くてなかなか行けないのですが、

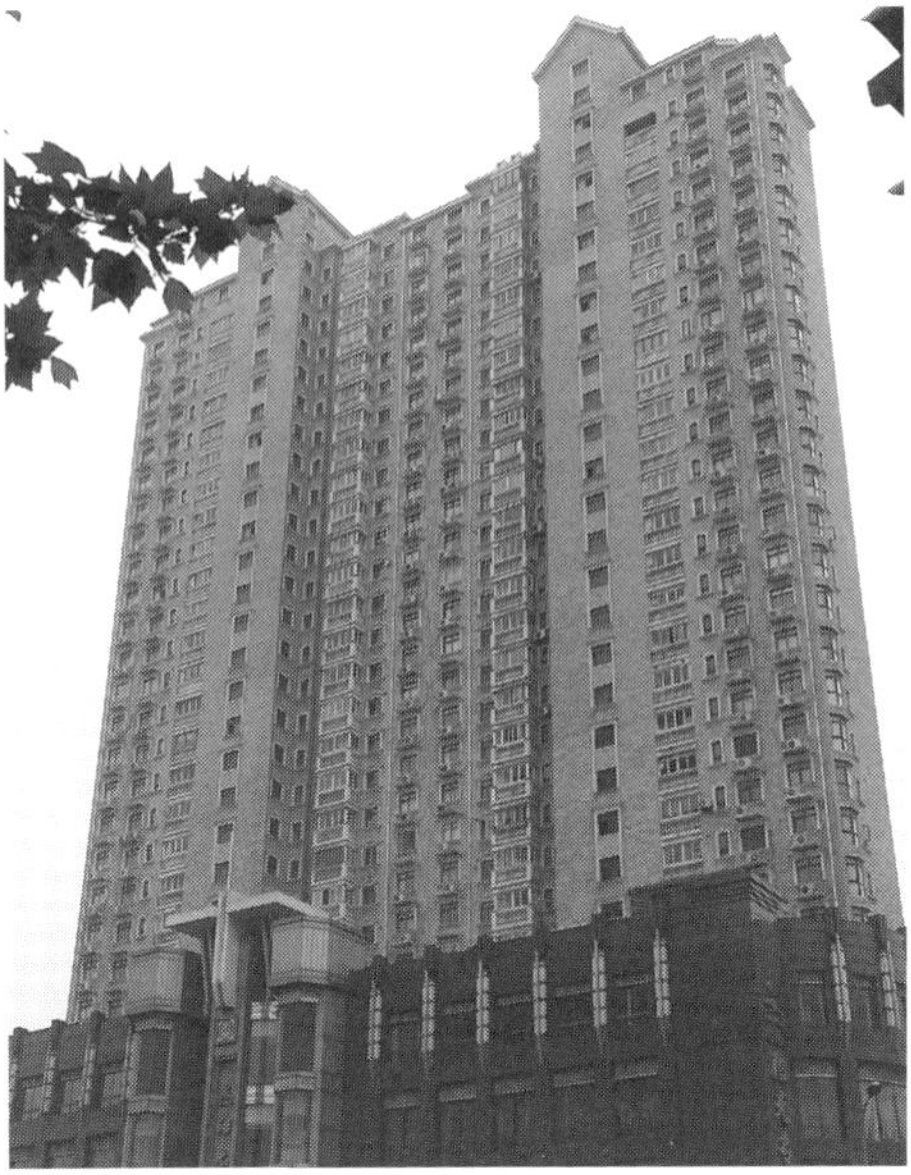

住んでいるところ

日本料理店もたくさんあり、味も最高に美味です。

「反日感情」が日本のニュースでは中国全体のことのように報道されていますが、日本人のイメージとは若干違うような気がします。現地の人々は言葉が分からなくても日本人よりも親切に接してくれます。国の立場と個人の関係は別物です。

また、国境を越えてより一層フレンドリーな関係になるためには、一緒になって身体を動かすのが何

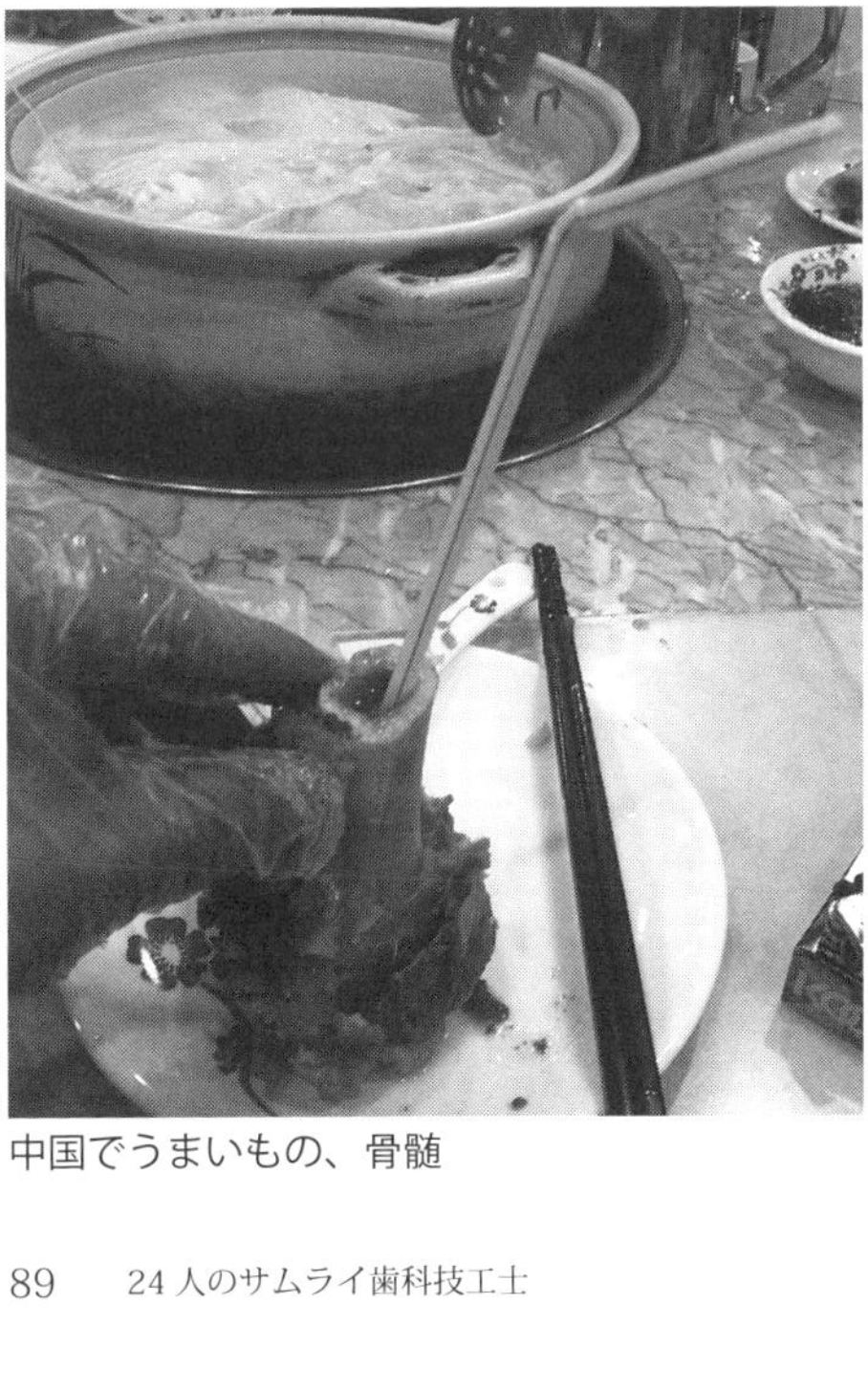

中国でうまいもの、骨髄

よりです。私は上海のハンドボールのクラブチームに入団し、エネルギーを発散させています。チームにはドイツ人、フランス人、中国人がいて、試合が終わったら仲間たちとご飯を食べに行き、情報交換をします。日本では味わえない感覚かもしれません。彼らはチームメイトであると同時に、上海で生活する外国人としての仲間でもあります。

上海の生活で今、私が一番困っているのは通信インフラです。身分は駐在員なので、日本の会社と連絡を取らなくては業務が成立しません。来た当初は中国の携帯電話から国際電話のかける方法さえ分かりませんでした。準備のないまま勢いで海外渡航をしたので、日本では当たり前のように使用していたメールやフェイスブック、ツイッターなどが中国のネット回線では使えないことを知らなかったのです。日本のサイトには中国政府から制限がかかっていて見られないページがたくさんあります。調べものができない状態は思った以上に不便で、困惑します。それを助けてくれたのがハンドボールのチームメイトでした。今ではライン、ウィーチャット、スカイプなどで、ほぼ不自由なく日本とコンタクトが取れるようになりました。

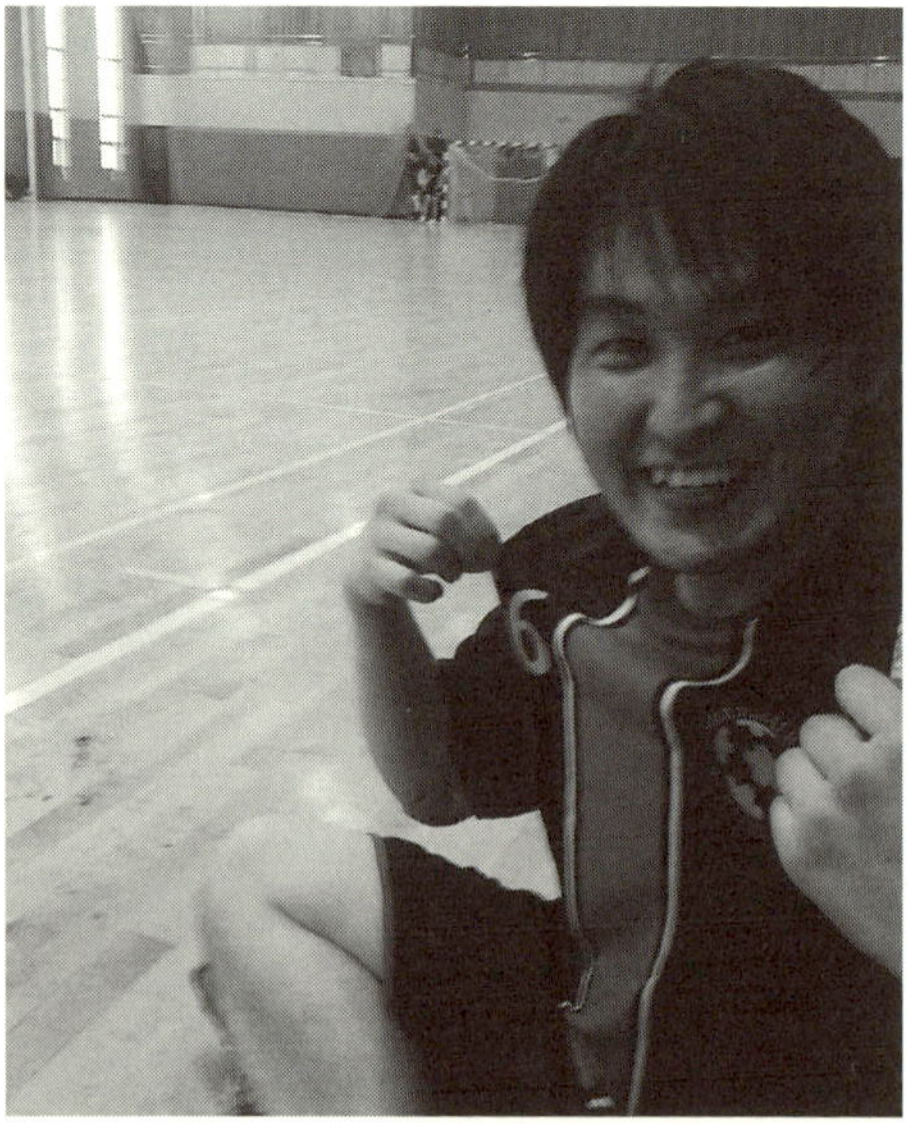
ハンドボールにはいろいろな国の人が参加している

日常生活では、日本の常識では考えられないような驚くことが毎日起きます。歩道を歩いているのに車にひかれたり、お茶に誘われたと思ったら実は詐欺だったり、その他書けない出来事がたくさんあります。

それでも中国で生活、仕事をしているのは「海外で勝負したい！」との強い思いがあるからです。自分の力を試す絶好の機会であり、企業に所属することで個人ではできないスケールの大きな勝負ができると考えているからです。自分の技術で製作したコンフォートデンチャーを現地の患者さんにセットし、喜んでいただいた時の喜びは大きく、市場的にもこれまでにない大きなワクワク感がありました。大きな可能性、それこそが海外で歯科技工をしている一番の理由です。

歯科技工は世界共通言語

私が海外で仕事をするようになったのは35歳からです。2000年に東京歯科技工専門学校を卒業し、日本の歯科技工所に勤務しました。今考えれば、あと10年早く海外に出たかったのですが、10年前の自分に海外の選択肢はなかったと言えます。しかし、海外に行きたいと思っている人は、ぜひ行くべきだと勧めます。

私見ですが、日本でポーセレンワークの技術を学ぶには、新卒で就職してクラウンワーク、レジンと進み、その後、運が良ければ2年か3年ぐらいでやっと陶材に触ることができるようになると思います。上海ではラボに勤務したその日からポーセレンワークができますし、望めば技工に関する全般的なことが高いレベルで学べます。分業で築盛をするのもいいですし、一通りやることも可能です。中国にはそれがかなえられるだけの仕事があり、日本の優秀な技術者を求めています。もし、日本で仕事の悩みがあるのなら、自分の可能性を信じて海外に飛び出すのも面白いのではないでしょうか。

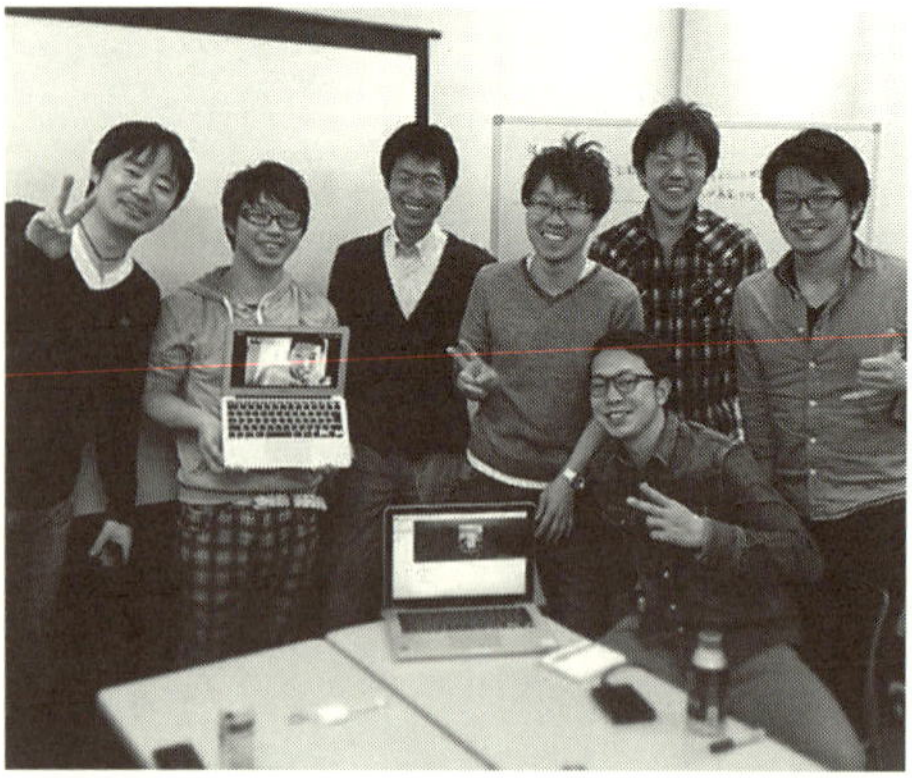

D-Technications の仲間たち

私は日本の歯科技工スタディーグループ「D-Technications」に加入しています。中国でも技工の技術は学べますが、医療としての技工は日本のラボで活躍する仲間から学びます。会合にはスカイプで参加し、いつもさまざまな刺激を受けています。日本国内・海外、どちらも求めているもの全てが満たされるわけではありませんので、それぞれの不足を補う工夫をしつつ、選択肢の一つに海外を入れておくのもアリなのではないでしょうか。

地域差はありますが、昔ほど、海外へのハードルは高くなくなっているように感じます。日本の若手歯科技工士と話をすると、「もう少し技術力を上げてから行きたい」といった言葉をよく耳にします。気持ちは分かりますが、実際に行って私が肌で感じたことは、「そんなに気にしないでもいい」ということです。技術力は海外でも上げられるし、日本では考えられないような経験ができます。可能性に満ちた世界をつかむのは、一歩を踏み出す自分自身の決意です。

歯科技工士学校を卒業して、国家試験に合格して歯科技工士になった時には、このようなビジョンはなく、恩人に言われた「世のため人のために仕事をしろ」という言葉を胸に、技工に励んでいました。

ただ、海外の話をいただいた時に、中国というフィールドでもっとたくさんの人の役に立てると感じました。海外で勝負したいという自分と会社のスケールがリンクして、今の自分があります。それは歯科技工という職業だからできた選択です。

歯科技工は世界共通で、「良いものは良い、ダメなものはダメ」とすごくシンプルです。日本の数多くある職業の中でも歯科技工士は自分の腕一つで渡り歩いていける素晴らしい職業ではないでしょうか。

技術に国境の壁はなく、入れ歯で困っている人がいれば国に関係なく、技術指導をして、よく噛める入れ歯を作って、患者さんに提供して、笑顔をいただける。そして皆が幸せになれる。そこを目指して前進あるのみです。世界は広く、そして可能性と夢と希望に満ちています。

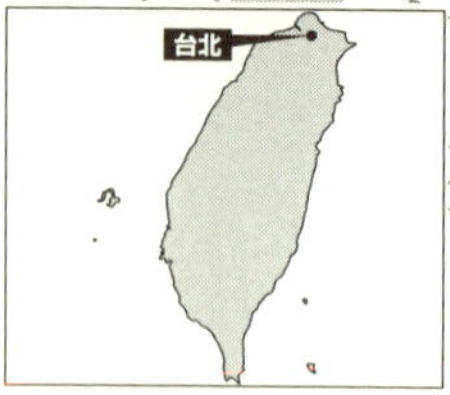

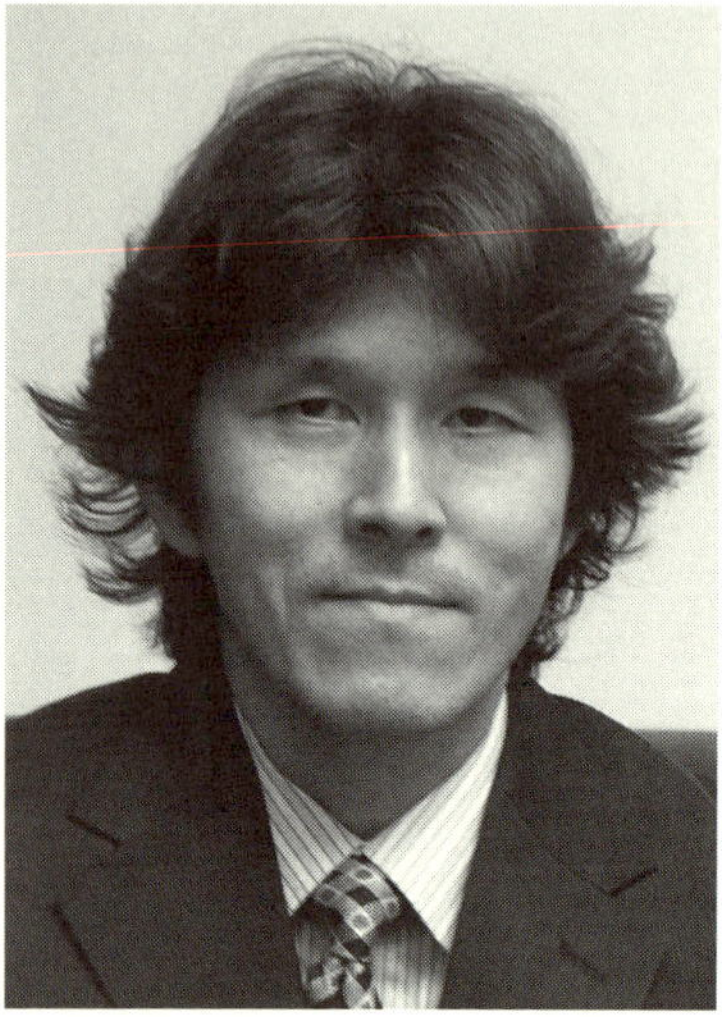

鹿島 茂

かしま　しげる

1988 年、東京医科歯科大歯科技工士学校実習科卒業後、間もなく台湾のラボに就職。一時帰国を経て、94 年より台北市の馬偕紀念医院に勤務し、2002 年に永久居住権を獲得。05 年に独立ラボを開業。10 年に台湾初となる台湾歯科技工免許を受験・取得。連続滞在は 2014 年 4 月で 20 年が経過。

「技術あれば」の認識甘かった

台湾での生活をご紹介するにあたって、海外に何を求めたのかということを思い起こしました。私の場合、台湾という環境に身を置くことで、平凡過ぎる自分を変えてみたいという願望がありました。1988年当時の歯科技工界でアジア地域はあまり注目されていませんでしたが、第二言語を含めて全世界で14億人が使用するといわれる中国語に魅力を感じ始め、日本人歯科技工士が中国語圏に挑戦する希少性に、歯科技工士としての生存の道を託したのです。

私の幼少期から学生時代は、父からの虐待と家庭内暴力に悩まされ、1日も早く自立したいと常に考えていました。そのことも原因で、婚姻生活に疲

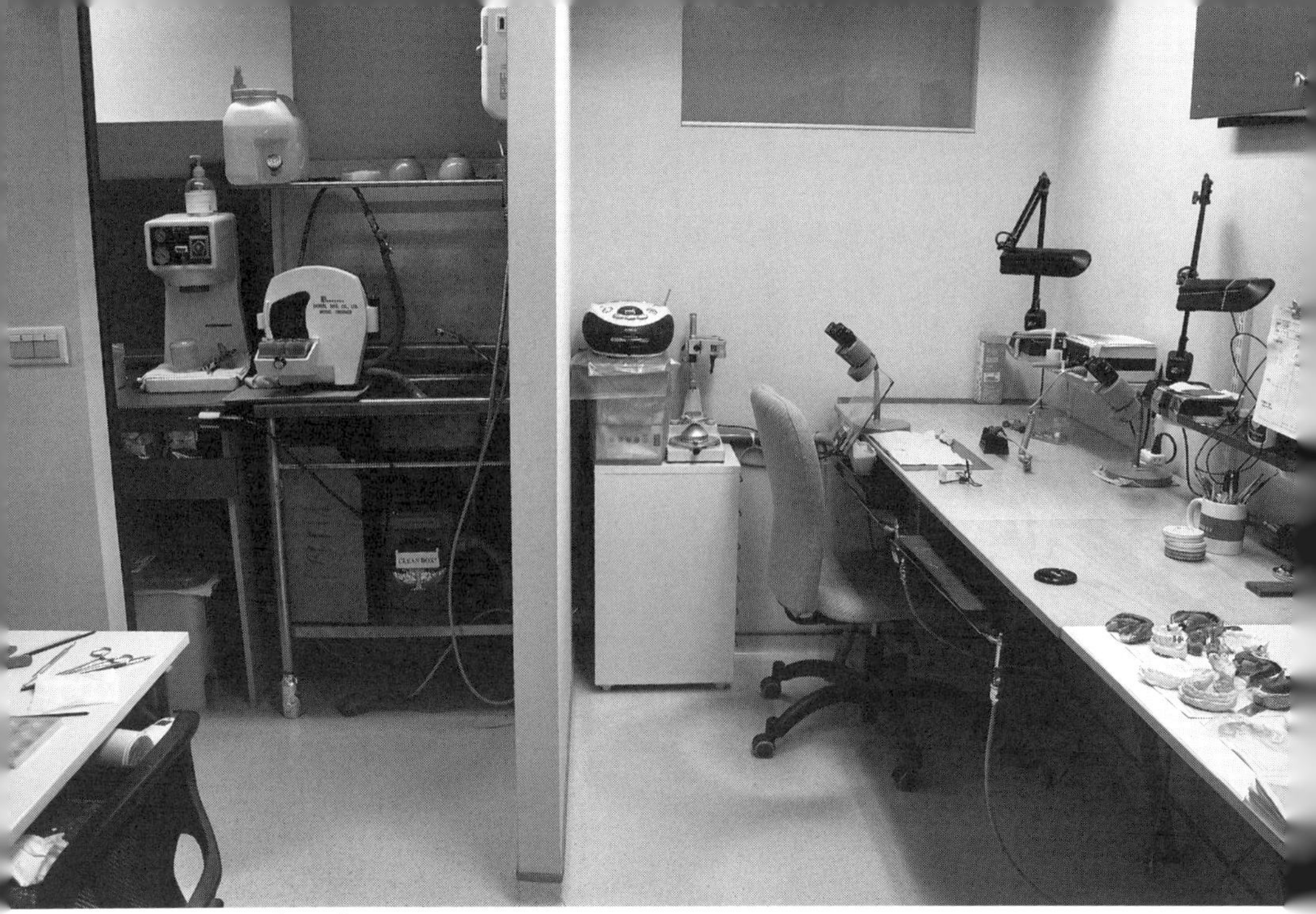

現在のラボの一角

れ果てた母は、私が高校3年の時に父との離婚を決意しました。一夜にして貧困生活を強いられることになった私にとって、仕事をしながら海外に住めるチャンスは、強い魅力を感じられるものでした。

私の母校である埼玉歯科技工士専門学校校長である阪秀樹先生は、早い時期より台湾への関心と交流を持たれていました。そして、私が台湾で仕事をする機会を直接取り持ってくださったのが、恩師である同校の山鹿洋一先生と、加瀬義博先輩です。この3人との出会いがなければ、私が台湾に住むことはありませんでした。東京医科歯科大学の歯科技工士学校実習科修了間もない1988年、22歳で台湾へ飛び出したのです。母も快く同意してくれました。借金をしながら私を4年間、歯科技工士学校へ通わせてくれたため、後ろ髪を引かれる思いでしたが、当時の私は自立の道を探ることと、自由に生きたい気持ちで、頭の中がいっぱいだったのだと思います。

台湾での初めての生活は1988年からの1年半でした。日本への帰国を経て、1994年から永住し、20年以上になります。現地での生活も昔と今では環境も国民の思想も大きく変化しています。

1980年代には台湾への個人渡航に財産証明が必要でしたし、国際電話も地域によっては交換台を通す必要がありました。海外からの書籍やメディアにも規制があり、インターネットも普及していない時代でした。

1988年5月、台湾のラボで実際に歯科技工を始めると、意外にも術式の種類が多いことに戸惑ったのを覚えています。そして仕事の多さ、納期の短さでは世界トップレベルだと感じました。しかし、苦悩の連続は台湾だからではなく、新米社会人共通の悩みであったことに後に気付くこととなったのです。そしてこのころ、歯科技工士免許制度成立に向けた促進活動が活発化し始めていました（当時1校

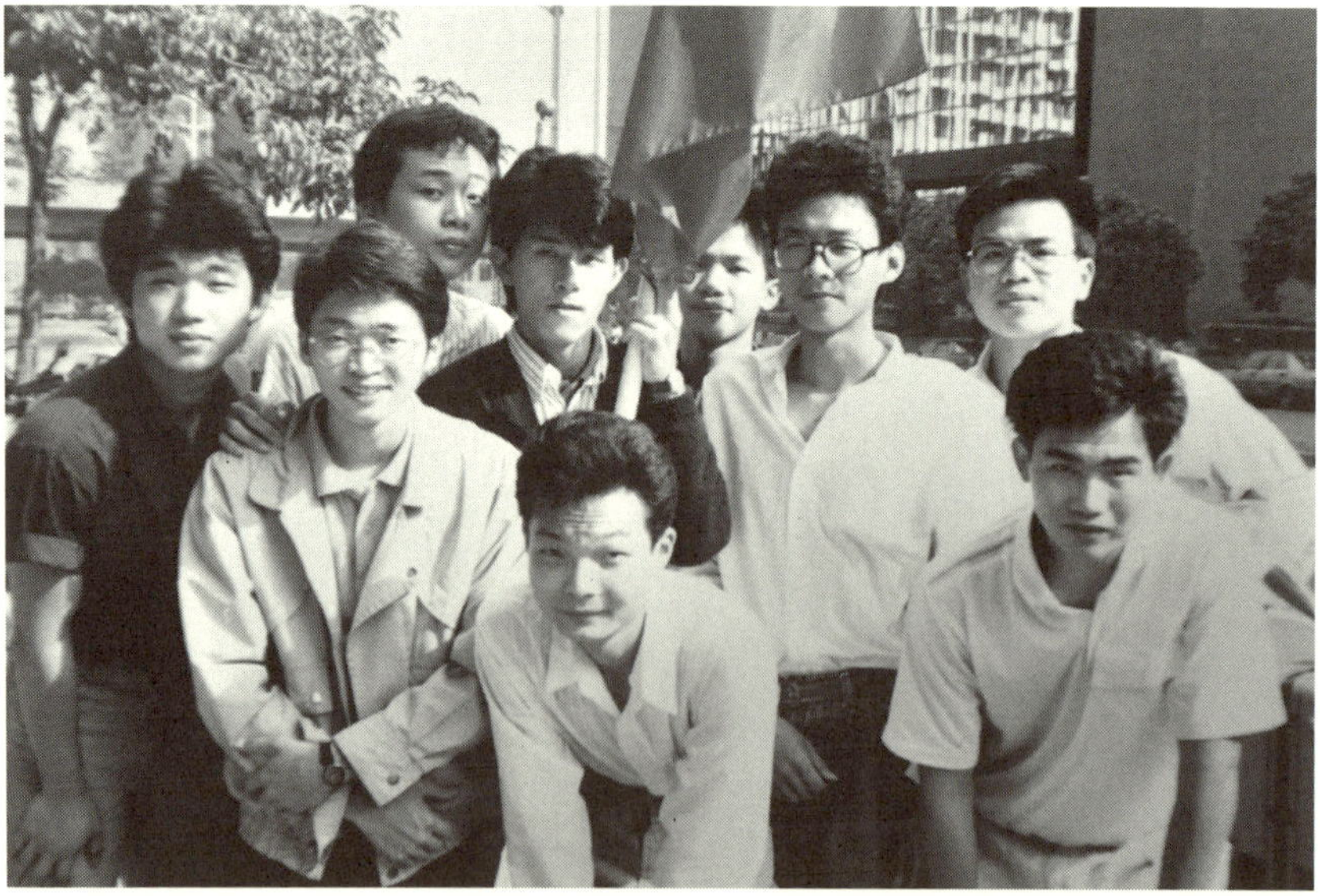

1989年台北にて。10月25日は光復節。日本支配終結の記念日に台湾の友と共に。旗を持っているのが筆者

だった技工士学科は2013年には4校に増加しています)。

1994年から妻と共に台湾生活を始めた後に、私は1人で就職先を探し回りました。幸運にも、やっとの思いで探し当てた台北市内の大型総合病院である馬偕紀念病院での勤務が始まったのです。ここでの歯科医師からの要求の高さは驚きの連続で、多くの基礎知識を学ばせていただきました。医師と患者さんの思いを確実に理解するために中国語を真剣に学び始めたのも、このころです。

海外へ出る前は技術があればどこででも生きていけると考えていましたが、現状はそんなに甘くありませんでした。歯科技工士という仕事をする上で、患者さんの思いを知るため、医師と歯科技工士による討論のために、言語はとても重要だったからです。仕事の上達は、語学力の進歩なしにはあり得ませんでした。そして、それまでの期間、根気よく私を支えてくれたのが家族、同僚、歯科医師を始めとする台湾の人々でした。このありがたさは経験を重ねるごとに深まっていきました。

1990年代は台湾全体の生活様式と環境が大きく変化していくのを体感していました。経済成長に伴う過度の都市開発を私は好みませんが、台湾経済の底力を時代の変化とともに見てきました。「活気」という表現がピッタリな国だと思います。

総人口約2300万人、九州と同程度の小さな国で、際立った大きな産業は少ないのですが、勢いがあり、歯科界にも大きく反映されています。それは2011年3月に発生した東日本大震災に対する台湾からの多くの支援活動からも実感できたのではないでしょうか。情熱と豊かな心が経済を支えていると言っても過言ではありません。

そして興味深いのは、経済成長に比例して台湾の女性が年々きれいになっていくことでした。若い年代に限らず、私たちと同年代の女性も、より美しく変わっていったのです。

台湾ではなぜか日本人男性がモテますが、単身赴任で働く既婚男性は、台湾女性の容姿と心の美しさに対し、倫理的な強い意志を持ち続けないと大変なことになりかねません！

私が勤務していた馬偕紀念病院も、1千人近い従事者の8割が女性という花園状態で、歯科技工室も私が退職してから8人全て女性となりました。このような環境が40歳になるまで開業を決意できなかった一因でもありますが、私の心が「ブレる」前に無事独立に至りました（笑）。

技工界の激動の時代を共にして

台湾という環境は、日本や先進諸国と明らかに異なる事情があります。台湾は国際連合に加入しておらず、独立か中国との統一、もしくは現状維持といった問題で民意が大きく揺れています。こうした社会情勢からか、他人任せでなく、自らの力で国を守り、新しい時代を築き上げようとする熱意を、国民一人一人から強く感じることができます。特に、選挙活動における両派の激突は日本で政治に無関心だった私にとって衝撃的な体験でした。

また、台湾国民の気質は政治だけでなく、近年の歯科技工改革で揺れる歯科界でも同様に現れました。２００９年に歯科技工法が制定され、歯科技工士免許制度の実施や歯科技工職業公会（組合）への加入義務、もしくは生涯研修単位取得義務、技工所開業免許制度などについて、論議と抗議が激しく飛び交いました。しかしそれらの制度に対して、混乱が起きないように多くの技工士たちが自主的に情報を整理し、新制度の理解に力をそそぎ込みました。

２０１０年に私も台湾の技工士たちと共に国家試験へ挑戦しました。翌２０１１年には全国の主要都市に、臨床に従事する歯科技工士の加入が義務付けられた「社団法人牙體技術師職業公会」が発足しました。国で定めた公共の機関ですが、資金や運営は全て歯科技工士に委ねられ、行政からの助成金は交付されていません。台北市職業公会の発足に当たっては、私も立ち上げの討論段階から参加し、台湾の人々が自分たちの手で作り上げていく情熱を体感することができました。職業公会の会費の設定から役

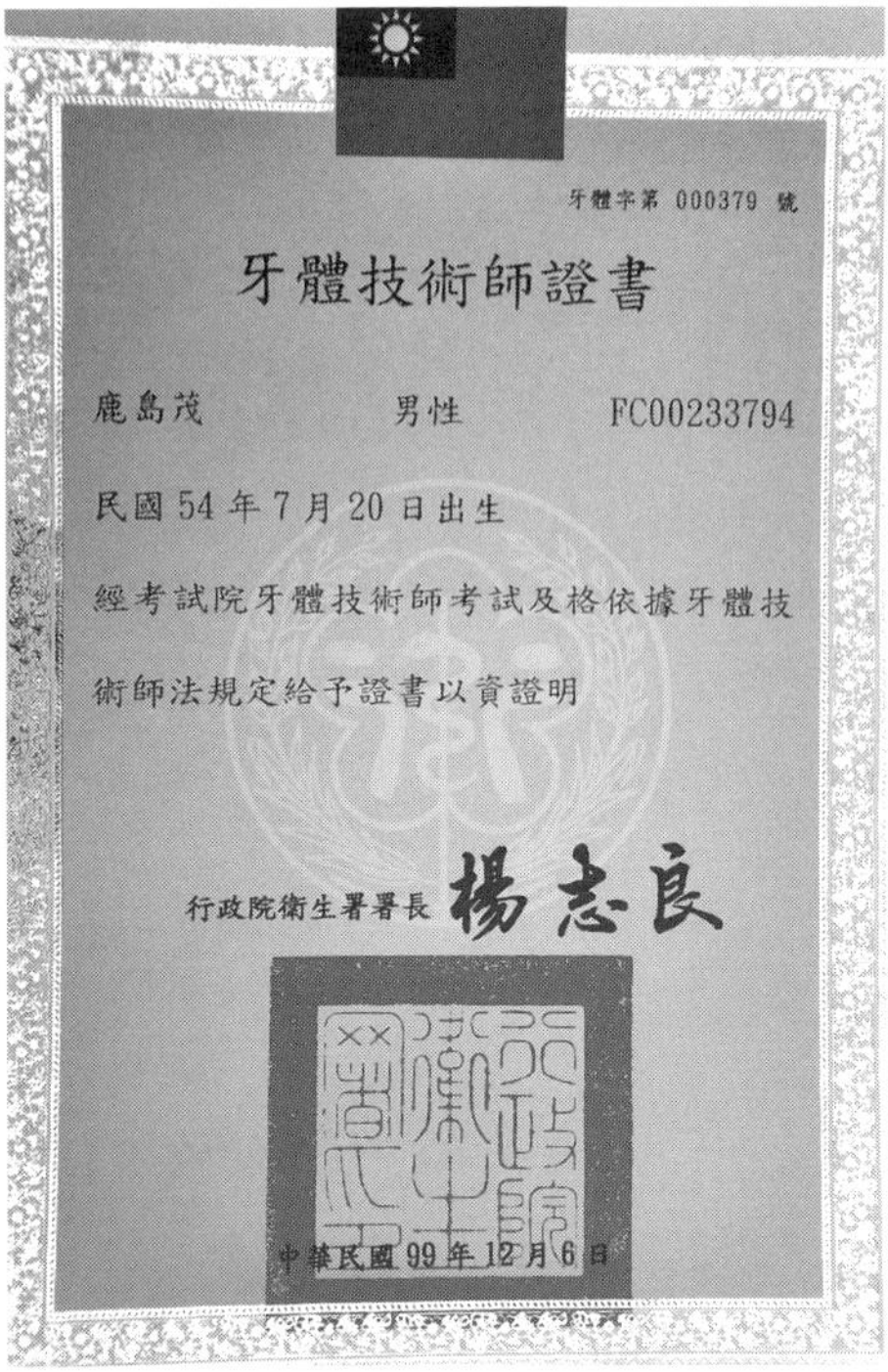
牙體字第 000379 號

牙體技術師證書

鹿島茂 男性 FC00233794

民國 54 年 7 月 20 日出生

經考試院牙體技術師考試及格依據牙體技術師法規定給予證書以資證明

行政院衛生署署長 楊志良

中華民國 99 年 12 月 6 日

2010 年 12 月、台湾で初めて歯科技工士免許が交付された

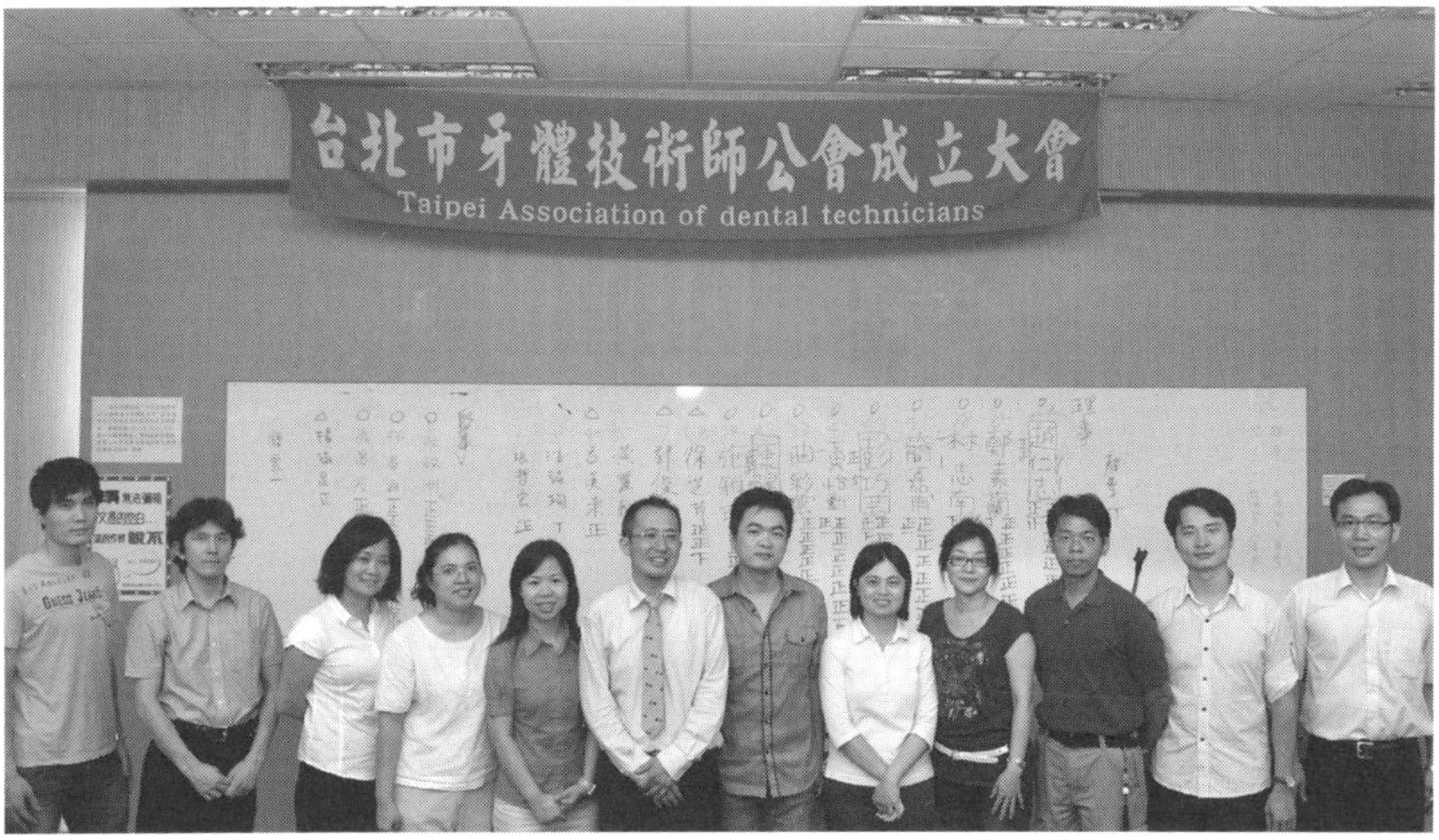

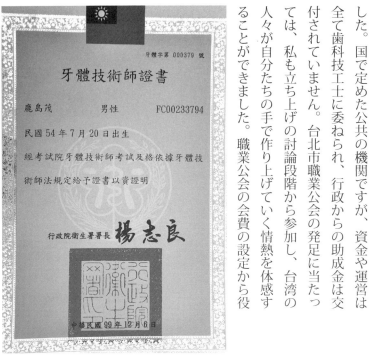

2011 年 7 月 10 日、台北市牙體技術師職業公会（歯科技工組合）発足大会での初代役員選出。左から 2 人目が筆者

員の人選、入会規定など、ゼロからの積み上げです。彼らの取り組む姿に歯科技工界の次世代を見据えた行動であることが映し出されていました。

かつて日本でも、私たちの先輩方が歯科技工士会を発足させ、歯科技工免許法令化の促進に努め、技術報酬等の討論を重ねてきたわけですが、当時を知らない私たちの世代はごく当たり前のように歯科技工士として働き始めていたのです。私は日本で経験することのなかった先輩方による奮闘の再現を台湾で経験することができました。そのことで、これまで以上に歯科技工を行える現在の環境に感謝する気持ちがわき上がり、行動の必要性を感じるようになったのです。そして、台湾の人々と共に初代台北市牙體技術師職業公会の役員として、台湾歯科技工界発展に協力する機会を与えていただいたことに感動せずにはいられませんでした。これらのことは、台湾で仕事を始めたからこそ経験できた、私の人生における貴重な財産です。

日本でしか果たせないこともある

私のラボは台北市内にある歯科医院の一角を借りて、主にポーセレン関係の業務を手掛けています。2人で仕事ができるよう設計しましたが、1人で頑張っています。歐嘉得医院長とは古巣の馬偕病院時代から仕事を共にし、20年近いお付き合いとなりました。院長を含め3人の口腔外科の医師が治療に当たり、補綴装置製作で患者さんの術前と術後に立ち合える環境は、私にとって幸運と言えます。

技工料金は自費のみなので、個人差は大きいのですが、全般的に日本と比較して安いといえます。技術報酬は金属、コーピング費用が含まれない場合で、オールセラミックスが5千~9千円、メタルボンドが2500~9千円、キャストデンチャー（コバルトクロム床含む）が1万8千～3万円程度です。
ポーセレンに換算して月に60～100本程度の業務を行いますが、朝7時半に始め、夜8時前には退社できるように心掛けています。

2011年に運動不足で体調を崩した経緯から、帰宅後、20分間の軽いランニングを仕事の一環として、自宅に隣接する大学のグラウンドで楽しみながら走っています。疲れていても継続できる理由は、

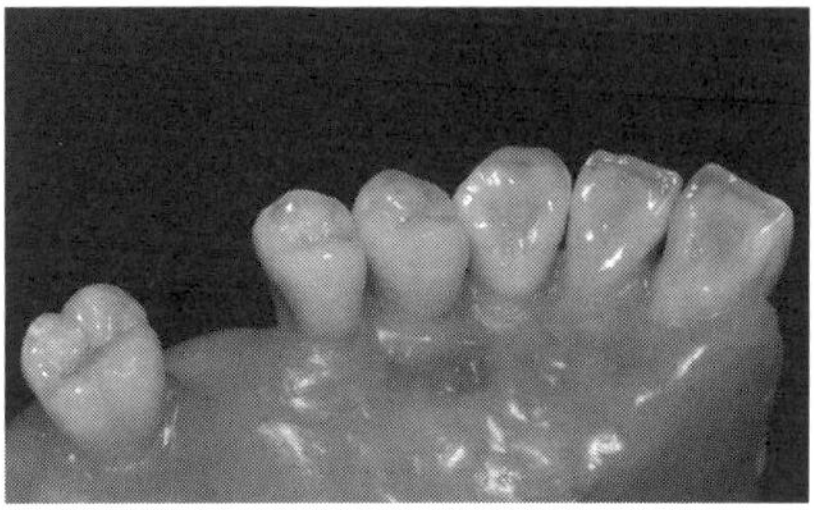
2002年、審美の表現に悩みながら取り組んだ作品

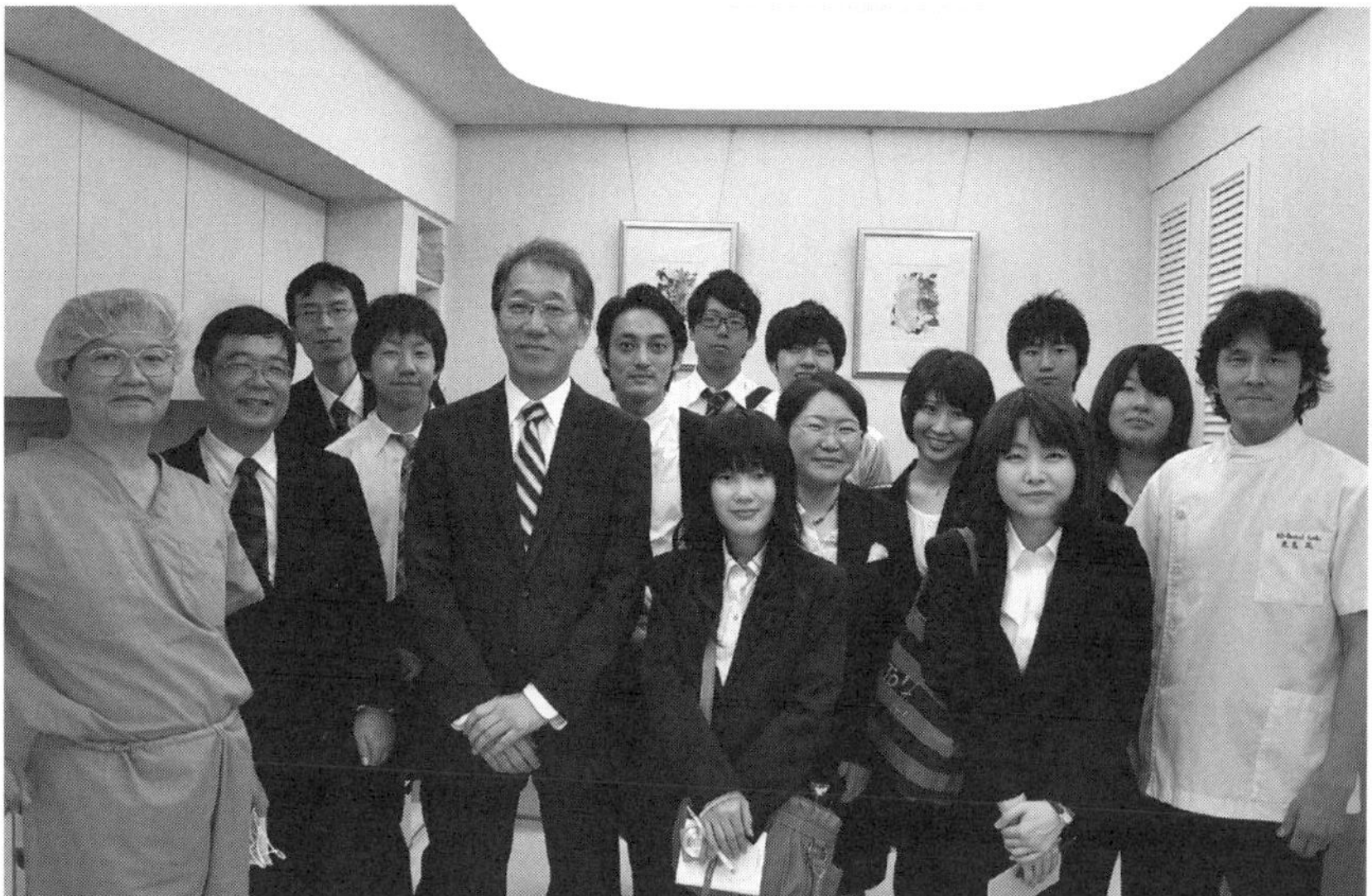
2012年11月、東京医科歯科大学歯科技工士学校のラボ訪問。左端が歐嘉得医師

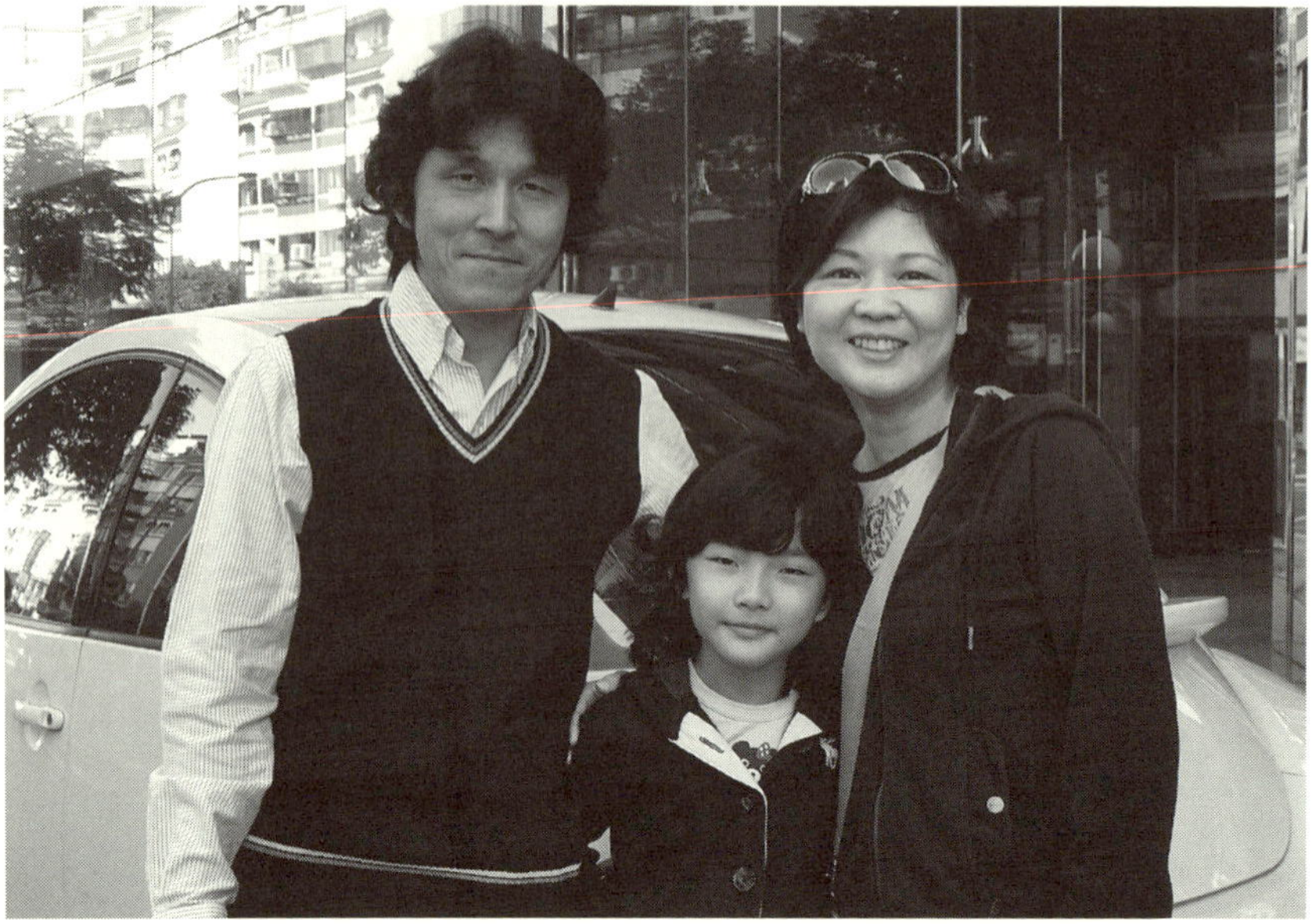

2012年11月、自宅前で家族と共に

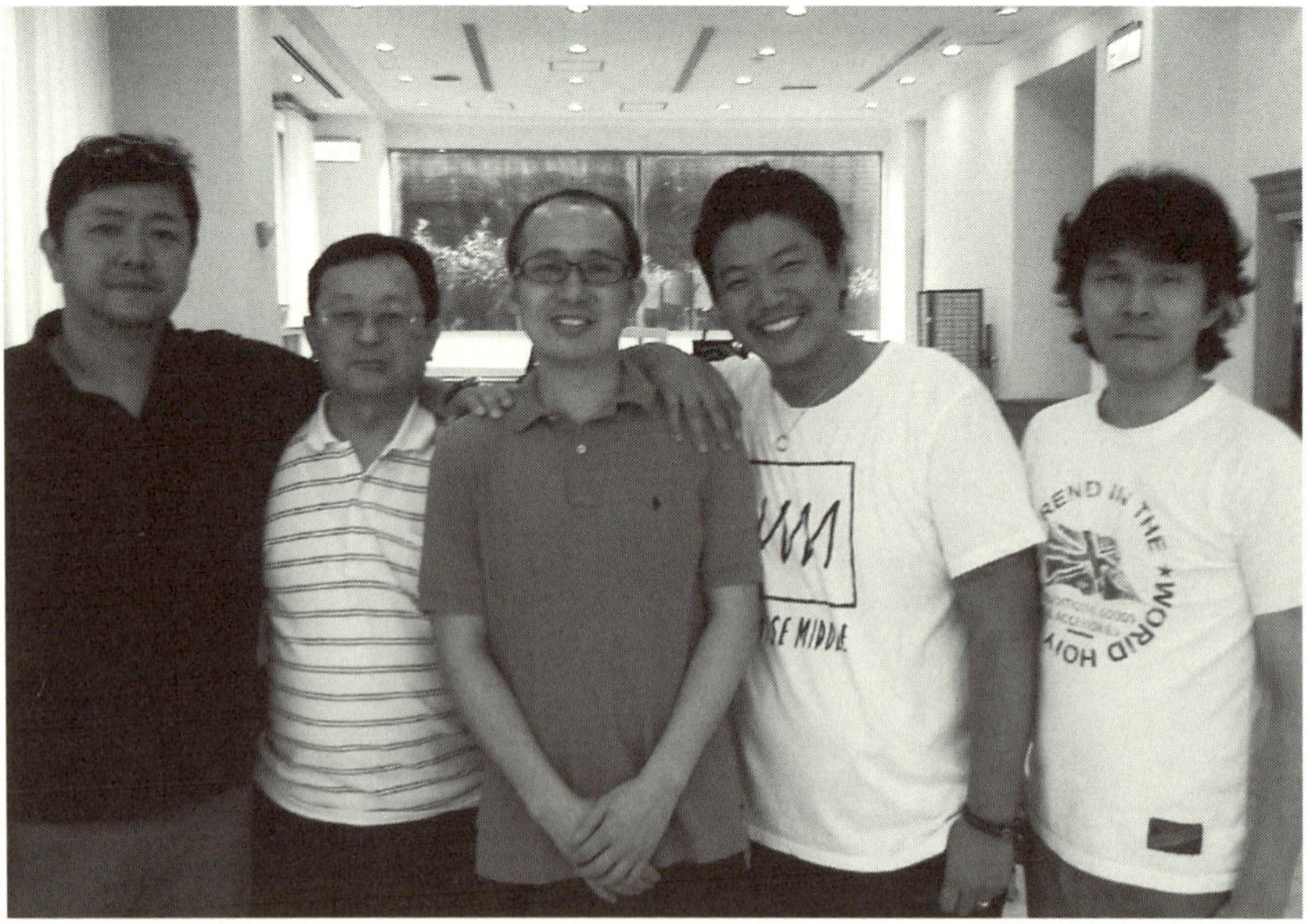

2014年6月、台北市での生涯研修で日本の講師の先生方と

やはり運動する美しい女性が多いことでしょうか。トラックを回っているので後ろ姿しか見られませんが、そこに魅力を感じるのが「おじさん」なのです。

子供がまだ幼いため、休日はできるだけ郊外へ出掛けるよう心掛けていますが、歯科技工士のための生涯研修に時間を費やすことも多くなりました。そのことで、同業者の方々とより一層交流が持てるようになり、情報交換の場となっています。義務化された生涯研修への参加は、学術的な意義ばかりでなく、歯科技工士同士の絆を深めるためにも大きな役割を担うようになっていると実感しています。

「海外に目を向けること」は、必ずしも「海外で生活をすること」と私は思いません。しかし、日本の実情を世界各国と比較しなければ正しい評価はできないと考えています。そのためにもまず、日本各地の実情を十分理解する必要があると感じています。私も同様に、日本を含めた台湾以外の国の実情を、もっと理解する必要があります。確かに海外だからこそできた経験もありますが、日本でしか果たせない多くのことに気付くことにもなりました。

時代の流れとともに環境は変化していきます。大切なのは、私たちの心がどれだけ豊かでいられるか、ということにあると思います。9歳になる娘と風呂に入ると、「どうしたの？　だいじょうぶ？」と、私の体の傷跡を心配してくれるので、「もう治ったから大丈夫」と、笑みを浮かべて安心させます。そして一緒にいることで仕事の疲れを癒やすのです。子供のころの傷跡は今でも消えませんが、人の心は環境の変化とともに豊かになれるはずです。

私たちが歯科技工士として、また日常生活を営む上で心が豊かになれる環境であれば、日本、海外を問わず、楽しい人生が送れるはずです。ただ、今の私にとっては、その環境が台湾だったのかなと感じているのです。

Philippines **フィリピン**

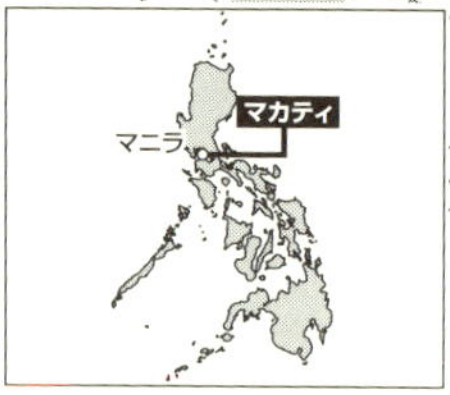

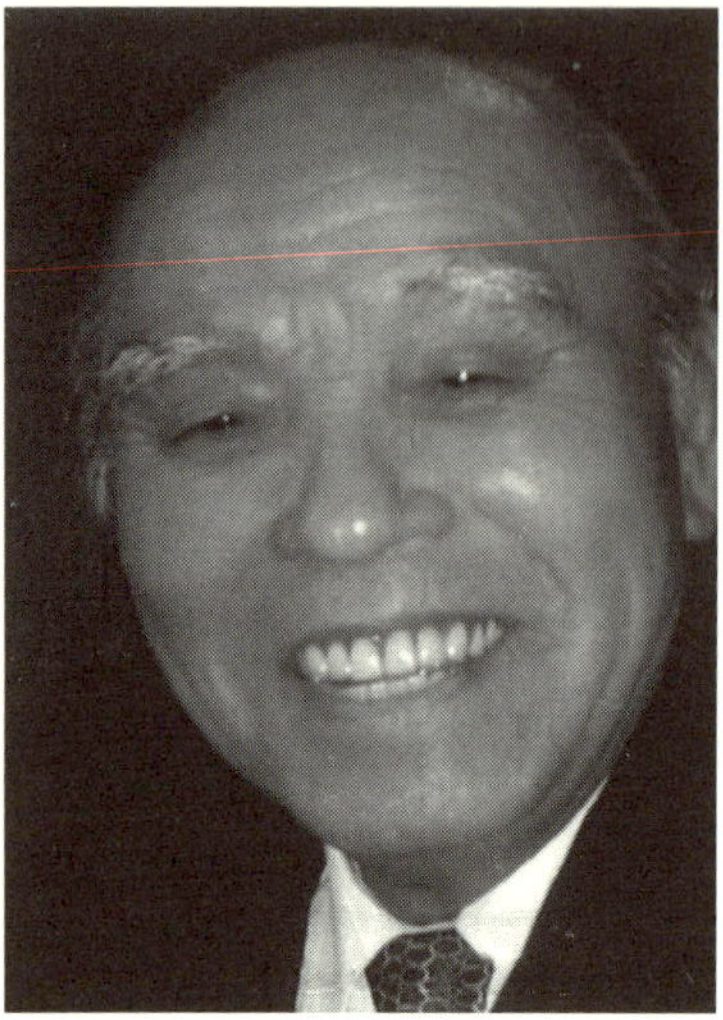

小林 誠

こばやし まこと

1939年生まれ。北海道上川郡和寒町出身。70年、東邦歯科学院（現・東邦歯科医療専門学校）を2期生として卒業。80年、歯科医になるためにフィリピンへ。87年、デ・オカンポ歯科大卒業。89年、フィリピン歯科医師国家試験合格。90年、小林歯科医院・技工所開業。

歯科医師を目指し、フィリピンへ

私が１９８０年にフィリピンに渡ったのは歯科医師になるためでした。

１９７０年３月に東邦歯科技工専門学校を卒業して、10年目の決断でした。卒業後、国家試験に合格するとすぐに埼玉県新座市に一戸建ての建売住宅を購入し、庭に2階建てのプレハブ住宅を建て、歯科技工所を設立しました。経営は順調に推移していましたが、歯科技工の仕事をしていてどうしても我慢できない問題がありました。

それは、義歯製作のために歯科医師が出すインプレッションやプレパレーションがきれいでなく、義歯の再製が多かったことです。患者さんに申し訳ないと思い、歯科医師に「先生の印象が悪い。私は先生の模型に沿って正確に作っている。正確に作れる

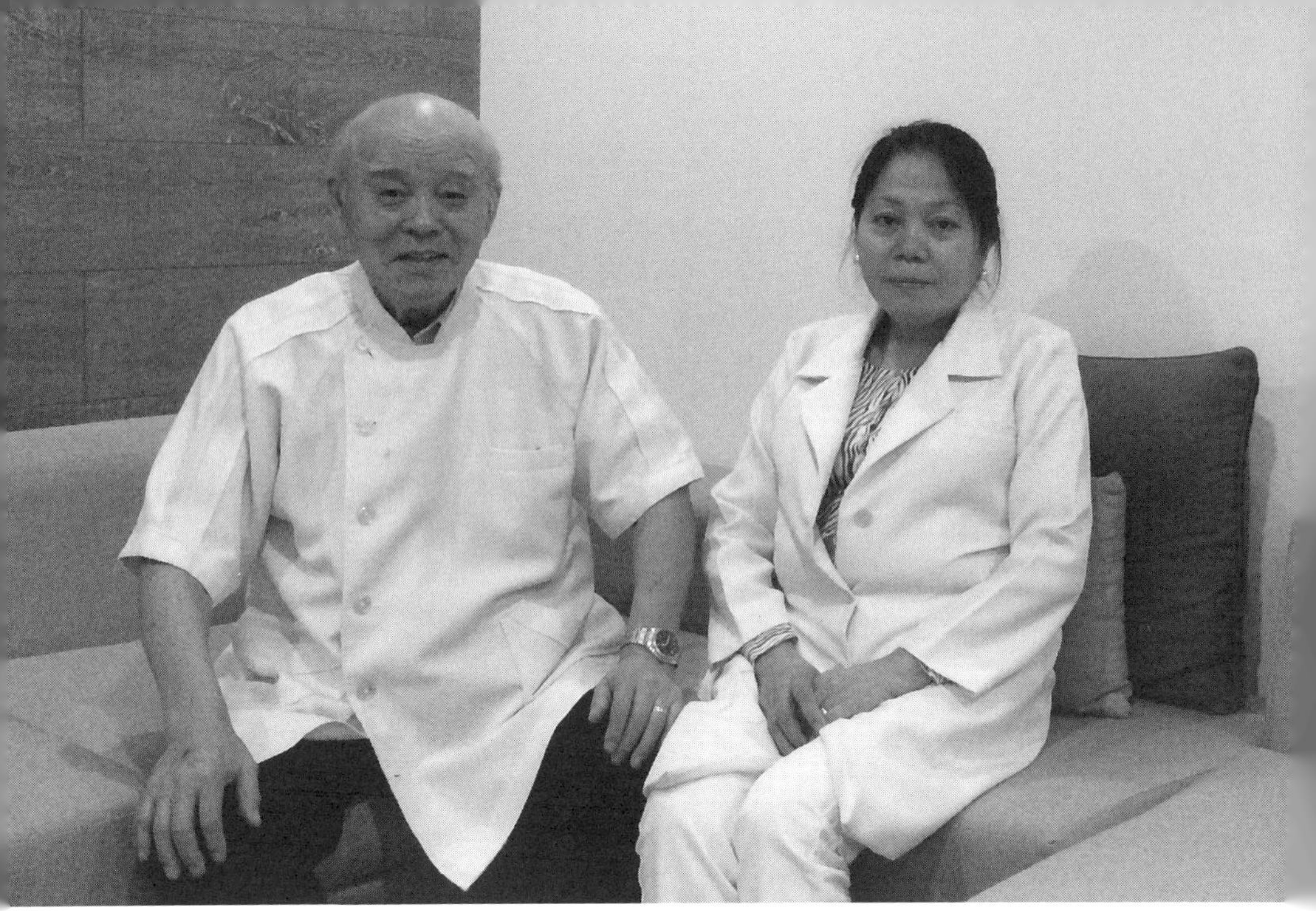
妻のマージョリと

だけのきれいさがないので困っている」と話すと、「それは想像でやってくれないと駄目だよ」と言われました。そこで、「患者さんを見て作るわけではない。先生が削って、『こうした歯型部だよ』というのを見せてくれれば、それに合わせて義歯を作ることができるが、それがなければ想像もつかない」と言うと、「患者さんを呼んでおくから、あなたが医院に来て義歯を入れてくれないか」と言われます。

こうしたやり取りを何度となく繰り返していて、キャンセルの仕事が出るのが不満で、歯科医師にならないと駄目だと思い、「歯科医師になりたい」とあちこちで話をしていたら、そのうち歯科医師の1人が、フィリピンで歯科医師になれるという話をし、「知り合いがいるから聞いてみるよ」と言って、フィリピンへ連れていってくれました。

「英語はしゃべれないし、フィリピンのことはマグサイサイという大統領がいるぐらいしか分からないよ」と言っていたのですが、1980年3月に下見に行き、オカンポ大学歯学部に入学すると決めて、帰国しました。そして従業員に「わがままするけど、フィリピンに行って歯科医師になってくる」と話すと、あまりにも突然のことで、みんな唖然としていました。

「私も40歳を過ぎた。今、将来のことを考えないと駄目だと思ったので、その場で決断してきた。仕事やお得意さまは全部あなたたちにあげますので、好きになさってください」と説得し、自分のこれからの生き証人となってもらうつもりで、フィリピンに一緒に行って大学も見学してもらい、その上で歯科技工所を引き継いでもらいました。その技工所は今も「マコト歯科補綴」として続いています。

フィリピンには80年6月に行きました。しかし、この時には学生ビザが下りていなかったので、21日間フィリピンに滞在し、帰国。日本で10日間働いて、

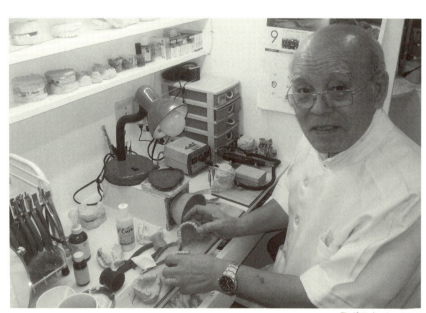

ラボラトリーにて

またフィリピンに行く、この繰り返しを翌年の2月まで続けました。

　なかなかビザが下りず「何でこんなに時間がかかるのか」と、紹介者に何度か怒りをぶちまけたこともありましたが、81年3月にやっとビザが下りました。学生の間は日本に帰国しなくてもよくなったので、6月にデ・オカンポ・メモリアルカレッジ歯科部教養科に入学、2年後の83年6月に専門科に進学し、そこで4年間学び、87年に大学を卒業しました。

　そして、フィリピンの歯科医師国家試験を受験しましたが、不合格でした。実技の成績はトップだったのですが、英語が分からず学科で落とされました。次の年は学科だけを受験しましたが、不合格でした。3回目は、過去10年間の試験問題と回答を全部丸暗記して受験し、合格できました。

　オカンポ大学に来てまず困ったのは言葉の問題でした。そんな時にいろいろと助けてくれたフィリピ

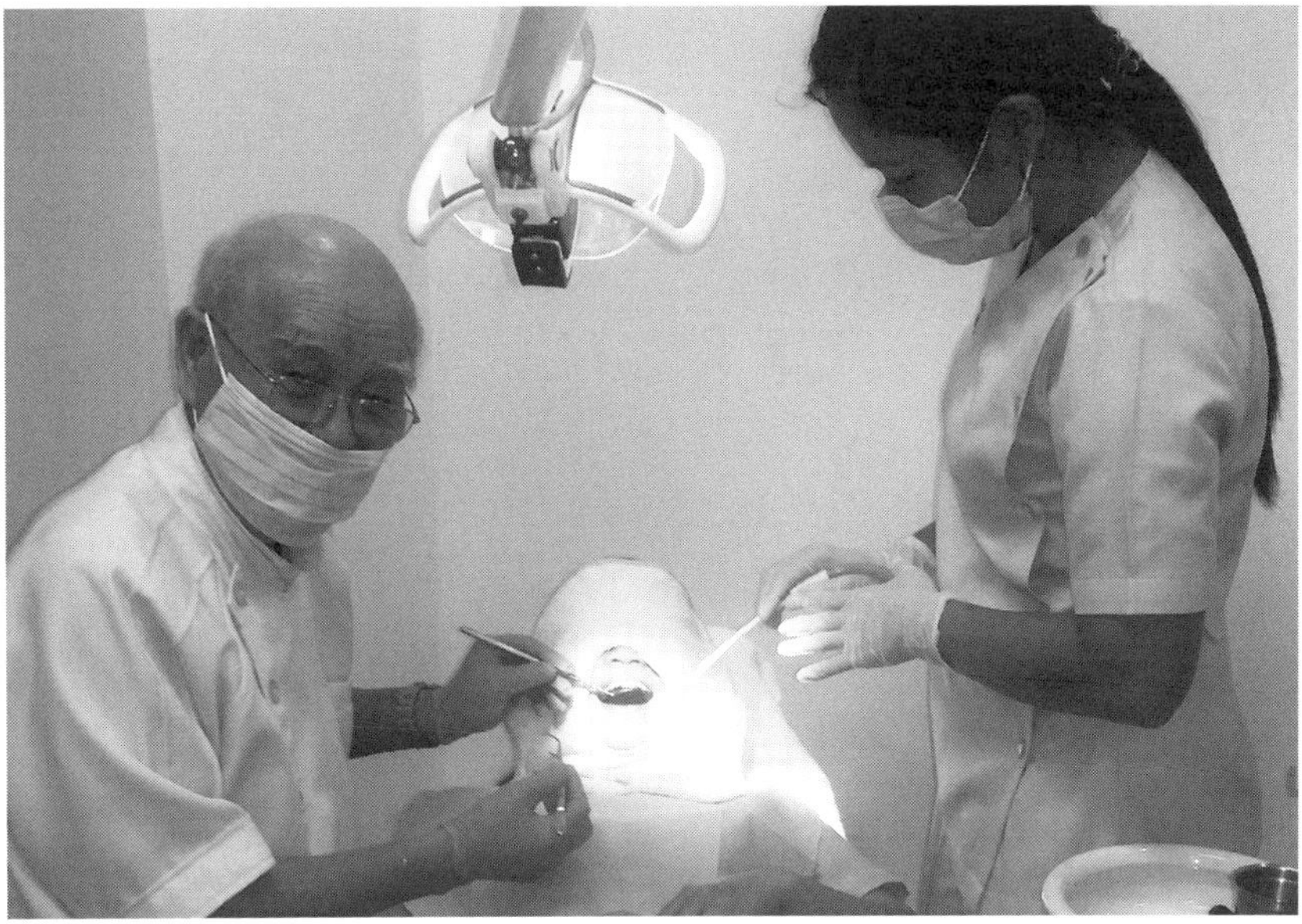
日常の診療の様子

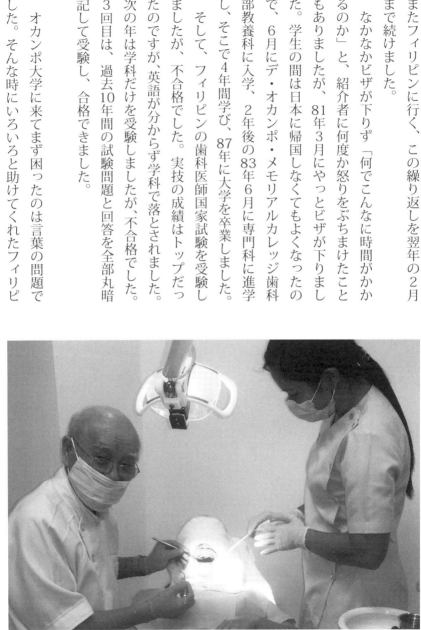

ン人女性が今の家内です。私より20歳も年下でした。歯科医師の勉強は好きかと聞くと、「好き」と答えたので、じゃあ一緒に勉強しようと入学の援助をして、私が3回目の国家試験の時に、彼女が大学を卒業したので一緒に受験し、同時に合格しました。

念願の歯科医師国試に合格した私は、「これで日本に帰ります」と話すと、「証明書は出しますが日本人には免許は出せないし、日本では使えないよ」と言われました。ショックでした。国と国の互恵条約があり、それを結んでいる国であれば免許がもらえ、日本でも使えるのですが、フィリピンにはそれがなかったのです。

フィリピンへの帰化を決意

そこで、フィリピンへの帰化を決意したのですが、子供たちには「日本国籍を取りたい」と言われました。私が帰化すると子供たちが日本人になれなくなります。「証明書」があればフィリピンでの診療はできると分かったので、取りあえず自分の名前での開業はあきらめ、家内の名前で歯科医院を開業し、子供たちが日本人に帰化するまで日本人として治療を続けました。

フィリピンの日本人学校に通っていた6人の子供を、1996年に私のふるさとである北海道の和寒の小中学校に転校させ、日本人国籍として6カ月間勉強させさせました。

私は96年10月にフィリピンへの帰化申請をし、98年12月に認められました。同時に歯科医師免許が届けられ、マニラの新聞等には「日本人初の歯科医師」として大きく報道されました。家内名義の歯科医院も私の名義に変更し、歯科医院のオーナーとなりました。

私が今、フィリピンのマカティ市で歯科医院と歯

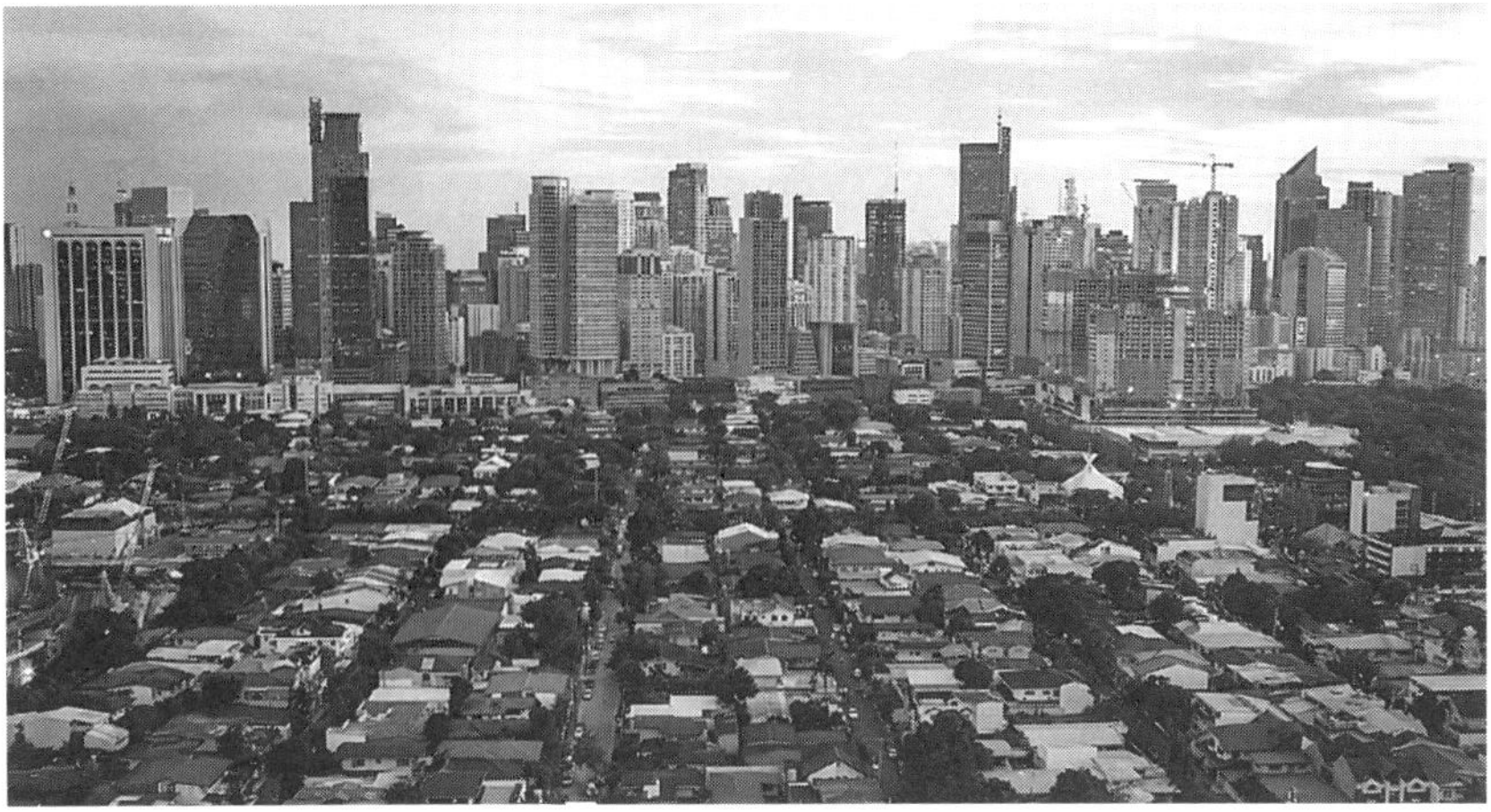

マカティ市風景

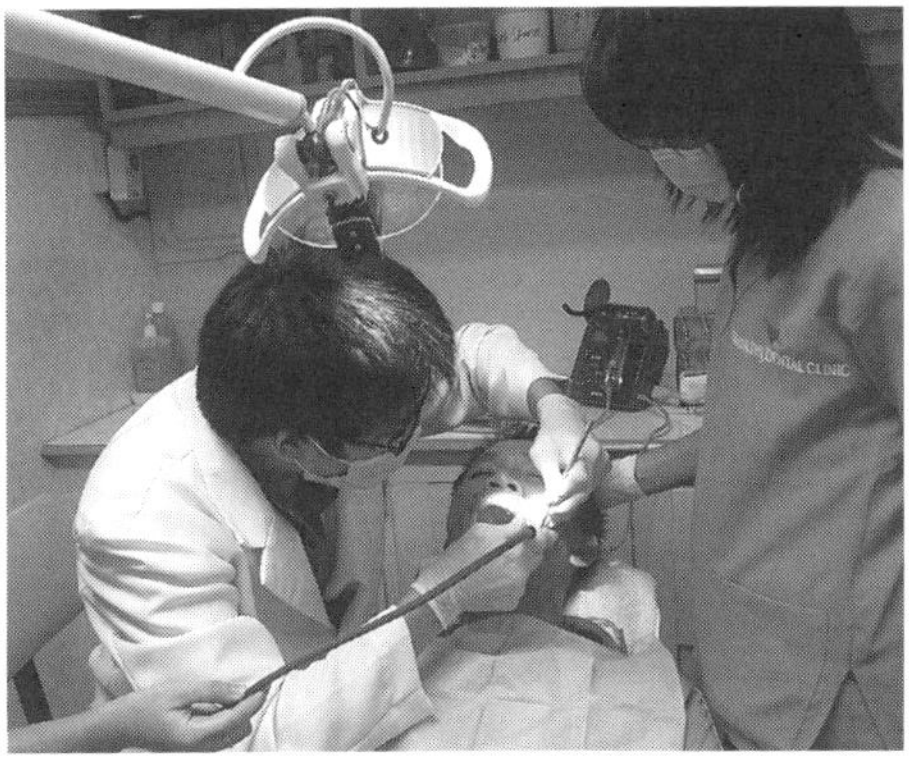

㊤日常診療風景（三男のアトム）
㊦クリニック

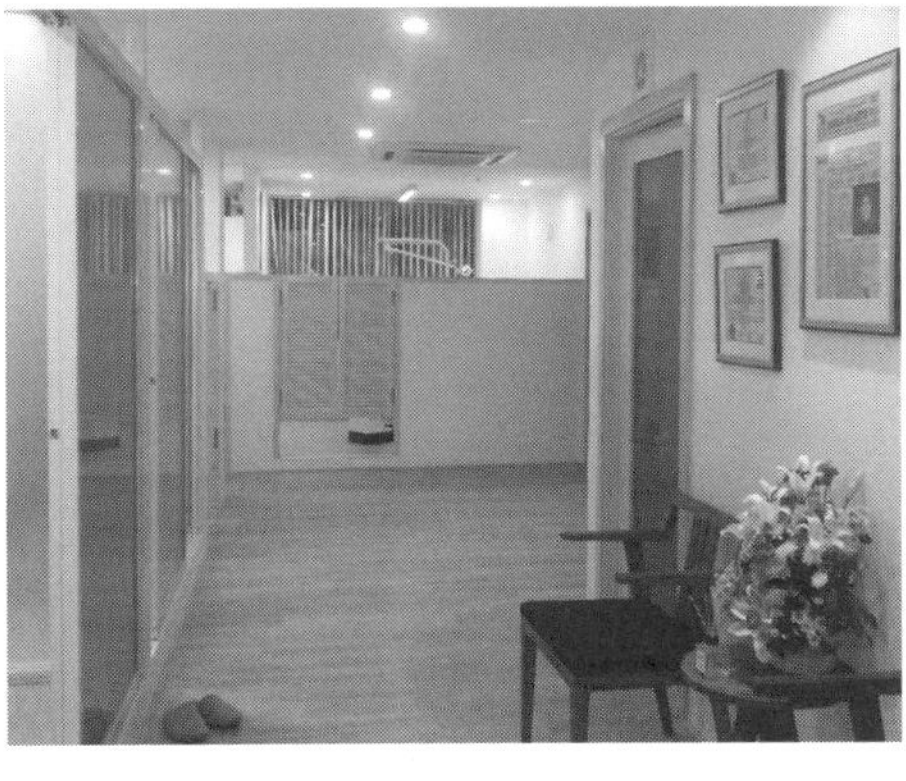

科技工所、そして歯科技工士学校を営んでいられるのは、オカンポ大学歯学部学長の好意があったからです。

学長は日本の歯科技工士の技術を認めていました。オカンポ大学歯学部の専門科に進学する前に、私は学長から呼び出され、「この教室を君にあげるから歯科技工所でも何でも、好きに使ってください」と言われました。

本当に広い教室だったので、「クリニックをやっていいですか、材料店をやっていいですか」と言うと、「いい」と、「学生にポーセレンを教える研修所を作ってもいいですか」と言うと、それも結構ですと言います。家内の父親が大工だったので、歯科技工所、クリニック、ポーセレン研修所、材料店の全部の部屋を作ってもらいました。

鋳造やポーセレンを始めとした必要な機材等は税金対策を考え、全て日本の製品をオカンポ大学に寄付した形で送ってもらいました。船の運賃だけで当時50万円ぐらいかかりました。

その時、学長には「給料は出さないよ」と言われましたが、私は、「当たり前のことです。本当ならこちらからお礼しなければいけない」と言い、返礼というわけでもないのですが、学長以下、大学の教員から職員まで全員の入れ歯をインプレッションから義歯作りまで全て一人でやり、お金は取りませんでした。「芸は身を助ける」ではないですが、日本の歯科技工技術が自分を助けてくれたと実感しました。

技工理論教える学校を設立

フィリピンで開業した当初、日本人の患者さんだけで1日に30~40人を診ていました。私が日本人の患者さん担当で、家内がフィリピン人を診ていました。クリニックの横で「小林歯科技工トレーニングセンター」という歯科技工所を始めると、すぐに10人ぐらいの人が技工の技術を教えてほしいと言ってきました。

２００５年には2年制度の技術学校の認可を行う国の正式な機関である「ＴＥＳＤＡ」から認可を受けた技工学校「アルプステクノロジーアカデミー」を設立しました。

学校ができると言っただけで１００人を超える

入学希望者が集まってきました。しかし、教えるのは私1人なので1回に15～20人ぐらいに入学を認め、3カ月に1回入学者を受け入れるようにしています。09年までは教育年限は1年だったのですが、

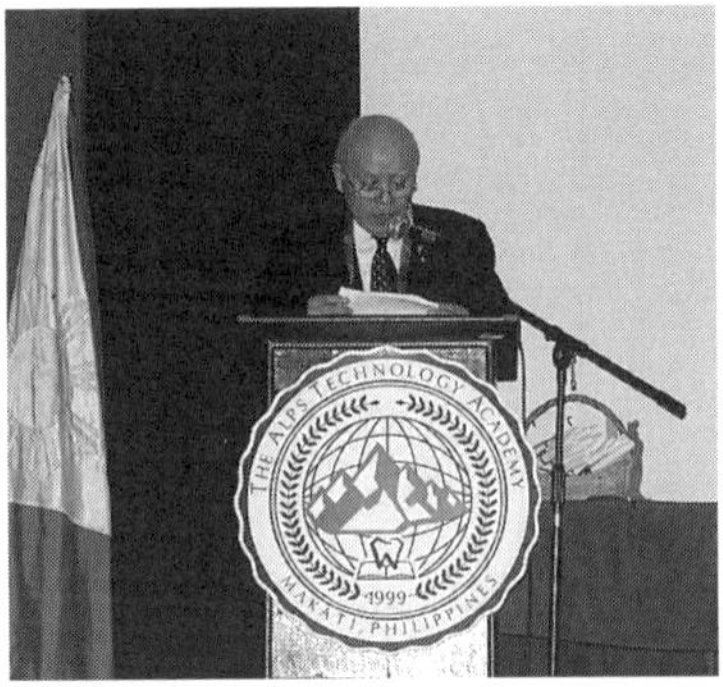

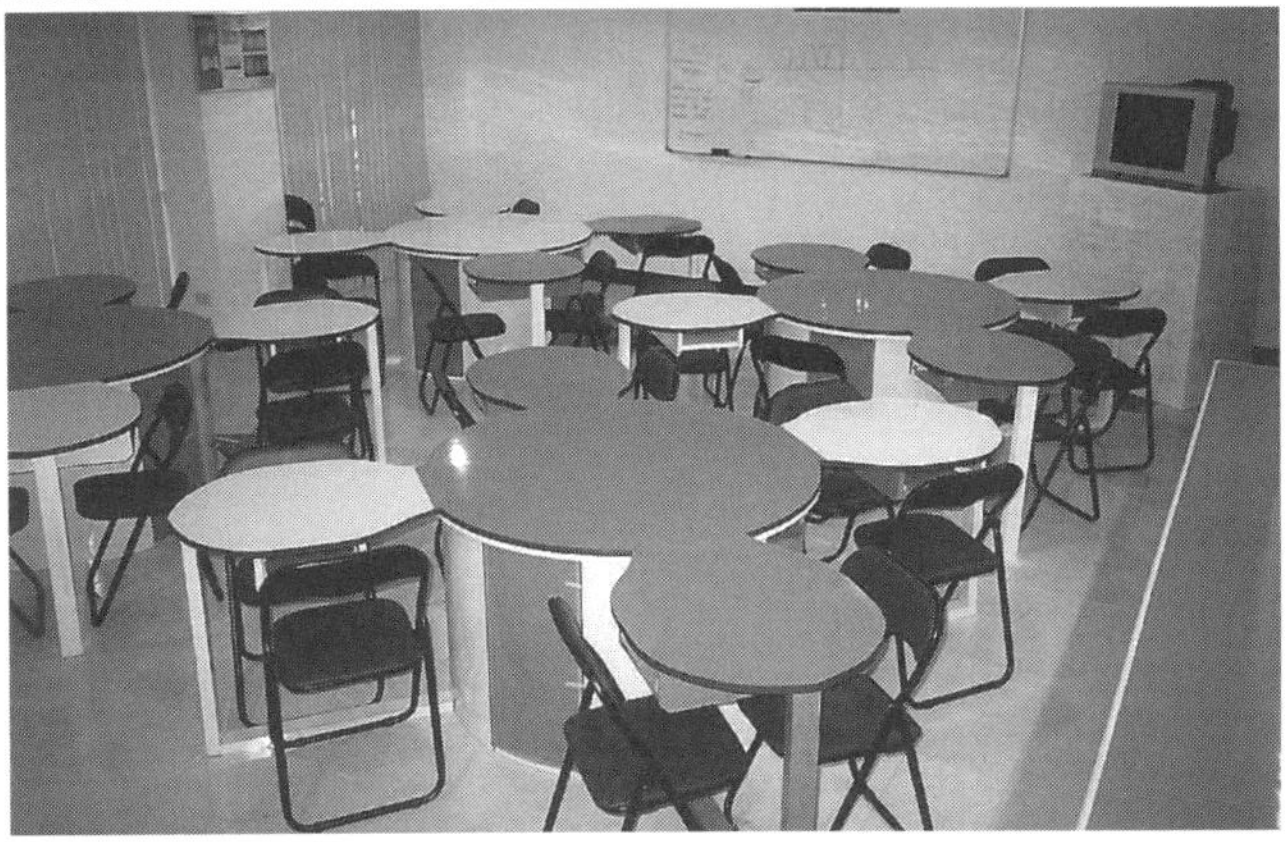

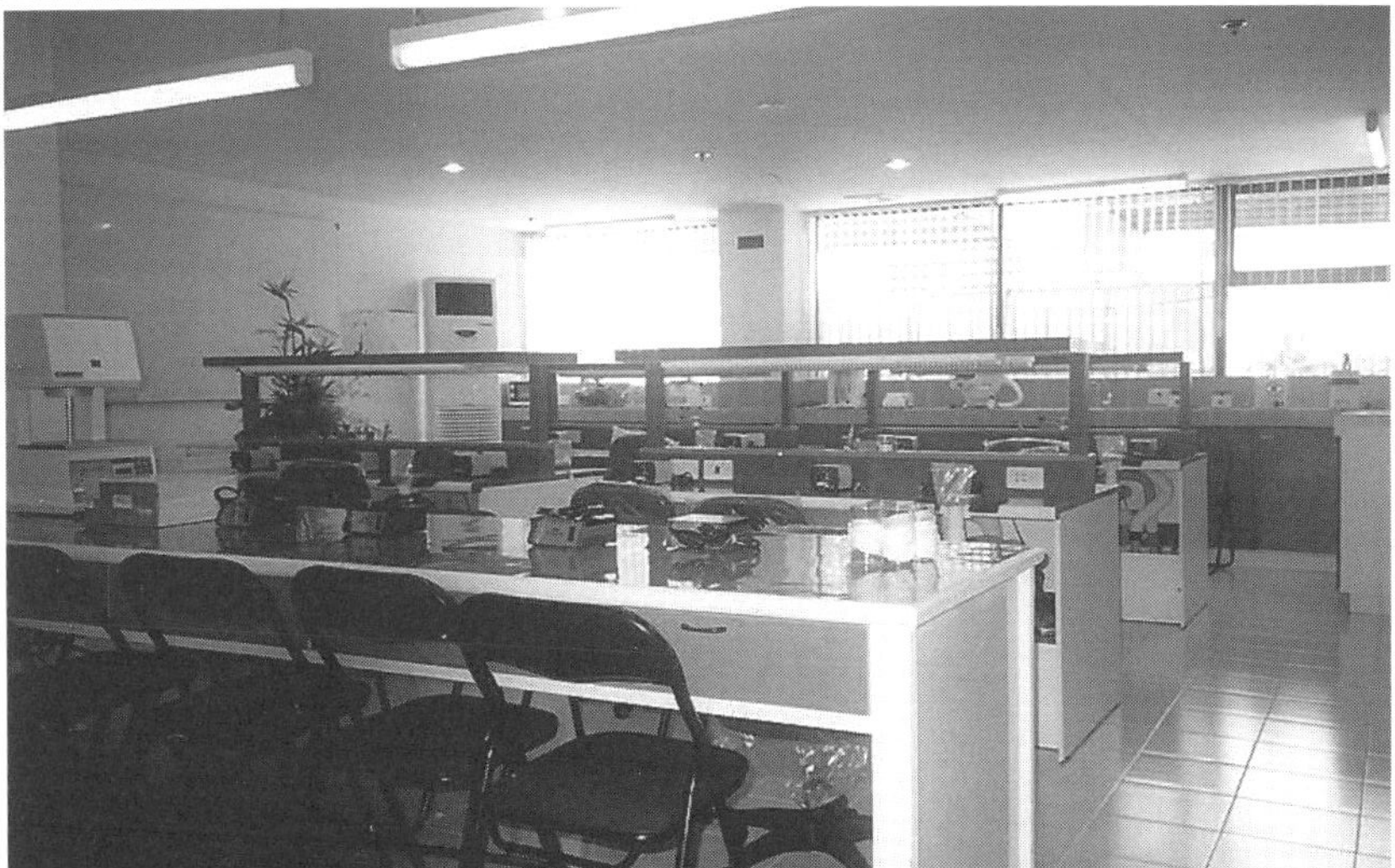

㊤アルプステクノロジーアカデミーの開校式
㊥㊦アルプス技工学校風景

今は2年になっています。

そして、私の学校の卒業生がフィリピン国内で技工の仕事をするようになると、「どこでこの技術を身に付けたのか」と言われるようになり、「アルプステクノロジー」と話すと、ドイツ人の歯科医師まで学校を見学しに来るようになりました。

それまでフィリピンの歯科技工士は、技工の分からない歯科医師に技術を教わっていたのです。理論はなく、経験の長い人が技工士として偉い人でした。そこに日本の技工学校で学んだ私の技工理論が入ったのですからビックリされたのです。

08年10月8日には、フィリピンの歯科技工士会である「DENTAP（デンタップ）」を設立しました。全国を走り回ってDENTAPについて説明し、会員が40人程度になった時、フィリピンにはまだ歯科技工士の免許がなく、法律もなかったことを知りました。なんと歯科技工士というプロの職業はまだで

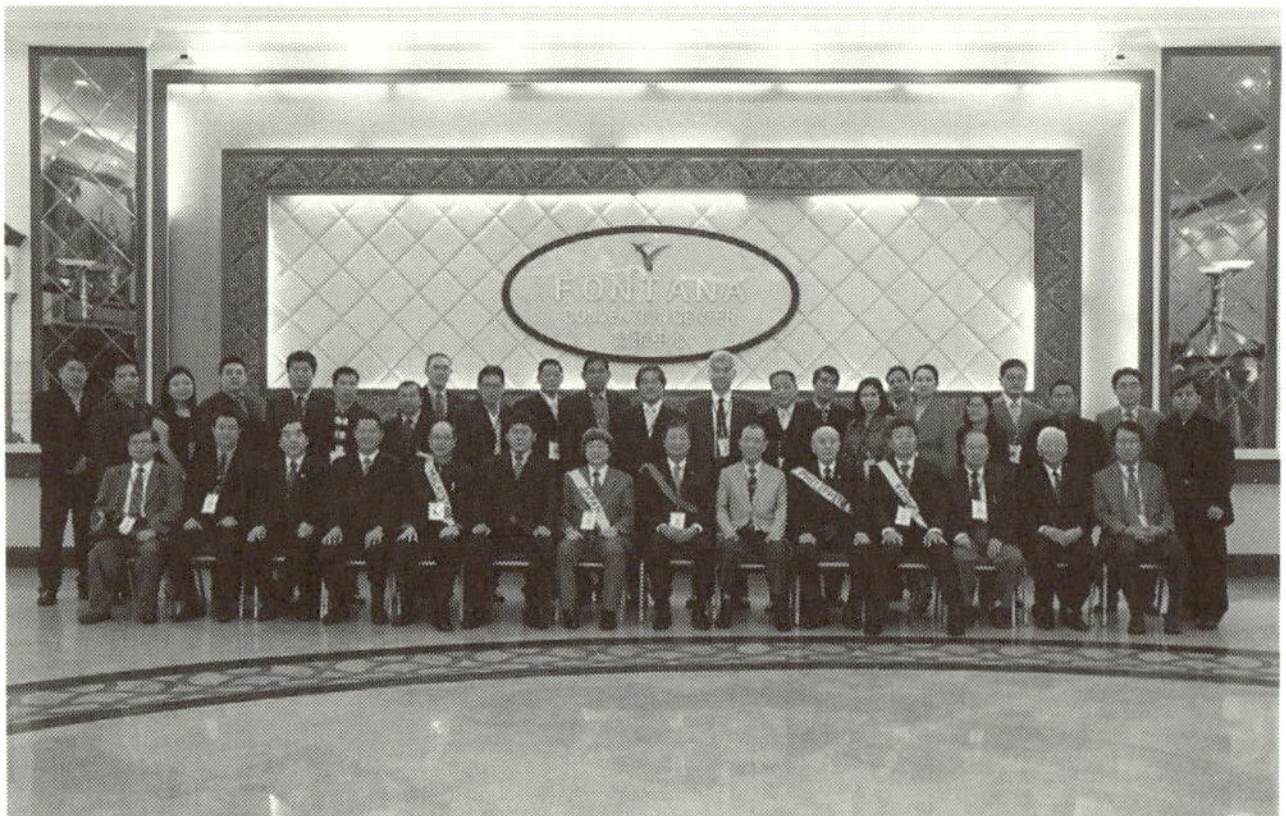
パンパンガ州クラーク市にて開催されたアジア太平洋地区歯科技工連絡協議会で6カ国代表役員とDENTAP役員

きていなかったのです。

アルプス技工学校は学校として前へ進んでいるのですが、水面下では、歯科医師法に関連させて歯科技工法を準備している人々がいることが分かりました。フィリピンにも１９９７年から歯科技工所会というのはありましたが、加入会員が経営者だったためにアジア太平洋地域の各国で組織される歯科技工士会のメンバーとは認められなかったのです。ＤＥＮＴＡＰには初回会員として４００人が入会し、アジア太平洋地域のメンバーとしても認められました。そして、２０１１年11月４～７日に、第16回アジア太平洋地区歯科技工連絡協議会をフィリピン・パンパンガ州クラーク市のフォンターナ公園で開催することができました。

２０１０年4月、フィリピンでも歯科技工士国家試験に合格した歯科技工士でなければ技工製作ができないと法律で決められました。第１回の合格者は１６８人、第２回は２１０人、第３回は３２１人が合格しました。

私の学校には月曜から土曜日までの生徒40人と古くから技工をやっていた人向けの日曜日コースの20人の生徒がいます。現在フィリピンにある、大学などに所属しない歯科技工学校は当校だけです。

今、私が一番欲しいのは学校の先生です。英語の話せる日本人に手伝ってもらえれば、学校はもっと立派になります。日本の歯科技工技術がフィリピンに伝わります。こんな素晴らしいことはないし、フィリピンへの恩返しと考えています。

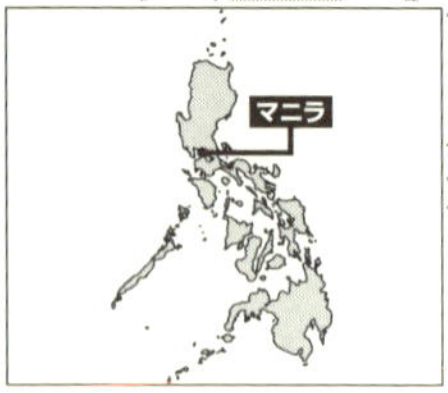

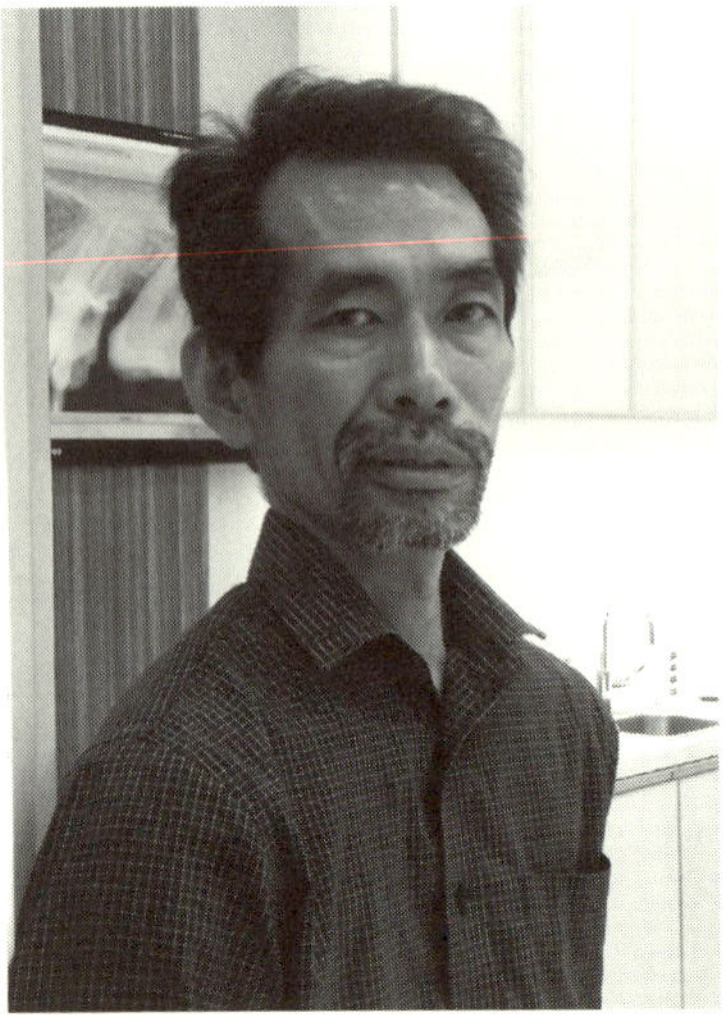

宮田 弘二

みやた　こうじ

1984年、愛歯技工専門学校卒業。国内の技工所、歯科医院勤務を経て90年、独立開業。その後、2006年、フィリピンに渡り、スカイテックインターナショナルラボラトリーに勤務する傍ら、エミリオアギナルドカレッジにて教鞭をとる。11年、サムライデンタルラボラトリーの開設に関わり、現在に至る。

デンタルショーのデモでスカウト

フィリピンのマニラに来たのは２００６年、私が42歳の時でした。友人や親族の保証人としての負債、体調の変化、さらには15年ほど経営していた歯科技工所の経営悪化など、厄年というのを信じざるを得ないほどの出来事が重なり、人生はおろか、自身の生活自体にも漠たる不安を抱えるようになっていた時期でした。

歯科技工士として培ってきた経験と技術を持って海外で活躍といえば格好はいいのですが、私の場合は海外に出なければならない状況に追い込まれての決断でした。決断を躊躇させたのは妻と高校と幼稚園に通う２人の息子、そして犬２匹の家族。家も仕事もある上に、年齢のこともあり、それまで築いてきた基盤を捨てて海外に出るとの選択は厳しく、大

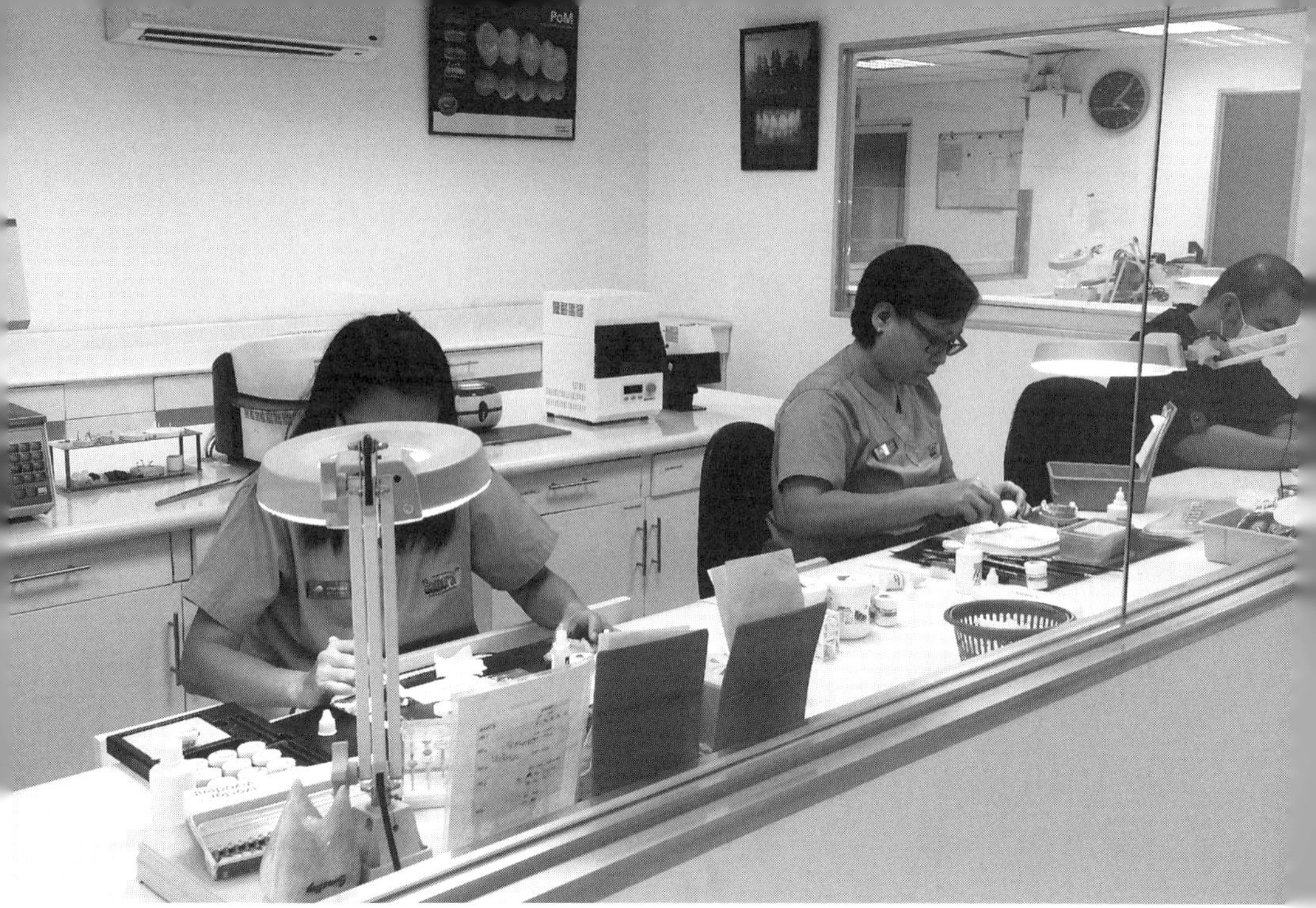

ポーセレン築盛室のスタッフ

きな勇気を必要としました。

フィリピンで仕事を見つけるきっかけとなったのは、「日本の陶材の取り扱いを始めるから、フィリピンのデンタルショーでデモンストレーションをしてくれないか」という歯科ディーラーをしている中国系フィリピン人の友人からの依頼でした。そして、そのデモを見学していたマニラにあるアメリカ資本の大手ラボのマネジャーにスカウトされ、就職が決まりました。フィリピンにきちんとした教育ができる歯科技工学校を作る計画があり、技術指導できる人材を探していたのだそうです。

そのマネジャーの勤めるラボは歯科技工士が約200人いて、アメリカからの仕事を分業制でこなす、いわゆるアウトソーシングの受託先でした。ここで品質管理と技術指導をしながら、大学の歯学部に付属する形で新設された歯科技工学校で、歯冠修復、部分床、全部床の三つの実習と講義を受け持ちました。
ラボは3交代制で24時間稼働しています。ここの夜間の責任者として夜間勤務し、昼間は技工学校で講義と実習を行っていました。周りは「いつ寝ているのか」と心配してくれましたが、私は新しい環境の中で充実した毎日を過ごしていました。

国家資格制定に関わる

フィリピンには2008年まで歯科技工士の免許制度がありませんでした。歯科技工教育は大学の歯学部に付属する形で技工士養成のコースがありますが、日本の技工学校のように卒業後に国家試験を受けて免許を取得するようなシステムはなかったのです。そのため、歯科技工士として働いている人たちも技術、知識が限られたもので、大部分の人たちが分業制の中の一部として働いています。

フィリピンは日本と比べて物価が低いのですが、給料も低く、歯科技工士の初任給は月2万〜3万円ほどです。物価が低いとはいえ、やはりこの額で生活していくのは難しいと思います。フィリピンでは、歯科技工士と看護師は国内で働くよりも海外で働く方がよい収入が得られると認知されてきている職業です。そのため、国外に出る歯科技工士が増えてきました。きちんとした資格認定、免許制度が望まれるようになり、私は「TESDA」という技術や資格認定をつかさどる国の公的機関に招かれ、歯科技工士の教育基準の制定に関わりました。

2008年にはPRCという国家資格をつかさどる機関で国家試験および国家資格としての歯科技工士免許が制定され、現在では国家免許を有する歯科技工士が輩出されてきています。しかし、国家資格が認められたとはいえ、まだまだ課題は残っています。

フィリピンで歯科技工士の国家試験を受験するためには、認定校での2年間のカリキュラムと、歯科技工所での約6カ月のOJT（on the job training）という学外研修を終えることが必要です。試験は日本と同じく実技と学科で構成されますが、歯冠修復の実技試験は実際に4本ブリッジのポーセレンブリッジをワックスアップから完成まで行いますので、日本の試験と比べて難しいと思います。

突然の失業と転職

フィリピンでの私の仕事に一大転機が起きたのは2010年の8月でした。アメリカ資本のラボに勤めて、そろそろ5年になろうかというころでした。アメリカからの仕事もどんどん増え、働く歯科技工士も約400人と当初の倍ぐらいに増えていました。8月のその日は給料日でした。しかし、突然の会社閉鎖の通達により、私を含め全従業員は給料も退職金も支払われないまま、失業しました。親会社の意向で、ベトナムに新設したラボが軌道に乗り始めたのを機にフィリピンのラボは切られたのです。

その後しばらくは、多くの従業員たちがラボのあった場所に集まり、アメリカの親会社とオーナーへのシュプレヒコールを続けたりと、その様子は当時のテレビニュースでも取り上げられました。いきなり職と収入を失ってしまったのですから、その混乱は大変なものでした。私は大学からの収入が少しはありましたが、ラボからの給料がメインだったので、新たな職探しの必要に迫られ、勤めていたラボのマネジャーにマニラで開業する1人の歯科医師を紹介してもらいました。周辺に2件の分院を持つ、インプラントと審美補綴に力を入れている歯科医師でした。

3年でスタッフ大増員

紹介してもらった歯科医師が経営するクリニックは、「フィリピンのウォール街」と呼ばれる、首都マニラの南東に位置するマカティにあります。高層ビルの立ち並ぶビジネス街という場所柄、そして技術レベルの高さから、芸能人や財界人などの著名人が多く治療に来る、有名な医院です。ちょうど分院を作る計画が始まっていて、各分院を含む技工物の量が増える一方でした。

それまでは2人の院内技工士と外注でまかなっていましたが、全て自前のラボで処理したいとの院長の考えに合わせ、歯科技工所の開設計画が持ち上がりました。私は設計、機材、材料の選定および調達、歯科技工士を含むスタッフの人選と、歯科技工所開設に関わるほぼ全てのことを任され、院内ラボでの仕事を終えた後、自宅に戻ってからラボ開設の仕事を夜遅くまでやるようになり、後ろ髪を引かれる思いで大学は辞職しました。

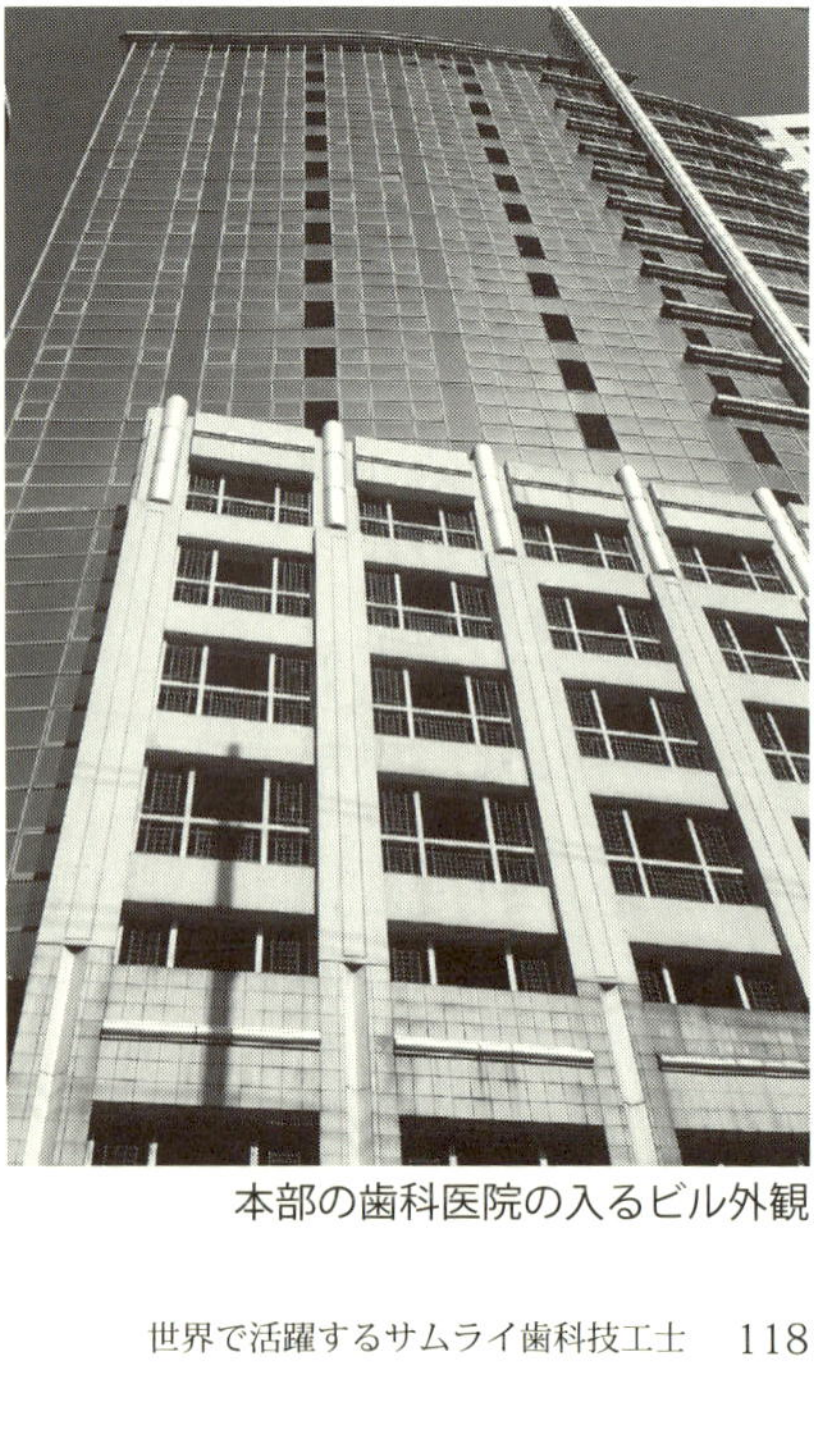
本部の歯科医院の入るビル外観

そして約半年後、歯科技工所の内装工事が終わり、私も含めた歯科技工士4人とその他のスタッフ3人の計7人でラボが始動しました。40人ほどの歯科技工士が仕事できるようにデザインしていたので、開業した当初は無駄に広々としていました。

開業に合わせて導入したジルコニアのCAD／C

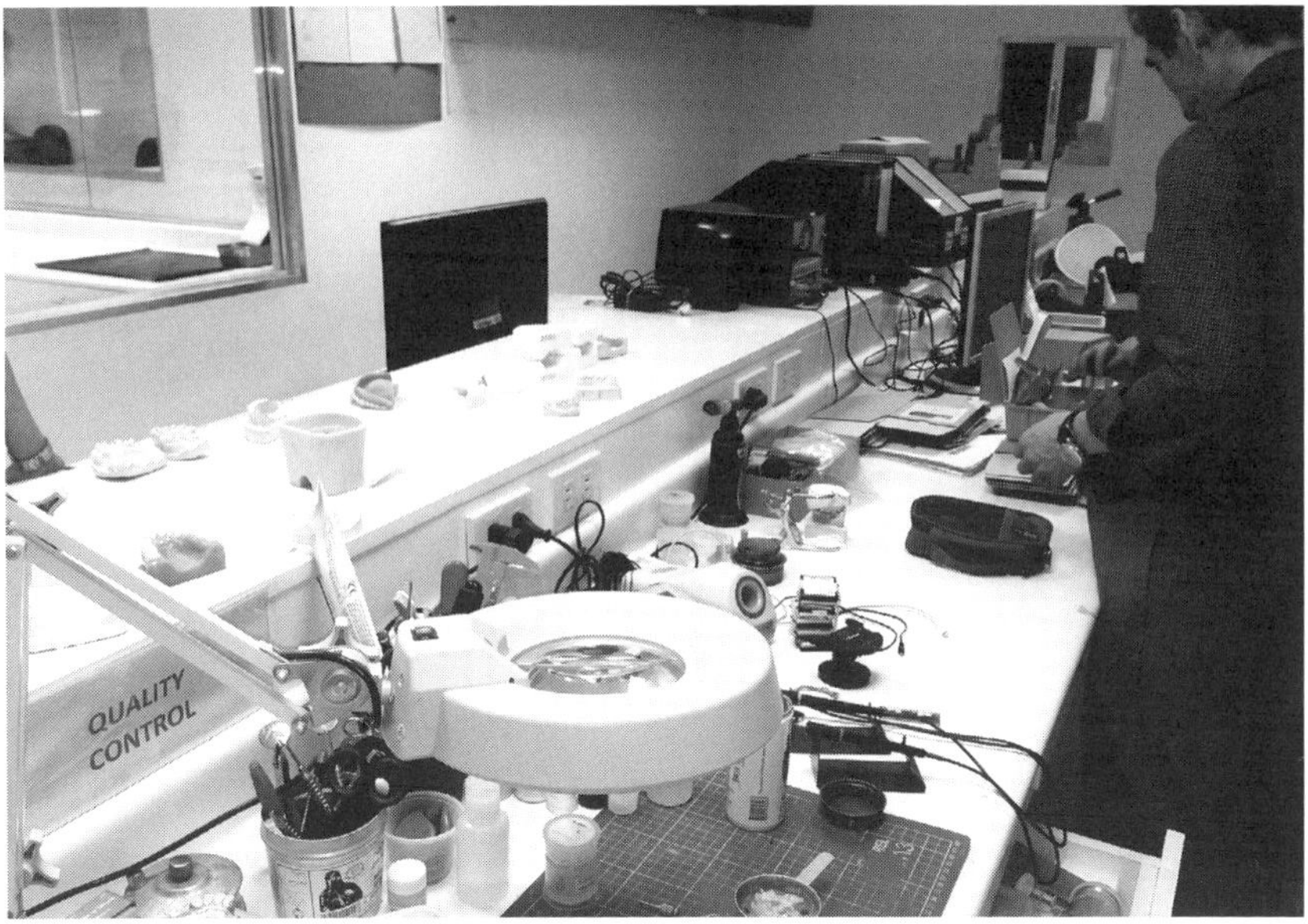

模型、技工物チェックのコーナー

AMのシステムを稼働させるべく、自医院だけではなく、外からの技工物の受注も受けるよう、少しずつ営業活動を始め、技工物が増えるのに伴い、スタッフも徐々に増やしていきました。

ラボの名前は「サムライデンタルラボ」といいます。オーナーの歯科医師の持論は「歯科技工は日本、ドイツ、スイスが優秀」で、特に日本人の技術と創

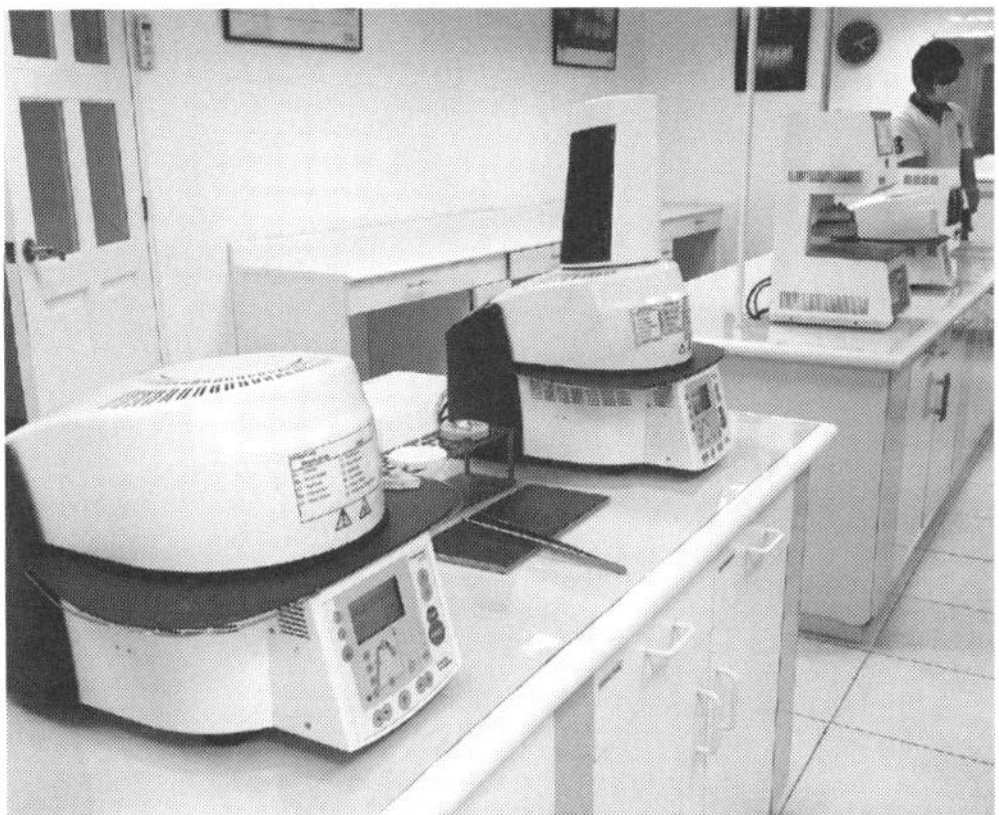
ポーセレン築盛室のポーセレンファーネス

意工夫、勤勉さを高く評価しており、日本人である私に由来して「サムライ」とつけたそうです。
２０１１年のラボ開設から3年で、スタッフは歯科技工士22人、事務管理５人、受付２人、営業５人、メッセンジャー４人、メンテナンス２人の40人体制になりました。私以外は全てフィリピン人です。

フィリピンの技工料金は日本と比べて安いと思います。メタルボンドが大体２千円弱、硬質レジンが６千円ほどで逆にメタルボンドより高くなります。これは現地で手に入る材料の値段を反映したものだと思います。金属鋳造冠はほとんどありません。

国の人口は約9千万人、労働力が天然資源といわれるフィリピンですが、特にマニラは人口密度が高く、外に出ると人、人、人の洪水です。路上で元気に遊ぶ子供たちを見ると、自分が子供のころの懐かしさを感じます。

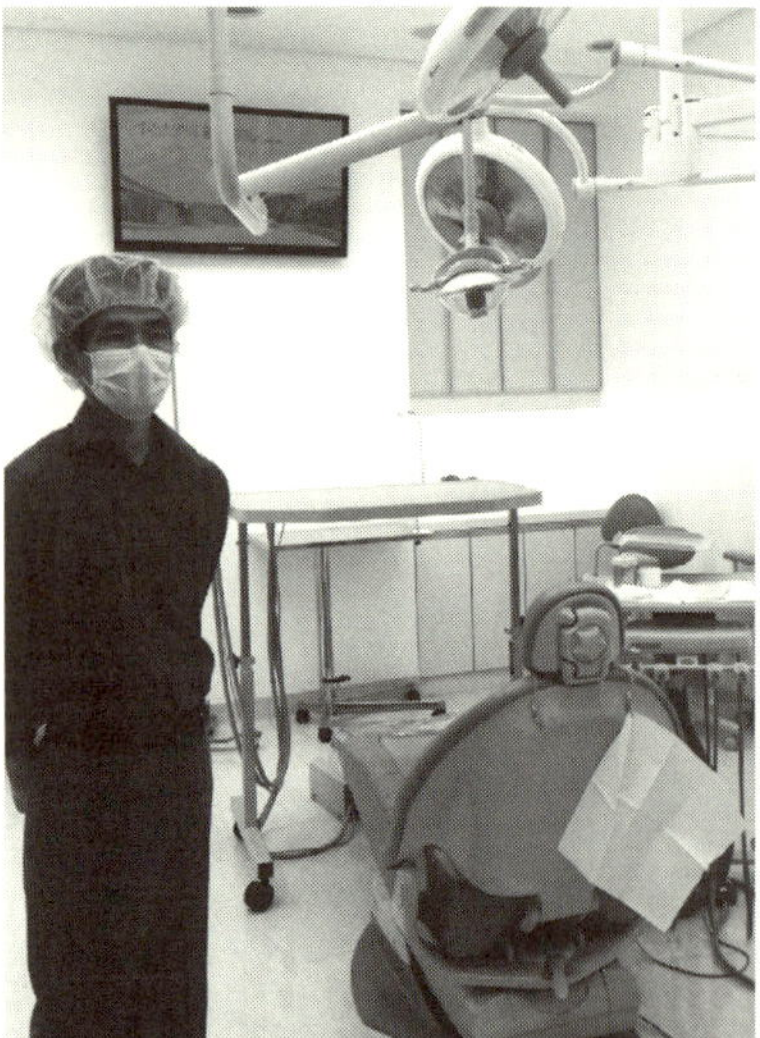
院内に入室する時には見学の時でもヘッドカバー、マスク、シューズカバーの着用が義務付けられている

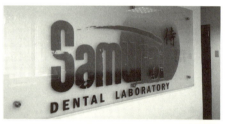

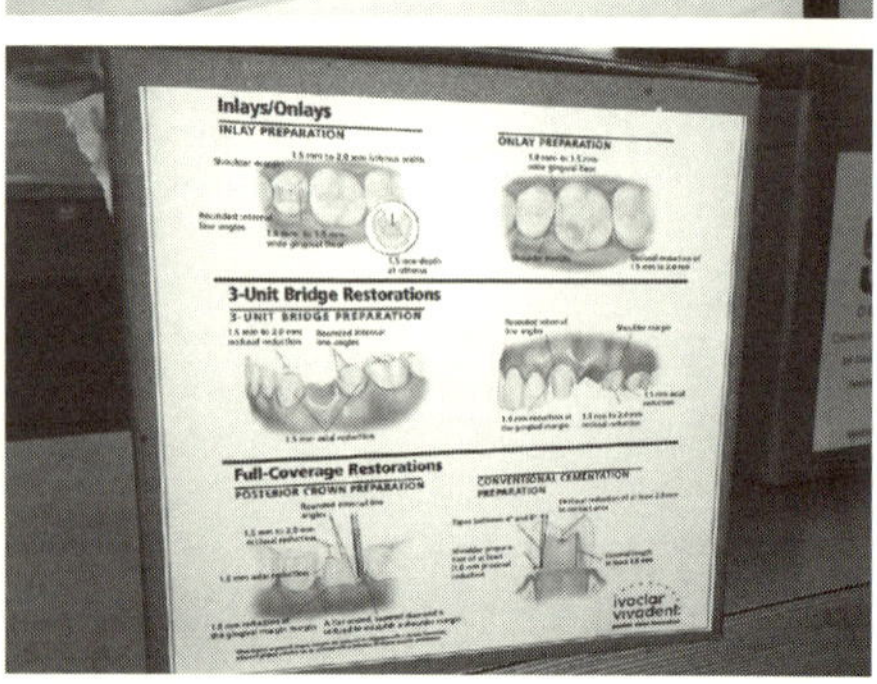

㊤ラボの入り口に表記されたロゴマーク
㊦ラボの配送室と配送箱に貼られた説明図

熱帯気候のためか、国民性はおおらかですが、それが悪く表れると「怠けやすい」とか、「時間にルーズ」という風に見られてしまいます。企業側は安い賃金のメリットを生かし、従業員の遅刻や欠勤を考慮して、ある程度スタッフを余分に雇用して補っています。その結果、従業員1人当たりの取り分が少なくなるという悪循環のために、フィリピン人の給料はいつまでたっても上がらないのではないかと思えてきます。そのため、優秀な人材は高い給料がもらえる海外に流れ、国内の発展も頭打ちになってしまいます。

日本式の評価でスタッフもやる気に

「サムライラボ」のスタッフ、特に歯科技工士は、私の「余分なスタッフは入れない」、「無断欠勤はしない」、「納期は厳守」という日本式の考えを理解してくれています。そのため、仕事が忙しい時は残業することもしばしばです。その分、残業手当はもちろん、売り上げに対するインセンティブをつけます。それが、本人たちのやる気、意識改革に少なからず役に立っているようです。

現在、外からの仕事の方が多くなってきて、ラボはほぼフル稼働の状態が続いてきています。技術向上のために外国から優れた歯科技工士、歯科医師を招いてのセミナーや、海外でのセミナー、コンベンションにも参加し、技術の習熟度に合わせて給料に反映するようにしています。

家族には1年の約束でフィリピンに来ましたが、8年が過ぎてしまいました。日本ではできない経験をさせてもらい、あっという間の8年間でした。小学校1年生だった息子もすでに中学校卒業です。こちらの日本人学校は中学部までしかないので、この後はフィリピンの高校に進学することになります。

　息子にとっては学校が終わっても友達と外で自由に遊べない環境で、気の毒に思っていますが、日本語だけでなく英語とタガログ語をきれいに使いこなす息子を見ていると、今までの経験はきっと彼の中で役に立つ時がくると思っています。


　マニラというと日本人には何かと危ないイメージがありますが、運転手付きの車でドアツードアでどこにでも行ける環境にあって、今まで危ない目には遭っていません。どこに行っても誰と話しても英語がほぼ通じる安心感もあります。

　日本食レストランは町のあちこちで見ることができますし、日本食材も不自由なく入手できます。何より日本人に対するフィリピンの人たちの温かさと尊敬の念はありがたく思います。

　私も日本人というだけでほぼ自動的に一目置かれ

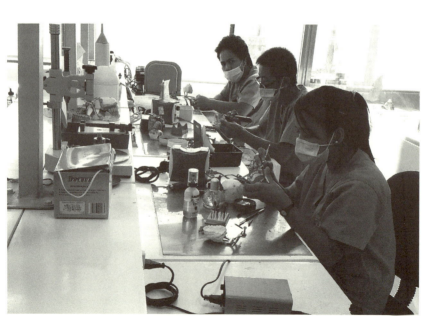

ラボの義歯部門の製作室の様子

る経験を数多くし、日本にいる時よりも強烈に日本人を意識させられ、日本人としての誇りも感じました。

再確認した「日本の歯科技工士」の価値

また、日本にたまに戻るとフィリピンにいて忘れかけていた日本の良さを数多く再認識させられます。しかし、ここフィリピンにいても聞こえてくる、何かと明るい話題の少ない日本の歯科技工業界の状況は寂しくなります。私も歯科技工士になりかけのころは「早くこんな仕事辞めてしまおう」と思っていましたが、皮肉なことに日本を出てから日本で技工士になってよかったと思うようになりました。

先日、仕事で東京に行くことがあり、母校におじゃまさせていただき、本当に驚きました。クラスが一つに減り、生徒数も以前とは比べものにならないほど少なくなっていました。

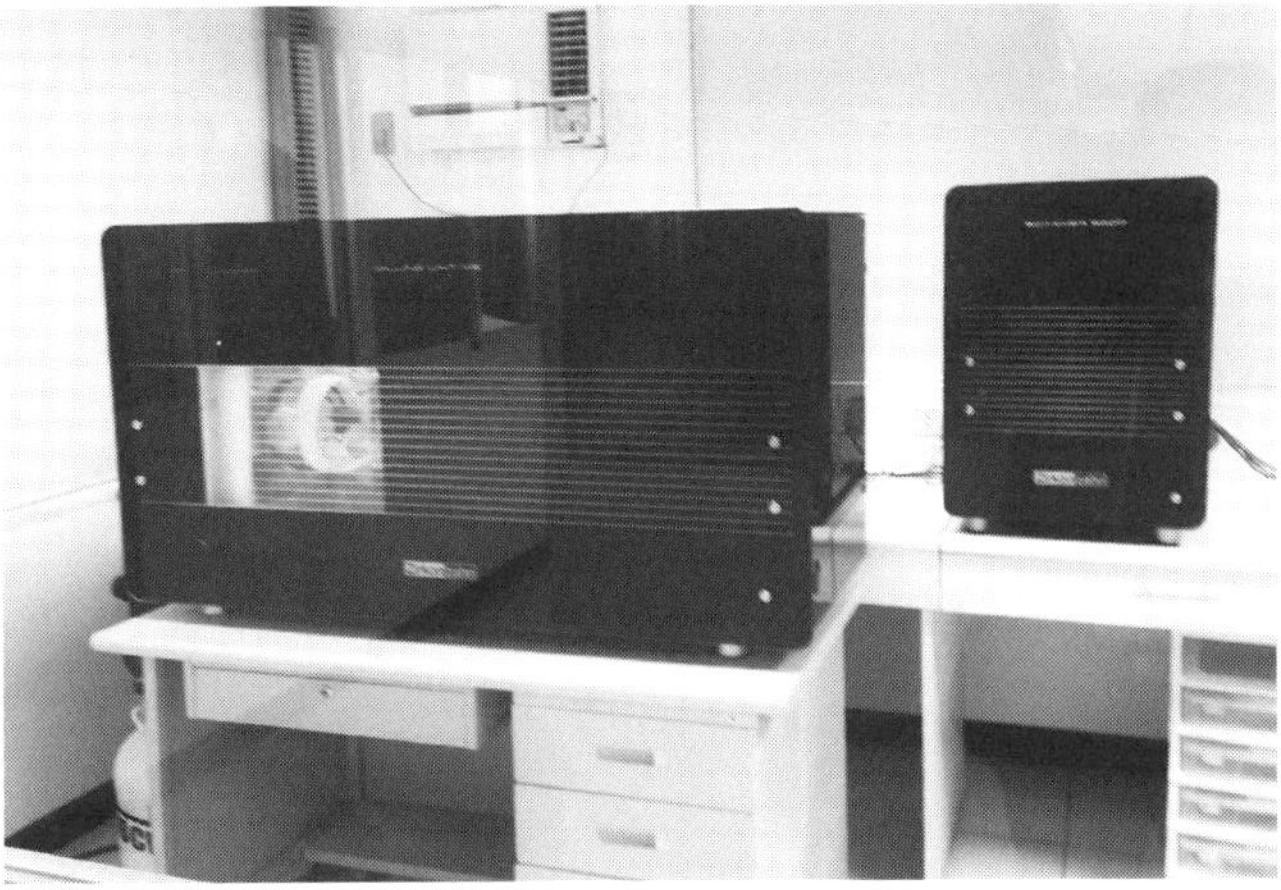
歯科技工士の終業後も稼働を続けるCAD/CAM

世界ではかなり高い評価を受けている日本人歯科技工士です。もっともっと国内外を問わず活躍される技工士が増えることを願ってやみません。

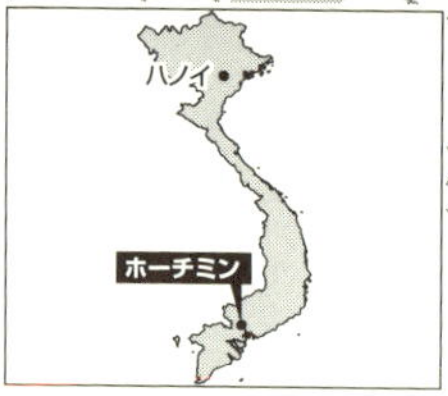

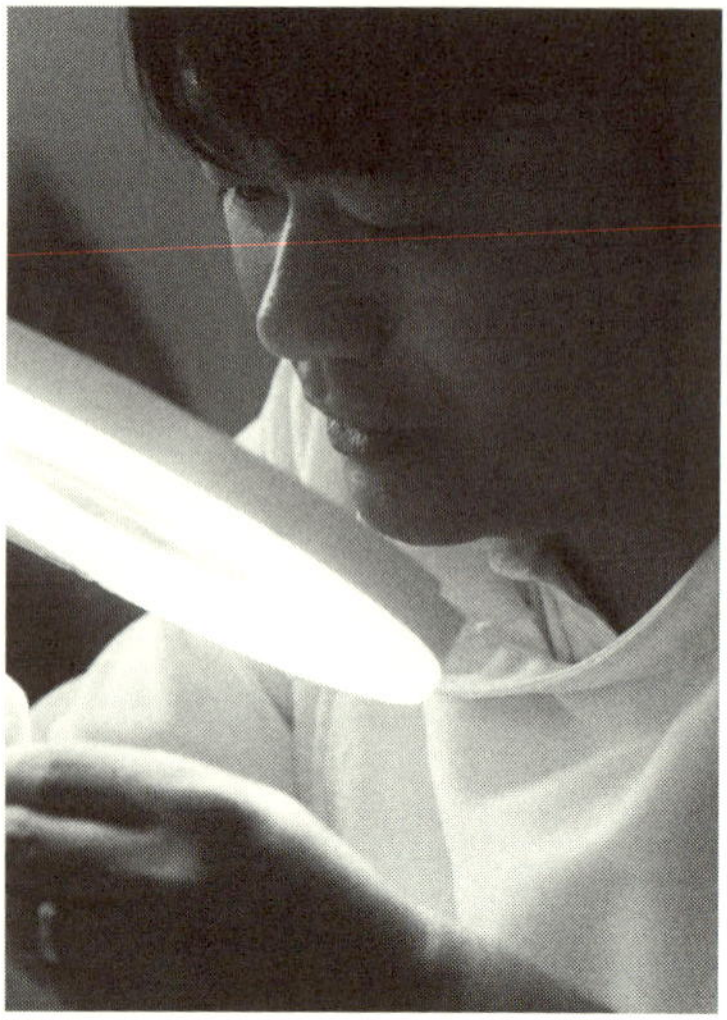

国武 政之

くにたけ　まさゆき

1989年、新東京歯科技工士学校卒業後、東京都内の自費専門院内ラボに就職。94年から都内の大型ラボ、中型ラボを経て、沖縄のラボに勤務。その後、99年にベトナム・ホーチミン市に渡り、現在のラボの前身となるK.ENDOデンタルラボに就職。2010年12月にベトコクデンタルラボラトリーを設立。

最初は指導者として海外に

ベトナム社会主義共和国は、南シナ海に面した南北に１３００キロの細長い国です。北は中国、西はラオス、カンボジアと国境を接し、近隣国のタイとは高速道路でつながっています。国土は33万１６８９平方キロメートル、人口は約８７８４万人、首都はハノイです。私が経営する歯科技工所と住居があるホーチミンは同国最大の都市で、人口は約８００万人、面積は２０９５平方キロメートルです。

日に日に車の数が増える様子は日本が経済発展していたころを彷彿とさせます。国民の平均年齢も27歳と若く、これからの国と言えます。私が初めてこの国に来たのは１９９９年、29歳の時でした。

高校卒業後の進路について、いとこと話をしてい

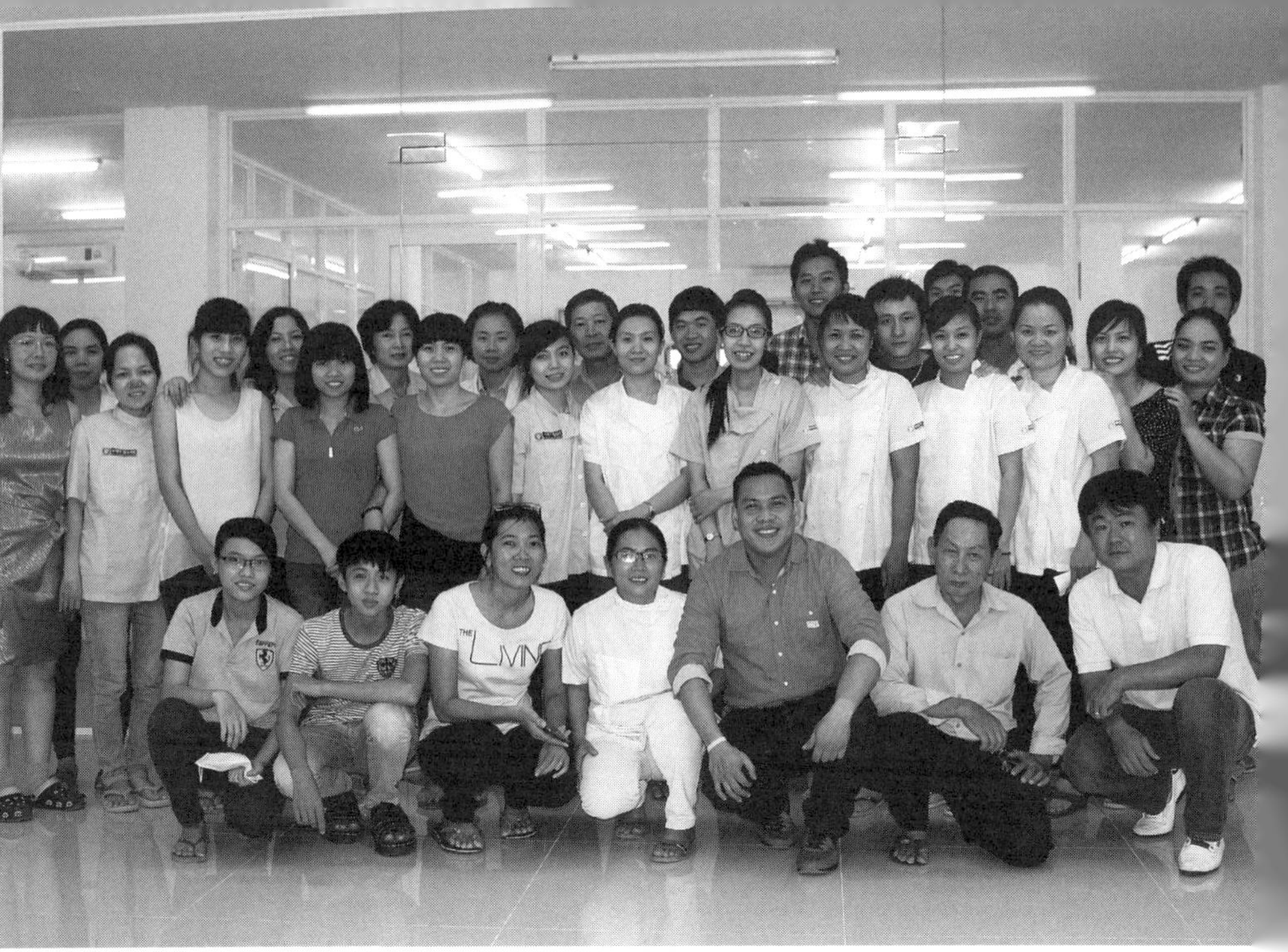

ラボのスタッフたち

た時に、「歯科技工士はもうかるらしいぞ」という話題になり、熊本市の高校を卒業後、東京の新東京歯科技工士学校に進学しました。歯科技工士という職業にそれほどの思い入れがあったわけでもなかったのですが、1989年の卒業後、東京で自費専門の歯科医院の院内ラボに就職しました。

そのまま8年は東京での歯科技工生活を続けました。しかしその後、趣味のダイビングを存分に楽しむため、沖縄に1年ほど移り住み、ラボでアルバイトをしていました。沖縄生活を満喫している時、東京のラボに勤めていた時の同僚から「ホーチミンのラボでベトナム人技工士に指導をしてみないか」という誘いの電話がありました。まずは3カ月だけという条件でベトナムに渡りました。

ホーチミンは国民の約10%が生活する、東南アジアの中でも有数のグローバル都市です。ベトナムの母国語はベトナム語です。54の民族からなり、その中の87％をキン族が占めています。宗教は仏教が約80％を占め、その他にカトリックやベトナムのカオダイ教、ホアハオ教などがあります。

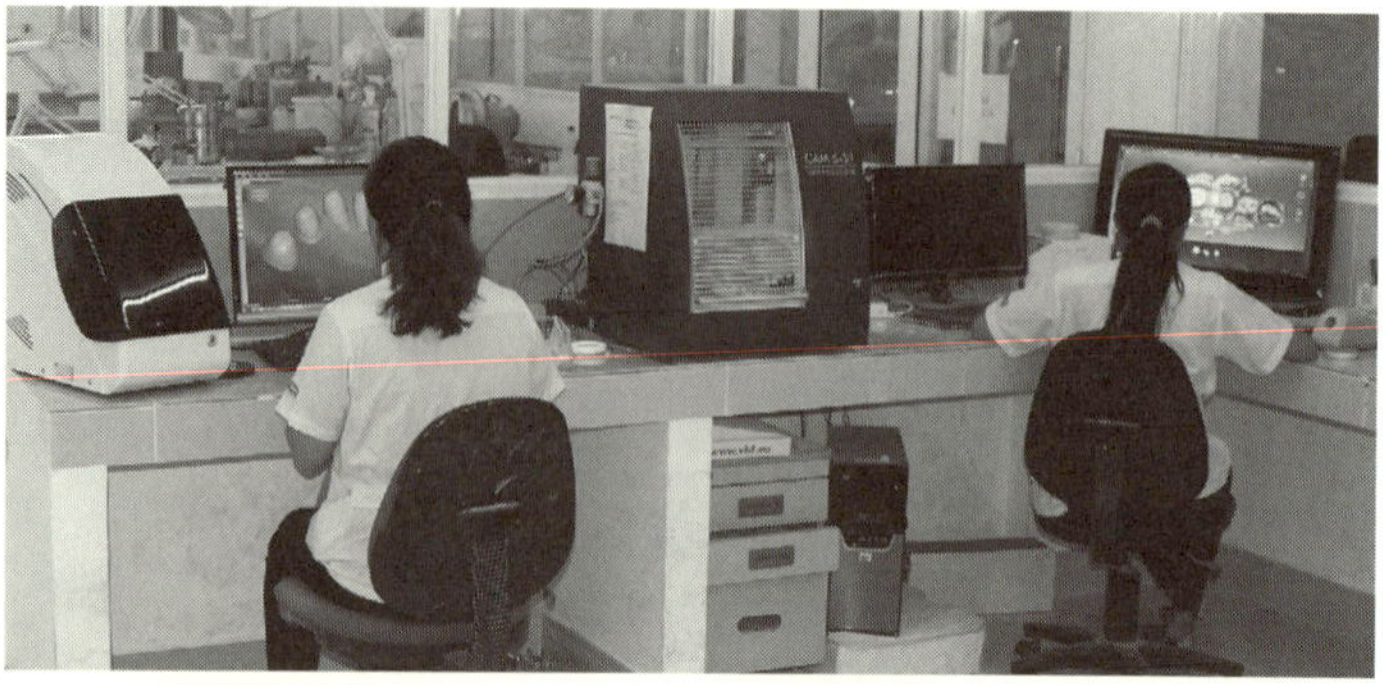

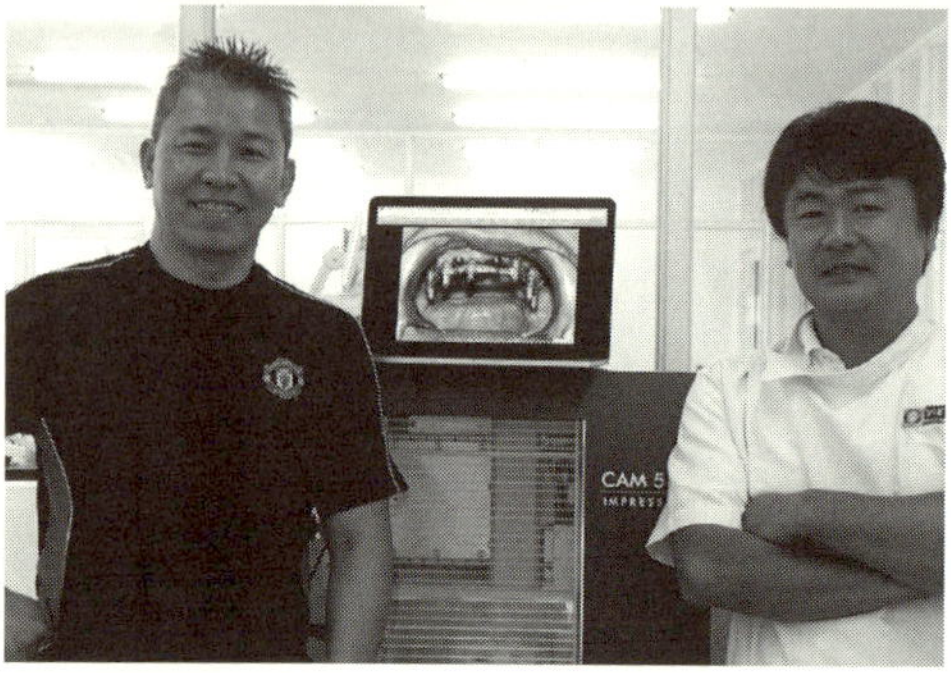

㊤最新の設備をそろえたキャドカムルーム
㊦新社屋のラボを訪問されたクン先生と

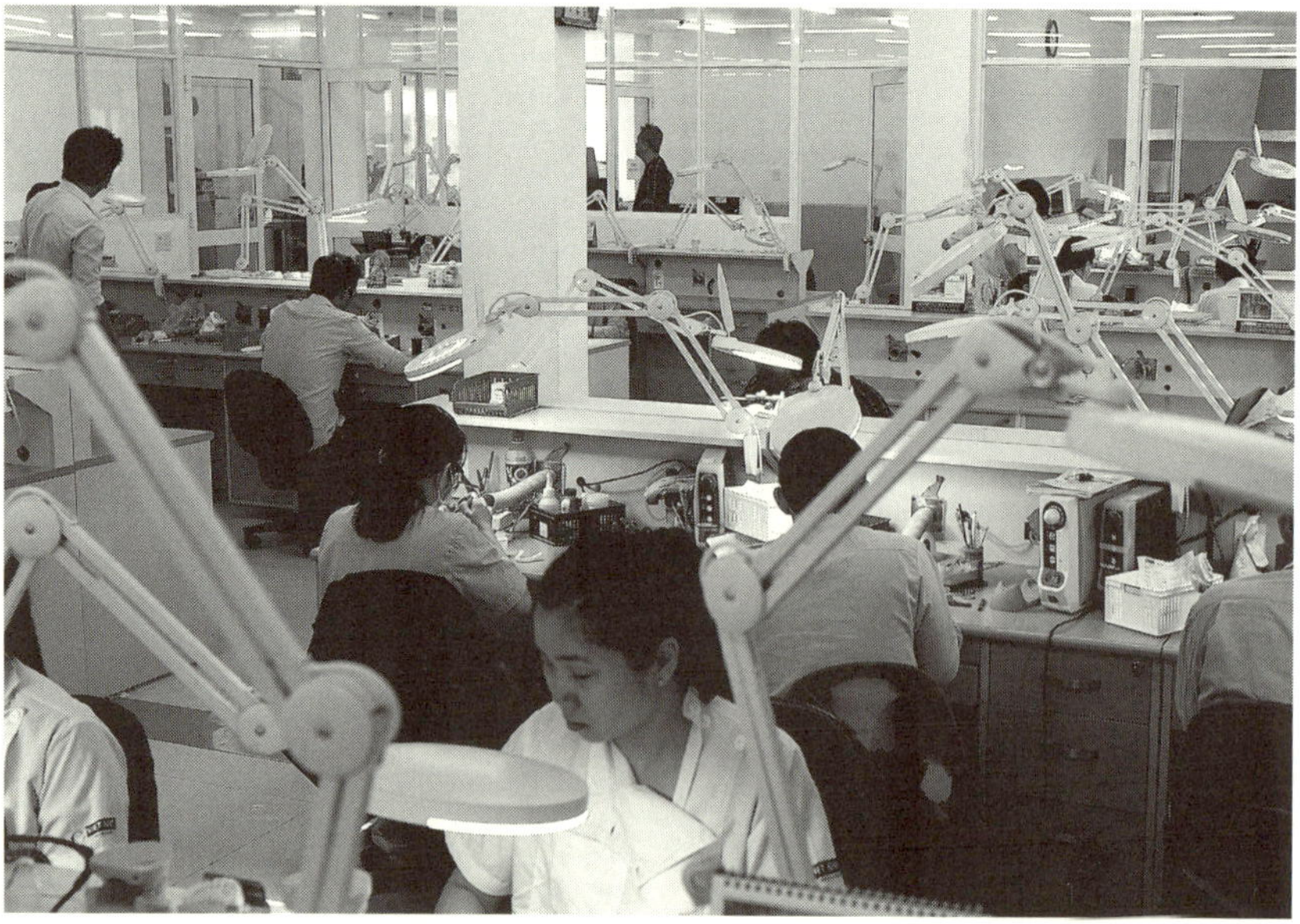

ラボの仕事風景

主食は米で、麺や春巻きの皮なども米を使って作られますので、日本人の口には合うのではないかと思います。

公共の交通機関はバスですが、主要な交通手段はセーホンダ（バイク）です。また、２０２０年の開通を目指し、地下鉄の工事が進んでいます。

ベトナムに住んでいる邦人の数は約2万人、ホーチミン市にはそのうち約1万人が暮らしています。ホーチミンには私が住み始めた当初から中心部に日本人街があり、そこに多くの日本人が住んでいます。

遊び心持って物事に挑む

ベトナムでの仕事は3カ月間だけの予定だったのですが、すでに14年がたってしまいました。もちろん仕事があってのベトナム生活だったのですが、生活面でも多くの魅力と驚き、失望や危険に遭遇しました。

ベトナムの新生活に私がスムーズに溶け込めた要因は、沖縄への移住後に渡ったことが大きかったと思っています。歴史的に沖縄とベトナムは中国の影響を受けているためか、習慣や食べ物が非常に似ていると思います。

海外で生活していると、旅行では強く感じられる文化や習慣の違いに慣れてしまいます。私はそうならないために常に新しい発見を心掛けています。

私がホーチミンに住みだした１９９９年ごろ、ベトナムでは時間がゆっくりと流れているように感じました。それは、発展というこれまでに経験したことのない未来への期待に誰もが夢を膨らませていたからではないでしょうか。街は人々の笑顔であふれ、活気に満ちていました。市場や道端、路地、路上カフェ、屋台の麺屋などにいるどのベトナム人も暗い顔をしている人を見ないのです。もちろん、南国気質で少しのんびりしているところがあるのでしょうが、来た当初はベトナム語も英語もしゃべれなかったので、国民になぜ笑顔が絶えないのか分かりませんでした。

今はベトナム語も生活に困らない程度には理解できるようになり、ベトナム人の気質も理解できるようになりました。しかし、都市部でバブルが起こり、インフレによる格差が年々広がり、生活に追われ、拝金主義に傾き、目の前のことで精いっぱいになってしまい、ゆっくりした時間の流れを感じるベトナム人のおおらかな性格も、昔のようでなくなったのは非常に残念です。

例えば、日本人は平均的に「100%頑張る」と言えば、全力を尽くして物事に挑むと思いますが、ベトナム人は「100%頑張る」と言っても、その実は大体「80%」で、それでも目的は達成されているのです。よく言えば20%の遊び心の余裕を持って物事に挑んでいると言えます。

物事をトコトン突き詰めて考えない心の余裕が、体からあふれ出て笑顔につながっているのではないでしょうか。当初はそれに気付かなかったばかりに、スタッフからは常にカリカリしている人だと思われているようでした。今は突き詰めるところは突き詰め、そうでないところは少し余裕を持たせるような指導をしています。

ベトナムには日本のような歯科技工士免許はありません。歯科大学内に歯科技工士科はあるものの、国家試験がないので、免許もなく、誰でも歯科技工を業とすることができます。私のラボにも何人か歯科技工士科を卒業した技工士がいますが、ほとんどは私のラボで教育、指導する必要がありました。

歯科大学は国内に5校あり、技工学校は1校、衛生士学校はなくなったとのことです。

ベトナム国民の平均月給は約2万5千円です。ベトナム人技工士の給料は平均月４万円ほどなので、ベトナムでは稼げる職業であるといえます。

焼き付けポーセレンが6割

私たちのラボの顧客は、約90％がハノイ市やホーチミン市近郊を含むベトナムの歯科医院です。その他はオーストラリアのラボやカンボジアの日系歯科医院、そしてベトナム国内の外資系歯科医院です。

技工内容の95％は補綴関連で、残り５％が矯正関連です。補綴関連の内訳は５％が金属補綴、30％がフルポーセレン系（ジルコニアを含む）、残りの60％が焼き付けポーセレンです。

ホーチミンには日系の歯科医院が1件あります。そのスマイル歯科医院の内田結貴院長の勧めもあり、去年から矯正の部署を新しく設立しました。矯正は私の専門外ですが、新しい分野へのチャレン

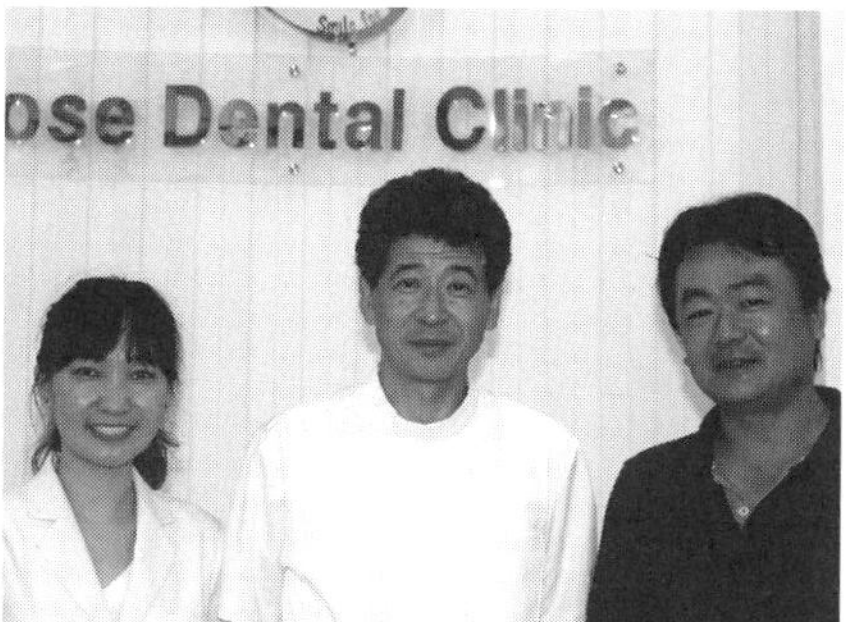

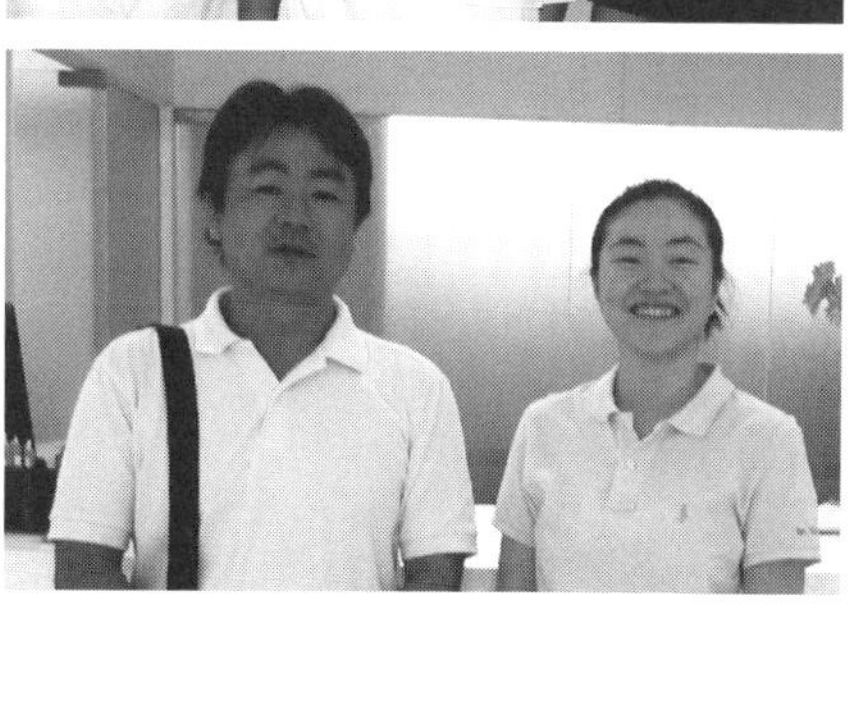

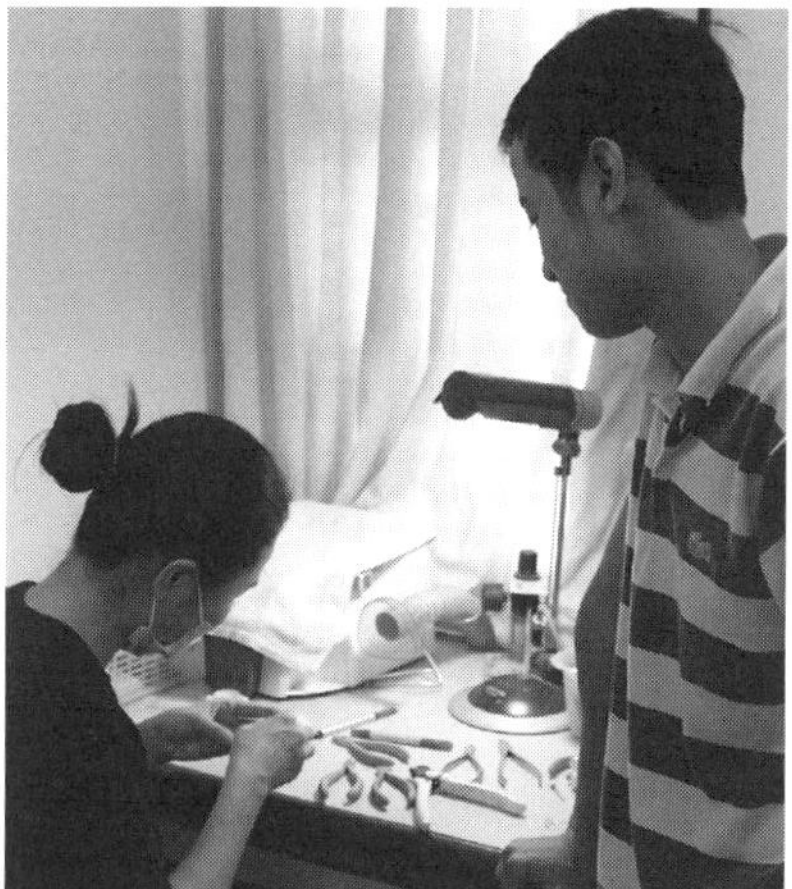

（右上）医療法人恵裕会の中島幹雄先生と、出向先のローズデンタルクリニックのトゥイ先生
（右下）スマイルデンタルの内田結貴先生と
（左）内田先生による勉強会

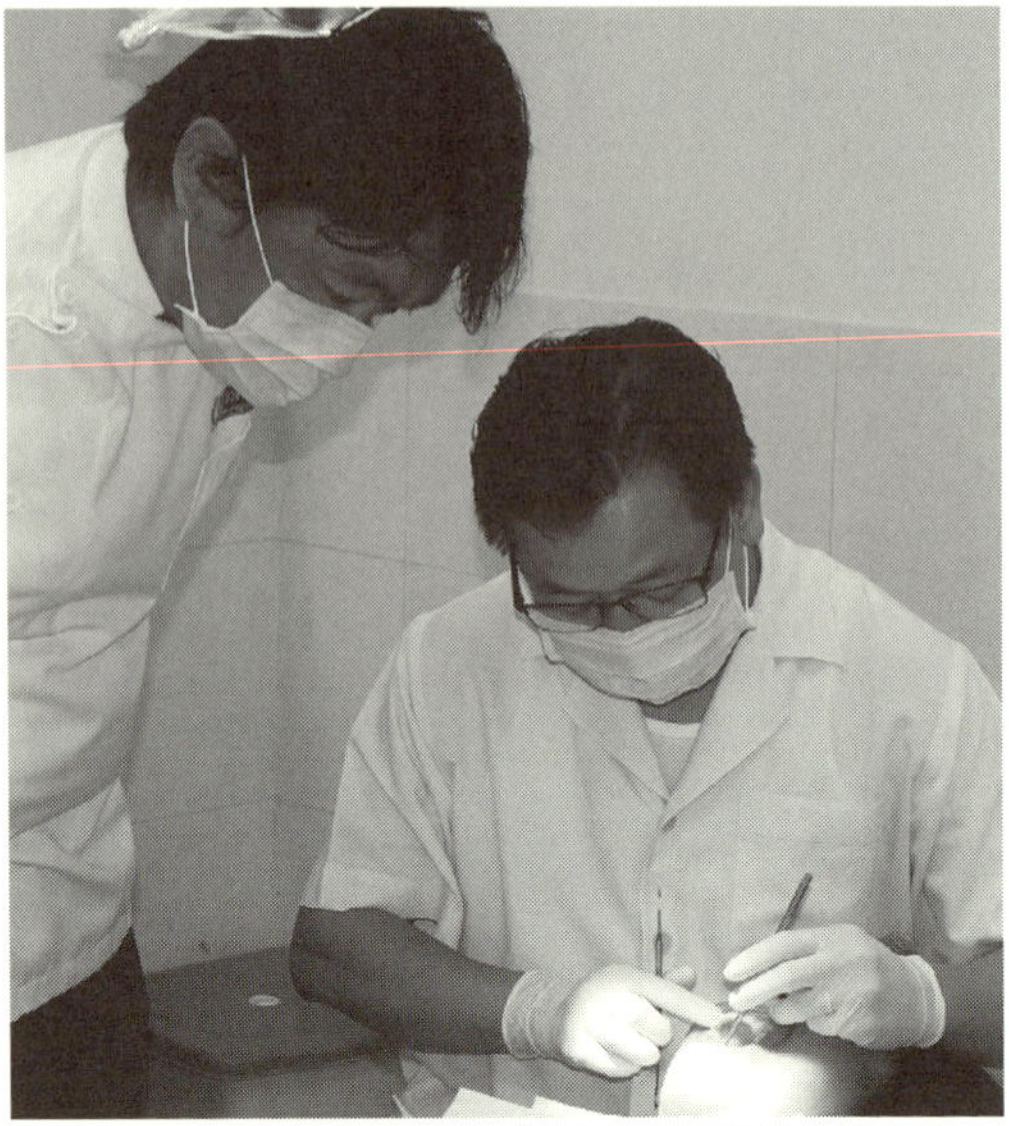

歯科大教授のホン先生と患者さん
の治療内容についての相談

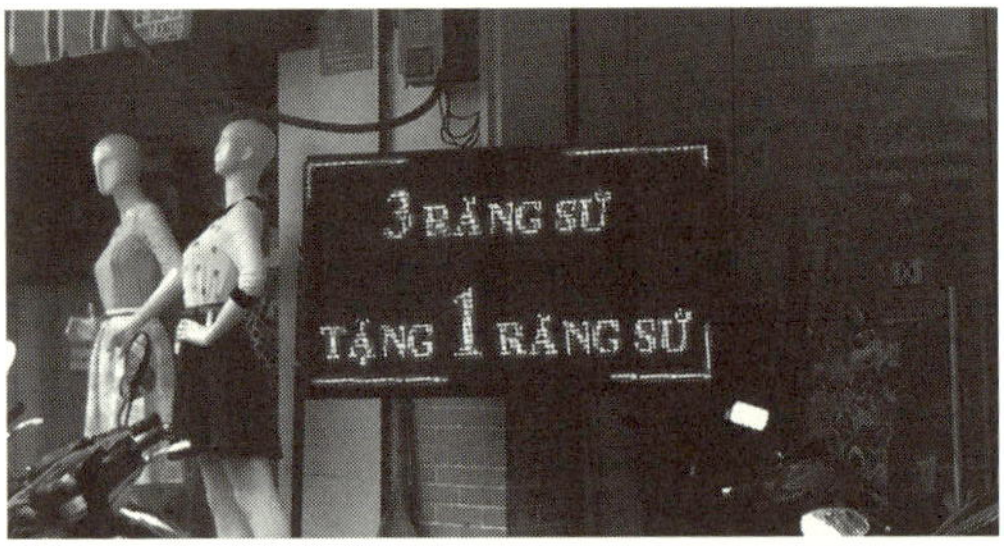

とある歯科医院の看板。３本
補綴で１本ただと書いてある

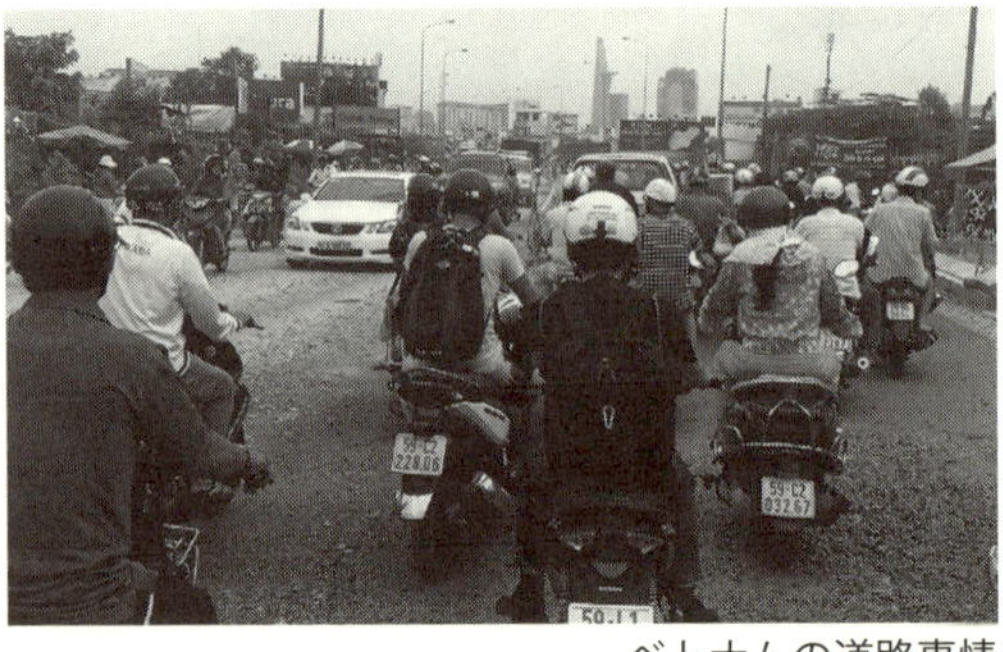

ベトナムの道路事情

ジは新しい知識を増やし、他分野の仕事のモチベーションを上げるのに役立ちました。不定期ですが内田院長をラボにお招きし、矯正の勉強会などを行うなど、技術の向上を目指しています。

　ベトナムでもここ3～4年は歯科医院が乱立気味で、倒産する医院が出てきています。保険制度がなく100％自費なので、激しい価格競争にさらされています。バイクで走っていてよく目にするのが「50％割引します」、「3本補綴したら1本無料」、「初診料、診断、抜歯、乳歯の抜歯も無料」などの歯科医院の看板です。

　ベトナムの歯科医師は大体、自分の家に診療室を持ち、大学病院や国の歯科診療施設、個人歯科医院の勤務医たちも勤務時間が終わると自分の家で診療をします。そうした事情もあり、治療費の値段設定にはかなりの幅があります。最近は経済の発展に伴い高級な歯科医院も登場しており、これから先はもっと二極化が進んでくると予想されます。

歯科技工士の仕事は日本とあまり変わりはないのですが、強いて言えば「接待」が多いのは確かです。ベトナムのラボのオーナーは毎日のように歯科医師を酒の席で接待しているとの話もあります。私は体が大変なので、極力接待はしないようにしています。

私の日常的な業務はラボの管理と営業、歯科医師への治療の進め方や最適な補綴物を選択するためのアドバイス、そしてシェードテイキングなどです。新人への技術指導も行っていますが、ベトナム語で指導しているので細かい意思の疎通ができない時は、やって見せて、できるまで繰り返し同じ工程をやらせる方法を取っています。そうすると、自分ができないところや疑問を集中して見るようになるので、上達も早くなります。

仕事面では、自分の思い通りにいかないことや人種的な視点の違いからか、社員たちとの意見などの行き違いもありますが、それをあまり苦労と感じることはなく、むしろそういったところを差し引いてもやりがいの方が多いと思っています。

日本の技工制度の良さを実感

私はベトナムに住んで、日本の歯科技工士は国が守ってくれているんだなと実感しました。

こちらでは明日から歯科技工士になろうと思えば義務教育終了途中でもなれますし、誰でも明日からラボを開けます。そうなるとダンピング競争が激化し、業界全体が消耗戦を強いられることになります。体力勝負です。歯科医師の方も格差があるので、値段でラボを決める傾向があります。

日本でもダンピング競争や海外に技工物を委託する等の問題がありますが、ネガティブなところだけを見ないで、日本の歯科技工士界には技術力やそれを培える土壌、技工技術向上のために欠かせない情報量の多さ、国の保護など、こちらで仕事をしているとうらやましいことがたくさんあります。


私が日本で最初に勤務したのは院内ラボでした。ここは新卒でも歯科医院独自のカリキュラム（全歯牙のカービング、ＰＫトーマスの咬合理論など）にパスすれば、多くの院内ラボや歯科技工所が保険技工物の臨床経験が10年以上ないと扱わせてもらえないポーセレンの仕事にすぐに携われる、当時でも珍しい体制のラボでした。

さらに、患者の口の中を直接見る機会が非常に多く、自分が完成させた歯を患者の口腔内で見られるので仕事に対するモチベーションを上げるきっかけ

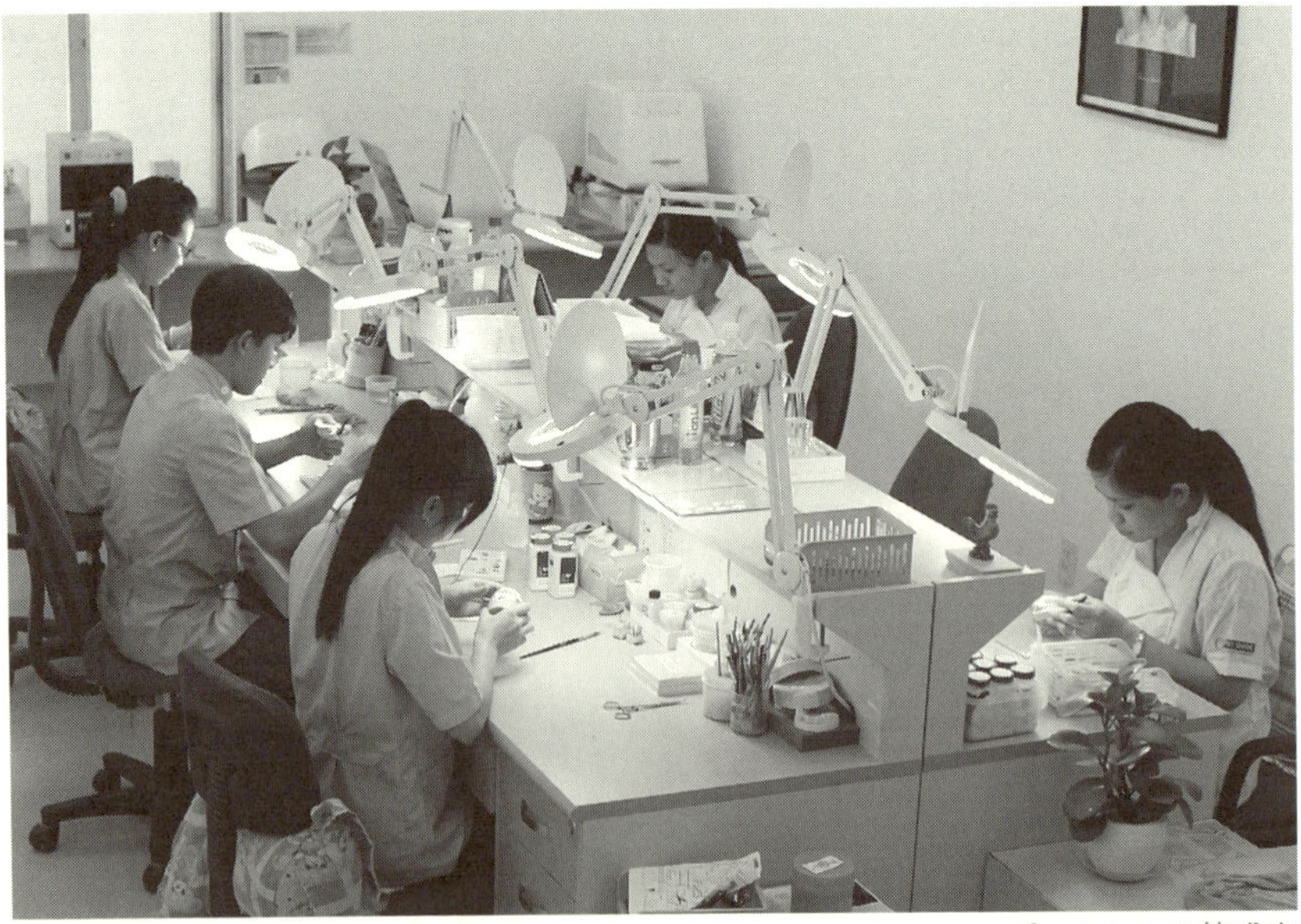

ポーセレンの築盛室

となり、歯科技工の仕事の面白さ、やりがいを感じました。このラボで最初に勤務できたのは私にとって本当に幸運でした。今、思い返すと厳しく指導に当たってくれた院長や先輩技工士の方々、つらい時に支えてくださったスタッフの方々に言葉にできない恩を感じています。

私がベトナムに来た当時、日本は失われた20年といわれるバブル経済崩壊後の真っただ中で、日本全体が経済の停滞と生活に対する不安に満ちあふれている時でした。

そんな中、これから発展するであろうといわれるベトナムでの生活が始まりました。活気にあふれているのは当たり前のことでしょうが、なんとなく自分が子供のころの日本と当時のベトナムの雰囲気が似ていて心落ち着くところがありました。

ラボのスタッフは平均年齢が約22歳で、仕事が終わると自分の能力を伸ばすために定時制大学や外国語の塾などに通っている人がとても多く、ガイドブックで見た通り、勤勉で真面目な国民性に感心させられました。

今、日本で歯科技工に従事している歯科技工士の方々も技工の仕事がつらくなった時、もう少し視野を広げて考えてみてはいかがでしょうか。それでも、この仕事を辞めたくなった時には、私みたいに海外に出て仕事をしてはいかがでしょう。

一度日本を離れることで歯科技工という仕事や日本の素晴らしさを見直すこともできると思いますし、人種の違うさまざまな人たちと出会い、人は1人では生きていけないことを確実に痛感できると思います。海外に出ても仕事自体は変わらないわけですから、技工をやめるのはそれからでも遅くはないと思います。

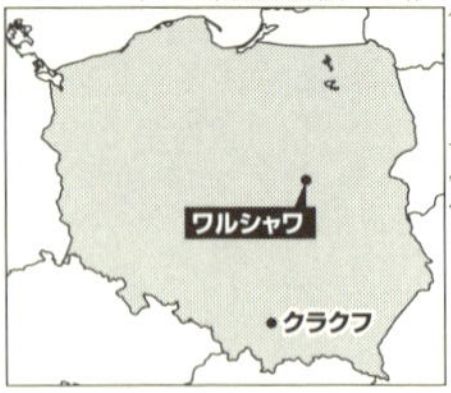

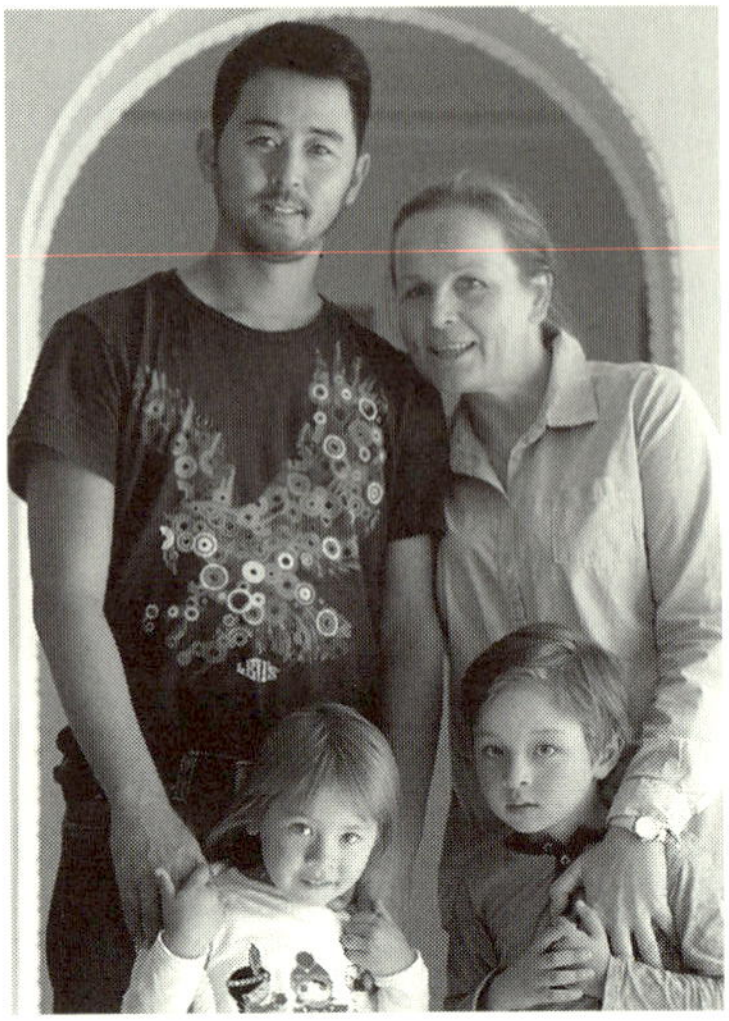

三和りょう

みわ　りょう

1992年、長野県大町高校卒業後、母の住むポーランドに移住。2年間ポーランド語を勉強。99年、クラクフ歯科技工専門学校卒業後、ワルシャワDULデンタルラボに5年間就職。その後2年間、テックデントラボで就職した後、2007年、デンタルラボ“セラミストりょう”を設立。

現地の技工学校を卒業

今までの「サムライ歯科技工士」の方々と私はちょっと毛色が違うかもしれません。というのは日本で歯科技工士の資格を取得してから外国に出たわけではないからです。

１９９２年に長野県大町高校を卒業後、英語力を高めるため3カ月特訓し、母の住むポーランドに向かいました。当時、何をしたいのか、どんな人生を送りたいのか、分かっていなかったのです。ポーランドがどんな国かもほとんど知らないままに出発し、首都ワルシャワに到着したのは8月25日でした。

ポーランドは多くの日本人にとってあまりピンとこない国だと思います。第二次世界大戦でヒットラー率いるドイツが最初に攻撃した国で、１９７９

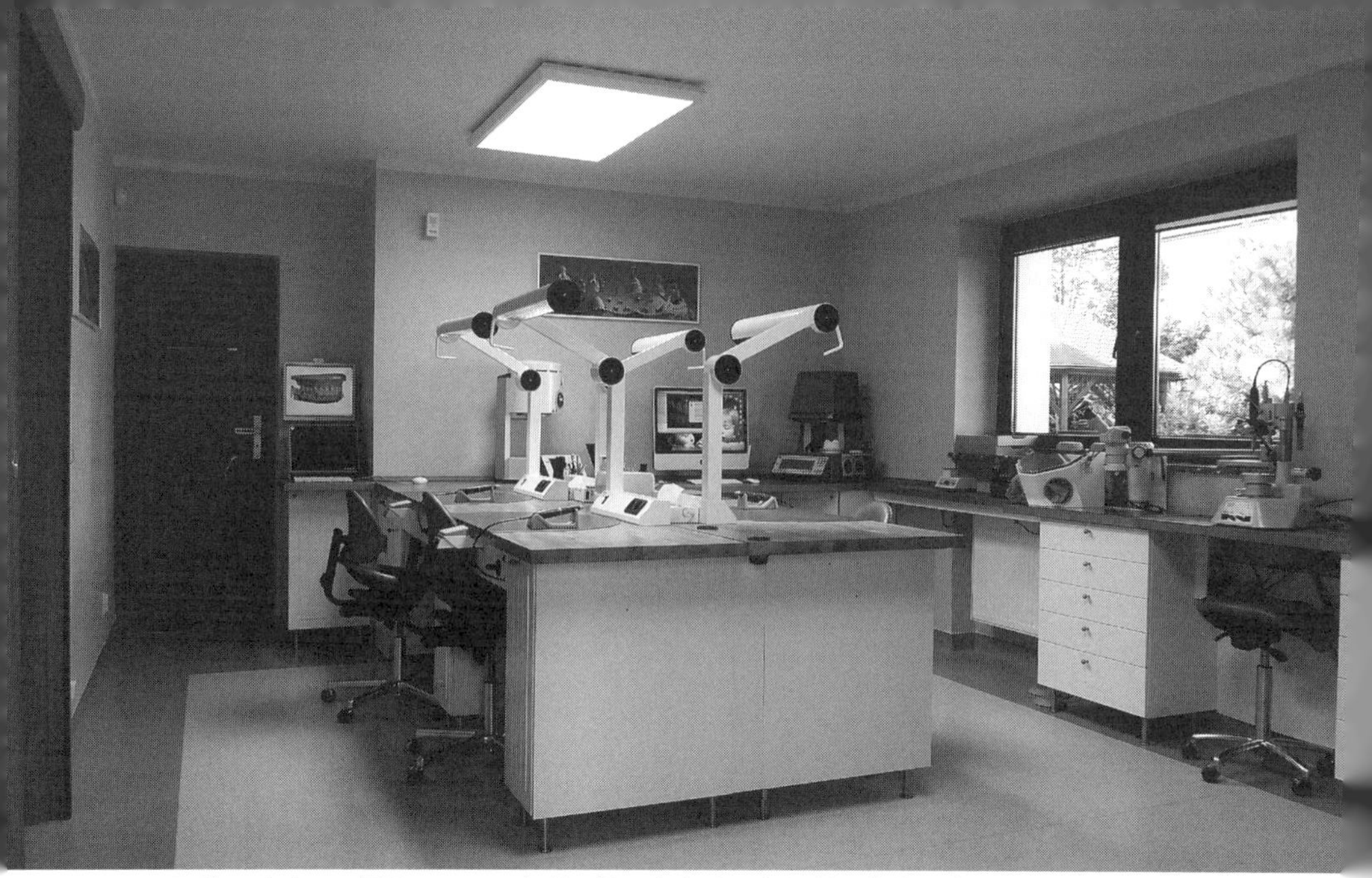

ラボのメインの部屋。ここで患者の扱いも含めほとんどの仕事をする。左奥がスタッフの場所。スキャナーでほとんどのフレームワークは補っている。自宅にラボがあるため、入り口を別にしてプライベートと仕事を交ぜないようにしている

年にユネスコが「負の世界遺産」として認定したアウシュビッツ強制収容所があります。戦後は共産主義下に置かれ、約50年ほとんど鎖国状態でしたが、89年にワレサ大統領の下、資本主義化しました。

ピアノの詩人といわれるショパンが生まれ、ローマ法王ヨハネパウロ2世の育った国でもあります。最近では2004年にEUに加盟し、12年にはサッカー欧州選手権をウクライナと共同で主催するなど頑張っています。

そんなポーランドで歯科技工士となったのは、ポーランド南部のクラクフという町で歯科医院を開業するエヴァさんとの出会いがきっかけでした。

母はクラクフから80キロ離れた山の中で、1992年からペンションを経営しています。私はそこで2年間、母の仕事を手伝いながらポーランド語を習うため、近くの高校に聴講生として通いました。

ある日、エヴァさんが私に「りょう、お前は手先

が器用だからぴったりの仕事があるよ。歯科技工士といって歯を作る職業だよ」と教えてくれました。

子供のころから私は毎週末におじさんとプラモデルを作っていましたのでエヴァさんの話に興味を持ち、クラクフに2年半制の歯科技工士学校があることを知り、受験しました。全日制の学校で1学年40人ほど。授業内容は解剖学（ポーランド語とラテン語）、材料機械学、義歯学、歯列矯正など、後は毎日、2グループに分かれての実習でした。また2年生の時にはラボでの研修が1カ月ありました。授業は全てポーランド語でした。何回もノートに専門用語を書いて覚えたのを思い出します。

卒業後は20人規模の大きめのラボに就職し、フレームワーク部門で5年間、そして、ポーセレン部門で2年間働き、２００７年5月に自分のラボをワルシャワの市内に開業できました。

歯科技工士の仕事は、少年のころのプラモデル作りと似ています。どんな風に出来上がるのかワクワクしながら、楽しみに待つ時の感情が同じです。自分の作った歯科技工物が誰かの体の一部になり、食べるため、話すため、笑うために使われます。それで自分と妻、2人の子供を養っていけるのです。

そして時折、患者さんや歯科医師から「ありがとう」の言葉をもらいます。こんな仕事に出会えて幸せです。もちろん楽しいことばかりではなく、つらい時、無理する時もあります。そんな時は「〝楽しい〟と〝楽〟は一緒じゃない。楽しみたいのだったら、楽をしちゃダメ」という甲本ヒロト（THE BLUE HEARTS）の言葉をモットーに頑張っています。

二極化するラボ

歯を悪くした患者さんが欲しい物、それは、自然に見えて、よく噛める補綴物です。私は世界中どこに行っても患者さんの願いは変わらないと信じています。その希望に応えるため、私たち歯科技工士は日々仕事をしています。クラウンブリッジであればフレームを作り、ポーセレンを盛り、焼く。この作業工程は世界中どこに行っても変わることがありません。

だからこそ歯科技工士は、歯科技工の技術があり、言葉が話せれば、世界中どこでも通用します。言葉は人とのコミュニケーションに欠かせないものです。大切なのは、自分の気持ちを相手に伝え、分かってもらうための努力です。だから下手でもいいのです。私は日本の中学、高校で6年間、英語はいつも赤点ギリギリでした。それでもちゃんと単語などは頭に入っています。

そして、日本人の歯科技工技術、仕事への真面目さ、我慢強さは世界のトップです。だからこそ、どこにでも羽ばたいていけるのではないでしょうか。

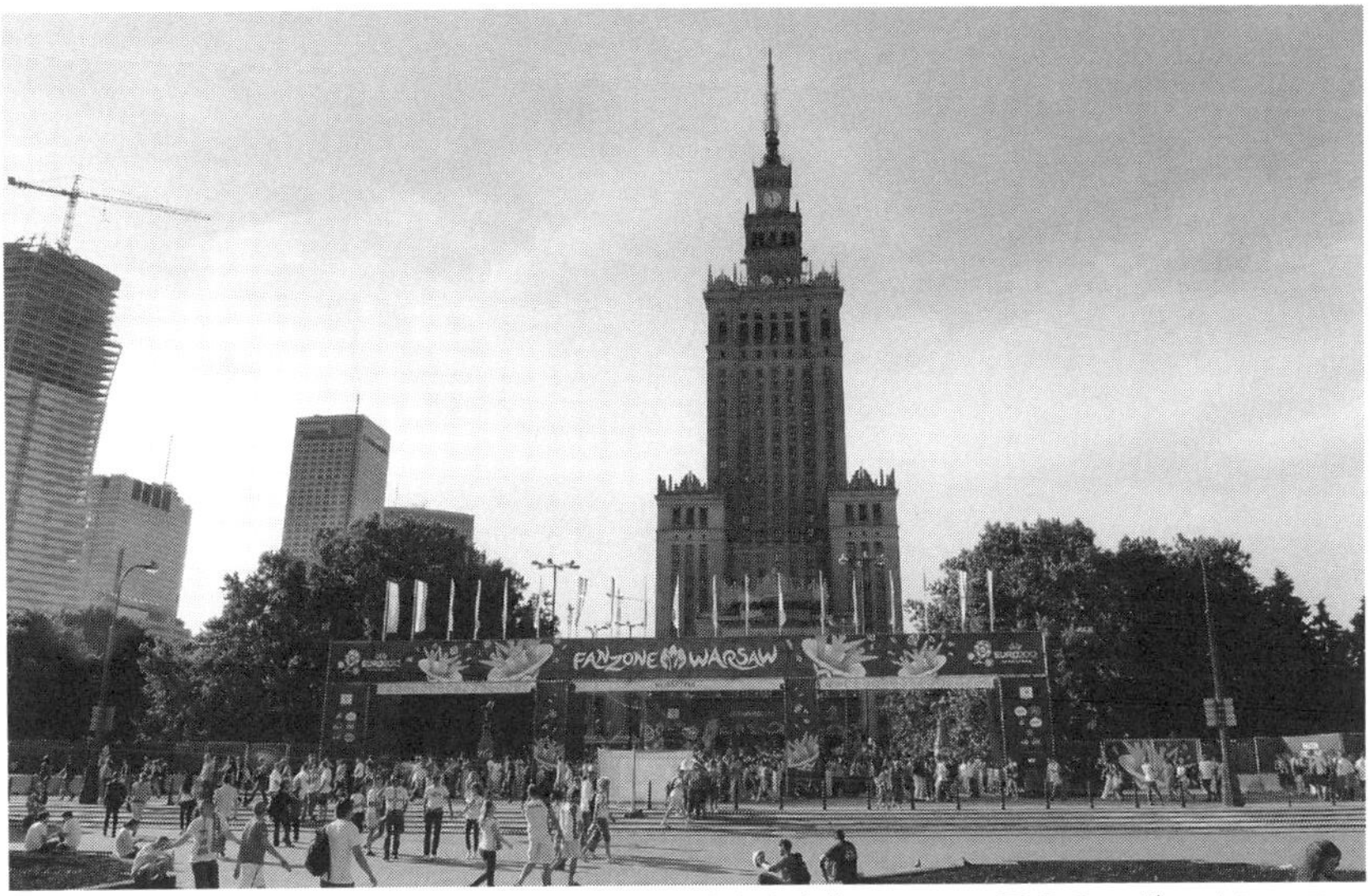

ワルシャワは人口約２万人、ポーランドで一番大きな街。正面に見えるのがワルシャワ文化宮殿。ロシアのスターリンから共産主義時代に贈られた建物で、その周りに高いビルがどんどん建っている。写真は 2012 年のサッカー欧州選手権の時のもの

私が妻のゴーシャと結婚したのは２００５年4月でした。翌年、長男の大樹《ひろき》が誕生し、その翌年には娘の花が生まれました。07年にはラボを開業し、経営も順調でした。

問題は家から仕事場までが遠いことでした。片道65キロを車で通勤していましたが、渋滞のため、毎日3時間はかかっていました。朝、出掛ける時には子供はまだ寝ていて、夜、帰ってきた時にはもう寝ている、3年間、そんな生活が続きました。

僕にとって家族は一番大切なものです。「子供の成長を見られないで父親と言えるか」と自分を奮い立たせ、10年にワルシャワ市の中心部から7キロほど離れた静かな住宅地に家を買いました。1階の一部分をラボにすることで通勤時間は10秒に短縮され、子供たちといつでも会える環境がつくれました。

ポーランドの歯科治療は90％以上が自費です。保険でできるのは5年に1回だけで、それもパーシャ

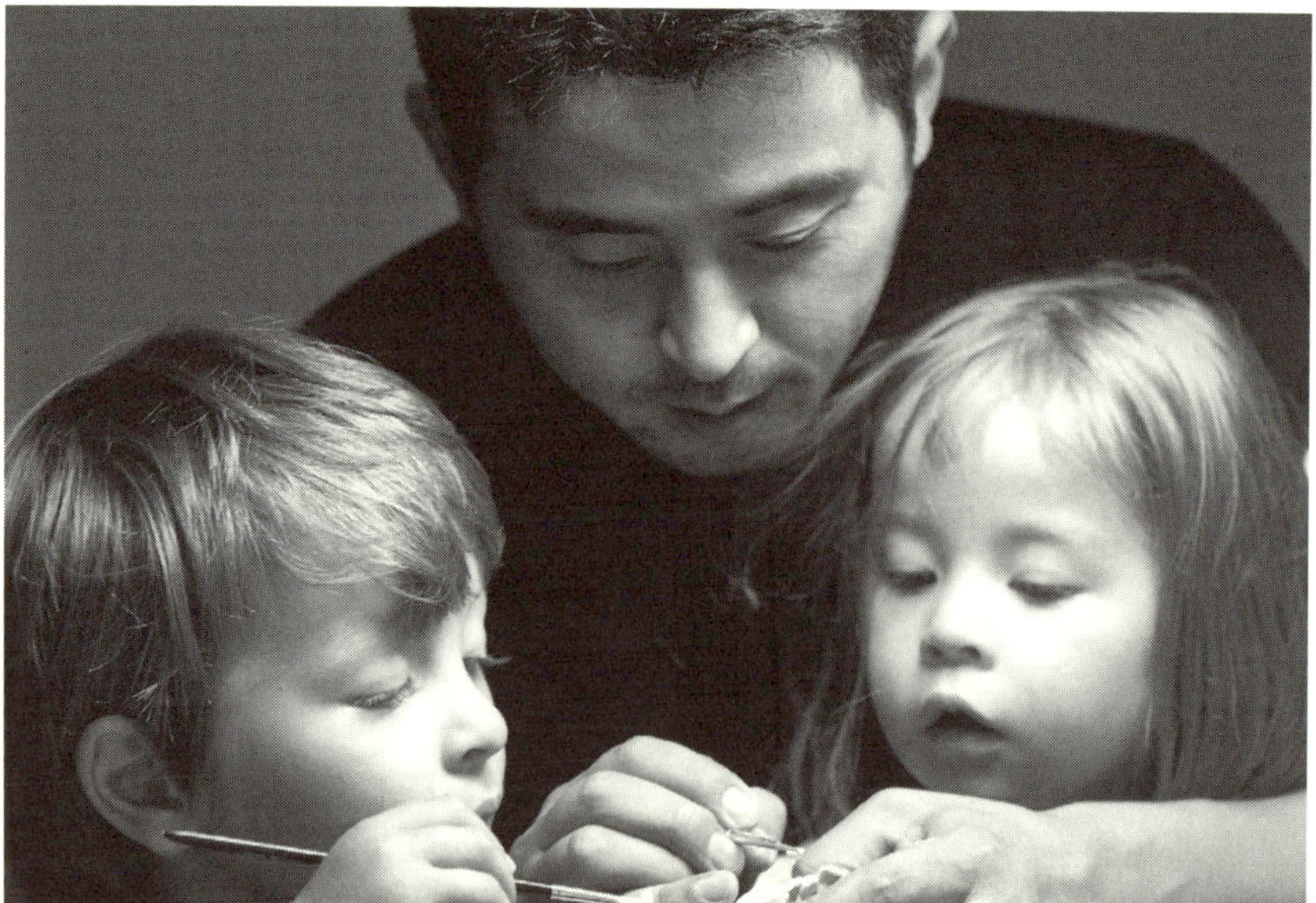

子供たちと。大樹、花

ル、フルデンチャー、抜歯に限られています。ポーセレンや硬質レジン、インプラントなどは全て自費治療となります。

ラボの大きさはさまざまで、ワルシャワなどの大きめの町には中規模（10人前後）、大規模（20人〜）のラボも何件かありますが、メインは1〜3人の小規模なものです。隣国がドイツという事情もあってCAD／CAMなどの技術が続々と輸入され、ミリングセンターがあちこちに作られています。ダンピング競争も激しくなってきていますが、それに連れて質がついてこなくなっているのを嘆く歯科医師も増えています。その結果、ポーランドでは、値段が高くても信頼できるラボに仕事の依頼が集中し、安いラボには仕事がないという現象が生じています。

ポーランド人の平均月収は約1千ユーロです。仕事のできる勤務歯科技工士だと1500〜2千ユーロほどの収入があります。生活費、家賃などは日本、ドイツなどに比べると安いので、暮らす上で支障はありません。もちろん自分のラボを開けば経営面の心配は増えますが、収入も何倍か多くなります。

ポーランドの人口は約3600万人で、歯科医師は3万3704人、歯科衛生士は2万人、歯科技工士数は8千〜1万人で就業歯科技工士は7千人います。歯科大学は10校あり、歯科衛生士学校は約30、歯科技工士学校は約36です。

患者の歯科の知識に驚くことも

私のラボでは、私以外にエルビーラという女性が1人働いています。歯科技工歴15年のベテランです。石膏模型の製作からスキャン、ミリングセンターから送られてきたフレームワークを模型に適合する仕事を主にしてもらっています。

彼女の勤務時間は平日の朝9時から夕方4時30分までです。ほとんど完璧にこの時間内に仕事は終わらせています。土日は必ず休みます。夏休みは8月最初の2週間。そして、クリスマスから新年はラボを閉めて休むようにしています。その時期に合わせて歯科医師たちも夏休みを取るようにしています。

私の仕事の時間は、時期によって多少変わりますが、1日8～10時間ほどです。仕事量は1カ月平均にして60～90ユニットほどです。アクリルデンチャー、スケルトンなどは扱っていないので、インプラントを含め、ほとんどの仕事はポーセレンベニヤ、ポーセレンクラウン、ブリッジ、インレイです。ジルコニアとクロムコバルトメタルフレームがメインで、後は需要が増えているe．maxのようなプレスセラミックスです。また全ての仕事に関係するワックスアップ、プロビジョナル補綴物なども扱っています。

補綴物の製作期限はフレキシブルにしていますが、基本は2週間です。前歯の補綴物については、ワルシャワの患者さんであればラボに来てもらってシェードテイクをするようにしています。そして、極端に難しいケースの場合には患者さんと歯科医師にラボに来ていただき、1日かけてトライインをしながら仕上げることもあります。

法律的には歯科技工士は患者さんの口腔内に触れることは認められていませんが、いい物を作るため歯科医師、患者さんの同意の下、こうした作業がずいぶん普及しています。患者さんがよく来るのでラボにはシェードテイク用のチェアを用意しています。暖かい時期には庭で歯科医師、患者さんと昼食を一緒にするなどして、環境づくりに努めています。

ポーランドがEUに加盟してもうすぐ10年になります。経済的にはかなり豊かになってきていて、特に首都ワルシャワはその傾向が顕著に見られます。患者さんの歯科に関する知識も高まってきていて、どんな補綴物が欲しいかなど、かなりはっきりしていて驚かされる時がよくあります。自費治療だからという理由もあると思います。

担当の歯科医師、患者さんの意見をよく聞き、その状況で一番いい方法を探し、理解してもらい、自分のベストを尽くします。その心が歯科医師、患者さんに伝わった時こそ本当の意味でのチームワークが成立すると信じています。

補綴物がセットされた瞬間、心がつながった人からの「ありがとう」の言葉は本当にうれしいもので、こんなにいい仕事は辞められません。

そして、メーカーの依頼により、レクチャーやハンズオンをするのが私のもう一つの仕事になっています。年に6回ほど東ヨーロッパを中心に金曜日、土曜日をそれに当てています。人と話をし、意見を

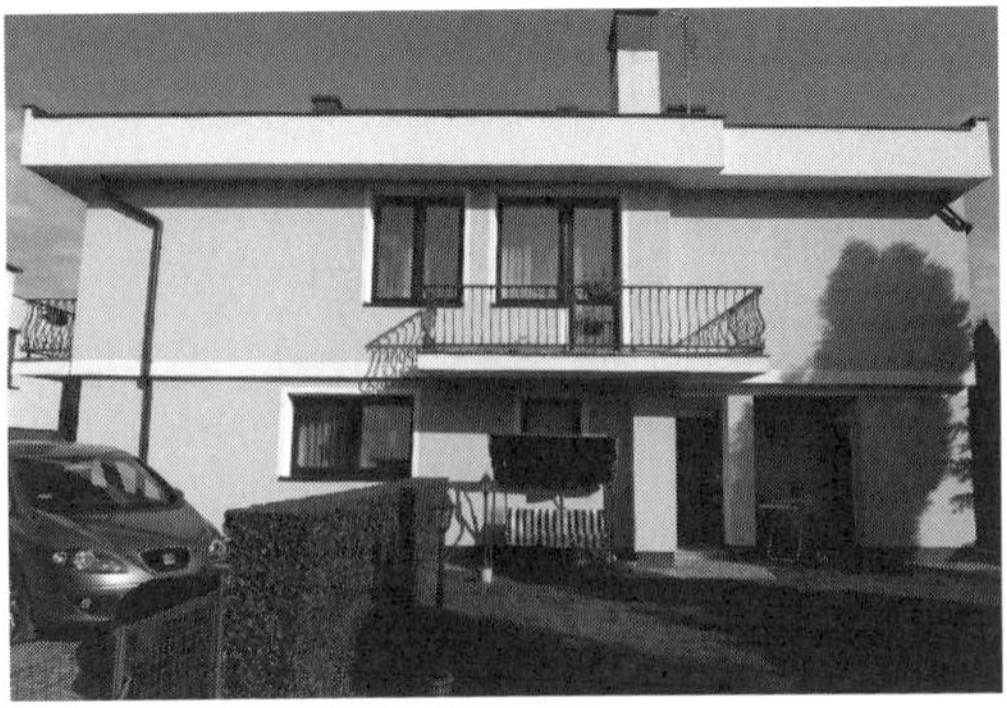
わが家。左下の窓がラボ

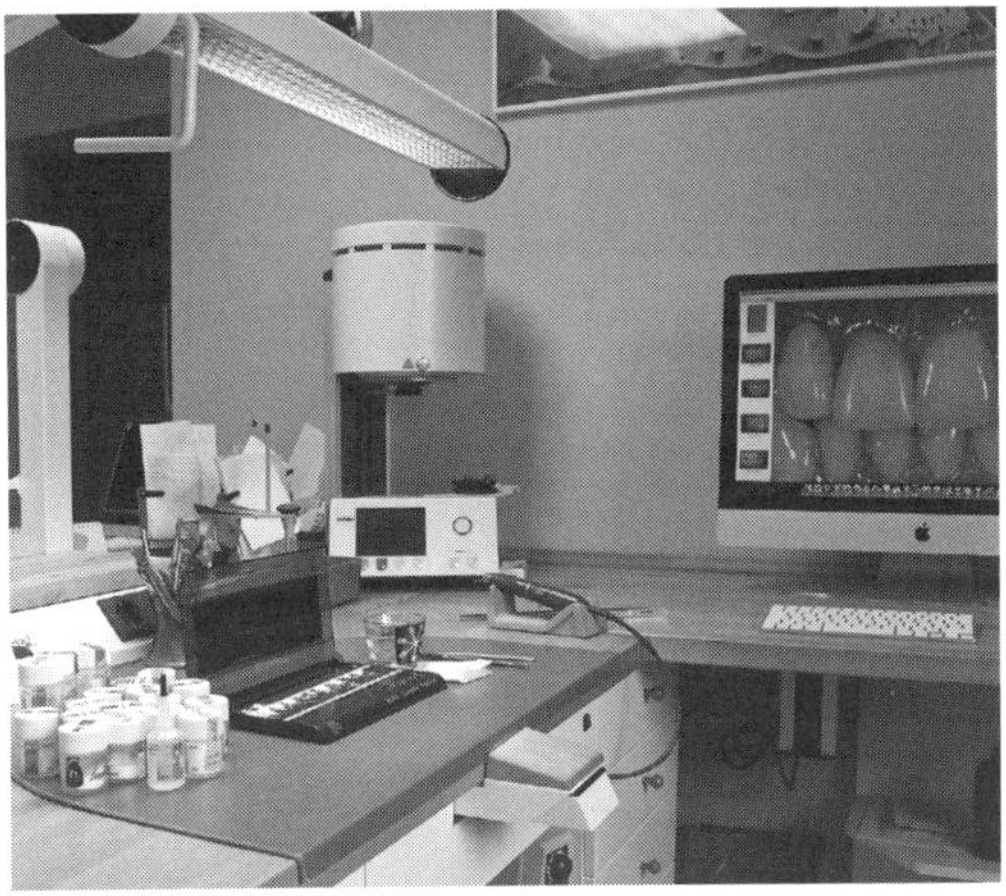
ワークスペース。毎日最低8時間働く場所なので、なるべくエルゴノミックにしてある

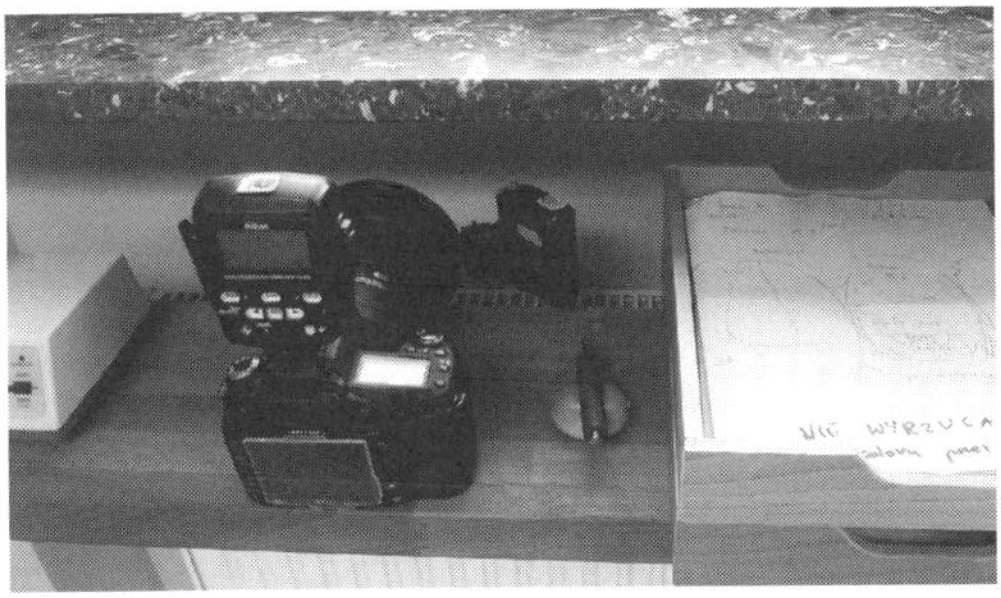
患者がラボによく訪れるため、シェードテイクの時は写真撮影、シェードマップ作成、そして撮った写真を患者と一緒に見て説明するシステムになっているので、デジカメは必須

交換し、夜は酒を一緒に飲むのもたまには気分転換になり、いいかなと思っています。

最近ではスペイン・マドリッドの学術大会での講演や、ドイツ・ケルンのＩＤＳのジーシーブースで

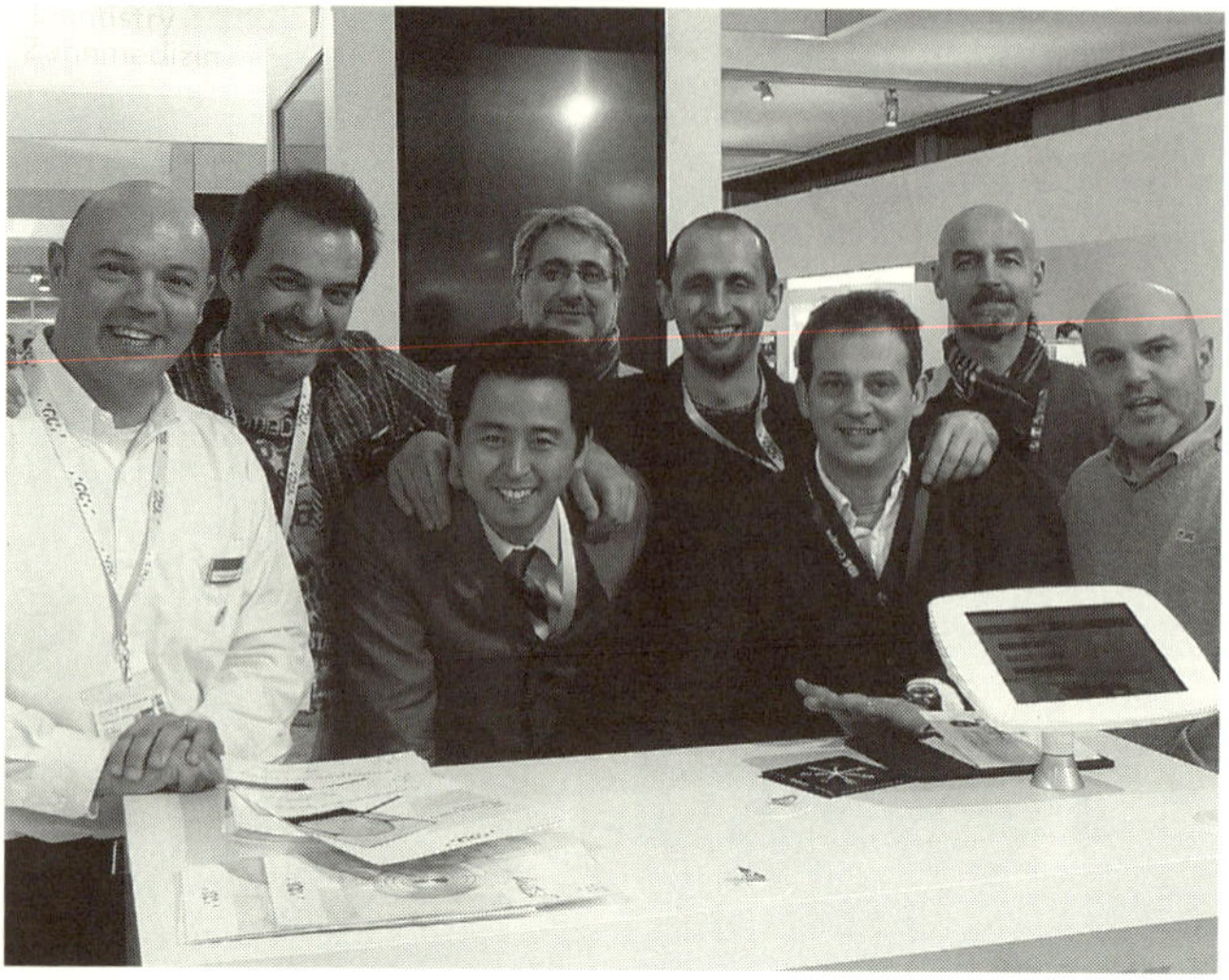
2年に1回ドイツのケルンで行われるデンタルショーでのショット。新しい商品等もあるが、人との出会いが一番の楽しみ。今回はジーシーブースで水曜日と木曜日にセラミックのプレゼンテーションをさせてもらった

もプレゼンテーションをさせてもらいました。

ヨーロッパは、飛行機で大体2～3時間あればどの国にも行けます。ポーランド以外の国で面白そうで役に立ちそうな研修会や学術大会がある時には、時間の許す限り出るようにしています。そうすると友達の輪も広がり、いつの間にか家族ぐるみの付き合いになり、夏休みには遊びに行くこともあります。

それぞれの国に何人かはすごい歯科技工士がいて、講演などでは聞けない本音や裏話などを話し合うのもまた楽しいものです。

日本人としてできることを模索

ポーランドに住んで21年目に突入します。しかし、私は日本で生まれ育った日本人です。２０１１年の3月11日、東日本大震災のニュースは私をくぎ付けにしました。夜も寝ないでただ途方に暮れながら、

画面から目をそらすことができませんでした。遠く離れたポーランドから日本人として、歯科技工士として何かできることはないかとずっと考えていました。

日本では山本眞氏を委員長とする実行委員会が立ち上がり、歯科技工士が集う東日本大震災復興支援チャリティー講演会を東京・名古屋・大阪・福岡で開催して大成功したとフェイスブックで知りました。意義のある、勉強になる講演会の収入を復興に充てる。素晴らしいの一言で、頭が下がります。

私も「自分にできること」を考え、ポーランドでの講演会を企画しました。テーマはセラミックレストレーションの歯科技工士で、ターゲットはヨーロッパの歯科技工士で、テーマはセラミックレストレーションにしぼり、知名度のある講演者にレクチャーとワークショップをしてもらいました。収益は半分を東日本復興に、残り半分は次の何かのイベントの予算にしました。講演の名称にはチャリティーとは入れず、「Congress Ceramists No Limits」としました。

私は今年で40歳です。人は歳を重ねるに連れて夢も希望も減っていくとよく言われますが、それは違うと思います。若いころは夢があって実現する手段が分からないことがあっても、歳を重ねるにつれ実現できる手段を見つけ、粘り強く、人を説得する力もできてくると思います。

そして大切なのは自分がどうしたいか、何をしたいかです。犠牲にしなければならないこともあるし、離れていく友達もいるかもしれない。でもやると決めたことを、信念を持ってやりきれば満足します。そうすると楽しくなります。楽しければまた新しいことにチャレンジしたくなります。その繰り返しが人生なのではないでしょうか。

「世界中どこでも扉は開いているよ」。日本の若い歯科技工士さん頑張ってください。私も頑張ります!!

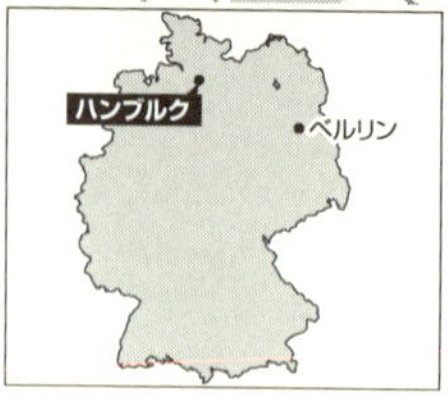

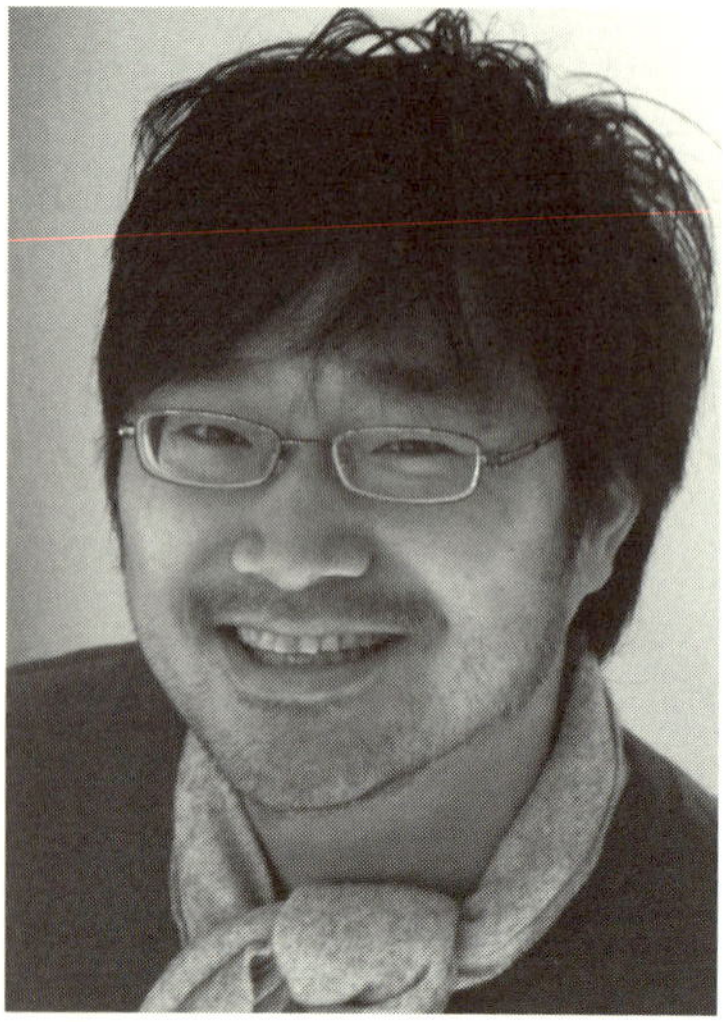

大川 友成

おおかわ　ともなり

1990年、日本歯科大学附属歯科専門学校歯科技工士科およびポーセレン専攻科卒業後、4年間、日本歯科大学附属病院および歯科技工士科教職員となる。94～95年にT.Dental Studioを開業。96年に渡独、97～2003年まで“Art Oral” Klaus Muterthies, Guterslohに勤務。04年4月、ミュンスターにてドイツ歯科技工士マイスターの証書取得。05年よりハンブルクにて歯科技工所を独立開業。14年10月より可児章人氏と共に、Organ Dental Technology Hamburgを開設。

日本との環境の違いに驚く

私は2004年にドイツ歯科技工士マイスターを取得、1年後にハンブルクのアルスター湖畔にドイツ国内で唯一の日本人経営者としてラボを築きましたが、これまで積み重ねた経験と実績で、各種歯科メーカーの専属通訳、インストラクターやキーオピニオンリーダーなど、歯を製作する以外に仕事に尾びれも背びれも付くようになりました。

今回の執筆依頼にあたり、歯科技工士専門学校時代の歯科大学の先生からメールが届きました。日本歯科大学東京短期大学（旧附属専門学校）の卒業生で、日本人歯科技工士で2人目のマイスター称号を取った私の、同校短大での講演は後輩の学生に大変良い刺激になったと書かれていました。

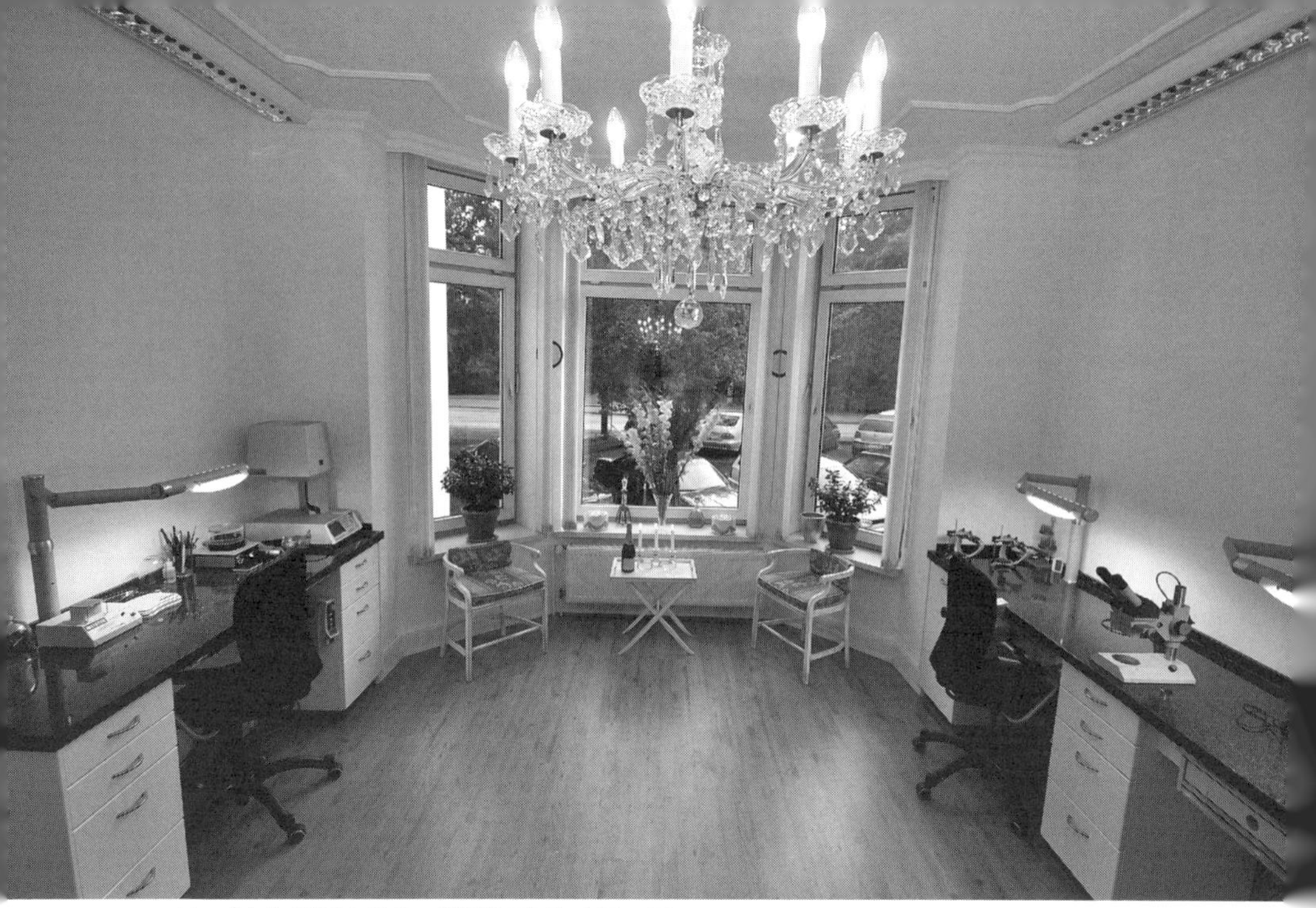

ハンブルクのアルスター湖畔にあるオフィス

06年秋に大阪での講演のため一時帰国した際、東京に立ち寄って日本歯科大学を訪れた時に大変お世話になった教授です。母校で学生に講演し、夜は大学病院の最上階のホールでレセプションを催していただきました。初めのあいさつの時にスクリーンいっぱいに書かれたドイツ語の歓迎の言葉は、今思い出しても心温まる思い出です。

彼との出会いは27年前になります。母校の講義室で初めて対面した時の、真面目で厳しく怖い先生というイメージは、今も脳裏に焼き付いています。当時、劣等生だった私はいろいろと迷惑をかけてしまったと思うのですが、都合のいいことに私の記憶には残っていません。しかし、特別手のかかる学生であった私を教授が覚えていてくださったことに、ただただ感謝するのみです。

私がドイツで働けることになったのは、1人のドイツ人歯科技工士マイスターから声をかけてもらったことがきっかけです。当時26歳、大学の教職員をやめ、1人で歯科技工所を独立開業していました。おそらく、私はクラスメートの中ではかなり早い開業であったと記憶しています。私のラボに出入りしていた歯科業者の営業マンから、ドイツのハナウというフランクフルト近郊の町にあるドイツ歯科メーカーの本社で、新しいポーセレンシステムの研修会があるから参加しないかという話がありました。開業していた私にとって、1週間の休暇を取るのは本当に勇気のいることでした。しかし「ドイツ研修ツアーに参加する」ということで歯科医院の先生方に納得してもらいました。

初めてのヨーロッパ、しかもドイツでのポーセレン研修会参加。何もかもが新鮮でした。実は憧れの国であったのかもしれないとも思うのです。歯科メーカーや歯科技工マイスター制度があり、ドイツは歯科界の最新国と考えていました。

実際に研修会に参加し、研修センターに初めて足を踏み入れた時から、最新機器、材料、そして歯科技工士のラボ環境が、あまりにも日本とかけ離れていてカルチャーショックを受けました。

研修後、そのメーカーのドイツ人営業マンと夕食時にビールを交わしながら、大きなソーセージとジャガイモを頬張っていると、気持ちが大きくなり、数少ない英単語を駆使して、「私の技術でもドイツで働くことができるのか」という無責任な会話をしました。

3度目の渡独でチャンスつかむ

帰国後はそんな会話をしたことさえ忘れ、日々の技工に追われていました。開業1年が過ぎ、順調に売り上げを伸ばし、これからという時に、1枚のファクスが届きました。半年前に私が酒の勢いで言ったことを、大きな体格のドイツ人営業マンが本気にして就職口を探していたとは想像もつかなかったのですが、ドイツ・シュツットガルトで開業しているドイツ歯科技工士マイスターが私に興味を持っているので、折り返し連絡が欲しいという内容でした。

　その後、その営業マンと何度か連絡を交わすようになり、人生で2度目のドイツ連邦共和国に足を踏み入れることとなりました。

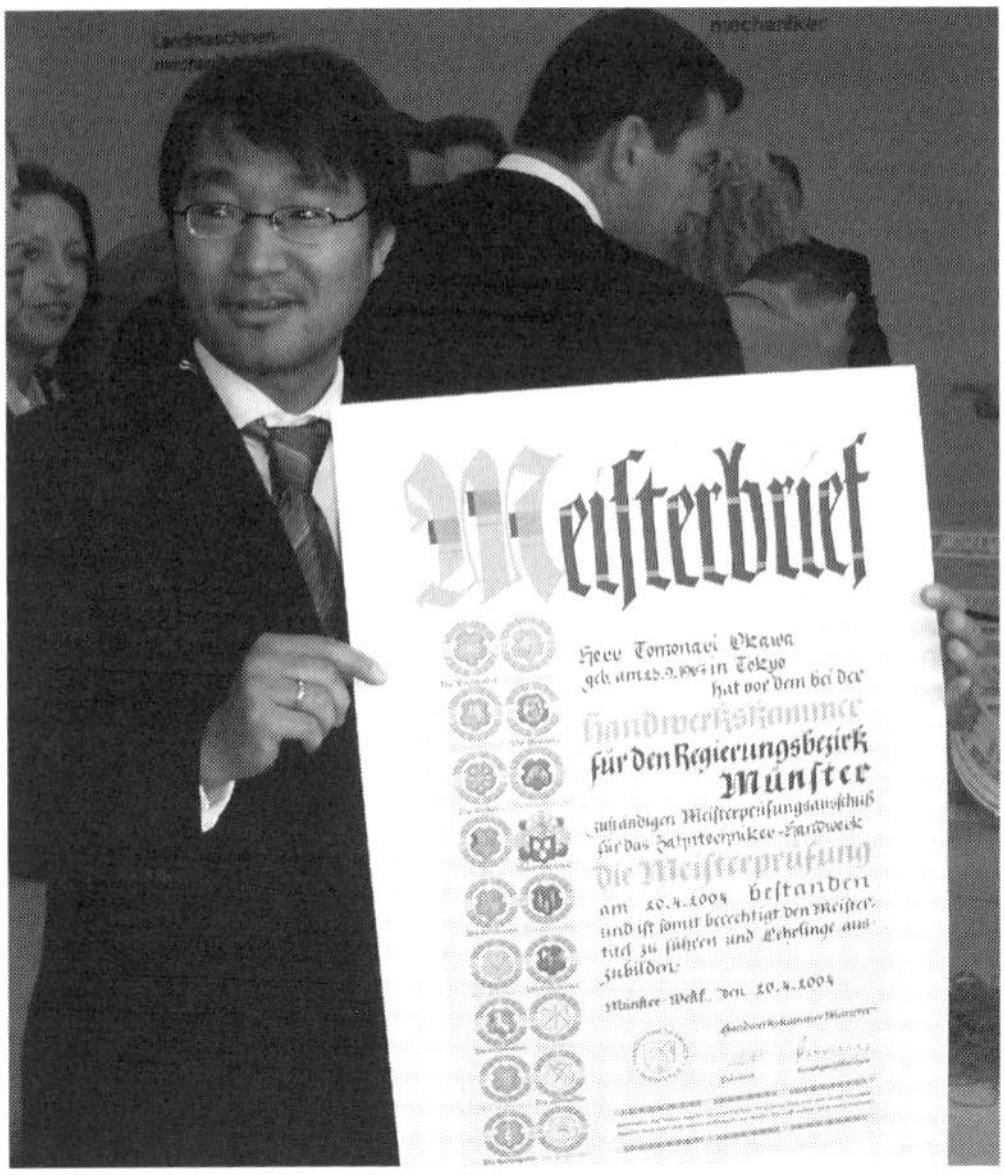

マイスター証書を手に

教職員時代にメキシコシティーで日本人歯科技工士を募集しているという話がありました。友人たちからは猛反対されましたが、私は行く気でした。しかし、「本気でメキシコに渡る勇気があったか」と今聞かれると自信がありません。でも、もし行っていたら、メキシコ人と同じように髭を生やし、流暢にスペイン語を話している自分が想像できます。

　そんな過去を振り返りながら、最終的に自分に後悔のない人生を送ろうと決断し、渡独する意志を固めました。勤務技工士時代にお世話になった先輩にラボを売り、家族や友人から離れ、歯科技工士マイスター取得という希望が現実となるチャンスに胸弾ませていたのですが、そこのラボでは日本人が働くことができないと知り、そのマイスターから何件かのラボの住所を教えてもらいました。

　精神的に持ち上げられたり、下げられたり、つらい日々を過ごし、やはり自分は海外で働くことは無理なのかと思ったこともありました。家族会議をし、友人にも何度となく相談しましたが、決意は固かったような気がします。モチベーションを高く保つため、私は海外で活躍するスポーツ選手の記事を切り取っては繰り返し読んでいました。

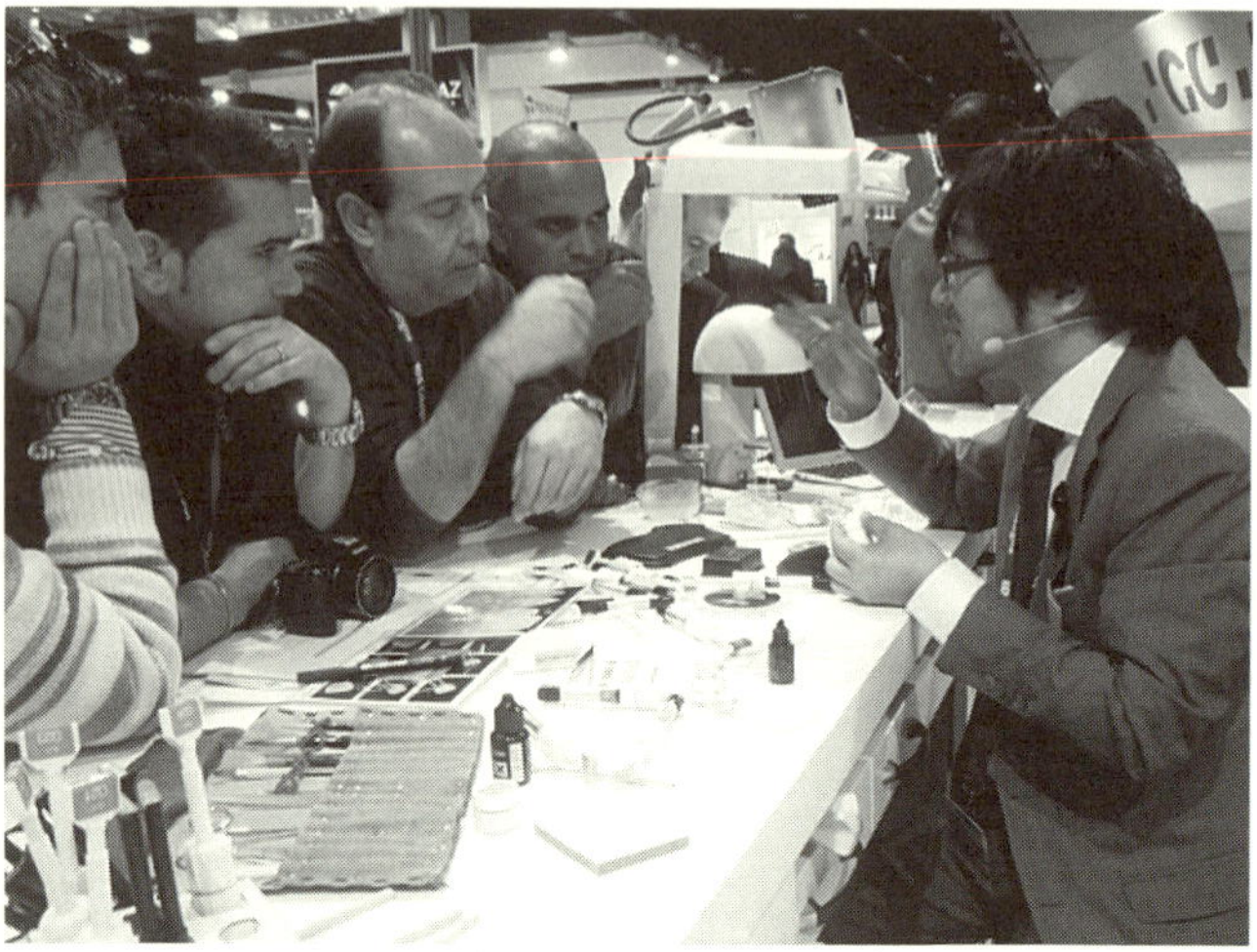

IDS（ケルンメッセ）でのデモンストレーション

そして、その気持ちを維持しつつ、3度目のドイツ訪問時の就職活動で運命的にたどり着いたのが、ノイシュタット・アン・デア・ワインシュトラッセというフランスとの国境近くのブドウ畑に囲まれた小さな村の1件のラボでした。非常にダイナミックで大きな声で話をするマイスターの勢いに押され、契約書にサインをしてしまいました。28歳でした。

働きながらマイスター学校で学ぶ

私がマイスター学校の門をたたいたのは渡独して3年目でした。初日の授業は「民法」です。私のドイツ語会話レベルでは授業内容が全く理解できず、隣の席のドイツ人に質問しましたが、彼も理解できていないという答えが返ってきました。ドイツ語でも法律用語は難しかったのです。とにかく、復習、復習の日々が続きました。私が入学したミュンスターマイスター学校は、当時勤務していたラボから車で片道90分以上。ほぼ一本道で脇道は数える程度しかなく、大きなトラクターに速度20㌔程度で走られるとなかなか前に進めません。草原か畑か、時々集落があるぐらいの地域でした。

このマイスター学校には全日制と夜間がありまます。全日制だと卒業までおよそ10カ月、夜間だと2~3年かかります。私は仕事をしながらなので夜間学校を選択しました。

マイスター試験は4課程に分かれており、全ての課程をクリアしなければいけません。第一課程は専門課程実技です。ミュンスターの当時の試験科目は、10歯以上のメタルボンドブリッジにインターロックのアタッチメント、リーゲルテレスコープと金属床のコンビネーションデンチャー、上下フルデンチャーに矯正装置でした。第二課程は専門分野筆記試験で、補綴学、義歯学、解剖学、歯科理工学、材料機械学、物理学、化学、組織学、数学など全14教科。第三と第四課程は一般教養で、全ての手工業の職業に共通する試験。教育学、少年心理学、労働基準法、少年保護法、社会経済学、財務、簿記経理学、法律学等が必修です。

私は初めに第三課程をクリアし、第一と第二課程を申し込みました。しかし、すでに授業プログラムが進んでおり、1年間待たなければなりませんでした。授業は1週間に2回、夜の9時過ぎまで行われます。眠気との戦いでした。授業のある日は早めに終業し、90分以上かけて車で移動。授業が終わり、家に着くころには夜の11時を過ぎるのが普通でした。この生活を2年間続けました。私のクラスの友人は帰り道に居眠り運転で事故を起こしたこともありました。私も、街灯も何もない村から村を抜け、ひたすら真っすぐな道を走りながら居眠りをしないようにするのに苦労した覚えがあります。冬は授業が終わるころには道路が凍結していて、想像を絶する条件下で学校に通い通した自分へ、ご褒美をあげたくなります。

こんな貴重な体験ができたのは、日本人で初めてドイツ歯科技工士マイスターを取得した大畠一成氏との出会いがあったからです。

私が「Art Oral」といわれるクラウス・ミューターティース氏の下に就職した時、日本から友人が訪れてきました。友人は、大畠氏の働いているデュッセルドルフのラボを見学するために日本でアポを取っていて、当時、私が所有していた小さなフランス車で、2時間かけてアウトバーンを飛ばして行きました。ラボを見学させてもらい、夕飯までご一緒させていただいた大畠氏の人柄に感謝します。

これをきっかけに大畠氏と仲良くなり、よく面倒を見ていただきました。何度かデュッセルドルフを訪れ、大変お世話になりました。彼のペントハウスの寝室へ行く階段の踊り場には、マイスター学校で学んだファイルや歯科の書が壁一面にありました。「すごい人だ」。その一言がマイスター大畠氏に似合います。

私にはまだ早いと思っていたのですが、彼がマイスター学校行きを勧めてくれた翌週、先行きも考えずに入学願書を送っていました。そんな自分に今でも感心します。それ以降、大畠氏とはいつもドイツ語で話す関係になりました。

コミュニケーションを上手に取れるかどうかは、人望のあつさに関係するのかもしれません。逆に言えば、現地の言葉や英語などで、勇気を持って話してみることが大切ではないでしょうか。私は、ドイツ語、英語、日本語の3カ国語をケースに応じて使い分けています。もっと英語が流暢に話せるようになれば幅が広がると思い、ラボでも週に1回を英語の日と決めて話すようにしています。ドイツ語で話す時はドイツ語で考え、英語で話す時は英語で考えることができるようになりました。
日本で働いていた時に、先輩方のように技術で世界へ羽ばたきたいとの思いがありました。無知な若人が勝手に夢を抱いていたのです。世界で活躍されている方々は、やはり流暢に現地の言葉を話しています。きちんと自分の意思表示ができているということです。その上に歯科技工の技術が卓越している、すごい人たちばかりです。だから私は手も足も出ないということに、渡独して数カ月で気が付きました。

日本と「職場」に対する考え異なる

時折、若い日本人歯科技工士とドイツ国内で知り合うことがあります。目が常に輝き、希望に満ちた様子を見ると、私ももっと早くに海外に出ておけばよかったかなと思う時があります。しかし、私自身の人生もまんざらではないと言い聞かせています。なぜなら、自分をある程度知り、周りも見えていたからです。20代前半で歯科技工学校の教職員となり、学生から「先生」と呼ばれ、正直なところ浮ついていた気持ちがありました。この時期に、技術だけで単身、海外に出ていたらどうなっていたでしょう。

日本にはラボや職場の環境に自分を合わせるという考えが根強くありますが、外国では幾分違います。職場のドイツ人同僚から、「ドイツでは名前の通った有名なマイスターが経営しているラボや自分の条件に見合った職場に移ることはポジティブで、技術者ならばそうするべきだ」と、自分に合ったラボを探すことが良いことだと教えられました。

1人では求人の応募や履歴書をドイツ語で間違いなく書けなかったので、友人に書いてもらい、その両親にチェックしてもらったこともありました。そのおかげで、私の履歴には有名なラボの名前がいくつもあります。この経歴は私の人生を変えたと言っても過言ではありません。そのおかげで1997年から2003年までの6年間、ミュータールティース氏の付き人として、ドイツ国内はもとより、ヨーロッパ各国の講演や講習会に同行させてもらいました。

当時、プレゼンテーションをスライドで行っていたわれわれは、講演前夜、ホテルでスライド写真のほこりを1枚1枚取り除き、上下左右入れ替わっていないか確認しながら再びプロジェクター用ドラムに入れ直す作業を繰り返しました。多い時は960枚のスライドを講演前夜にチェックするという、今思い返しても震えがくる体験もしました。プロジェクターを3台使用し、今で言う16：9のスクリーン風で行うことが、当時のドイツの流行でした。ドラムには80枚の写真が入ります。講演途中に次のドラムを3個同時に素早く入れ替えるのは意外に難しい作業でしたが、オーナーに恥をかかさずに講演できていました。簡単なようで、誰にも知られない裏方の作業があったのです。それをよく理解し評価してくれたミュータールティース氏には感謝しています。

私はヨーロッパという立地条件を最大限に活用しています。2カ月に1回程度、講演や講習会などをドイツ国内やヨーロッパ内で行っています。ラボで仕事をする方が効率はいいのですが、時折、外の空気に触れることも必要です。講演者やいろいろな人々と知り合え、歯科メーカーの人々にもコネクションができます。これはお金で買えない財産です。

2年に1回、ドイツ・ケルンで国際歯科デンタルショー・IDSが行われます。ヨーロッパで一番大きなデンタルショーです。その会場で、マイクロホンを付け、手元にズームアップできるカメラを設置され、3カ国語を使いながら堂々とデモンストレーションできる自分がいます。ミュータールティース氏のところにいた時からを含め、すでに7回も晴れ舞台にいられることに感謝しています。周りでサポートしてくれる人々の努力が自分を押し上げてくれる

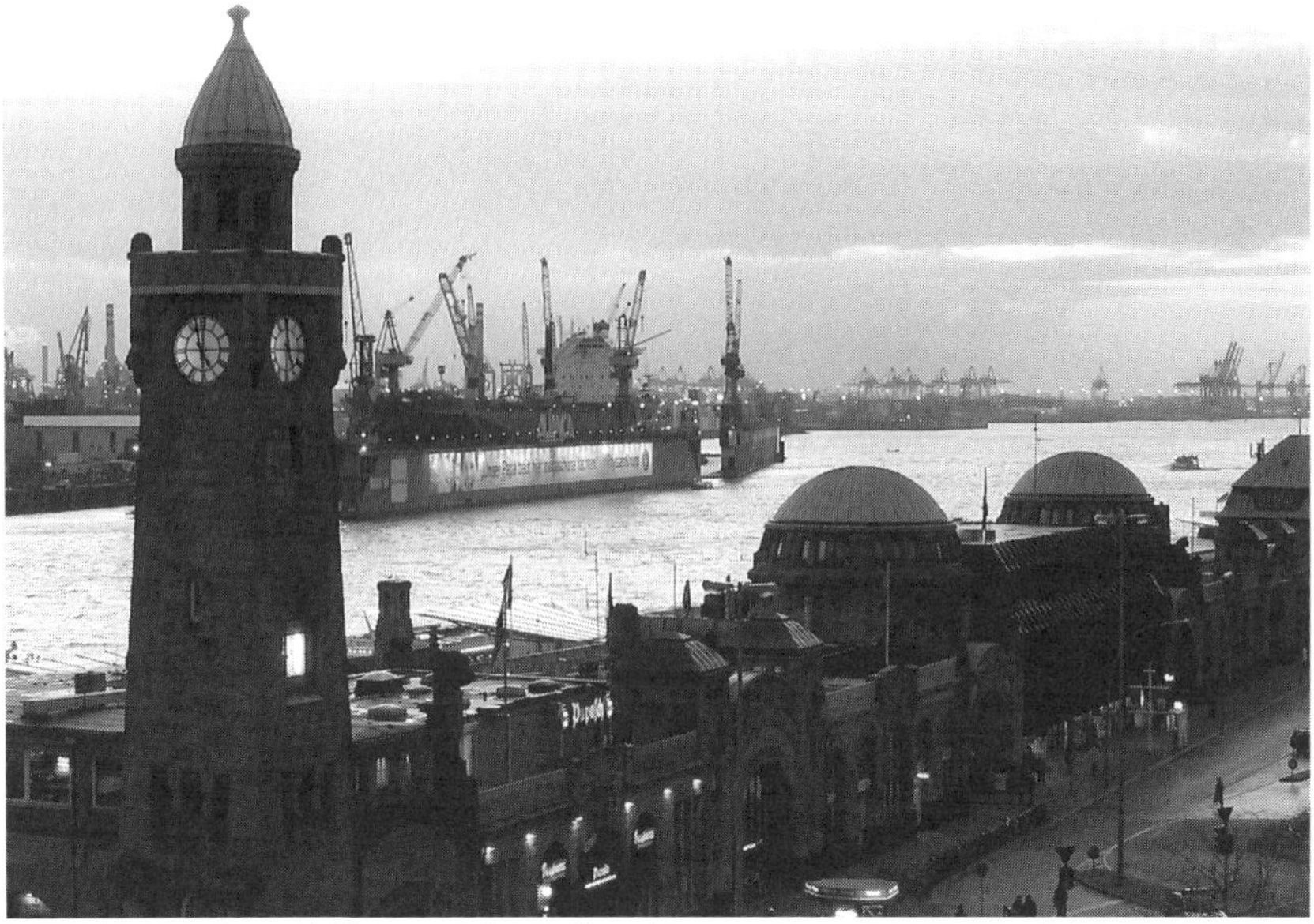

ハンブルクの港町の象徴、ランデュングスブリュッケ

という、師匠から教わった方程式のたまものです。

手荷物一つで移動する今、25年以上前に母親に言われた「そんなたくさん衣装を持って新婚旅行にでも行くのか」との言葉を思い出します。旅慣れるほど、必要以上の荷物を持ち歩かないようになりました。代わりに歳が増し、経験が豊富になった気がします。

これから海外に出ようという歯科技工士へは、意志を相手に伝える能力を磨き、コミュニケーションが取れるようにすることを助言したいと思います。しかし、海外が一番良いわけではないことも付け加えておきます。自分に合った環境を探し、納得できる職場環境を築くことが大事ではないでしょうか。

3人目のドイツ歯科技工士マイスターが早く誕生することを願い、快晴のアルスター湖畔のラボの窓辺から私は、教会の鐘の音を聞きながら目を細めています。

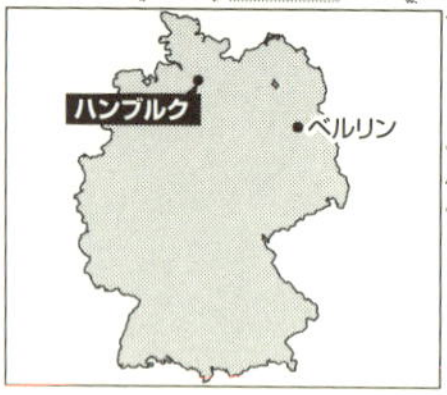

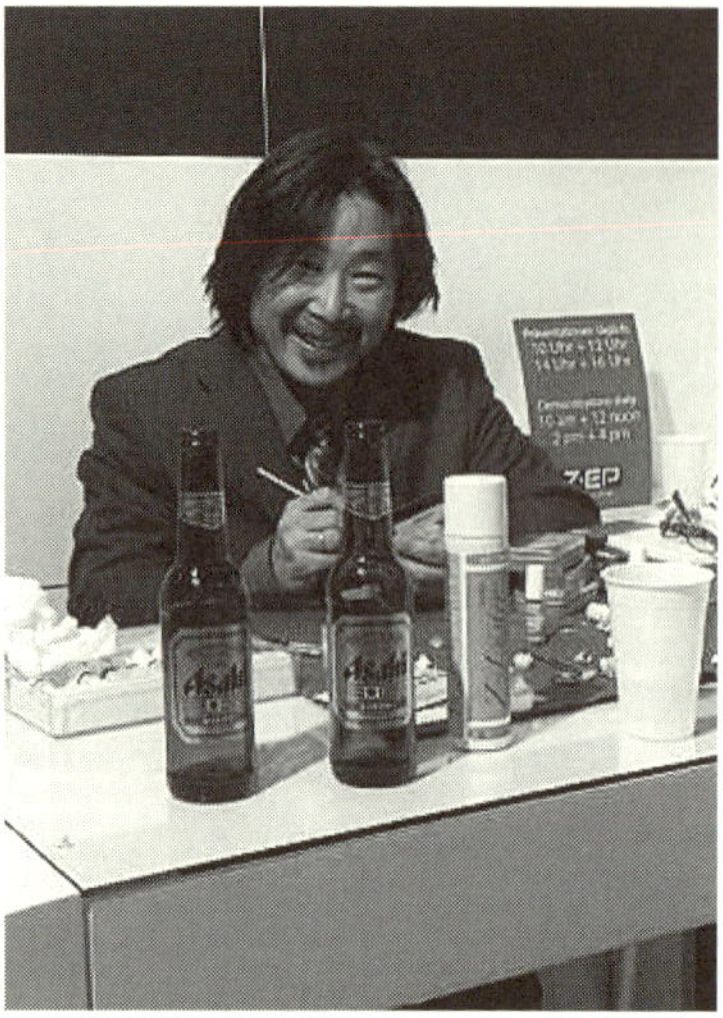

可児 章人

かに　あきと

1992年、日本歯科学院専門学校卒業後、杏友会に就職。その後、山口デンタルに就職と同時に早稲田トレーニングセンター13期ナイトコースに通う。96年に渡米、アサミ・タナカデンタルラボラトリーに勤務。2002年にトロントのPro Art Dentalに勤務の後、05年からハンブルクに渡り、Mund Werk Hamburg、Dr.Ghaussy & Partnerを経て14年10月より大川友成氏と共にOrgan Dental Technology Hamburgを開設。

日本での経験が人生の糧に

日本を離れ、18年がたちました。アメリカに憧れ、現在の師である田中朝見先生の元を初めて訪れた時は、2、3年で日本に帰るつもりでしたが、田中先生から「最低6年はいるように」と言われ、6年は頑張ろうと決めました。しかし、ドイツ人の妻と結婚し、子供ができ、人生は大きく変わりました。

思えば人生のターニングポイントは、いつも誰かが私を導いていてくれたような気がします。その都度たくさんの人と出会い、支えてもらいました。自分で行き先を決めて全速力で走ってきたつもりですが、結局は運命の流れに乗って今にたどり着いたような気もします。一人では今の場所にたどり着けなかったように思います。

最初の海外生活は25歳の時のアメリカ、シカゴで

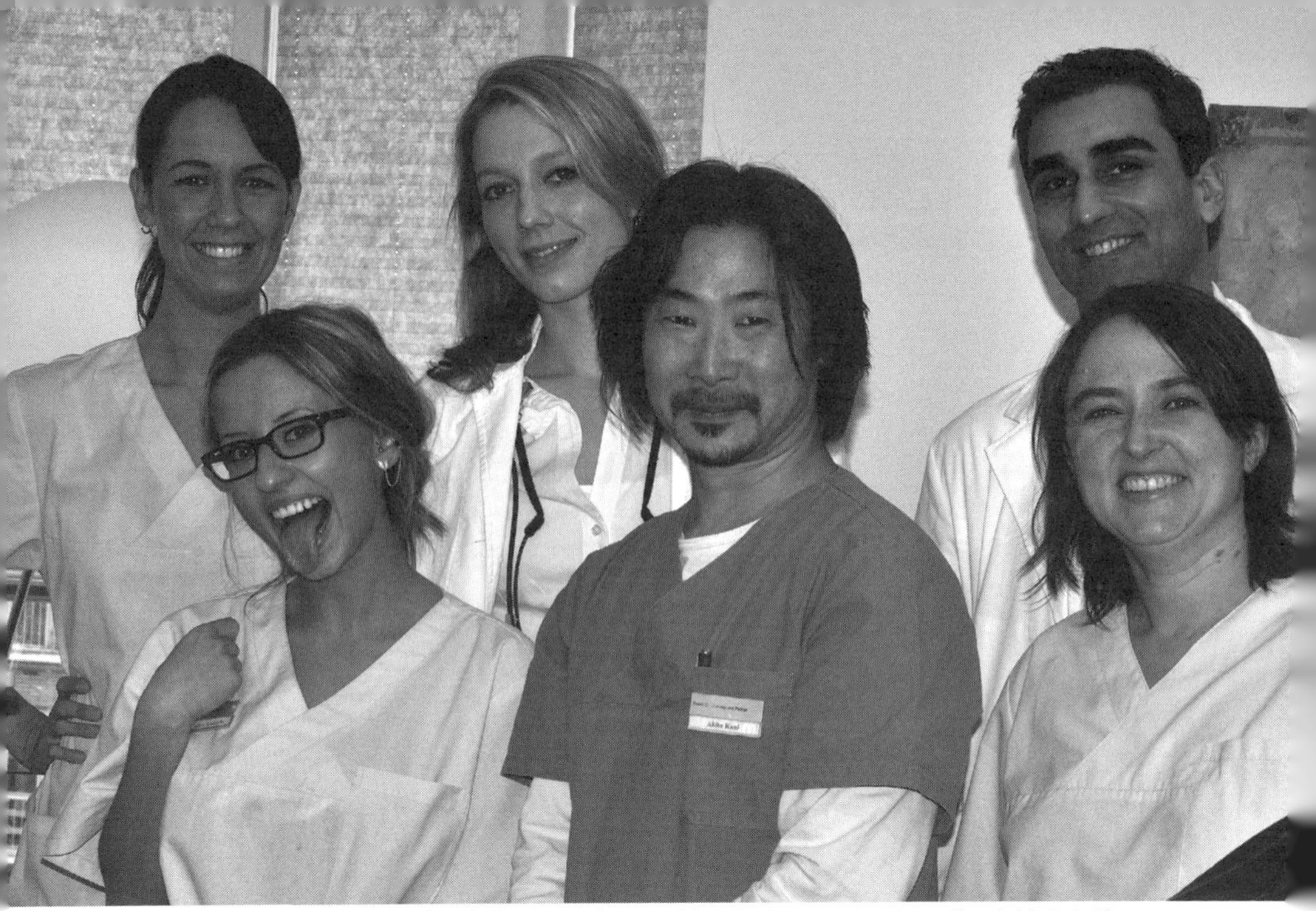

私が勤めている歯科医院の従業員の一部と。（右頁）ケルンのIDSでデモを終えた後

した。そしてカナダのトロントに渡り、現在のハンブルクに移住しました。

アメリカに渡る前は東京の八王子にある個人ラボに勤めていました。景気は下降していましたが、社長の技術と人柄で仕事は多く、社長と2人、夜の12時には「さあ、そろそろ終わろうか」との声がかかるけれど、仕事が終わるのはその1時間後という毎日でした。お盆や正月休み前は、夜の3時、4時が当たり前で、隔週の土曜の休みもなくなりました。

当時は早稲田歯科技工トレーニングセンターの夜クラスに通っていました。学校のある日は夕方6時に職場を出て、10時半に職場に戻って仕事を再開し、仕事を終えてから宿題をしていました。気が付くと外が明るくなっていたこともしばしばでした。このころは努力をすれば結果が得られ、うまくいかないことへの挑戦がとても楽しかったです。歯科技工士として自分の腕一つで世界を旅してみたいとの夢が私を支えてくれていたのだと思います。

しかし、早稲トレを卒業すると、毎日、職場と家の往復だけという単調な生活となり、寝不足から休日は夕方近くまで寝ているようになりました。休日は十分睡眠を取っていましたが、いくら寝ても疲労感が取れず、万年疲労の状態となりました。そんな時に「自分の人生はこれで良いのか」と自問自答し、新しい人生を踏み出す決意をしたのです。

当時の社長を悪く思ったことは一度もなく、今でも師と仰ぎ、日本に帰った際にはできる限りあいさつをさせていただいています。今思えば、あのころの経験がその後の人生の障壁を乗り越える力となっているのは間違いないでしょう。

社長に「迷惑をかけるわけにはいかないので、私の代わりの人が見つかり、落ち着いてから海外で働いてみたい」との私の思いを伝えました。すると、社長から思わぬ返事が返ってきました。「もし行きたいのであれば今行け。もし就職先が自分で見つけられなかったら、おれが田中先生を紹介してやるから」。自分の仕事のことを考えれば、このような言葉は出てきません。今でもあの時の社長の温かく心のこもった言葉は忘れられません。

日本人は優遇される

海外、特にアメリカ、カナダでの職場探しは大きく分けて二通りあります。日系または日本人が経営するラボか、そうでない現地のラボです。日系のラボは国内の歯科雑誌などにも求人募集が掲載されているので、探す方法としては一番簡単です。日系ラボに勤務する歯科技工士は日本人が多く、質の高い技工物を供給できるのが売りとなりますが、技工料は他と大差がつけられないので、質を求めるが故に数はこなせず、長い労働時間となりがちです。

現地の人が経営するラボは、就労時間の考えが日本人と違うので、仕事の進捗状態に関係なく、終業時間になると作業をやめて帰宅します。自分の家族やプライベートと仕事の時間をきっちりと分けて考えます。当然、仕事の質が高いとは言い難く、それが故に技術のある日本人のラボは重宝されると思われます。

現地ラボに勤めれば時間的な余裕はできますが、ただ仕事が速いだけの技工士は現地で調達できるので、あえて高いお金を払ってラボは労働ビザを申請しないでしょう。現地ラボが日本人技工士に求めるのは技術の高さです。一方、日系ラボは、現地で真面目に時間をかけても良い物を作ろう、技術を習得しようと考える技工士を見つけるのが難しいので、若くてまだ技術力がなくても日本人を育てる方が良いと考え、労働ビザを申請してまでも受け入れようとします。

しかし、ドイツは少し様相が違います。ドイツで開業するためにはマイスターになる必要があります。これを持つ日本人歯科技工士は今のところ大畠一成氏と大川友成氏の2人しかいません。大畠氏はすでに日本に帰国しているので、ドイツで独立開業している日本人は大川氏だけです。

ドイツで歯科技工士として働くには日本の歯科技工免許があれば大丈夫ですが、就職するには何らか

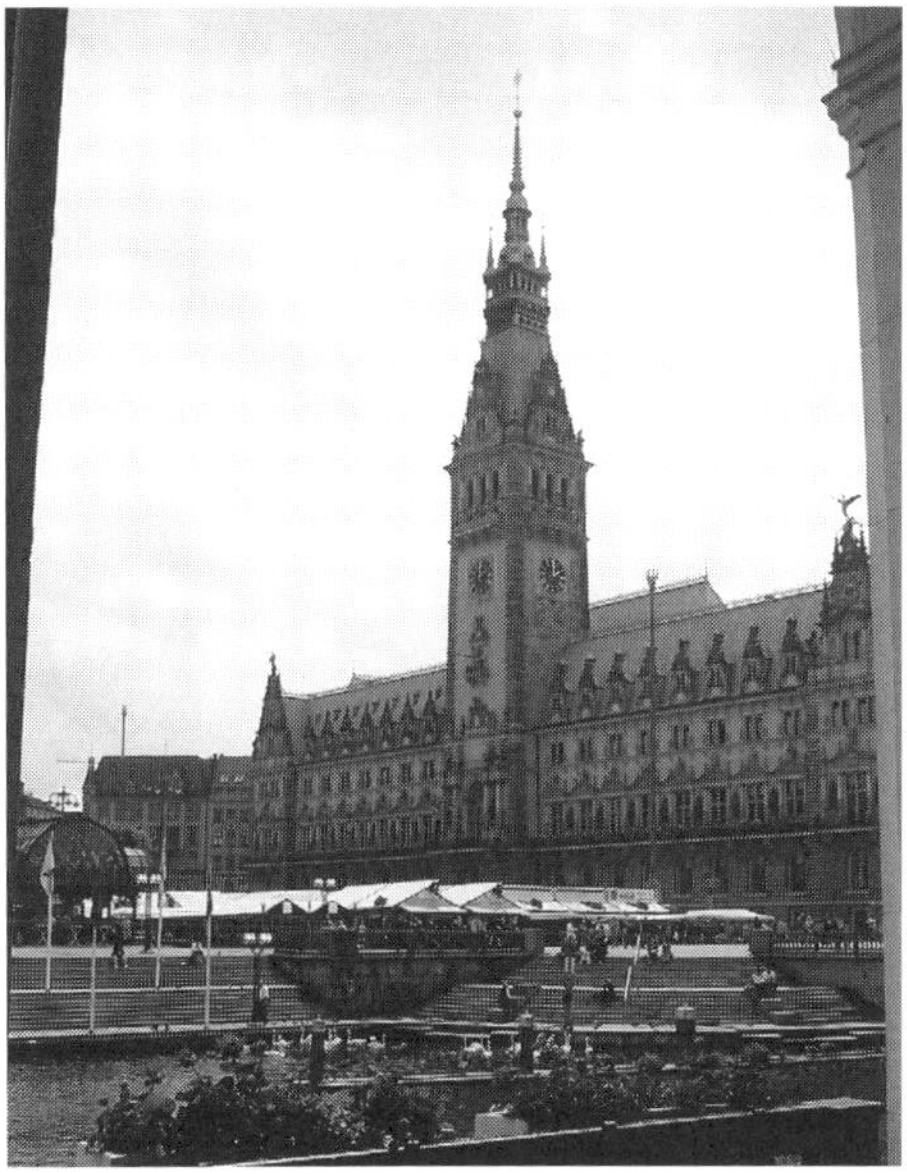

ハンブルクの市庁舎

のつながりをたどって紹介してもらうか、自分で探して直接交渉するしかありません。

ドイツの日系の歯科技工所は大川氏のラボしかなく、日系ラボに勤務するという選択肢はまず難しいといえます。私を含め何人かの日本人技工士がドイツで働いていますが、その日本人を頼りに就職口を探そうとしても、職場に空きがなければ就職できません。しかもドイツの技術は比較的高いので、技術

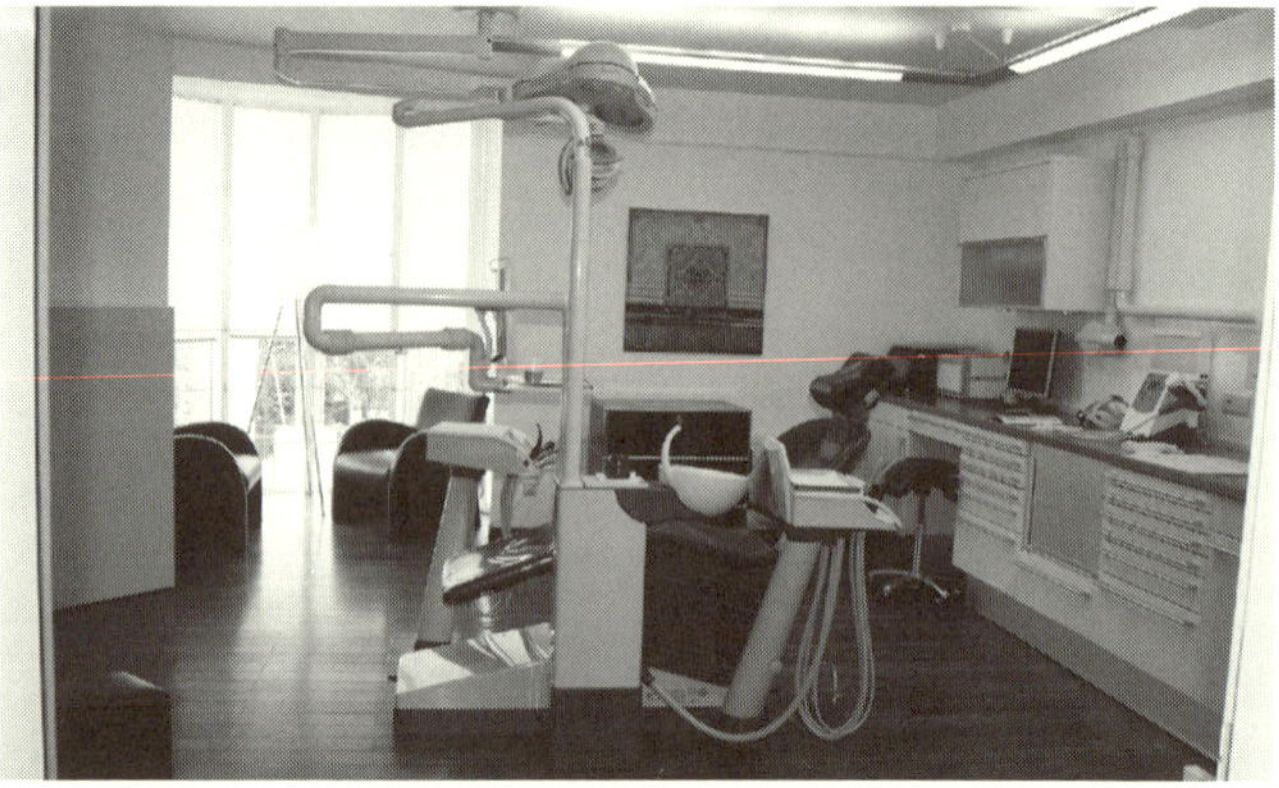

現在勤めている医院で一番大きい診療室。診療室は他に6部屋ある。うち二つが衛生士の部屋

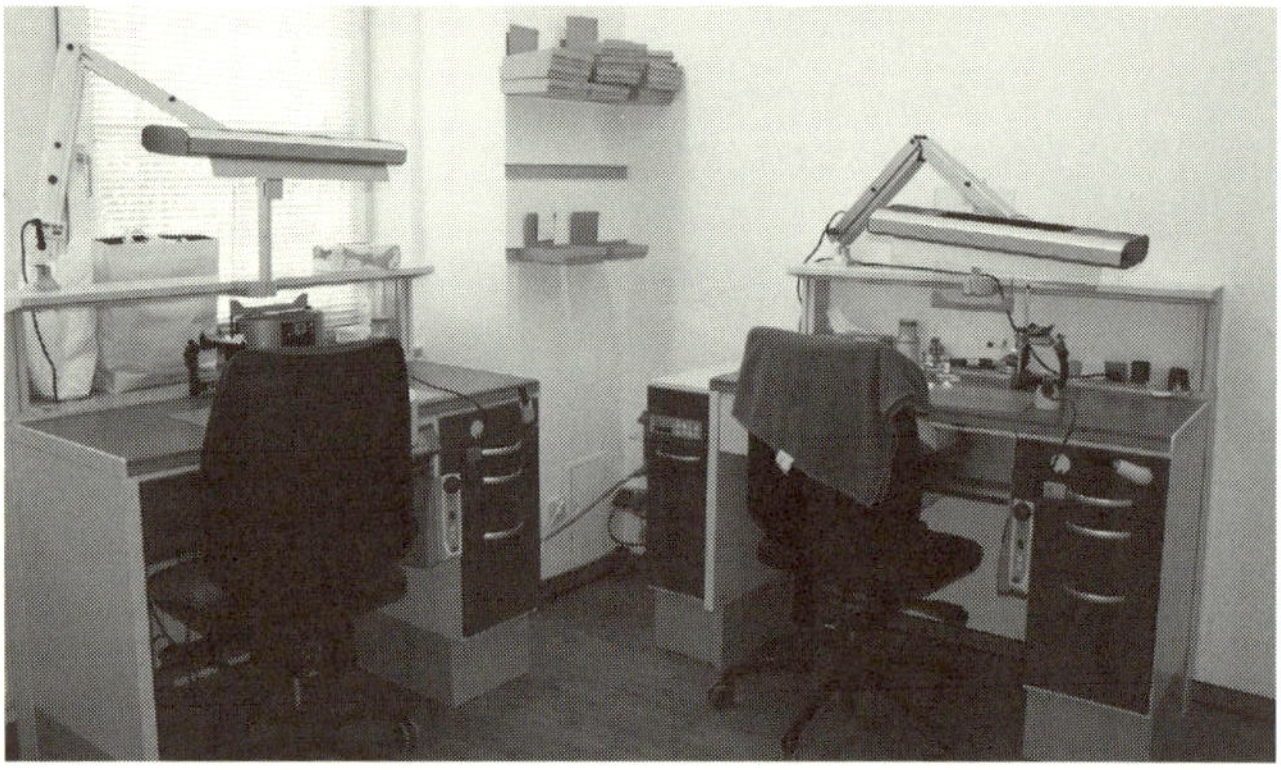

技工机が五つある技工室

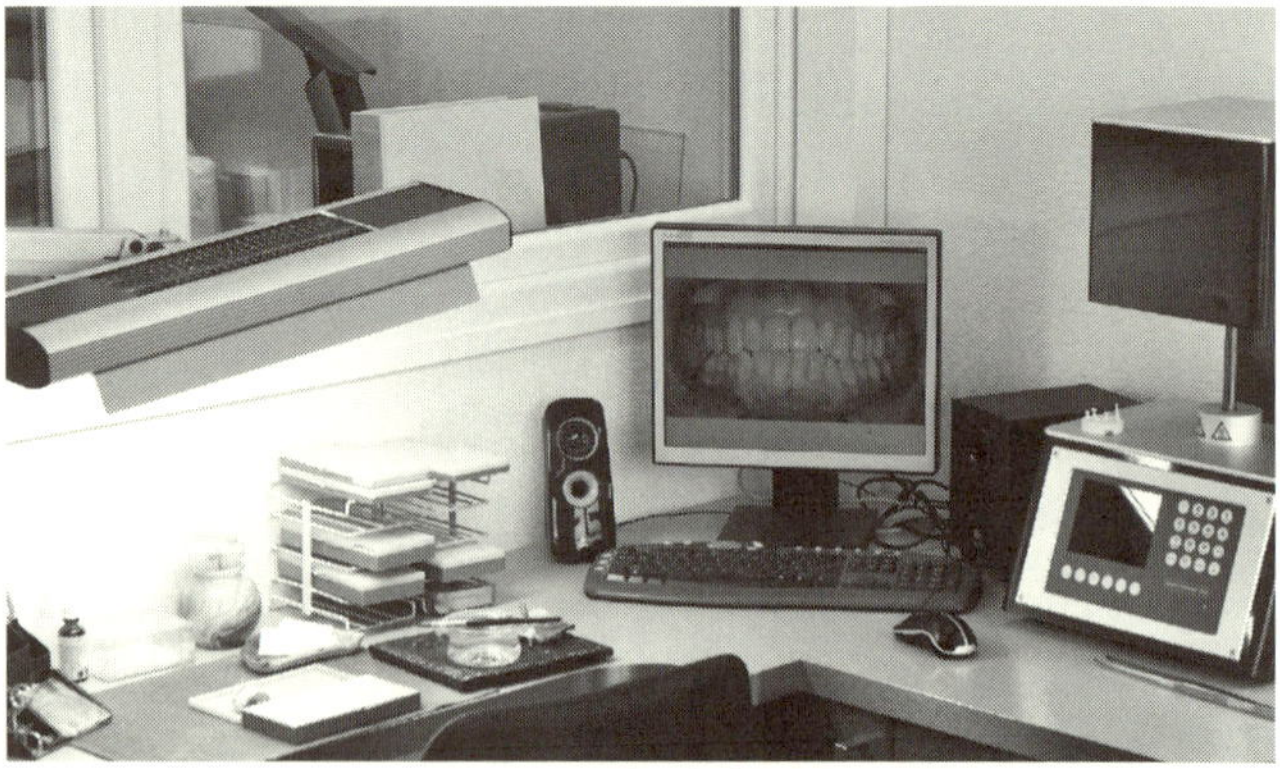

私がポーセレンワークをする場所。奥に見えるのがCAD/CAMの部屋

が売りの職探しはハードルが高くなります。

しかし、日本人技工士は熱心に真面目に働くのでドイツで評判が高く、事実、一度日本人を雇用したラボは再び日本人を雇用したがります。日本人はドイツで優遇されていると言ってもよいでしょう。ビザ取得も有利ですし、とかく外国人嫌いと言われるドイツ人ですが、日本人については別だという意見をよく聞きます。日本人はとても友好的と思われているので、この国で技術を学び、頑張ってみたいとの強い意思表示をすれば、受け入れられる可能性は多いにあるでしょう。

歯科技工士は技術があれば世界を舞台に仕事を得るのも可能ですが、多少はその国の言葉を話せないと、仕事上のミスが多くなり、コミュニケーションが取れないためにストレスになることもあります。「ドイツ人は英語が話せる」と聞いていましたが、話せない人が多いのに驚きました。大型ラボや院内ラボは契約が重要なため、会話ができないと安く使われてしまいます。個人主義の欧米では先輩が後輩の責任を取ってくれるという美徳は存在しないので、自分の身は自分で守らなければなりません。

ワンベークテクニックが助けに

シカゴはアメリカで3番目に大きな都市で、ミシガン湖に面したアメリカ第二の経済、金融の街です。毎年2月には、「ミッドウインターミーティング」というアメリカ最大のデンタルショーが開催されています。

この街の郊外のスコーキーという町に「アサミ・タナカデンタルラボラトリー」はありました。田中朝見先生に直接教えを請うため、日本から毎年、歯科技工士が訪れます。新人は年齢、経験にかかわらず、模型作りから始め、メタル、ポーセレンとステップアップするのですが、ポーセレンの仕事に就けるまで2~3年はかかります。私も日本ではポーセレンの仕事もしていましたが、最初は模型作りから始まりました。一から始めたことがとてもよかったと思っています。

アメリカ、カナダは多くのラボが分業制で、歯冠修復の仕事は模型、メタル、ポーセレンと分かれます。仕事量はメタルが通常1日8~10本以上、ポーセレンも8~10本ほどですが、タナカデンタルは質を考慮して、メタルもポーセレンも1日6本と決まっていました。

アメリカやカナダの技工料金は都市によって違いますが、メタルボンドなどは日本とさほど違いはありません。1本1万円~1万5千円が相場かと思いますが、安いところは1万円を切っているようです。

次に移住したカナダのトロントは五大湖のオンタリオ湖に面した、とてもきれいな街でした。人種の多さは世界一で、私の勤めていた大型のラボにも世

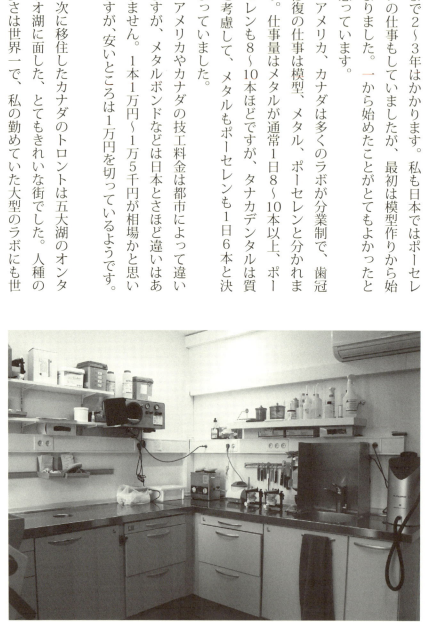

ハンブルクの職場の模型室

界中から技工士が集まっていました。多くの部門からなる流れ作業方式で、ポーセレン専門技工士兼スーパーバイザーが私の仕事でした。インプラントを含むフルマウスリコンストラクションや前歯部などの審美に関わる難しいケースが主な担当で、メタルなどのチェックも行っていました。

通常ポーセレンはオペークの仕上がっている段階から1日8本と決まっていましたが、私は他の仕事のチェックもあり、7本となっていました。試適から戻ってきた仕事や修整、再製などの仕事は1日の本数に数えられないため、クオリティーを確保しながらメタルの調整をし、流れ作業となっている仕事全般の問題解決を日々試み、1日7本の仕事を時間までに終わらせるのは、結構大変でした。特に、考え方や価値観が違う他部門で働く外国人技工士を説得するのが大変でした。

ほぼ毎日、私が最後でしたが、夕方6~8時の間には終わらせていました。技工士は早い人は毎日3時くらい、ほとんどの人が6時くらいには仕事を終えていましたが、私からすると、とても終わって良いクオリティーではありませんでした。しかし、こういった数をこなす職場では手の速い技工士は重宝がられていました。特に北米では手が速くてうまくないと、特別なポジションにはつけません。これに気付いた、若き日の田中先生が考案したのがワンベークテクニックです。これの習得が後々の海外生活において私を助けてくれました。トロントは速さを身に付ける良い修練の場となったと思います。

直接、患者さんを診ることも

アメリカにいた時に、私はドイツから来ていた妻と知り合いました。彼女は出会ってから半年ほどでドイツに帰ってしまったので、お互いに休みを取りながら、シカゴとハンブルクを通い合う生活が始まりましたが、1年もするとさすがに疲れてしまい、結婚を決めました。

その後、2人でシカゴに何年か住み、妻が長女を身ごもったころに、ビザの関係もあって、トロントに移住しました。子供が生まれると家族の将来を考えるようになりました。子供の語学教育や互いの国に毎年帰る金銭や時間などに悩んでいると、妻の両親から「ドイツに来ないか」との誘いがありました。

渡米前からドイツでの仕事を夢見ていた私は新しい道へ進むのを決心し、2年半ほど暮らしたトロントから妻の故郷ハンブルクに移住しました。


当初、ドイツ語を話せなかった私の就職活動は、妻に付き添われてのものでした。30歳も過ぎて恥ずかしかったですが、背に腹は代えられませんでした。持参した作品を気に入ってもらい、個人ラボに晴れて就職が決まった時のうれしさは格別でした。

ドイツは北米と違い、模型作業から最終的な仕上げを1人の技工士が責任を持ってやるラボが多く、技工料金も日本や北米に比べて全体的に高いので、数をこなすとの感覚はさほどありません。メタルボンドは日本や北米に比べると倍以上で、通常、材料費を含むと250～600ユーロくらいです。

ドイツでは技術力を売りとする技工所などは1本500ユーロ以上でやっているところもあります。しかし、この値段設定が高いとは思いません。メタルボンドの治療にかかる金額に対し、歯科医師と技工士で50対50と考える人も多く、技工士もこの値段設定があるおかげで夜遅くまで働く必要もなく、一般的な就業時間で仕事を終わらせられるのです。

患者さんの予約も2週間ほど取っているため、時間的にも余裕があります。仕事上問題がなければ有給休暇は自由に取れます。ドイツの有給休暇は、2週間ほどのアメリカやカナダに比べて倍以上多く、私は年間24日間ですが、それでも少ない方です。

現在の勤務先はハンブルクにある歯科医院の院内ラボです。シェードテイキングの際は、常に直接、患者さんを診ています。その際に患者さんの要望を細かく聞き、口腔内の状況を診ることができます。

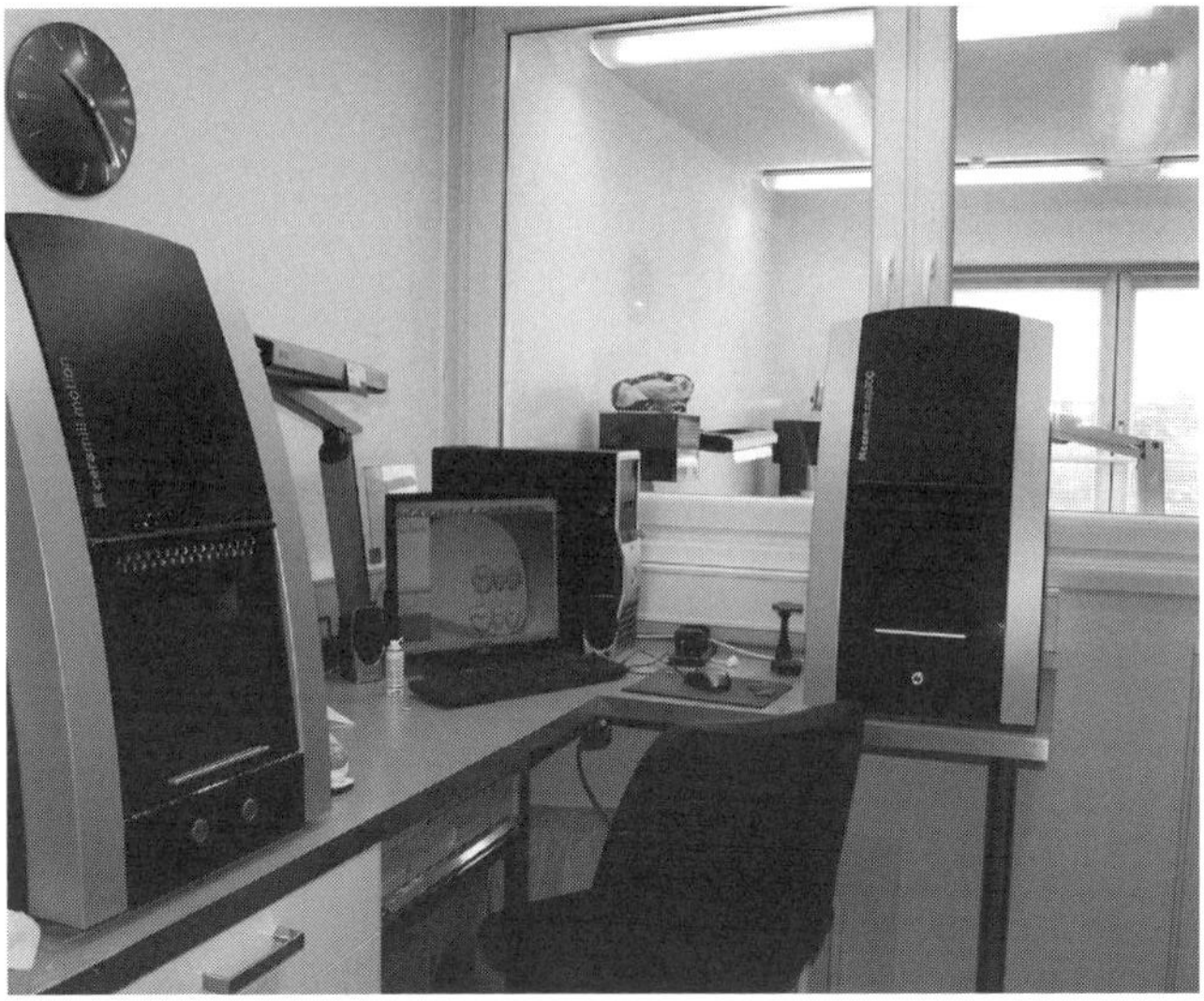
使用するCAD/CAM

治療計画やプレパレーションの方法についての要望も、歯科医師と話をして治療を進めていますが、こうした立場になるには歯科医師に自分を理解してもらい、信用してもらわなければなりませんし、現地の言葉を話す必要があります。信用を得るためには常に意思疎通を図り、そして結果を出さなければなりません。歯科医師の本当の信頼を得るのには3年はかかったと思います。

ドイツにはタナカデンタルのヨーロッパ支部があります。残念ながらラボがないため、勤めることはできませんでしたが、田中先生がドイツでセミナーを開く時には手伝いをさせていただくようになり、今では自分のセミナーや講演などの機会までいただけるようになりました。歯を作る技工士以外の分野に活動の場を広げられるようになり、とても忙しくなりましたが、技工士としてとても充実した生活を送れていると思います。

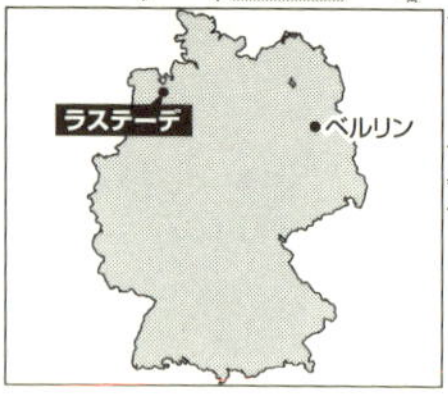

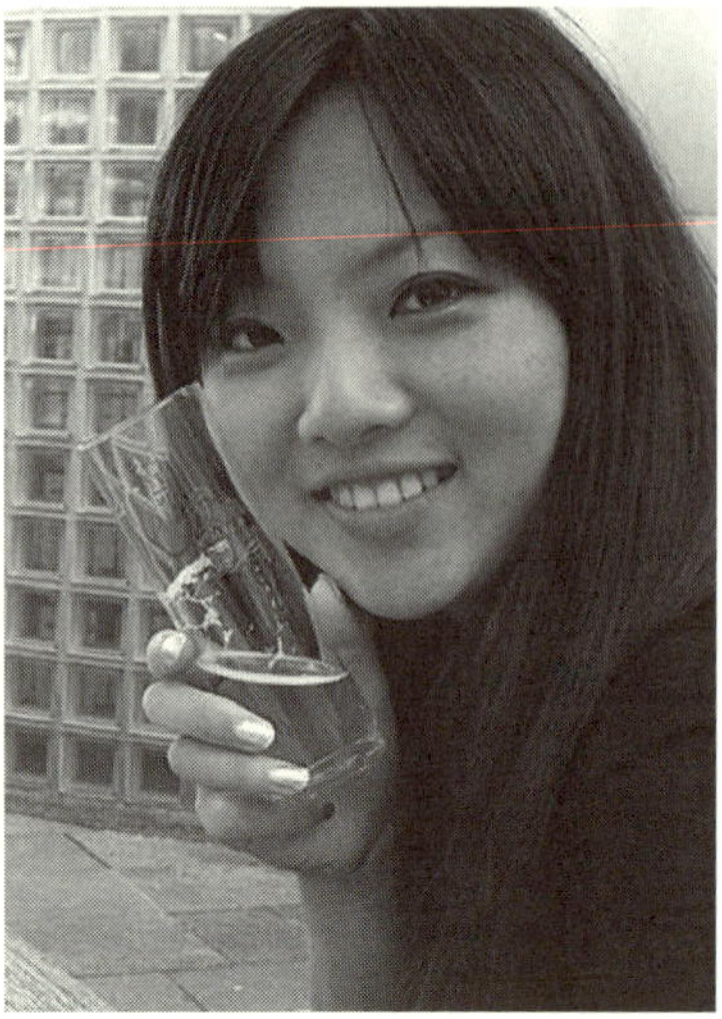

酒井 佑佳

さかい　ゆか

2007 年、横浜歯科技術専門学校を卒業後、神奈川県内の院内ラボに 3 年勤務。2010 年にドイツに渡り、Gemeinschaftspraxis Dr.Stefan Neumeyer に勤務。その後 11 年～ 14 年 Dentallabor Bellmann & Hannker に勤務。

閉塞感を覚え、ドイツへ

歯科技工士の離職率の高さが日本では深刻な問題になっています。私が学生だった２００５年にはすでに、そうした状況が続いていると聞いていました。日本で働いていた時は、その現実にどうしようもない閉塞感を感じ、悩み続け、厳しい状況下で生き残るには技術を身に付ける必要があると考えていました。そして、「いつか絶対ドイツに行く」との思いを抱えていました。

ドイツ語の勉強は、ドイツでの就職を本気で考え始める1年前から始めていました。ワーキングホリデーの情報はインターネットや本、セミナー等で収集し、さらに海外で実際に働いている歯科技工士の方にメッセージを送り、海外情報セミナーにも参加、いろいろな方から話を聞き、海外で働くためにあら

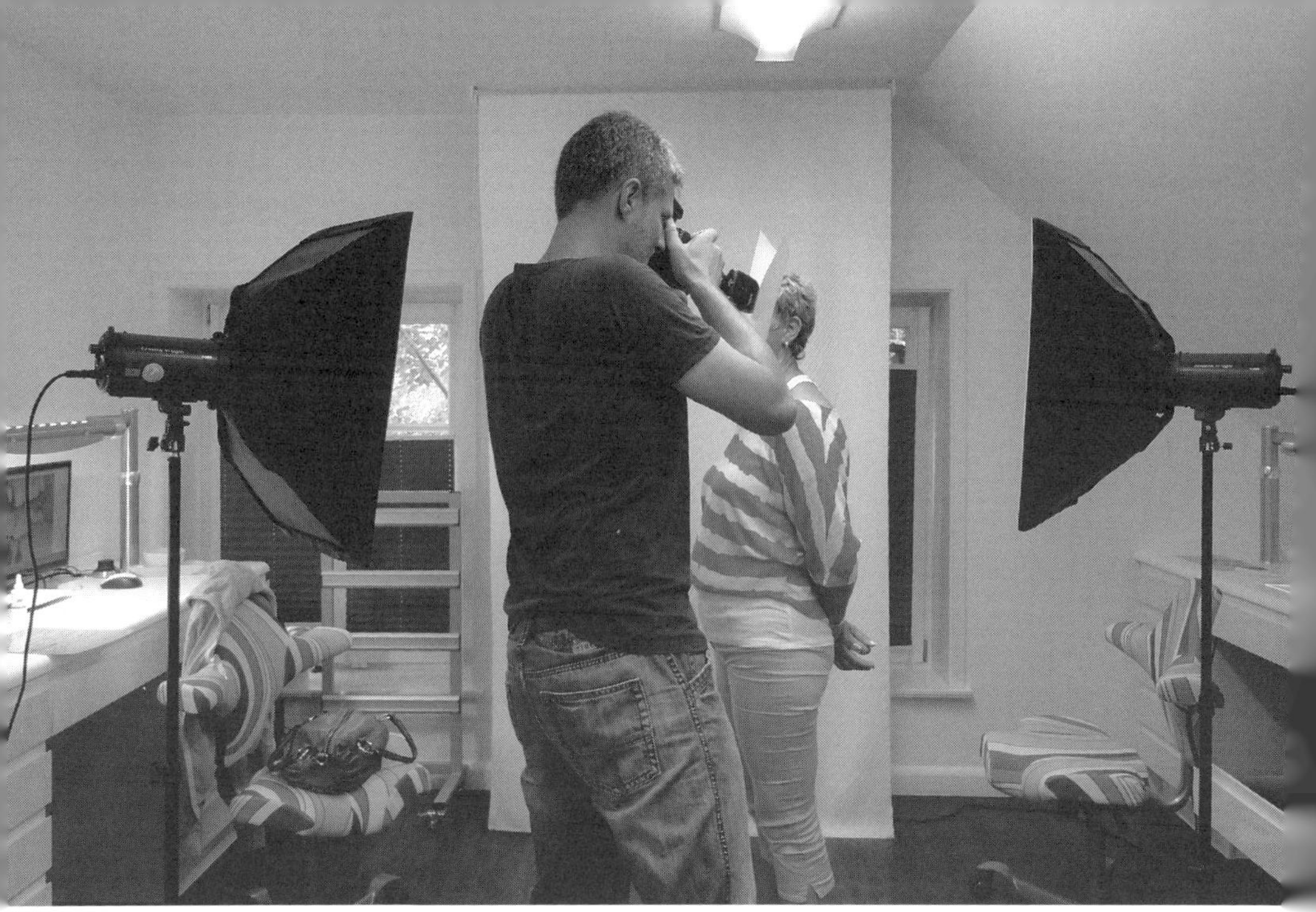

写真撮影。本格的な写真機材を使っている

ゆる方法を探りました。

ある日、ドイツで働いている日本人の歯科技工士の方が日本に一時帰国した時に、直接に会ってサンプルも見ていただき、いろいろと話を伺うことができました。その後、「研修がてら来てみたらどうか」との話があり、職場を紹介していただきました。しかし、想像以上に厳しい話でした。

「その職場に行っても働けるかどうか分からないし、給料が出るかどうか分からない。ビザが下りるかも分からないし、試用期間中に駄目なら即クビになる」。そう聞かされ、不安でいっぱいになりましたが、「院長の腕はすごいし、トップの技工士のセミナー等にも参加したり、勉強できる」との話に覚悟を決め、２０１０年3月に私は日本を飛び出しました。23歳でした。大きな不安と期待などを全部一緒にひっくるめて「ドイツで〝修行〟する」というのが、その時の心境でした。

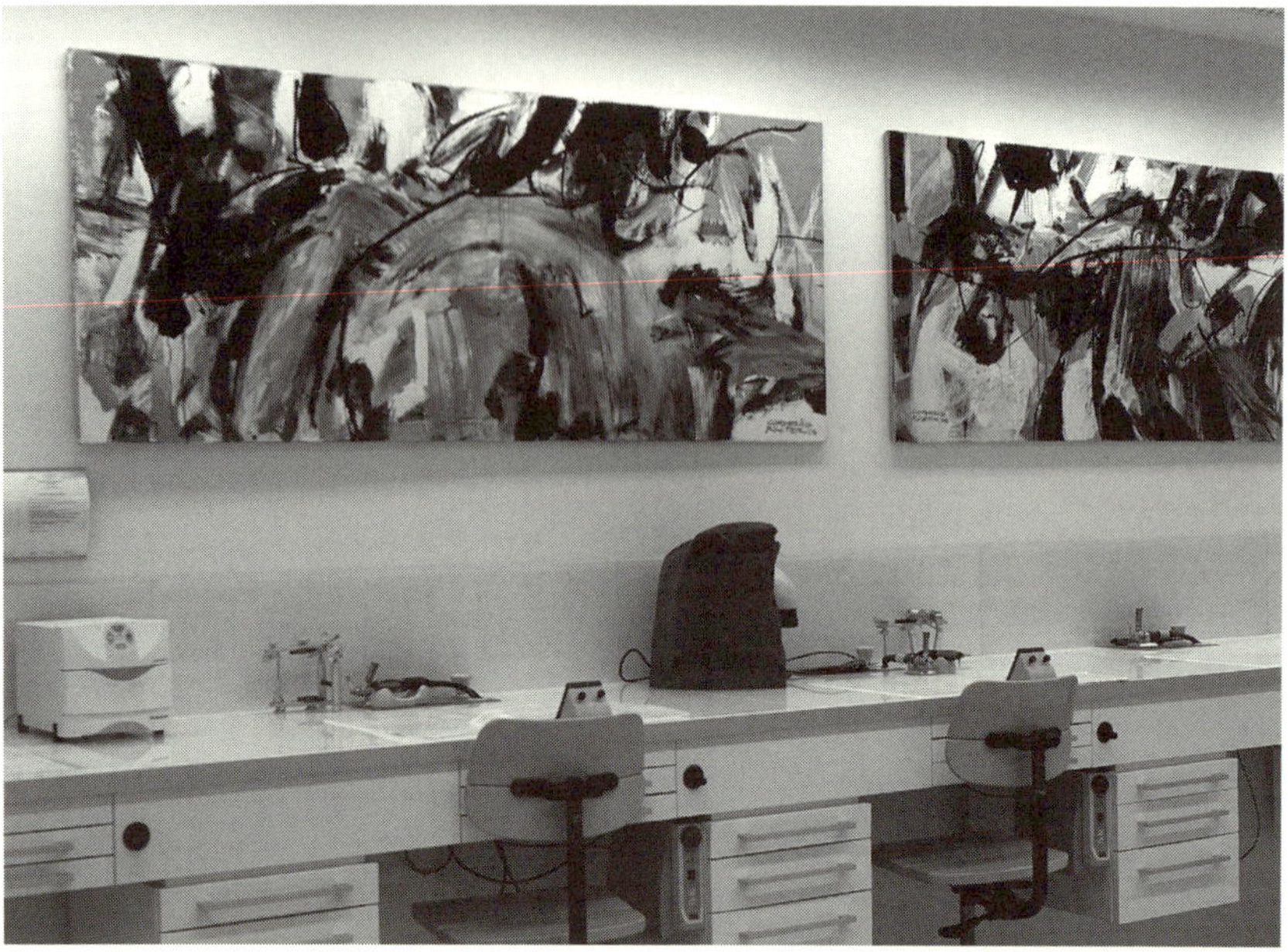

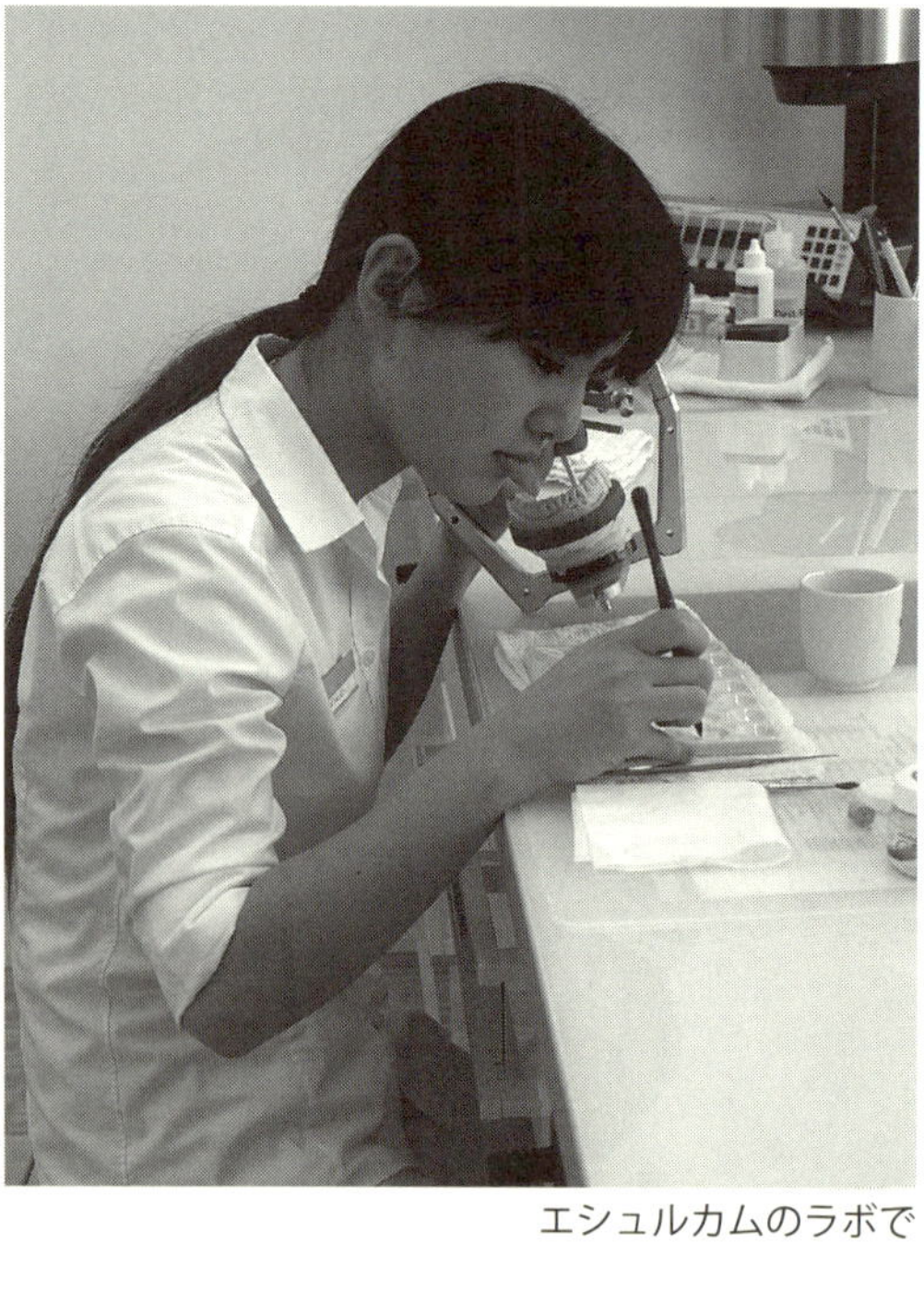

エシュルカムのラボで

ドイツでの最初の勤務場所は、南ドイツのバイエルン州エシュルカムにある大きな歯科医院のラボでした。個室が六つあり、非常にきれいな医院でした。エシュルカムはチェコとの国境付近にある人口約3千人の小さな村です。歯科医院の周りには何もなく、広大な大地と果てしない大空が見渡す限り広がっていました。語学学校もなく、日常会話はドイツ人でも分からないと言われるバイエルン語で、ドイツ語の習得には非常に困難な場所でした。

技術向上を目指し新たな職場へ

ドイツに渡って1カ月後、話の食い違いがあり、ビザ申請の話が全く進んでいないと判明しました。ビザが下りるまでの約1カ月、職場にも行けず、家にこもってドイツ語を勉強する日々でした。

1年半勤めた時、ドイツで働くきっかけになった日本人の先輩が帰国することになり、私はドイツに残るか、日本に帰るかの選択に悩みました。

休みは多くあったのですが、給料は日本やアメリカ等と比べると非常に安く、悩んだ末に、私はさらなる技術の向上を目指し、他のラボに移ることを決意しました。

以前から職場の外注先だった歯科技工所の社長の仕事を見て、素晴らしいと感じていて、ドイツのトップレベルと言っても過言ではない彼の技術研修コースにも参加し、さらにその技術を学びたいと強く感じました。

私は自分のサンプルを持ち、その社長のラボを含め、数カ所のラボを見学しました。そして決まったのが、彼の「Dentallabor Bellmann & Hannker」でした。一緒に働けるのが決まった時はすごくうれしくて、夢の実現に一歩近づいたと感じました。

ラボは北ドイツのニーダーザクセン州ラステーデにあります。北部に位置するドイツ10番目の都市ブレーメンから北西に約40キロほどのところにある小さな町です。人口は2万1千人。小さな町とはいえ、エシュルカムに比べれば、1時間に1本ですが、バスと電車が来る無人駅があります。訛りがなく、クリアなドイツ語に感動したのを覚えています。

ラボは2カ所、離れた場所にあり、社長が2人います。1人が私のいるラステーデのラボの社長ベルマンと、もう1人がハンカーです。ラステーデのスタッフは男性3人、女性は6人です。うち、事務2人と模型作り1人はパートの女性です。規模は比較的小さなラボです。もう一つのラボには男性5人女性7人の合計12人が働いています。ドイツには100人以上の規模のラボもありますが、私の働くラボは二つ合わせて普通の規模と言えます。

「仕事がなくて困っている」というのはドイツでもよく聞きますが、私の場合は仕事があるのに住む家がない時期がありました。再就職が決まってから最初に住んだ家は、運悪く出ることになり、次の家が見つかるまでラボに住み込みました。夜はセラミック室に折りたたみベッドを出し、朝になったら全て片付け、服はスーツケースから出し入れし、元通りにします。週末には手洗いの洗濯物をラボ中に干すという生活を約1カ月半続けました。田舎なので1人用の物件がとても少なく、引っ越しを繰り返し、本当に苦労しました。

自分の権利はしっかり主張

現在の職場の人間関係は極めて良好です。ここでは社長に対しても、思ったことは何でも言い合える関係が築かれています。

外から日本を見ることで日本の良いところ、悪いところがより一層分かるようになりました。日本は全てにおいて、とても便利ですが、その恵まれた環境に気付いていない人が多いように感じます。温泉、日本食など日本のものがもともと好きでしたが、さらに好きにもなりました。特に「心配り」は日本人の心であり、何物にも替え難いものです。

ドイツに住んでいる外国人の中には、自分の国が

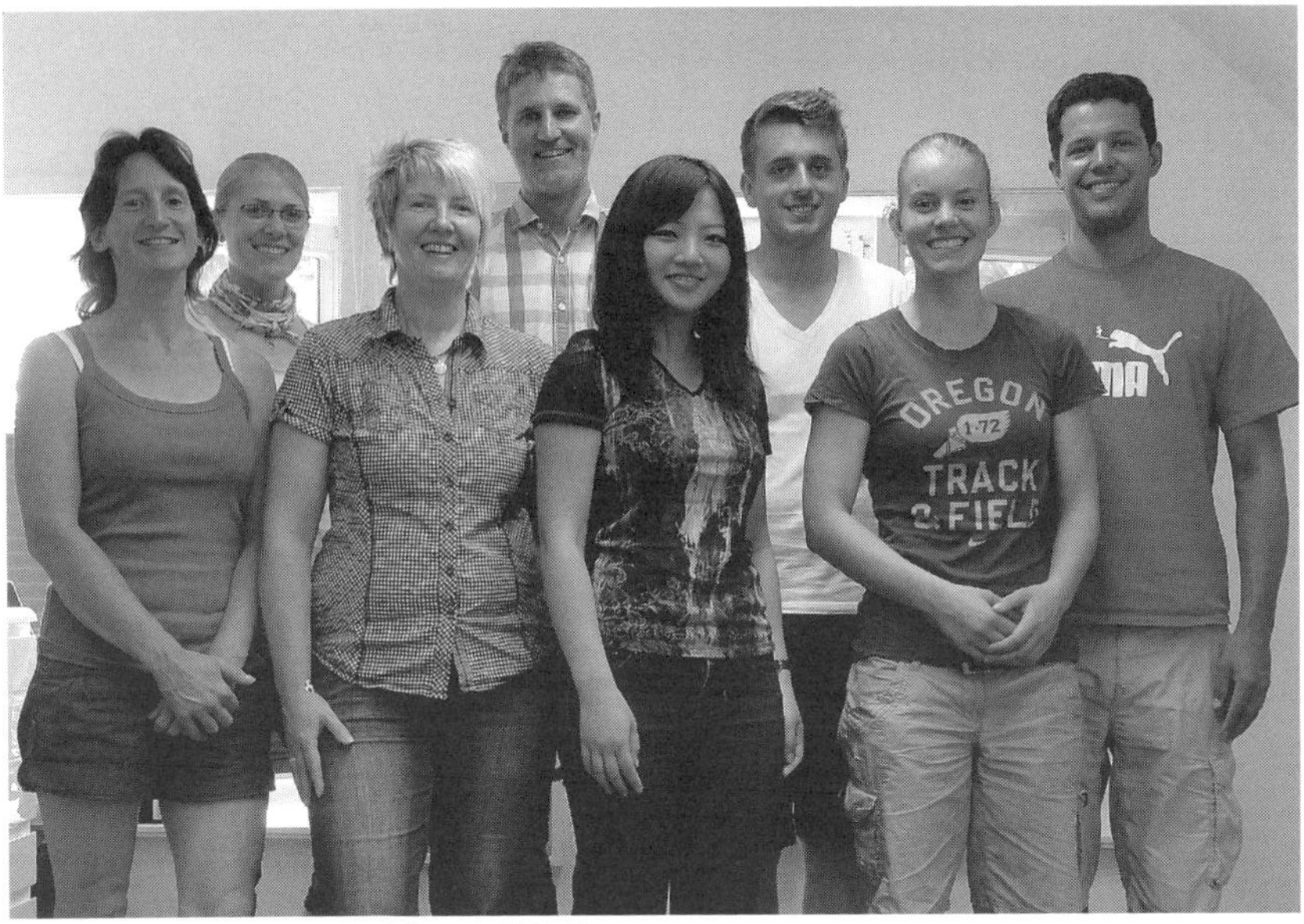

職場のメンバー。一番背が高い人が社長

経済的に貧しく、仕事がないためにドイツに働きに来ている人たちが多くいます。日本人は日本で仕事があるにもかかわらず、自らの意思によって海外で働くことを選択できます。この恵まれた環境を生かせば日本人の可能性はますます広がっていきます。

歯科技工士は比較的、海外で通用しやすい職業です。言葉と確固たる技術があれば、どこでも働くことができます。学生やワーキングホリデーでドイツに来て、ただ漠然と「住みたい、働きたい」と思う人はいても、結局はビザが下りず、日本に帰るという話をよく聞きます。「手に職」という確かな技術があるのは強みです。

日本は他国から見れば、まだまだ経済的に豊かです。しかし、働き過ぎは心を貧しくし、過労死や自殺の問題につながります。ドイツでは働き過ぎることはありません。「仕事は仕事、休みは休み」、自分の権利はしっかりと主張します。給料は安いのです

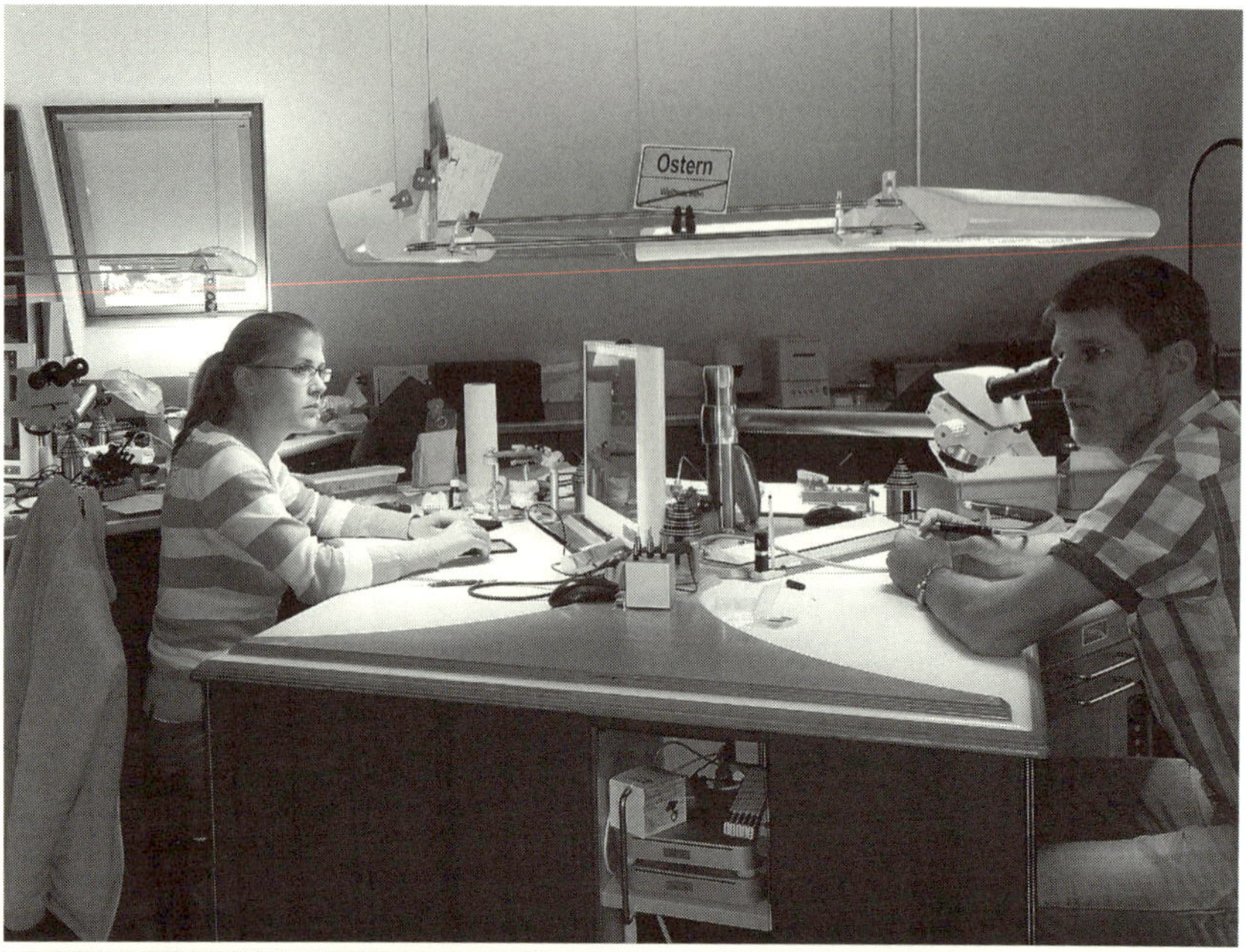

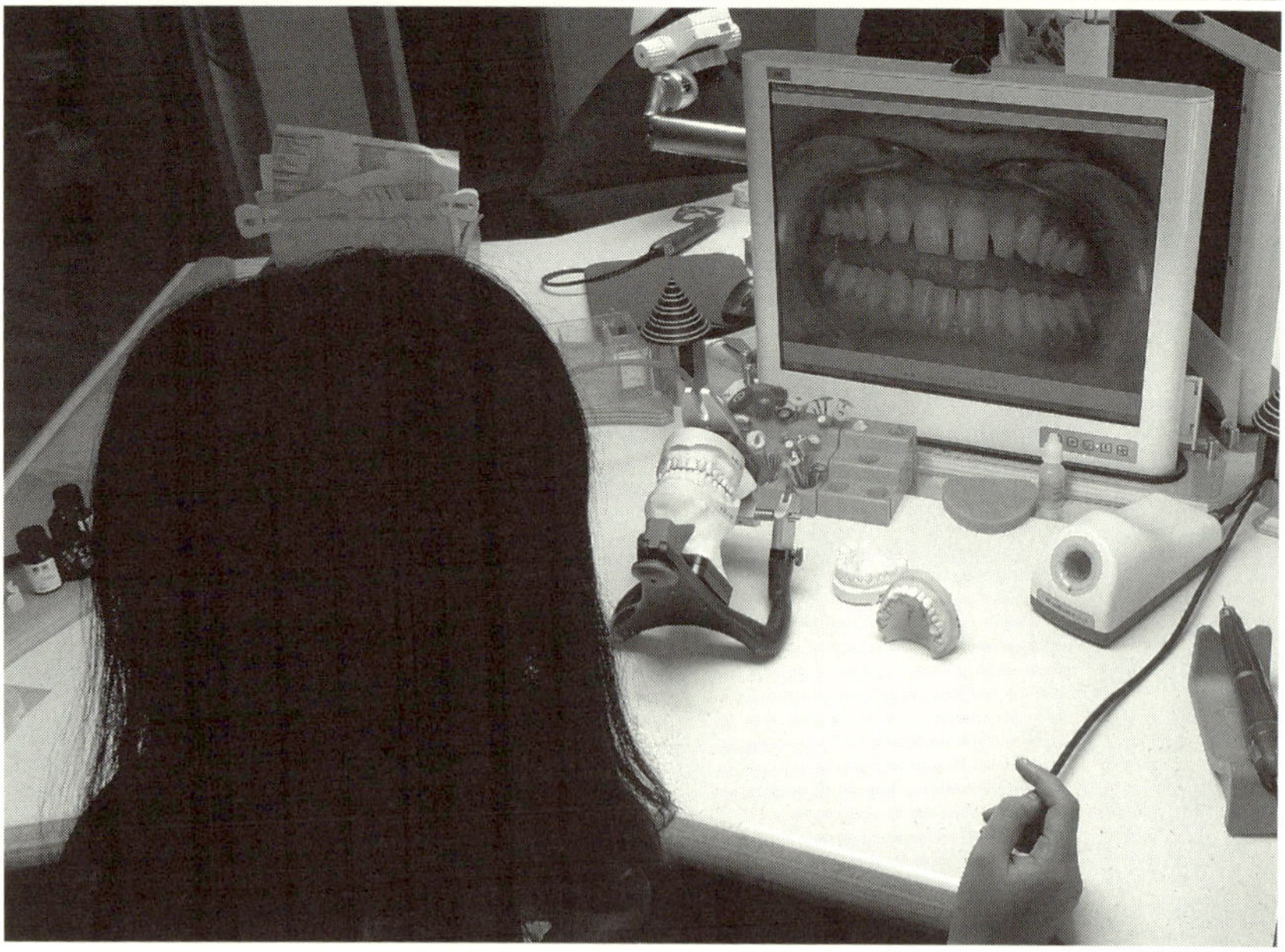

㊤マイクロスコープはぐるっと回せるので、どの机でも使える。火は一切使っていない
㊦収納式のモニターで、全ての机のパソコンから患者さんの写真を見ることができる

が、仕事にも縛られないので、現在の職場でも残業をすればその分、仕事が少ない日には早く退社し、残業が合計8時間たまると1日分休みが取れます。

患者がラボを訪れ、試適も

ドイツの歯科技工は最先端のイメージがありますが、意外と知られていないのが保険技工の品質の悪さです。いまだにアマルガムを日常的に使用しています。最初にその事実を聞いた時は衝撃でした。アマルガムの代わりにコンポジットレジンを選択した場合は50～80ユーロもします。クラウンは金属床と同じ非貴金属合金を使用し、上顎は5番、下顎は4番まで非貴金属合金の陶材の前装冠です。技工料金は日本と比べて高く、保険技工物でもかなり高いので、保険外はさらに高額です。

そしてドイツ人は白さよりも天然歯らしさを重視するために、いかに自然な歯を作るかが求められます。

「Dentallabor Bellmann & Hannker」は、CAD／CAM使用はもちろんのこと、顔写真から正中、形態、長さ、スマイルラインを考慮した技工物のイメージ制作やプランも行うので、大きなケースの仕事がよく来ます。

上下フルマウス、ジルコニアアバットメントを含めたインプラントの仕事、ジルコニアの築盛クラウン・ブリッジ、ベニア、プレスセラミック（臼歯は主にステイン法、前歯は築盛のみ）、メタルボンドは作っていないのですが、コンビのキーアンドキーウェイ時のみメタルボンドになります。

テレスコープやインプラントを使用したデンチャーもあります。インプラントや咬合改善のためのテックや仮義歯も本気で作るので、良く出来過ぎることがあり、完成のクラウンの難易度も上がります。

患者さんもよくラボに来ます。製作前のシェードテイク、写真撮影の他、若い時の写真を持ってきてもらい、希望等を聞きます。ラボにはフォトスタジオの道具がそろっており、本格的な写真撮影も可能です。患者さんは試適のためにもラボを訪れます。色形、咬合等含め、技工士はじかに微調整が行えます。そうすることで患者さんは歯科医院に行ってもチェアタイムは圧倒的に短くなりますし、技工物の質も上がります。歯科医師にも患者さんにも、そして歯科技工士にも良いことだと思います。作った歯で「笑えるようになった」と喜んでくださる患者さんの笑顔を見るのが、何よりのやりがいとなります。

一緒に仕事をしている歯科医院はドイツ国内のみならず、スイスやルクセンブルクの医院とも仕事をしています。社長は歯科医師ともファーストネームで呼び合い、電話やＳｋｙｐｅでよくコミュニケー

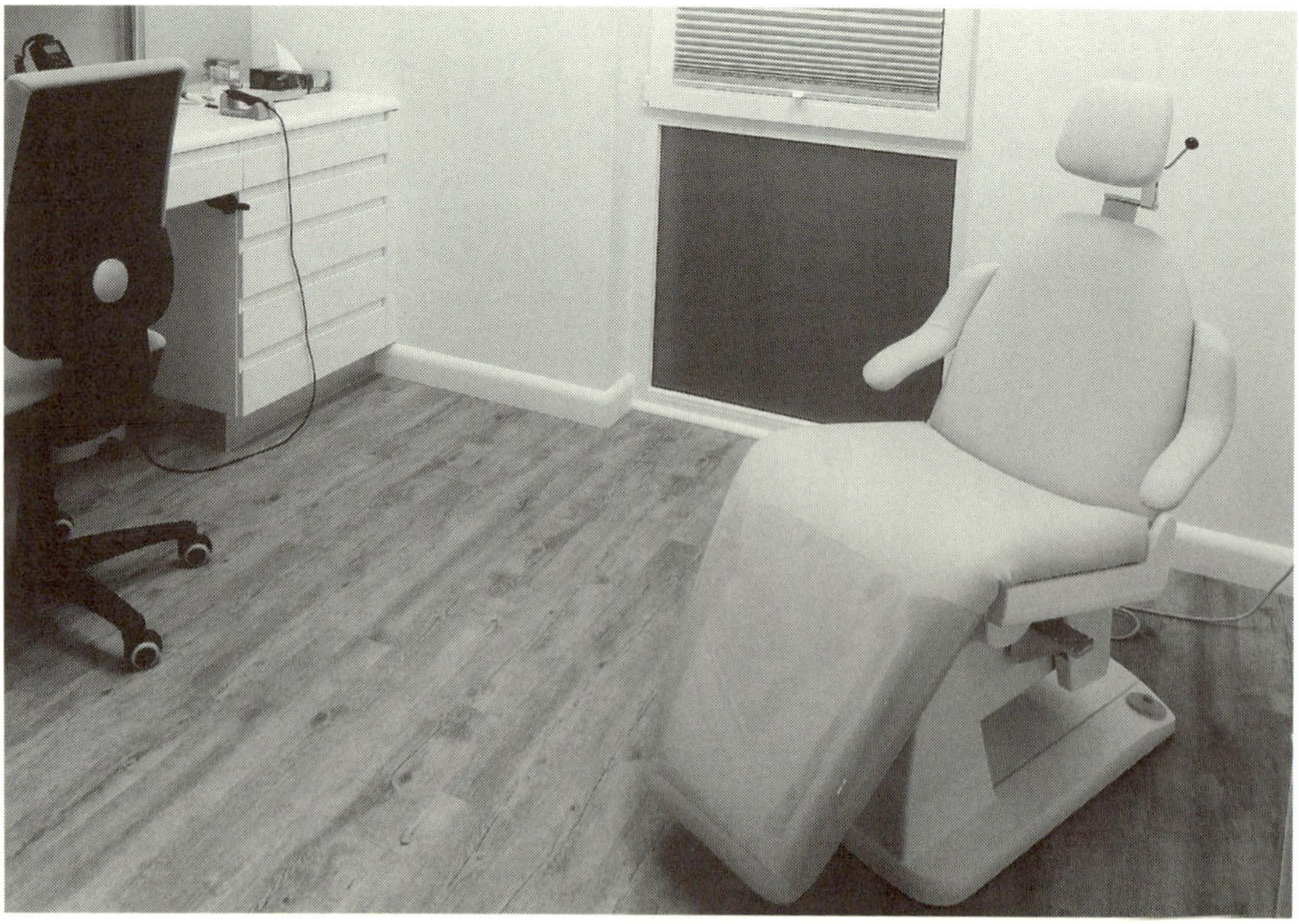

患者さん用の椅子

ションを取っています。歯科医師との信頼関係も良好に築かれています。日本も歯科技工士と歯科医師、患者さんの距離がもっと近くなり、歯科業界全体が向上してほしいと願っています。

これから海外を目指す方は、目的を明確に、自分はどこで何をしたいのかを思い描くことが大切です。常にアンテナを立て、必要な情報が来た時につかめるようにしておく必要があります。何をしたいのか分からずに生き残れるほど甘くはないので、自分の意思もはっきりと伝える必要があります。「誰が何と言おうと自分は絶対にやる」という強い意志と、実行に移す行動力、情熱が自分の道を切り開いていくと思います。

ドイツに来てから、さまざまな困難にもぶつかってきましたが、後悔したことはありません。歯科技工士として腕を磨き、経験を積めるだけでなく、日本ではできない貴重な人生経験も重ねることができ、この道を選んでよかったと心から思っています。

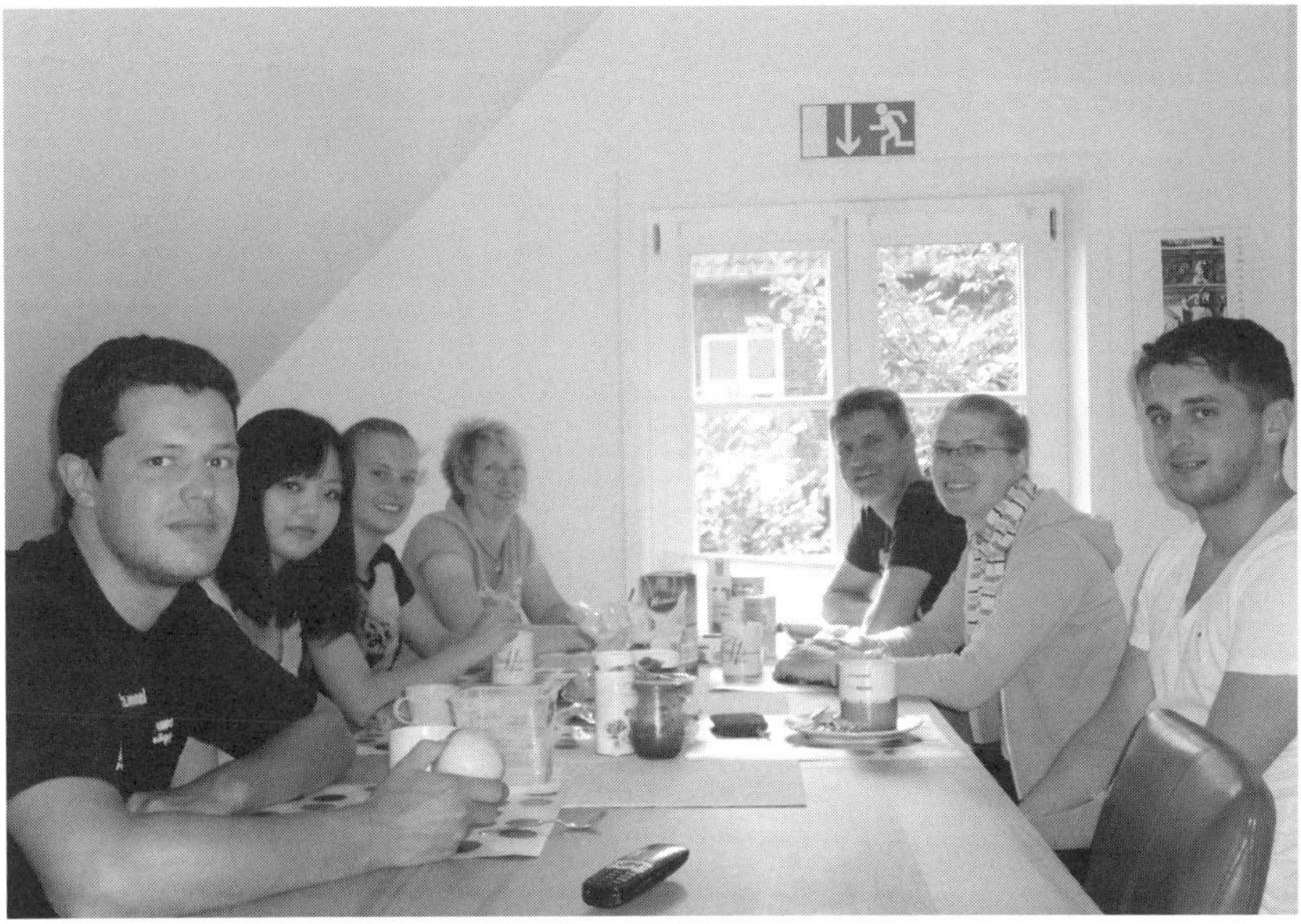

毎朝、職場の皆で仲良く朝ごはんを一緒に食べる

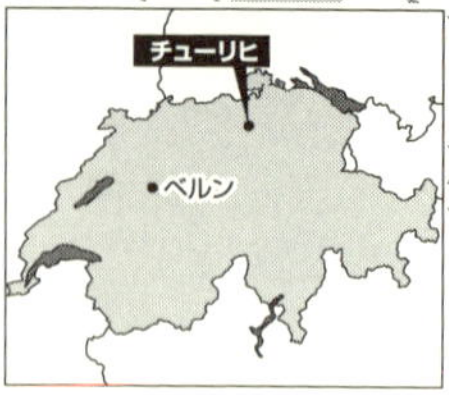

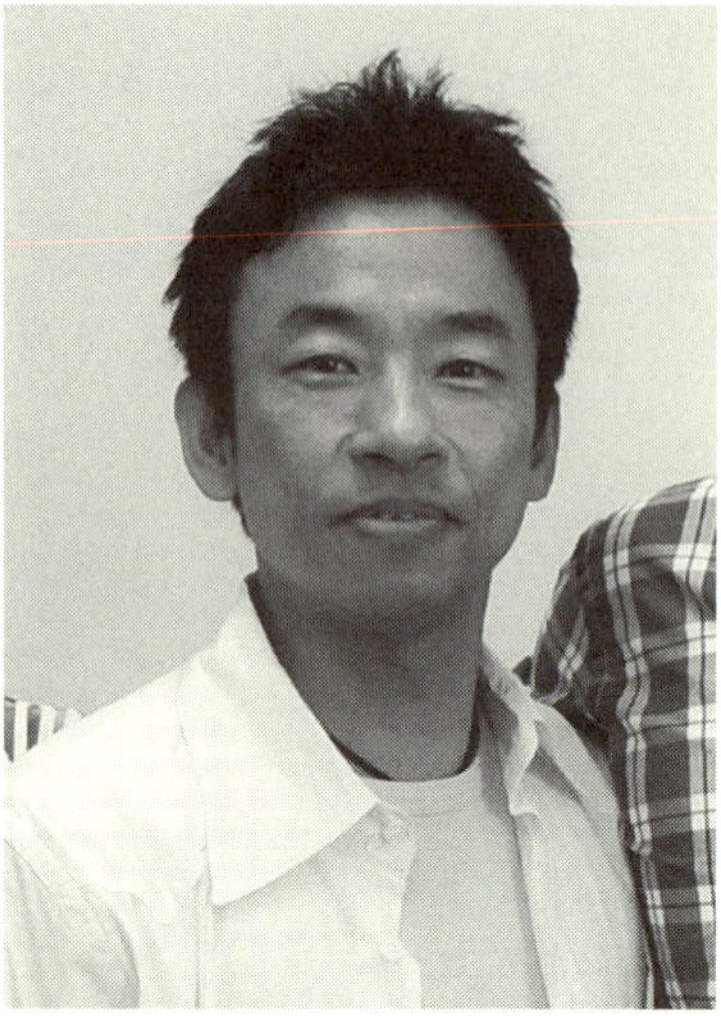

佐々木 良二

ささき　りょうじ

1987年、東海歯科医療専門学校卒業。ナゴヤポーセレンデンタルスタジオ入社。92年、カスプデンタルサプライにて研修後、スイスに渡り、Busch Dental Thunにチーフセラミストとして勤務。チューリヒのOral designに勤務した後、2012年、Pally & Sasaki Dental Design AGを設立、現在に至る。

国内で夢が持てず海外へ

私がスイスに来たのは1992年10月でした。歯科技工学校の学生時代の教務主任であり、恩師で、今はクラレノリタケデンタルの顧問である坂清子氏に、「スイスのラボからチーフセラミストとして日本人の歯科技工士が欲しいと頼まれているけど、あなた行ってみる?」と勧められたのがきっかけでした。

歯科技工士を目指して東海歯科医療専門学校に入学し、卒業してラボに就職しましたが、働きだして3〜4年すると、理想とする歯科技工士の仕事ができない、仕事が思い通りにならないなどのジレンマから夢が持てなくなり、歯科技工の仕事を辞めようと悩みました。しかし、歯科と全く違う業種に進む

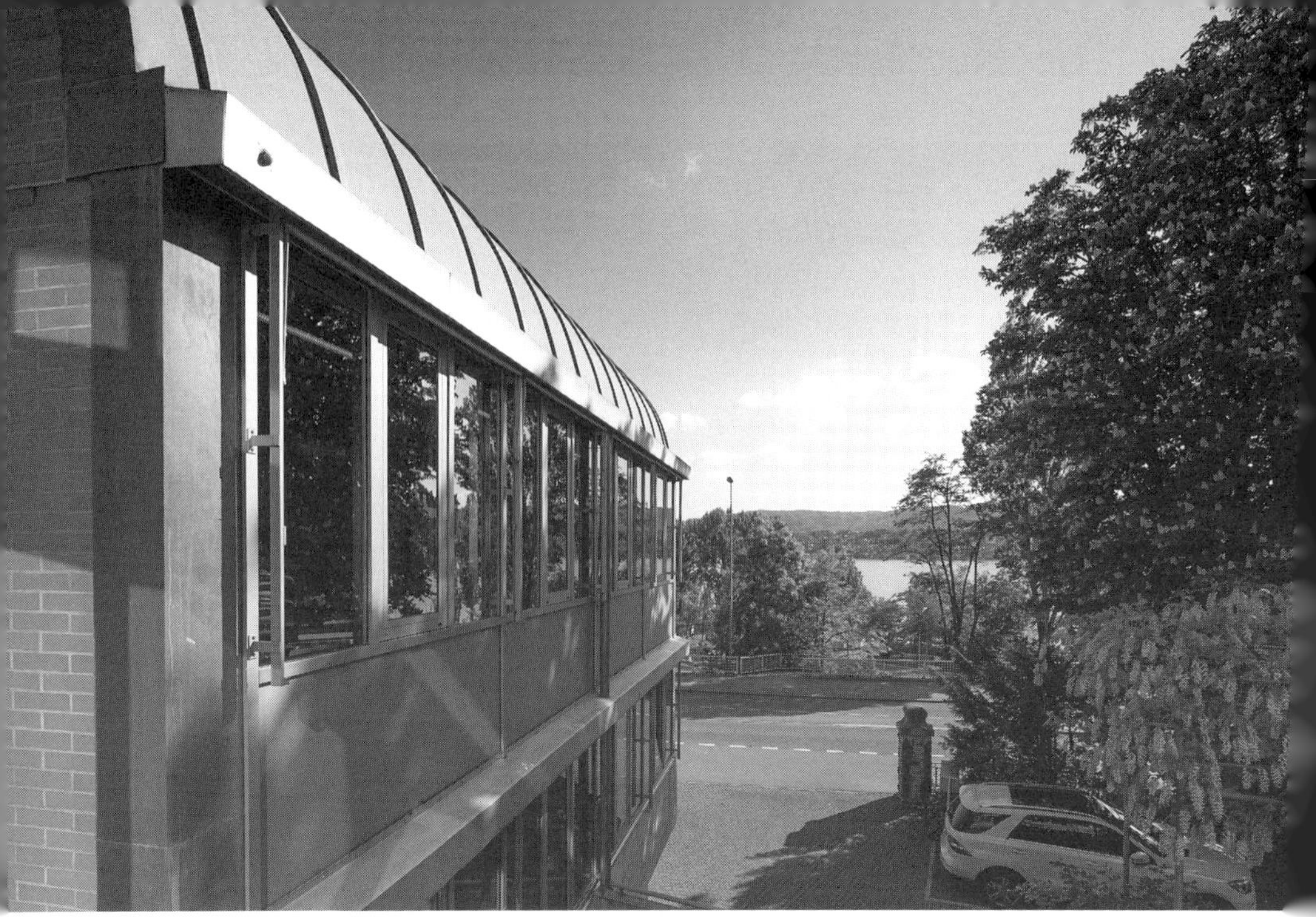

ラボの上階にある歯科医院の窓からチューリヒ湖が見える

のには不安があり、歯科技工に携わった経験を生かす仕事ができればと坂氏に相談に行きました。

「歯科関連メーカーにでも就職できればと考えています」と話すと、「メーカーもそんなに甘くはないよ。ノリタケなどは大卒ばかりで、臨床経験が3、4年では、今までと同じような苦労をするよ」と言われました。そして、「その臨床経験で、歯科技工を十分にやったという実感がありますか。中途半端になっているのではないですか」と指摘され、その通りだと反省しました。

その時に、「スイスに行ってみる?」と、スイスの首都ベルン市とトゥーン市に2件のラボを持つドイツ人オーナーのラボ「Busch Dental Thun」を紹介していただきました。

日本で最初に勤務したラボの社長が、アメリカで何年か歯科技工をしていた人だったので、海外に関心がなかったわけではありませんが、当時は経験も浅く、海外で勝負できる確信が持てませんでした。

そこで、私の師匠である山田和伸先生（現カスプデンタルサプライ社長）、スタッフの方々に1年半、ご指導いただき、１９９２年、何とかスイスで新しい生活をスタートさせることができました。

「Busch Dental Thun」には４年間勤めました。それからチューリヒにあるラボ「Oral Design」に移り、２０１１年１月に独立し、「Pally & Sasaki Dental Design AG」を開業しました。パートナーの歯科技工士と株を半分ずつ持つ共同経営です。現在のスタッフは歯科技工士８人、事務員１人です。

日本に比べて利益率高い

チューリヒはスイスの中央部にあるスイス最大の都市で、チューリヒ州の州都です。人口は約39万人。銀行や証券会社が集まる国際金融都市で、金融市場

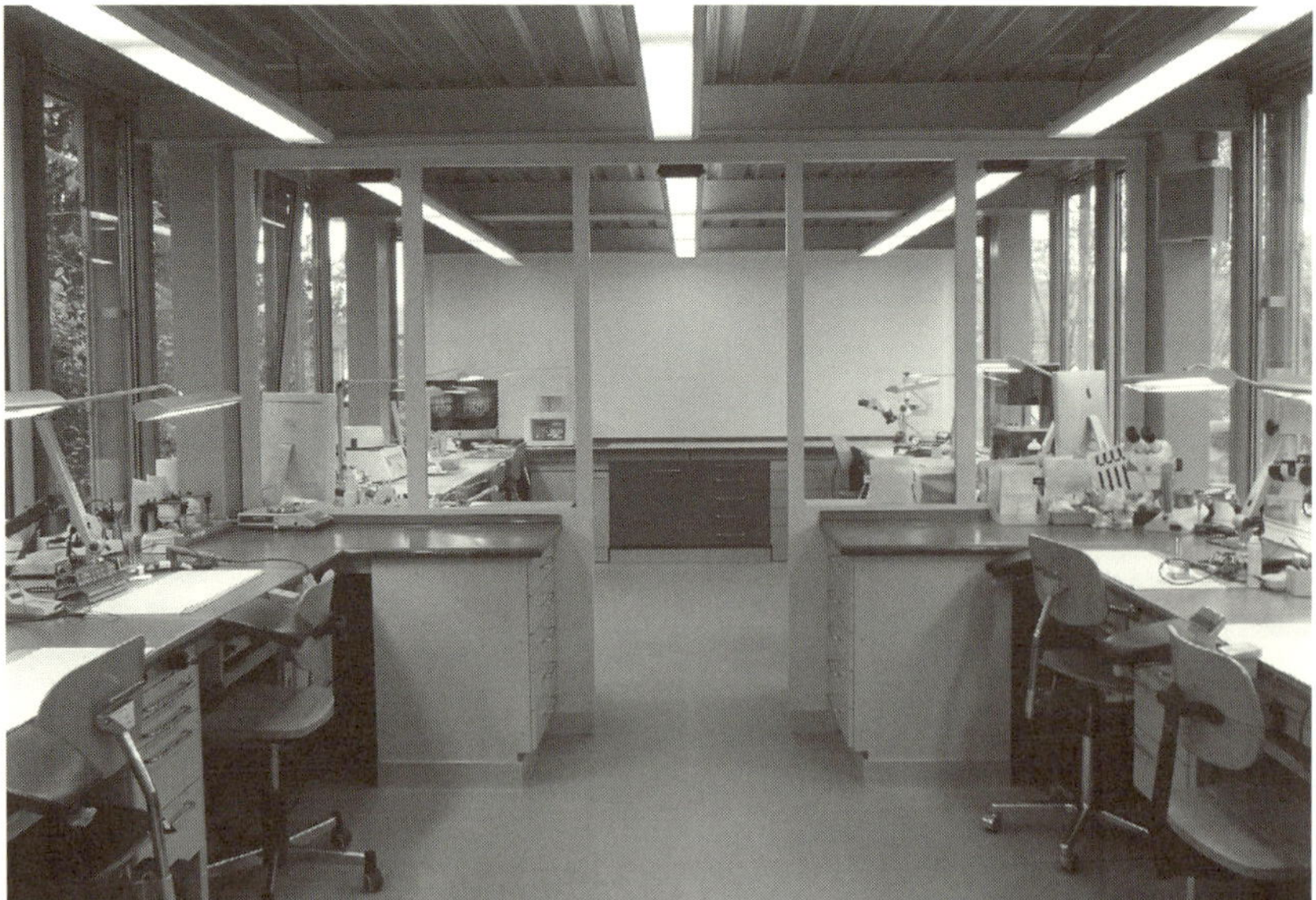

Pally & Sasaki Dental Design AG

の核的な存在として世界的にも重要な役割を担っています。金融関係の会社員やチューリヒ大学の学生、研修生など日本人も多く住んでおり、日本人学校もあります。

私の子供は、「さくら幼稚園」という日本人のための幼稚園に通い、その後、平日はチューリヒの小学校に、土曜日は日本人学校に通っています。「どっちの学校がいい?」と聞くと、「スイスの学校がいい」と言います。

スイスは経済的に恵まれていて、生活水準もヨーロッパでは1、2位の高さにあると思います。教育のレベルや治安、生活環境、医療・福祉関係等も安定しています。そのスイスの中でもチューリヒは特に生活水準の高いところです。

歯科医療従事者にとっても恵まれています。日本の歯科医療は9割が保険ですが、スイスは9割が自由診療の仕事です。

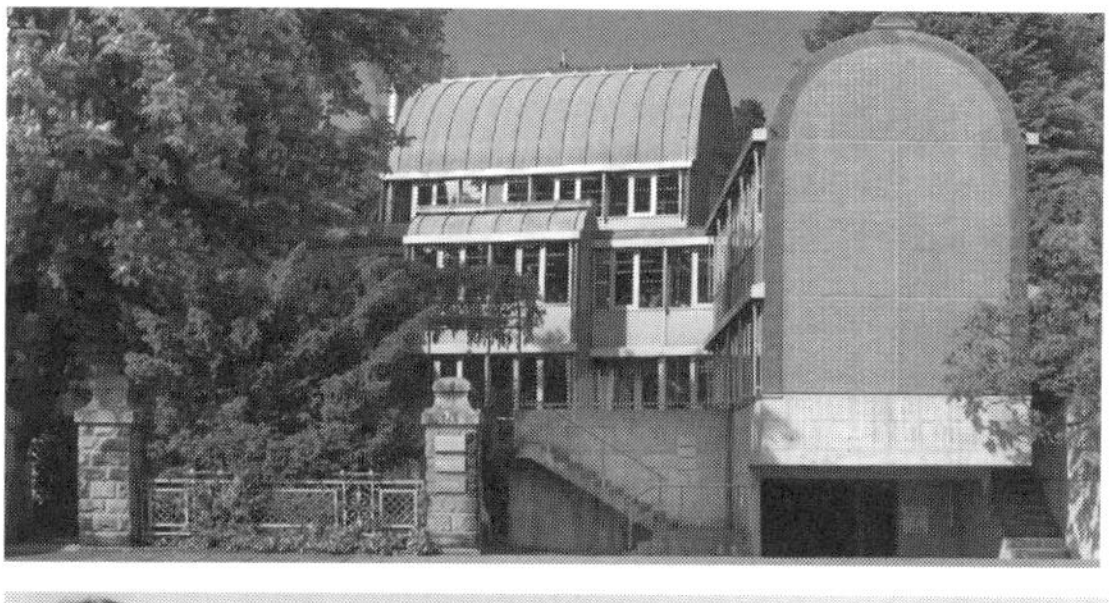

1階がラボ「Pally & Sasaki Dental Design AG」。2、3階はDr.Th.GaberthuelとDr.U.Grunderの共同経営の歯科医院

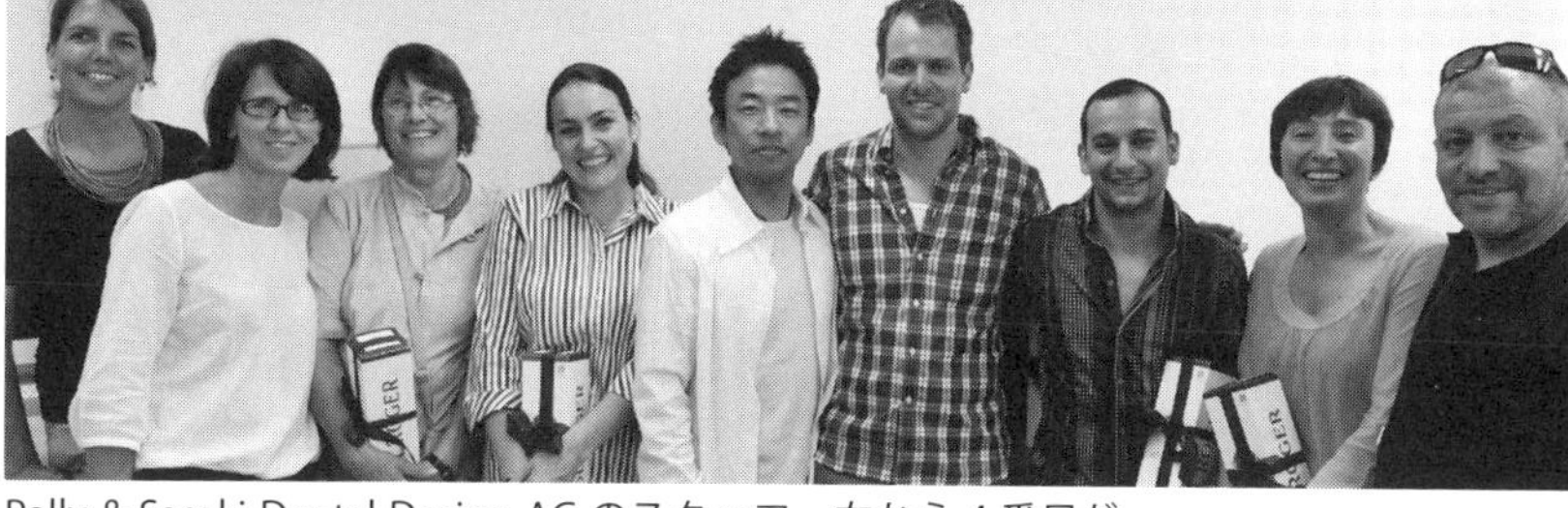

Pally & Sasaki Dental Design AGのスタッフ。右から4番目がビジネスパートナーのMr.Daniel Pally

スイスにも歯科治療の保険はあるのですが、入るには高額な保険料が必要となります。例えば、自動車事故で歯を折った時などの治療は障害保険、先天性疾患の治療にも保険が適用されますが、むし歯による治療等は自費診療とするのが一般的です。

そのため、日本のラボと比べると1歯科医院から

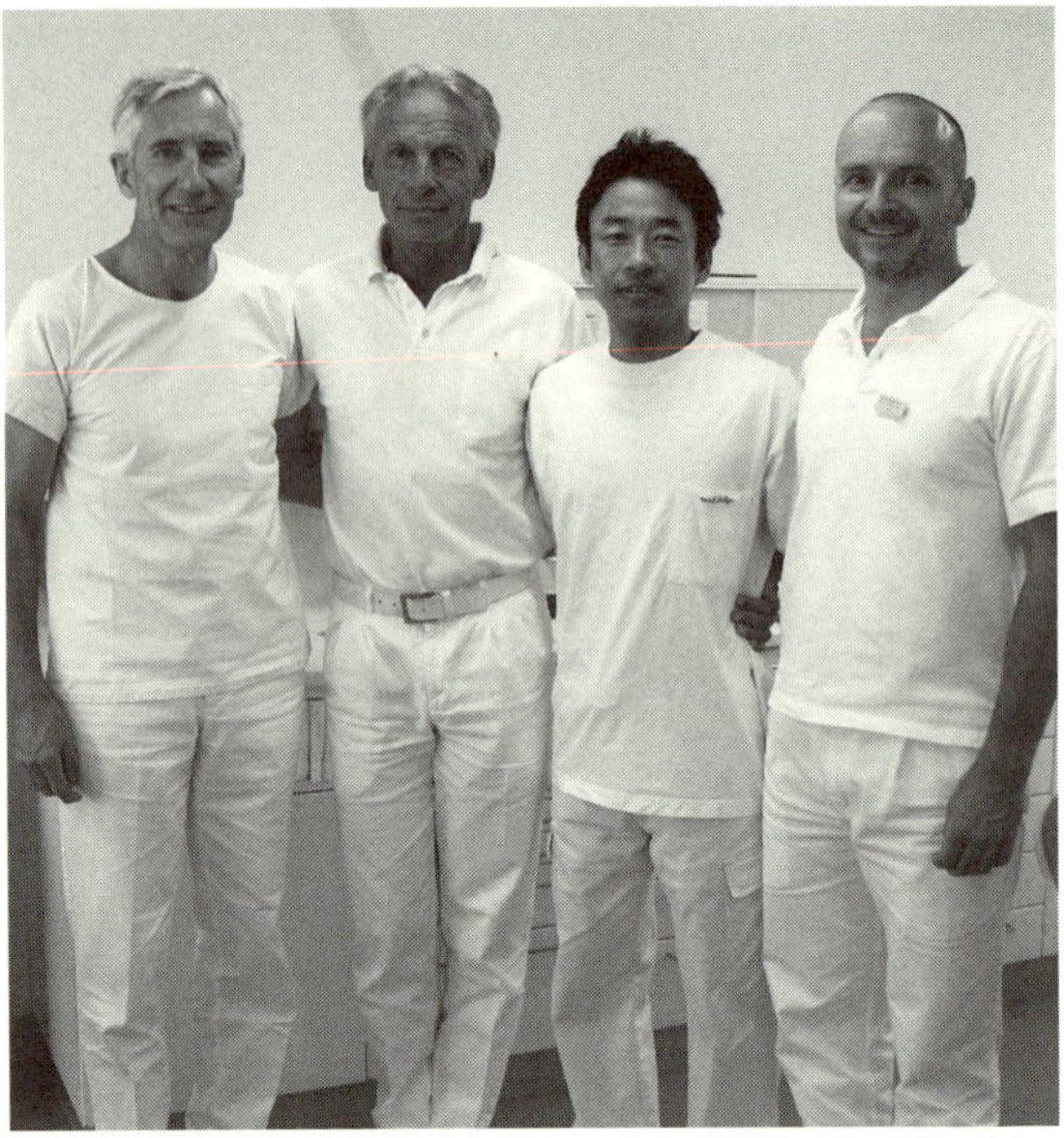

左から Dr.Gaberthueel、Dr.Grunder、筆者、Dr.Schneider

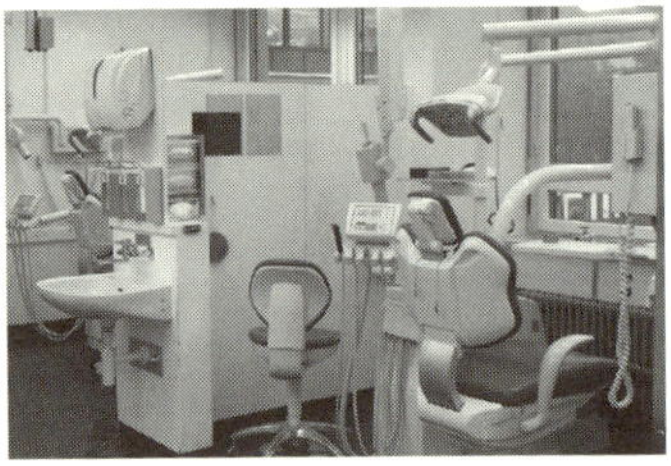

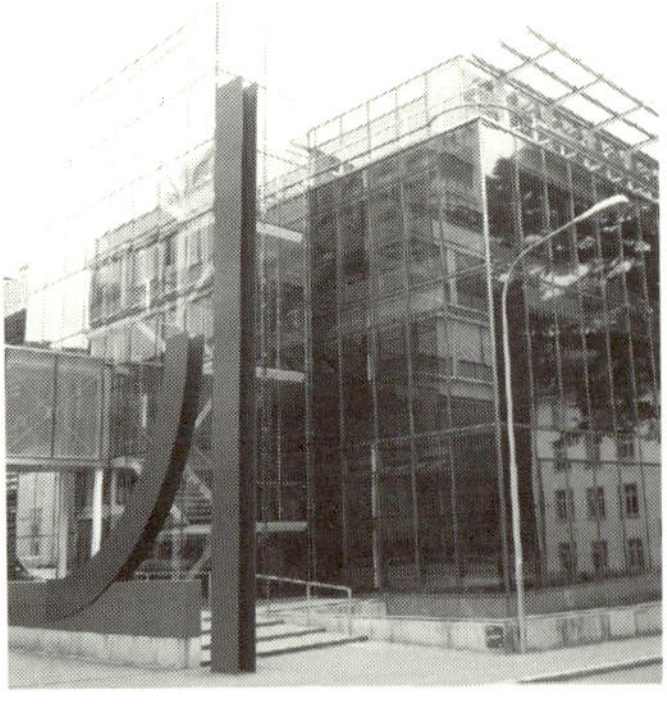

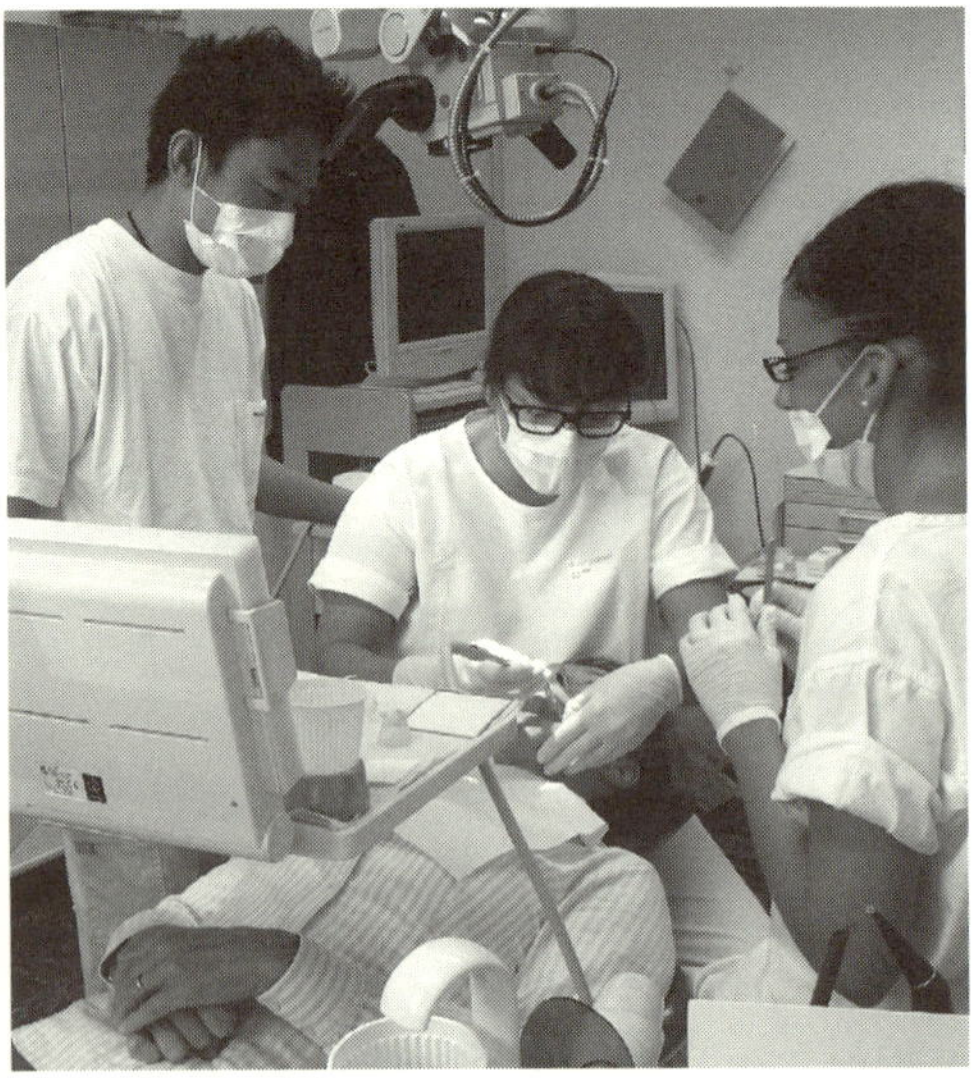

（左上）チューリヒ大学歯学部
（左下）チューリヒ大学歯学部の治療室
（右）チューリヒ大学歯学部での口腔内試適

出る補綴物の仕事量はかなり少ないですが、逆に利益率はかなり高いと言えます。２００９年5月には歯科医療保険制度が改正され、補綴物の料金が大きく見直されました。自費診療よりも高い技術料金の請求が可能になったのです。

現在、取引のある歯科医院は30～40件ですが、ラボを移転し、今は上階にある歯科医院の院内ラボ形式を取っています。スイスで著名なDr.Grunder、Dr.Jungを中心とした歯科医師5人、歯科衛生士、助手を含めた22人が在籍する、インプラント治療を中心としたクリニックです。メインはその医院からの注文で、後はチューリヒ大学歯学部からの仕事も受けています。

スイスのラボの朝は早く、通常、午前7～8時にはスタッフ全員がそろい、終業は午後6～7時くらいまでです。勤務時間は労働基準法で週42時間と決められているので、それを超過した時間は残業時間となります。もちろん土日は休みで、有給休暇は年20日間と決められています。

ラボには1日に6、7人の患者が来ます。審美的な要求が高い患者も少なくないので、シェードテイクから試適、最終補綴物まで歯科技工士が責任を持って担当します。そのため「1日に何本」というノルマを課していませんが、スタッフには給料の2・5倍を売り上げるよう考えてもらっています。

補綴物の納品期間は単冠1本で2週間くらいを目安にしていますので、日本と比べると時間的に余裕があり、自分の理想とする仕事がしやすい環境になっていると思います。

最初は未経験のケースに苦労

スイスではここ数年、特にデンチャーワークが減少し、インプラントがかなりの確率で普及しています。例えば、日本で保険診療の対象となる3ブリッジで修復する場合、スイスではインプラントを埋入するのが一般的になっています。その上部構造物としての審美的なクラウンブリッジが今、私のラボのメインの仕事になっています。

技工料金に関しては自由診療主体のスイスでは、ラボによって違いはあると思いますが、私のラボでは、前歯部単冠がシェードテイクから歯科医師がセメント合着するだけのところまでやって10万円くらいです。ちなみに臼歯部5万5千~9万円、インプラント単冠13万~16万円です。

これは物価、賃金体系などを考慮しても、日本と比べて恵まれた料金設定になっていると思います。

私のラボでは、歯科医師、歯科衛生士、歯科技工士による患者情報の伝達システムが十分に確立されています。診療前日から歯科医師とミーティングを行い、毎日のようにシェードテイクや試適についてて患者さんとコミュニケーションを取ります。自分の作った補綴物がどのように口腔内に入っているのか、患者さんはそれをどのように評価しているのかが、じかに感じられるのです。

メタルボンドを試適し、患者さんや歯科医師が喜び、笑顔になるのを見ると、やりがいを感じます。それがあるだけでいろいろな我慢もできますし、努力へのモチベーションアップにもなります。でも、それを本当に感じられるようになったのはチューリヒに来てからです。

スイスに来た当初は、ミリングやテレスコープ、アタッチメント、コンビネーションなど経験したことのない仕事が多く、その上に言葉の問題があってコミュニケーションが取れず、苦労しました。

申請したビザが降りるまでの1年ぐらい、日本でドイツ語を勉強してきたのですが、北スイスは「スイスドイツ語」と言われるほど方言が強く、標準語とはかなり違う言葉をしゃべるので、最初は何を話

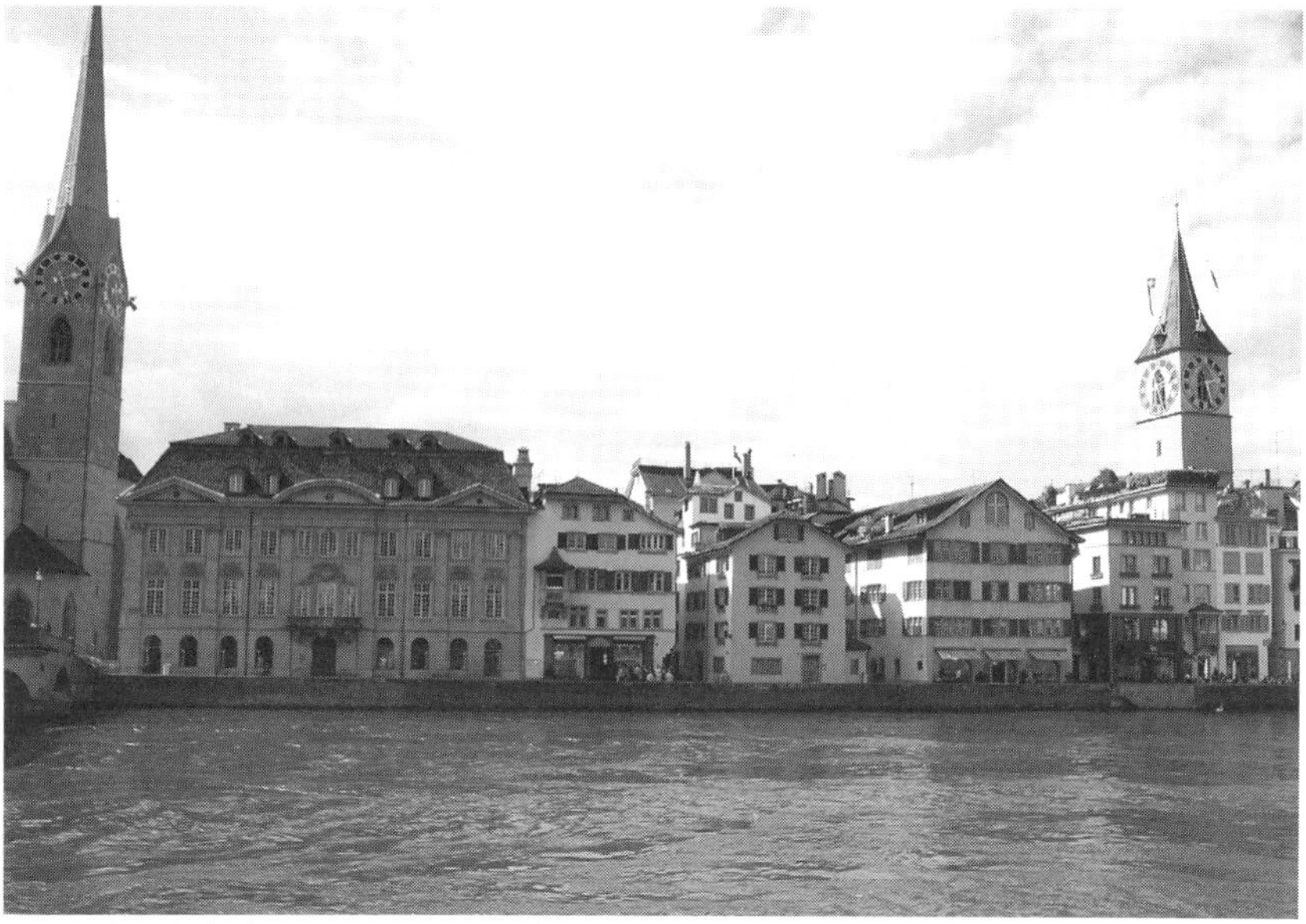
リマット川から眺めるチューリヒ旧市街

しているのかまるで分かりませんでした。スイスに来てから2〜3年は、仕事を終えてから現地のドイツ語学校に通い、日本人以外の友人と積極的にコミュニケーションを取るように心掛けました。

言葉が徐々に分かるようになってきて、「もっとやれる」と思えるようになってきたのは3〜4年たったころからです。そのころチューリヒ大学歯学部が主催する審美学会に出席し、臨床レベルの高さに衝撃を受けました。チューリヒ市内にある「Oral Design」のラボに職場を移し、何か結果を出さなければ日本には帰れないとの気持ちから、臨床のレベルアップに努めました。

スイスには歯科技工士が約3千人いて、ラボは1千〜1200件です。そのうち70%のラボは1〜3人、25%が4〜10人、10人以上のラボは5%です。歯科医師の数は8千人、歯科医院5千件くらいです。歯科技工士になるには歯科技工士職業訓練学校で4

年間、週1日知識を学び、技術面はラボで見習いとして学びます。そして国家試験に合格すると歯科技工士の免許がもらえます。学校卒業時の年齢は日本とほぼ同じ、20歳ぐらいです。

スイスにはこうした歯科技工士職業訓練学校が4校あります。歯科大・歯学部はジュネーブ、チューリヒ、バーゼル、ベルンの4校です。

歯科医師はスイスの国家試験に合格しないと歯科臨床に携われませんが、歯科技工士は日本の免許があれば、登録するだけでスイスでもすぐに働けます。現在、スイスの日本人歯科技工士は私1人です。

チューリヒに越して、日本でいうところの住民登録のような届けを出した時に、「日本人の歯科技工士はチューリヒで初めてですね」と言われ、独立開業の届けを出しに行った時は、「日本人として歯科技工所を独立開業したのは初めてです。おめでとうございます。パイオニアですね」と言われました。

問題となるのはビザだけです。歯科技工所の開業

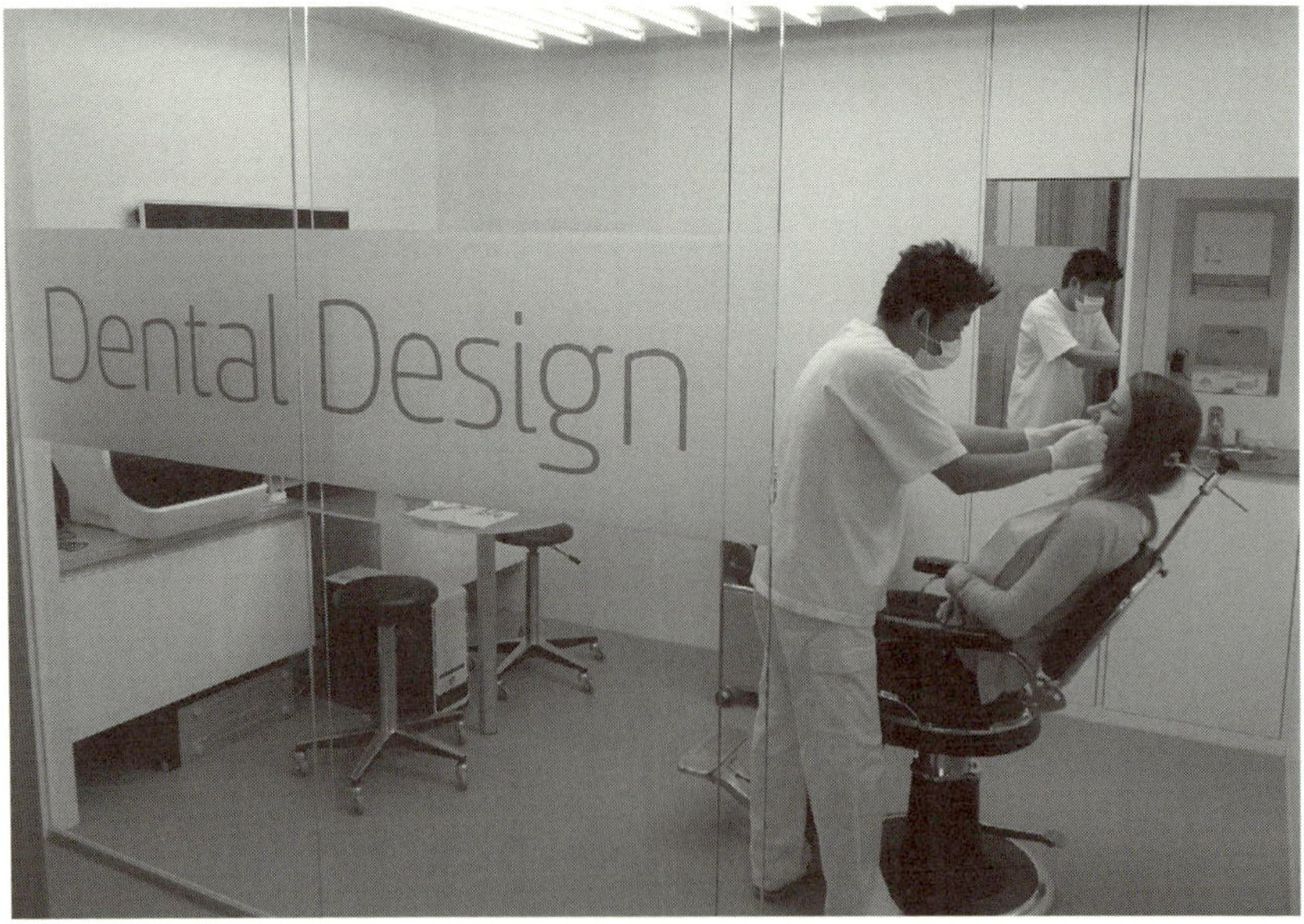

ラボのシェードテイキングルームでの口腔内試適

には永住権が必要ですが、私はビザを10年継続して取得することで永住権を取得しました。今はもう少し厳しくなっていると思います。もちろん語学のテストはあります。

最善と思える仕事をしたい

学校を卒業したばかりのころは自分が思うような仕事を任せてもらえないのは当たり前ですが、歯科技工士になったからにはやはり夢があります。石膏模型の上で、穴の開いたところに詰め物を作る、その繰り返しを毎日続けるために歯科技工士になったつもりはない、これを一生涯続けるのは嫌だな、と私は思いました。

歯科医療を取り巻く制度、環境の違いがあるのは十分に理解していますが、保険制度、労働環境の問題を改善していかないと、日本では若い世代の歯科技工士が本当の意味で育たないのではないかと思っています。

自費診療主体の治療は患者さんにとって大変かもしれませんが、長期的に見た時に、保険主体の治療が本当にいいのかを考えると疑問が残ります。スイスは治療費にお金がかかりますが、その分、患者さんの歯に対する意識は非常に高いため、歯科医療のレベルも根本的に違います。

今振り返ると、「自分が最善と考える方法で仕事を行いたい」、「製作した補綴物を口腔内で確認したい」との思いが、自分のモチベーションの維持につながっていると思います。

これからも恩師の坂清子先生がいつもおっしゃられる「継続は力なり」という座右の銘を常に心掛け、ラボのオーナーとしての責任を果たし、歯科技工士として多くの患者の笑顔を作り出していきます。

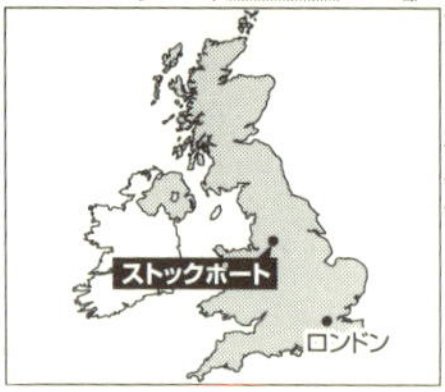

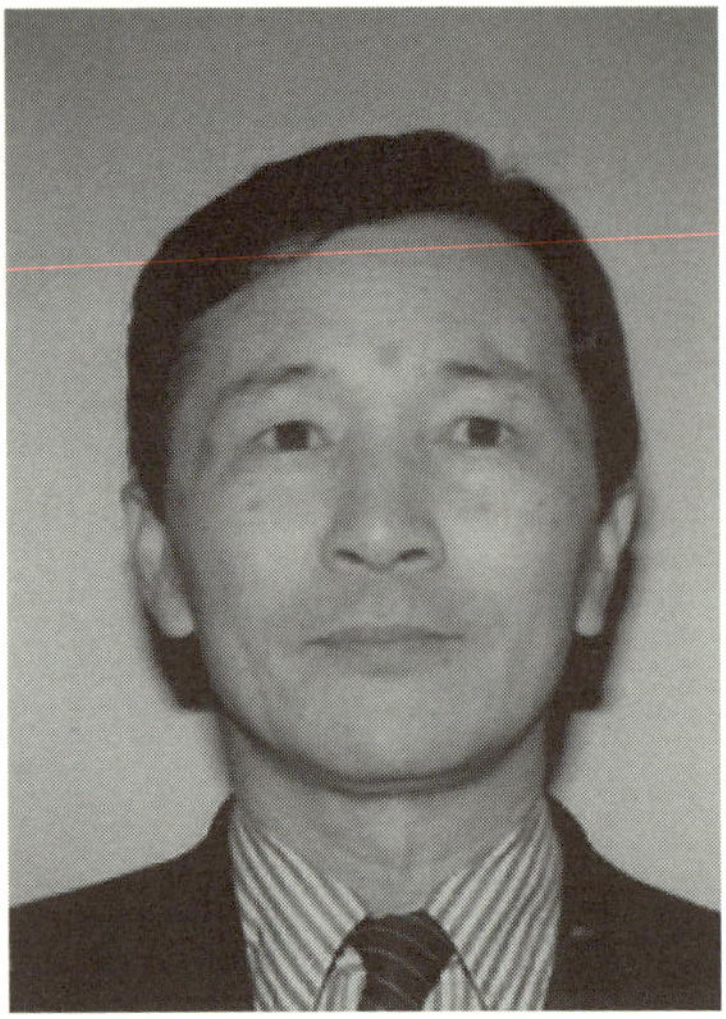

薦田 節男

こもだ　せつお

1947年、愛媛県生まれ。65年、高校卒業後、定職定まらず、78年、自動車のセールスで歯科技工士という職業を知る。81年、愛媛県立公衆衛生専門学校歯科技工士科を卒業。85年、松山市の三瀬歯科医院を退職し、渡英。85年、PWS Dental Laboratoryに入社。87年、SK Dental Laboratoryを設立。2009年、SK Oral Ceramics Ltdに改称、現在に至る。

ノルマ達成の可否で給与決定

1985年にイギリスに来て27年、独立開業して24年がたちました。「光陰矢のごとし」と言いますが、月日のたつのは早いものです。

私は北西イングランドはマンチェスターの南に位置するストックポート市で歯科医院の一室を借り、クラウンとブリッジ専門の歯科技工所を開業し、1人でやっています。

業務内容はポーセレン関係が9割以上を占め、他にブリーチングトレーやバイトガード、オクルーザルスタビライザー等を製作しています。

1日平均、デリバリーを含めて約3本です。数年前までは1日平均6本でしたから、今は大変楽に仕事をこなしていると言えます。

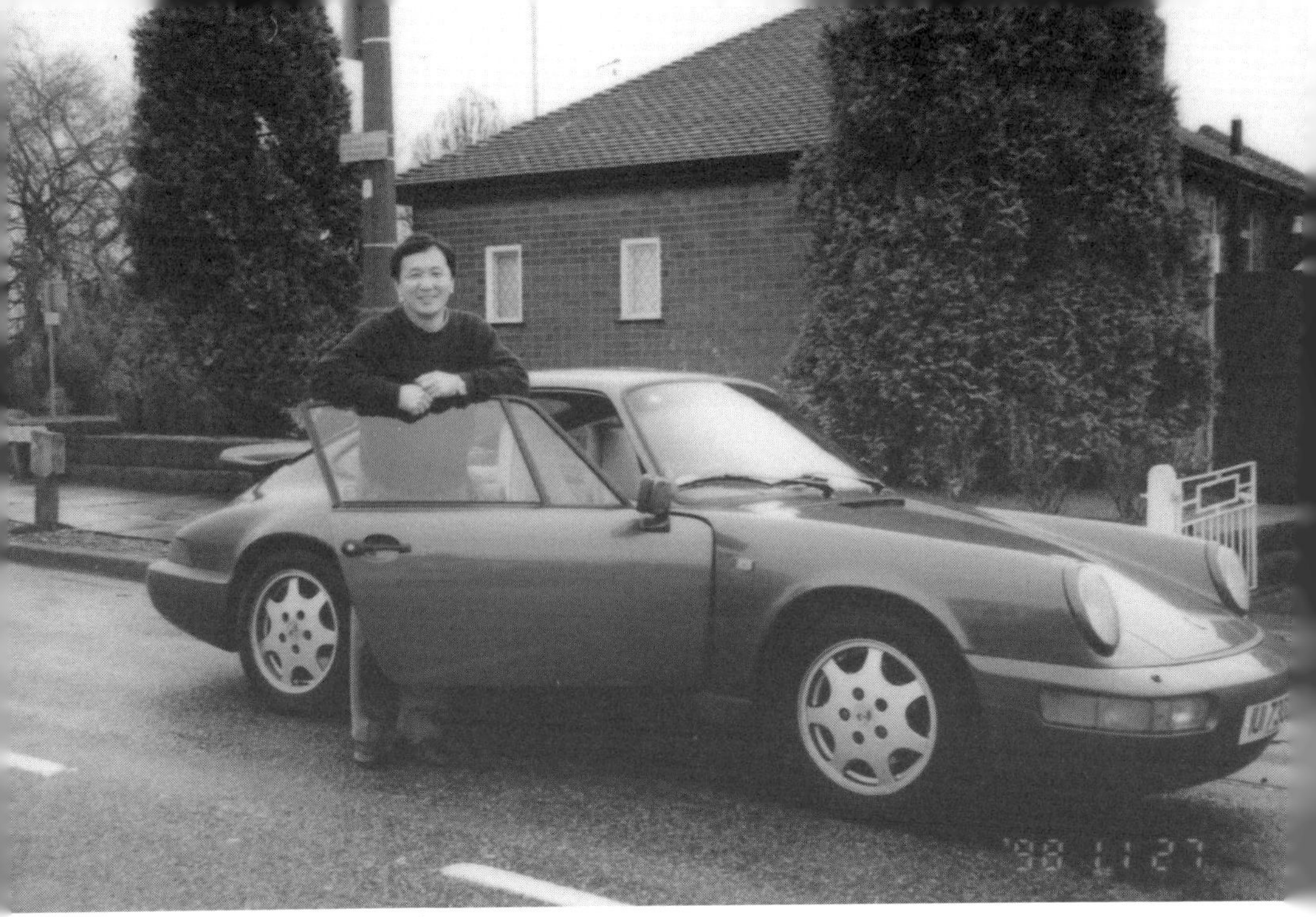

愛車と（1998年に撮影）

来英した最初の2年間は、コマーシャルラボ（院内ラボではない独立したラボのことです。院内ラボはイギリスではほとんど見かけません）に勤めていました。初めは言葉もままならず、技工製作物の数もこなせない日々の連続でした。その上、マネジャーを含め誰も何も教えてくれません。後で分かったのですが、イギリスでは他人の批判を面と向かってしないのが美徳なのです。

他のセラミストを毎日のように偵察し、学び、人並みに何とか数がこなせるようになるのに3カ月かかりました。

この間は、「なまけ者」とか「こんなことする人は誰でしょう」と、壁に貼り紙されたり、何を聞いても知らんぷりされたりしました。満足に英語も話せないし、何を言っているのか聞き取れなかったので、余計状況を悪くしたのではないかと思います。

しかし、ノルマが達成できるようになるとボーナスが余分にもらえ、マネジャーにもグループの達成ボーナスが入るので喜んでもらえました。

ノルマは、セラミストが1日10本前後で、ゴールドワーカーは1日15本前後、デンチャーワーカーは1日4床、矯正は1日10床前後が普通です。日本人の歯科技工士は、どちらかと言えば速く作る訓練をしていないので初めは苦労すると思います。

技工料金は日本との保険適用の範囲等が違うので、一概に比較はできませんが、メタルボンドでいえば保険適用のものは5千円前後と安く、保険外のものは1万〜1万5千円が一般的な値段です。


こちらの給料形態は、アイルランド式と呼ばれる支払い方法で、ノルマを達成できないとかなり低く設定された基本給のみになります。長期休暇を取ると給料が半分くらいになるので、普段余分に作った分のボーナスでそれを補います。大規模ラボはこの方式を採っているところが多いと思います。

「イギリスはおいしい」

イギリスの歯科技工所に勤務して1年後に私は、歯科大学の教授や学生たちに製作方法等を教えるようになっていました。日本人の歯科技工士なら、コツさえ分かればすぐトップクラスの歯科技工士として活躍できると思います。私は今でもシェードガイドが必要ですが、友達のトップセラミストにはガイドがなくてもシェードテイキングができる人がいます。


「住めば都」という言葉がありますが、私は今では「イギリスはおいしい」という表現がぴったり感じられるほどで、こんなに気楽な国はないのではないかと思っています。

利己主義とも思えるほどの自分本位の考えが徹底していて、仕事ではノルマさえこなしておけば、何のプレッシャーもなく、定時に出社、退社ができます。

さらに、仕事は分業が明確になっていて、歯科医は歯科医、看護師は看護師の仕事をすればそれで良く、掃除は掃除夫（婦）の仕事となっています。そして皆が友達のように付き合います。名字でなく名前で呼び合うので、余計そのように感じるのかもしれません。

休暇も好きな時に好きなように取りますから、ホリデーシーズンにはいつも人手不足になり、臨時に人を雇うことがしばしばあります。運転手が休暇を取っているため電車が運休等というニュースもラジオで時々聞きます。

国民の住居は、「ワンファミリー、ワンハウス」が国の方針なので、借りるよりも買う方が安い感じです。ただし、銀行からの借入条件がきつい上、家は慢性的に不足しており、社会福祉、難民等の問題があって一朝一夕には片付きそうにありません。

イギリスでは、60歳から薬とバスの乗車が無料です。そして冬には暖房費として約4万円が支給されます。それに今は国民年金が入るので、私にとって

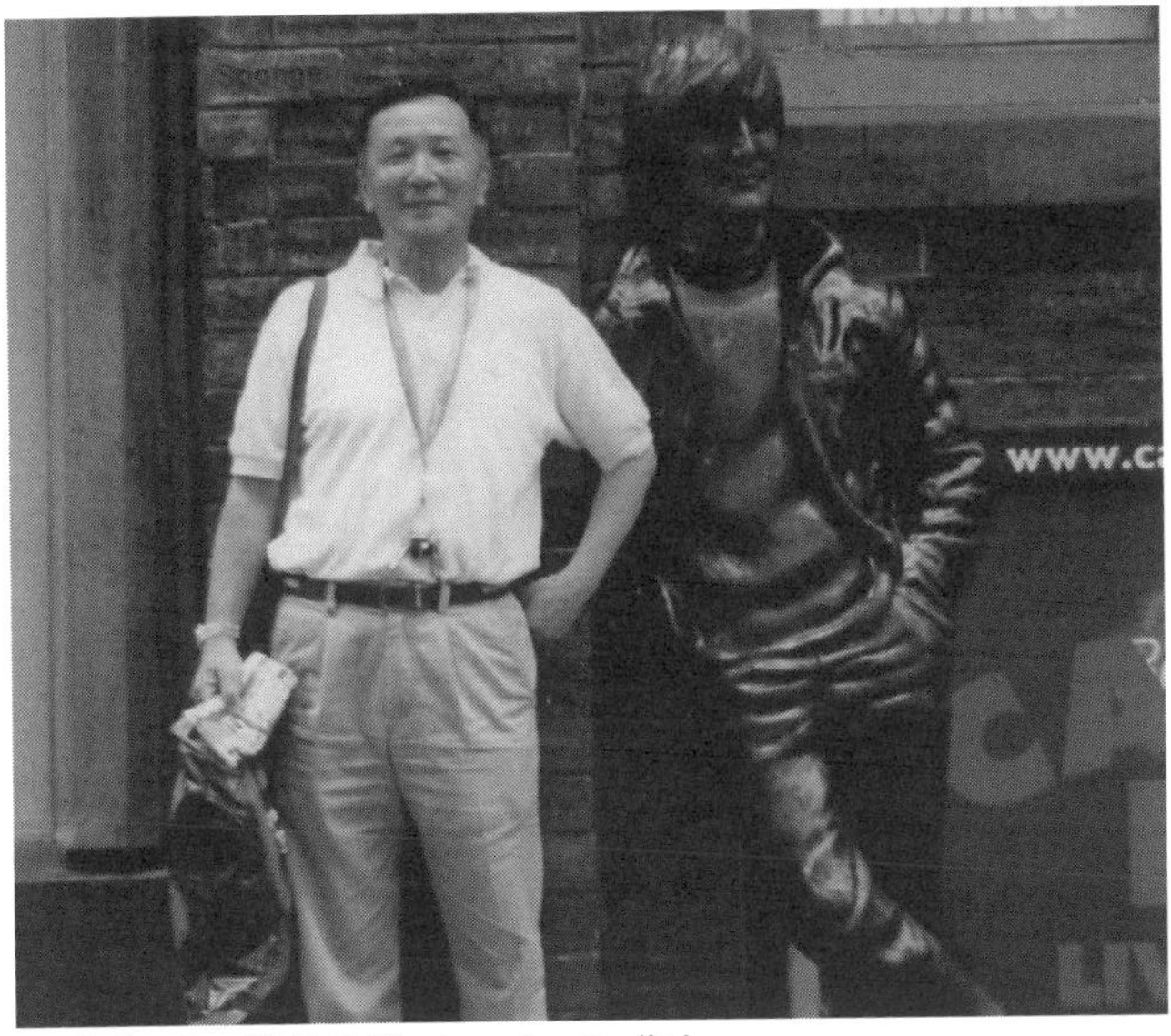

リバプールの街角でジョン・レノン像と。
この近くにビートルズが通ったパブがある

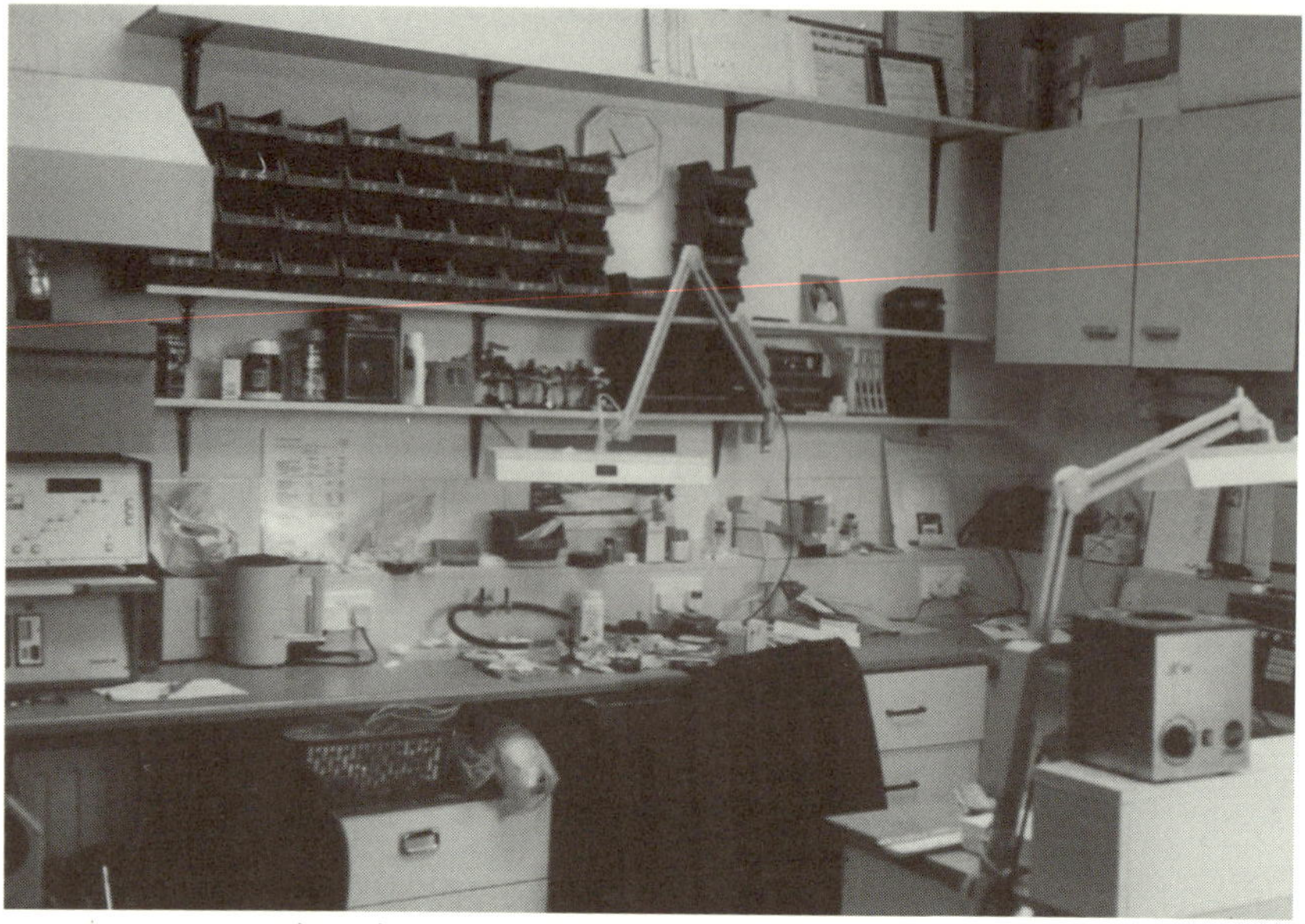

ラボの一部。３人で働けるようデザインしたが、１人がやっとのスペース

イギリスはやはり「おいしい」と言えます。

急成長の歯科技工士会

イギリスの歯科技工事情について、２００２年ごろに日本の月刊歯科技工雑誌に記事を書かせていただきました。それから、イギリスの歯科技工業界は大きく改善され、日本の歯科技工士会はイギリスの歯科技工士会に追い抜かれてしまったと思います。

イギリスの歯科技工士会は、ＤＴＥＴＡＢ（Dental Technician Education and Training Advisory Board）と呼ばれ、歯科技工所協会の有志の発案で80年代前半に発足した少人数の団体の一つに過ぎませんでした。

それが２００２年４月に歯科技工士会となり、08年８月には英国保健省の統括する中央歯科審議会（ＧＤＣ＝General Dental Council）の傘下に入り、歯科医師会、歯科衛生士会、歯科看護師会と同じように扱われるようになりました。

同審議会の傘下に入った時に中央歯科審議会の認定歯科技工士として登録されるのに必要な資格が公表され、1年の期限内にほとんどの歯科技工士が登録されました。

応募資格は、わずかですが昔からあった歯科技工士の国家免許保持者あるいは歯科技工学校卒業証書の取得者、もしくは歯科技工士会会員。そして、免許を持っていない歯科技工士については、全員が歯科技工士会に入会して応募し、認定されました。ただし、認定資格は5年に一度、更新されます。

更新には、5年間に国の定める必修の講習を50時間以上受講し、その上、１００時間以上の学習教育改善の自己申請をしなければなりません。

必修の講習は歯科医師や歯科看護師と一緒の受講が多く、「患者の安全保護」、「救急時の対処」、「X線等放射線」、「汚染源等衛生管理」、「材料機器」等といった内容が見られます。

しかし、ローカルの国民保健事業部（ＮＨＳ、National Health Service）が、月1回の割合で、必修の講習会を１５００円の低料金で開催してくれるので、普通に受けていれば十分に更新条件を満たすことができます。

デンタルショーでは多くの必修講習が無料で行われていますし、各デンタルディーラーの新製品や新技術の講習会はほとんど必修の認定を受けています。

期待できないイギリスでの就職

イギリスでは求人広告に、「30歳ぐらいまで」とか「女性優遇」等とした表現を使うのをかなり以前から禁止しています。年齢、性別による差別として違法となるからです。

２００８年から歯科技工所の出す求人広告に「ＧＤＣ認定歯科技工士」と明記されるようになりました。そして、広告には求人する職種、仕事の量、歯科技工所の規模、設備、将来性等を明記します。

現在、認定歯科技工士になるには、２〜５年の歯科技工学校のコースを取り、卒業しなければなりません。そのため歯科技工士の年間取得者数はだんだん減り、技術水準は上がり、地位向上につながっていくものと期待されています。


日本の歯科技工士にとって、イギリスはクラウンの多くがポーセレンがらみなので、ポーセレンの技術やマキシロフェイシャル（エピテーゼ）を学ぶには最適と思われますが、就業ビザが取れにくいので、残念ながら、イギリスは遠い国で終わってしまいそうです。

日本の歯科技工技術はイギリスよりも優れたもの

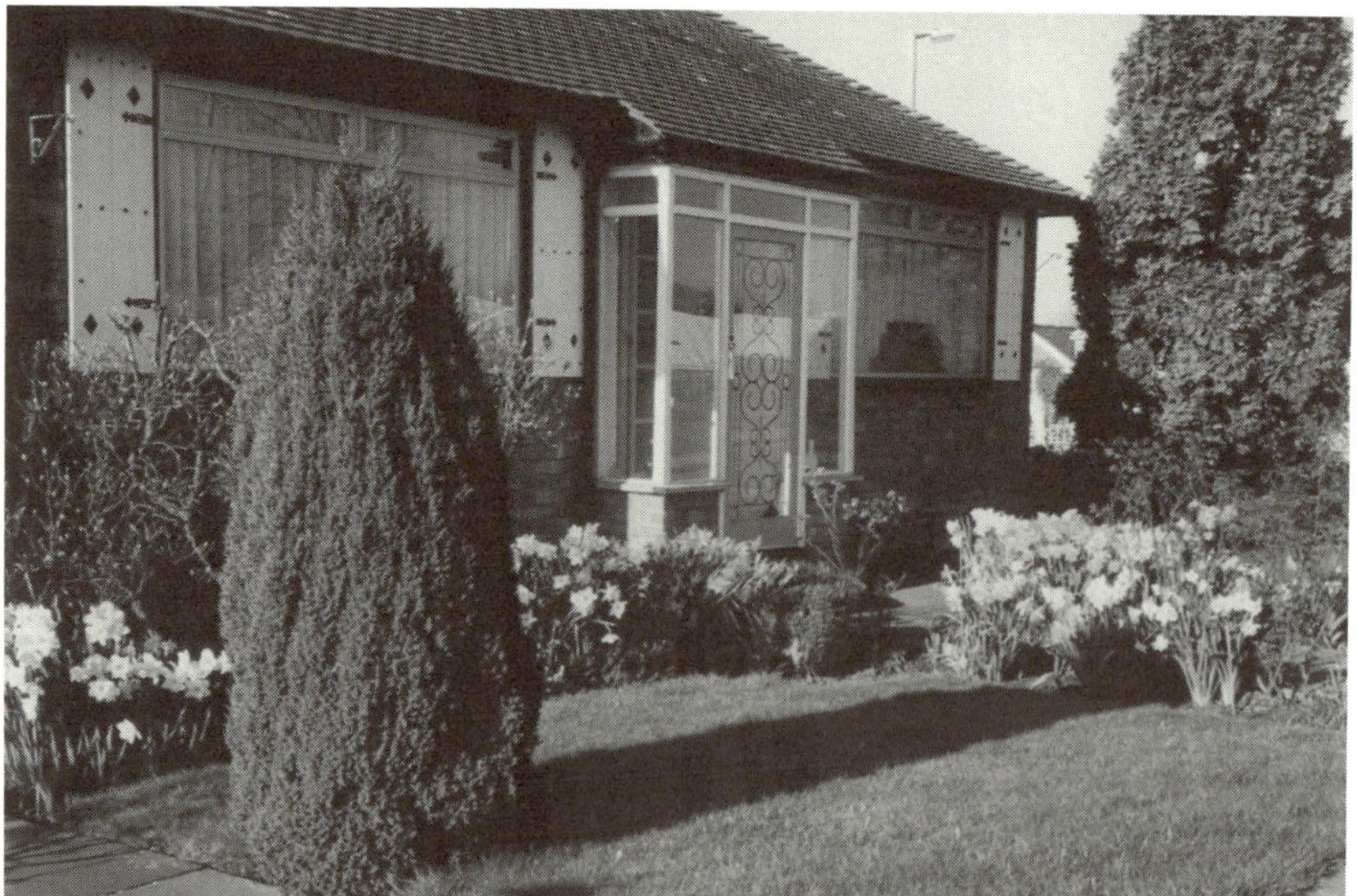

自宅の春。典型的な中流家庭の玄関側の庭

がたくさんあります。語学力を磨き、ドイツやUSA、オーストラリア、ニュージーランドに目を向け、日本人歯科技工士が世界で活躍されることを願いながら、イギリスからの報告を終わります。

私が在英3年目で独立開業し、経営が軌道に乗り始めたころに父と母が遊びに来てくれました。

あまり裕福ではなかったので、安い南回りのエアラインで、片道2日がかり、帰りの便はコンファメイションしかなかったため、シンガポールで予定便に乗れず、3日もかかりました。

私は中古の自分の車で、ロンドンを始めストーンヘンジ、嵐が丘などを案内しましたが、何よりも両親が喜んでくれたのは月賦で買った中古の私の家と、中古のBMWでした。それは私にとって何よりの親孝行だったように思えます。

その父も4年前に逝き、そして母も去年逝きました。どちらの親にも死に目に会えませんでした。イギリスは遠いと感じましたが、喜んで私を外国に出してくれた両親には今も本当に感謝しています。

「孝行したい時には親はなし」、「親になって初めて分かる親心」、そして「いつまでもあると思うな親と金」です。初めから分かっているのですが、「後悔先にたたず」です。

自分の技工人生でいろいろな人に出会い、いろいろなことを教わってきました。特に、ロンドンの講習会に出席したおり、桑田正博先生に「日本の技工士さんのためになれるよう頑張ってください」と励ましていただいたのが、今の私の原動力です。

皆さまも、人との出会いを大切にして、これからの歯科技工士として頑張っていただきたいと思います。

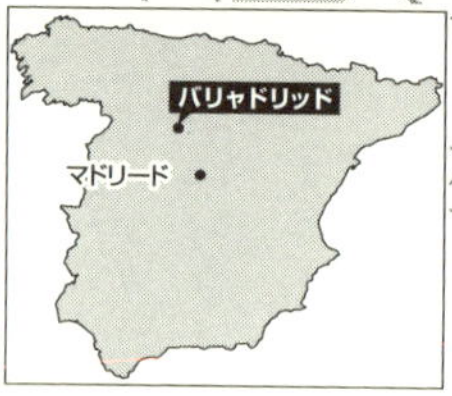

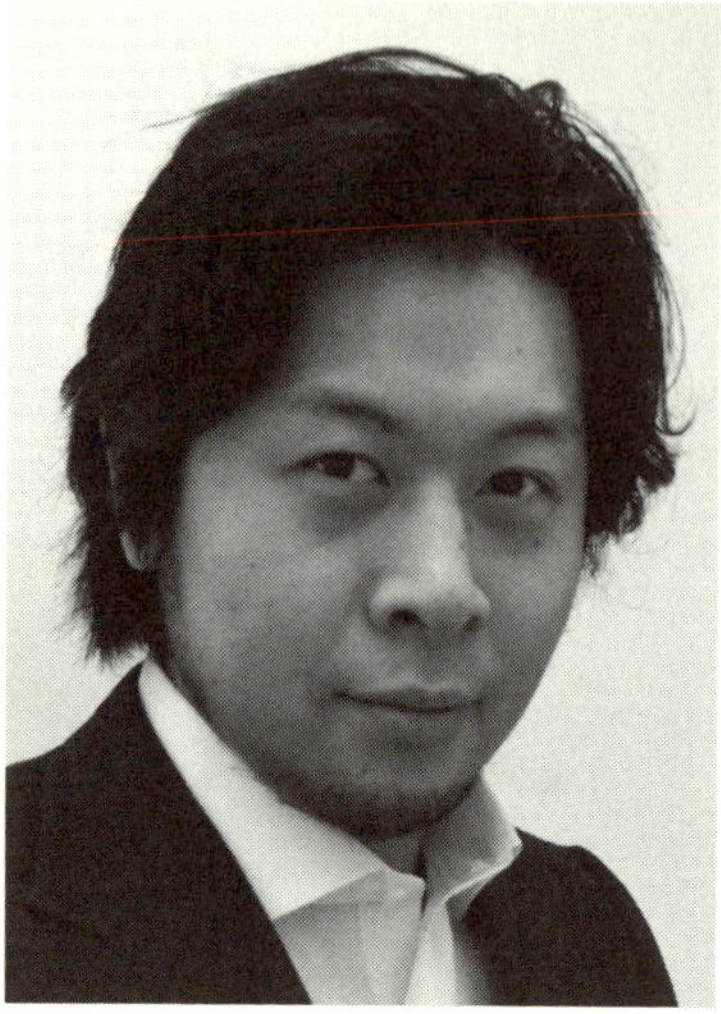

南 達也

みなみ　たつや

1980年生まれ。2001年に新東京歯科技工士学校を卒業し、02年に渡独。同年9月からKlaus Mueterthies氏のデンタルラボArt Oralに勤務する。その後、11年にスペインへ渡りArt Oral SPAINを開設し、フリーランサーとして活動。12年からクラレノリタケデンタル株式会社公認国際インストラクターに就任。14年ドイツへ再び戻り、デンタルラボラトリーMichael Schumacherに就職、現在に至る。

「違う世界を見たい」と海外へ

２００１年に新東京歯科技工士学校を卒業し、研修生として同校の専攻科である昭和歯科大学病院に進み、そこで1年間学びました。同病院に勤務する経験豊かな技工士の指導の下、１人では不安な臨床ケースもアドバイスを受けながら作製することができ、また完成した補綴物は実際に口腔内にセットするまでを見学させてもらうなど、その1年は私を大きく飛躍させてくれる貴重な経験となりました。初めて自分で作った歯が患者さんにセットされ、患者さんの喜んだ顔を見た時の感動、担当医師も満足し褒めてくださった時の達成感、あの時の何とも言えない満足感がなければ、こうして技工士を続けているかどうか分からなかったでしょう。

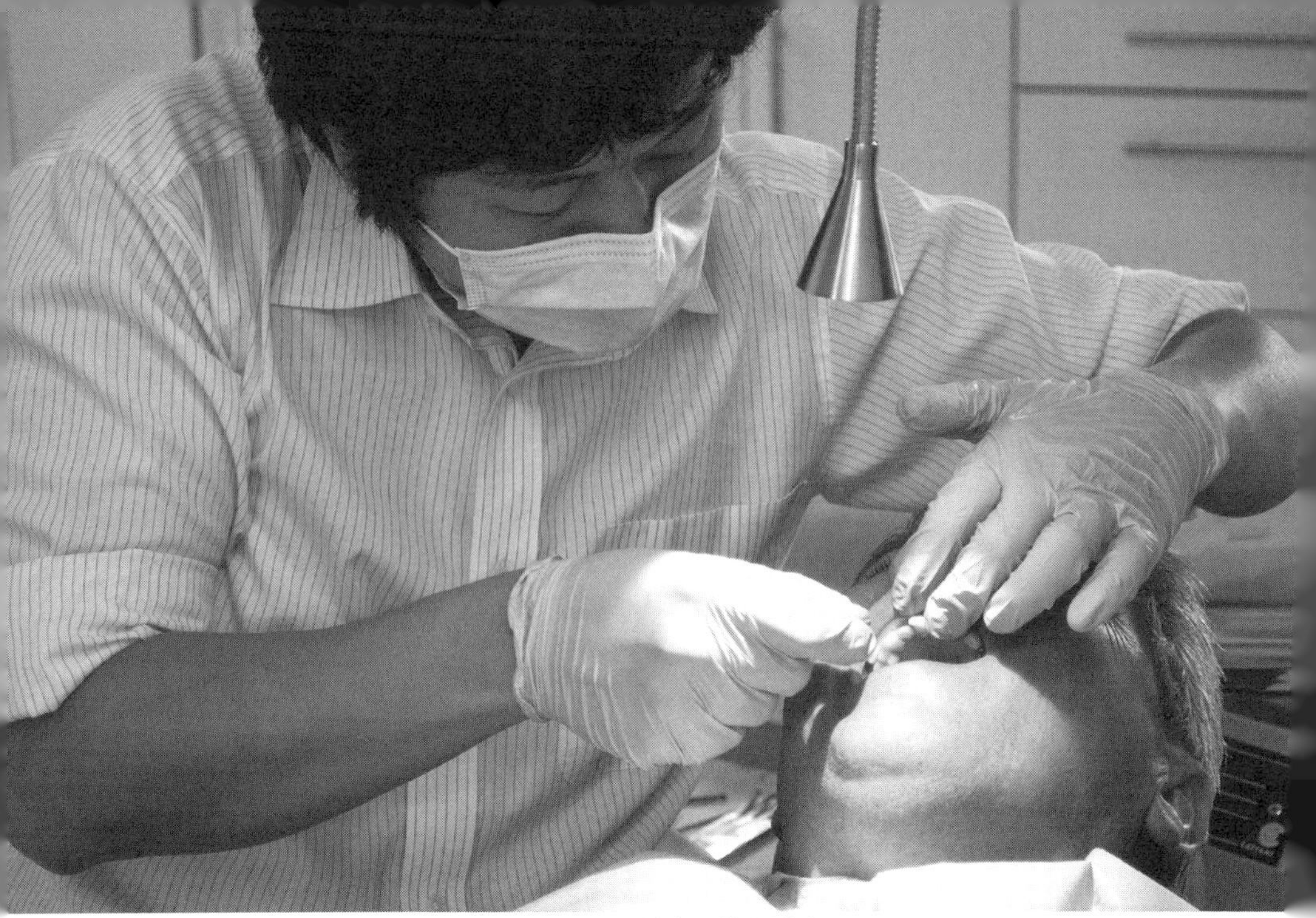

スペインのラボにてセラミックベニアの口腔内調整と試適

専攻科は1年間だけなので、この間に臨床の経験を積み、就職活動をしなければなりませんでした。しかし、当時の私は、自分が社会の歯車となり、決まった生活が始まることへの恐れがありました。

「まだ働くのは早い。もっと違う世界を見たい」

それが海外へ行く大きな動機でした。当時、私を担当してくださった木下秀樹先生がドイツの技工士マイスターの大川友成氏と知り合いであることを知り、お力添えをいただき、3カ月限定でKlaus Mueterthies氏と大川氏の働いているドイツへ行きました。

ラボの名前は「Art Oral」(口腔の芸術)。まさに名前の通り、彼らの作る歯は芸術でした。

このラボは完全な対面技工をモットーとしており、彼らの歯への情熱、美しさ、哲学、全てに度肝を抜かれ、ほれ込んでしまいました。しかし、この3カ月は非常に厳しいものでした。両氏は大変厳しかったので怒られてばかりの毎日でした。当時は英語ができなかったので間違って理解してしまったことも多く、数えきれないほどの失敗をし、何度も涙しました。

しかし、今思えば、それも全てが2人の優しさだったと思います。3カ月も終わるころ、社長のMueterthies氏に意を決し、下手な英語で「ここで働きたい」との気持ちを伝えました。彼は拍子抜けするぐらいアッサリと「いいよ」と言ってくれました。

2003年に大川氏がマイスター資格を取得しハンブルクでラボを開業するまで、彼らと3人で働けた経験は今でも私の宝物です。Mueterthies氏の女房役だった大川氏がArt Oralから独立した時はとても不安でした。私1人に後任が託されることになったからです。23歳の私はただ素直に、仕事に丁寧に向き合いました。患者さんへのケアを忘れず、常に患者さんの喜びを考え、一歩先を考えて行動するこ

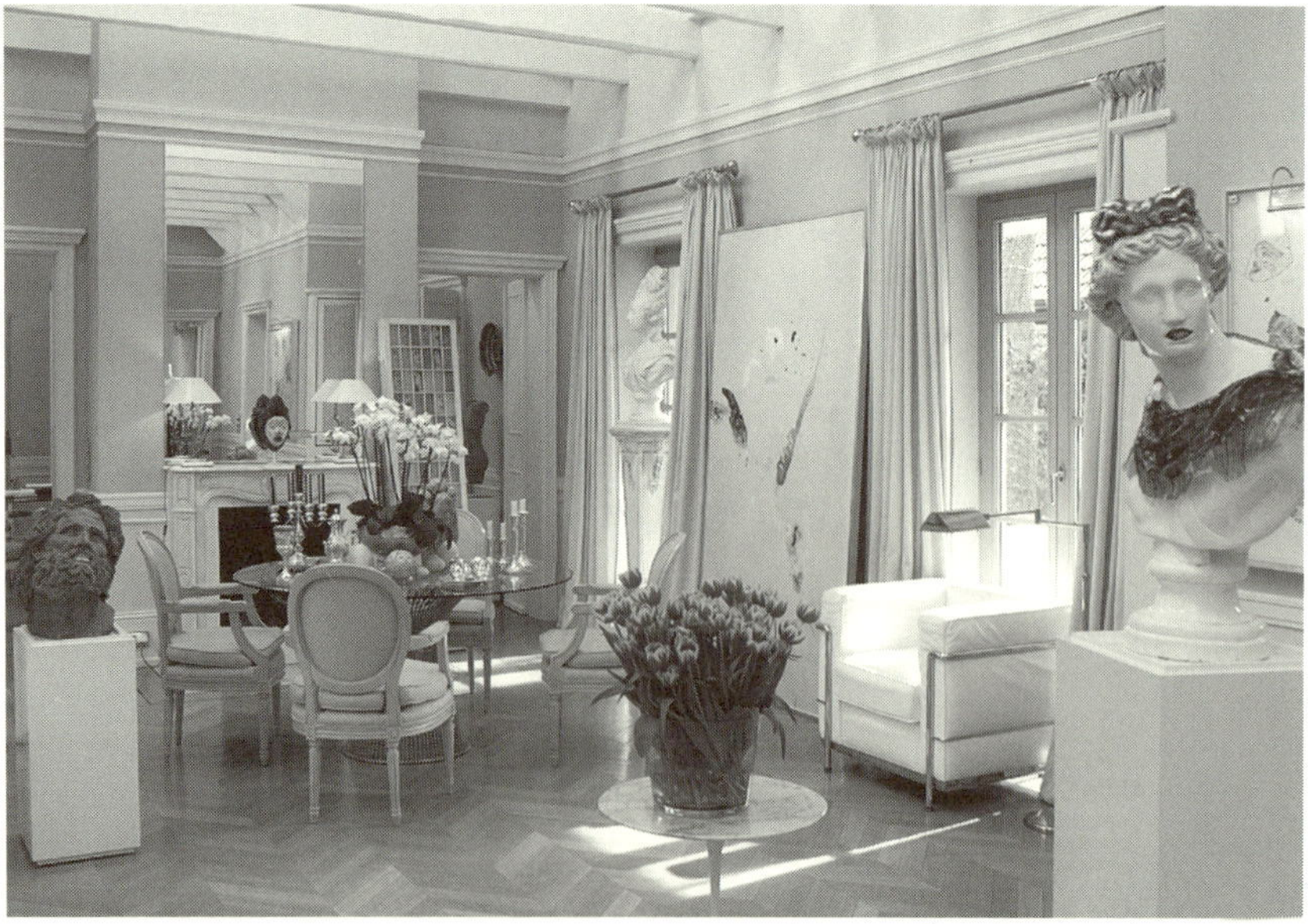

ドイツの「Art Oral」のゲストルーム

とを心掛けました。

Mueterthies氏はセラミストであり芸術家であり、また哲学者でした。ただ美しい歯を作るだけでなく、どのように患者さんに接するのか、どのように患者さんに心を開いてもらうのか、私たちは一緒に考えました。

美しい歯を作るには歯科医師、歯科助手、歯科衛生士、歯科技工士のチームワークが必要不可欠ですが、何よりも大切で重要なのは患者さんもチームの一員になってもらうことです。そのため、患者さん

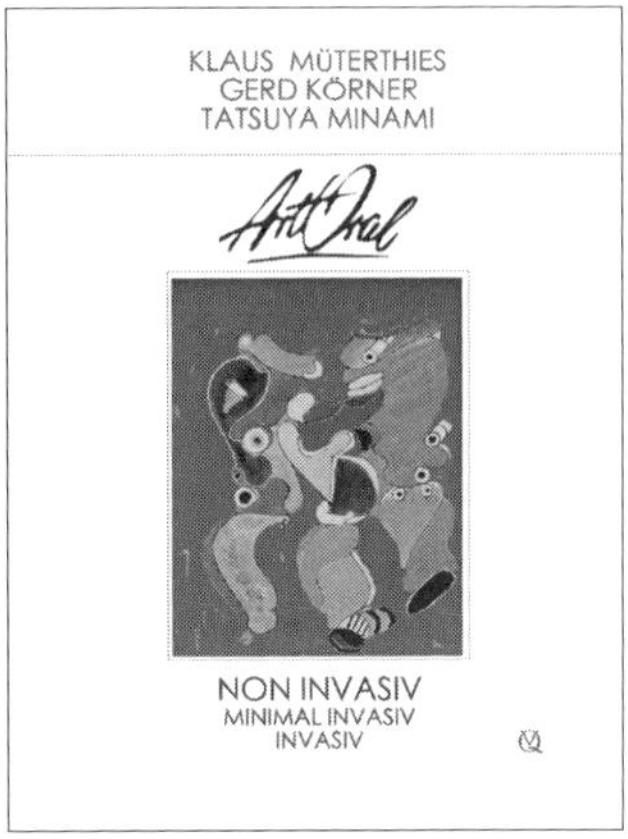

Mueterthies 氏、Koerner 氏との共著

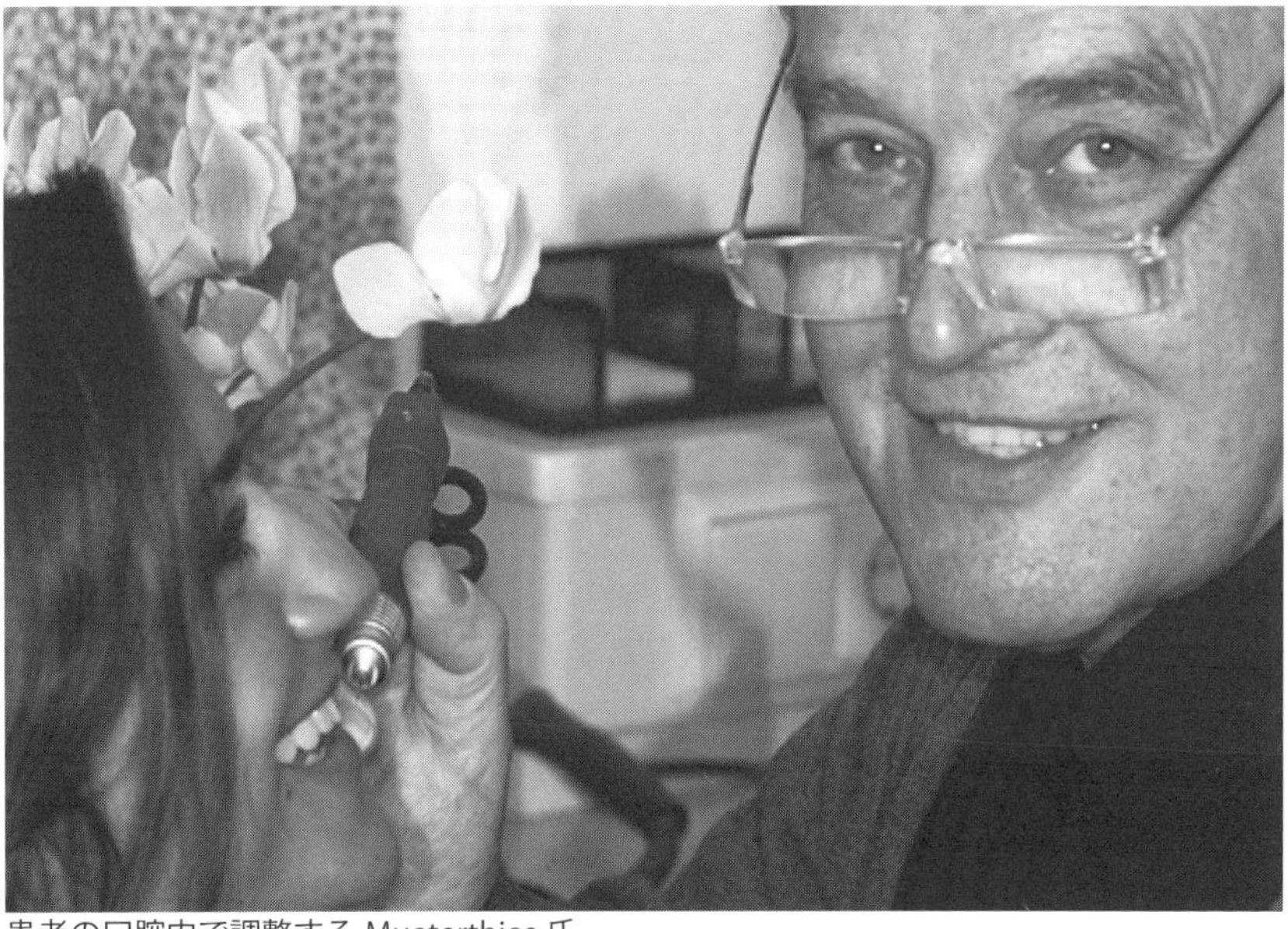
患者の口腔内で調整する Mueterthies 氏

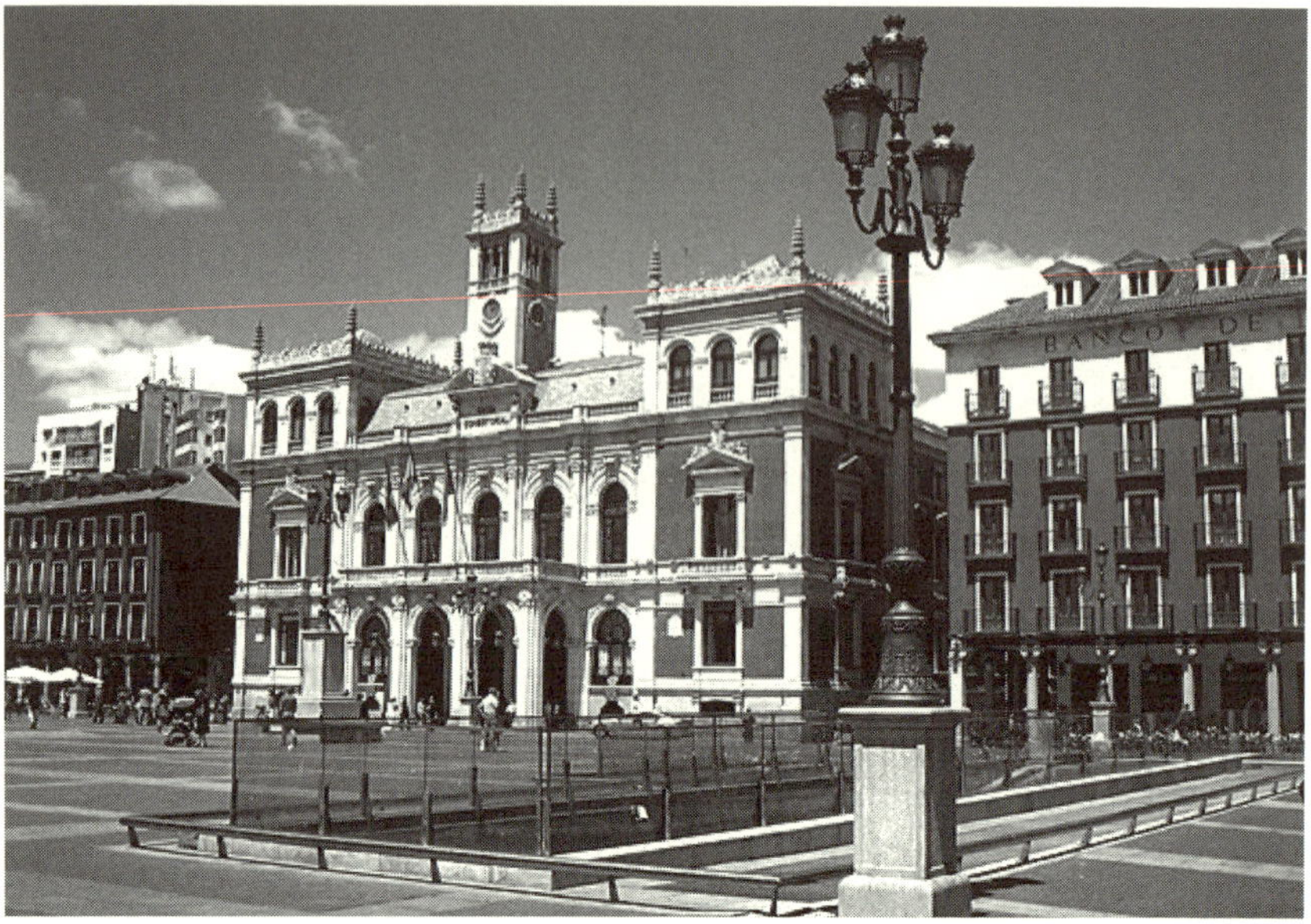

バリャドリッドの市庁舎とマヨール広場

が治療しに来たという感覚ではなく、ゲストとして家に招待されているような気持ちになってもらえるように、患者さんと一緒に食事をし、ジョークを言い合い、笑い合う。それが歯を作るのに重要なことだと教わりました。

また、「素晴らしい歯を作るのが重要なのではなく、素晴らしい歯を作るために何が重要なのか」ということを、Muieterthies氏と歯科医師のKoerner氏と一緒に仕事をして学びました。

講演会や講習会に出席するためにさまざまな場所にも連れていってもらいました。ドイツ国内はもちろん、フランス、イタリア、オランダ、チェコ、ロシアなど数多くの国を訪問し、現地の人と話をして世界の広さを実感し、自分の人生に何が大切なのか教えてもらいました。

彼と一緒に働いた8年間はつらく厳しいものでしたが、何よりも得難い経験ができました。

30歳の節目に新たな挑戦

私は今、スペインのバリャドリッドという街にいます。スペインに移住したのは2010年夏、30歳になったばかりの時でした。30歳という節目には新しいことを始めたいと常々考えていて、自分がドイツで得た経験をどこか違う場所で生かせたら、と思いながら過ごしていました。

スペインへ移住するきっかけをくれたのが現在の私のパートナーであるIsaac Sanchez氏です。彼がセラミックの勉強をするためにArt Oralに1週間滞在した時に意気投合しました。

当時、彼は34歳で私は30歳でした。歳が近いということもあり、将来の展望やどのように患者さんと接し、どのように歯を作るのがベストなのか、夜通し語り合いました。

「Mueterthies氏ができるなら、きっとおれたちも力を合わせればできる」

「挑戦しなかったらいつまでも変わらない」

そんなことを彼と話しているうちに、ただただ素直に「楽しそうだな」とワクワクしました。その日から私の中で「新しい場所で、新しい自分で挑戦したい」という気持ちが大きく膨らみ、その気持ちが抑えきれなくなってしまいました。とてもつらかったのはMueterthies氏にその思いを伝えることです。

大川氏が辞める時には、未熟者でしたが後任に私がいました。しかしながら私が辞めたいと決意した時には後任者はいませんでした。私たちは長いこと2人だけで仕事をしていました。「自分が辞めたら彼はどうするのだろう」、「恩を仇で返すことになるのではないか」。私が21歳の時に初めて出会い、叱られ、褒められ、失望され、信頼された8年。私の師匠であり、父親であり、また勝手ながら親友のように思い慕っていた彼に、スペインへ行く気持ちを伝えるのが本当につらく、苦悩しました。でも、彼ならきっと私の気持ちも分かってくれると思っていました。

意を決し、スペインへ移住したい旨を伝えました。どんな言葉を使って気持ちを伝えたのかは全く覚えていません。ただ感謝の意を伝え、そして新しい決意を伝えました。

彼は驚き、落胆しましたが、同時に優しく私の背中を押してくれました。それから急いでデンタルマガジンに求人を出し、後任者を探しました。3カ月間で私の仕事を全て教え込みました。もちろん、私の8年間をたった3カ月で覚えるのは難しかったでしょうが、できる限りのことをしました。

20代というのは人格やワーキングスタイルを形成するのに大切な時期だと思います。その感受性豊かな20代をドイツで生活し、Mueterthies氏と一緒に働けたことは何よりも幸せで、得難い経験でした。

義歯への要求にもお国柄

2010年夏に、気持ちを新たにスペインへ引っ越しましたが、労働許可を得るのが想像以上に難しく、苦労しました。景気の悪化が進んでスペイン人の失業率が上がり、移民である私は強い向かい風を受けました。

当初はSanchez氏の元で従業員として働く予定でしたが、外国人局から「日本人を雇う余裕があるならスペイン人を雇いなさい」と言われ、急きょ、ラボの共同経営者として自営業の申請をしました。申請が受理され労働許可が下りるのに、準備も含めて5カ月ほどかかりました。

スペインの歯科技工士は、歯科医院勤務よりも圧倒的にラボ勤務が多いです。歯科医院のある建物の別階にラボがある場合もありますが、医院と独立し

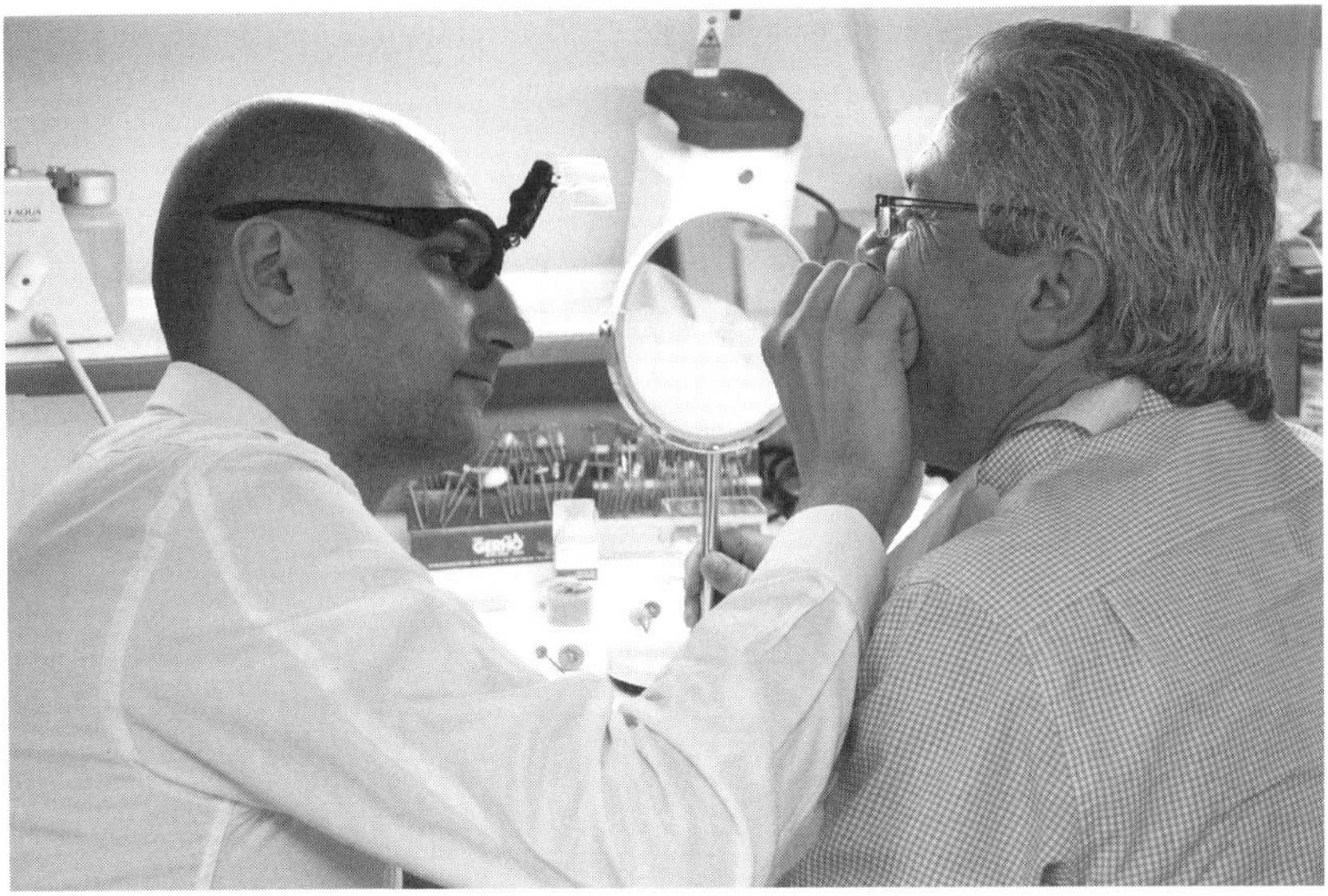
パートナーの Isaac Sanchez 氏

ています。

スペインの歯科技工士の平均月収は、同僚の私的な意見では「多くて15万円くらい」。15万と聞くと少ないと思われますが、スペインでは国家公務員の平均月収が15万円ぐらいです。物価も日本より安く、大学の学費も無料なので、スペイン人の15万円と日本人の15万円には大きな違いがあります。

スペインには歯科医師が約２万４８００人います（２０１１年）。１歯科医師に対する人口は１９００人になるようです。技工士数は約５６００人（２０１０年）で、これは技工士免許所有者数です。スペインの法律では資格を持たないと技工士として働けませんが、取り締まりもないので、実際には免許を持たずに違法に働いている人も多く、実態は分かりません。

現在は「Art Oral Spain」として開業しています。初めてドイツへ移住した時もそうですが、私は助けてもらってばかりの人生です。出会う全ての人に助けてもらい、返しきれない恩をいただきました。いつか私も誰かの助けになれたらと思っています。

実際に働くと、ドイツとスペインでこれほどまでの違いがあるのかと驚かされたことが多々あります。

ドイツでは「ナチュラル」を念頭に、口腔内の調和を大切にしてきました。例えば患者さんが70歳ならば年相応の歯を作りました。しかし、スペインでは70歳でも20代のような若い歯を求められます。もちろん患者さんのニーズに応えるのが仕事ですから理想をかなえるよう努力しますが、今でも困惑することが多いです。

ドイツ国民は歯への関心が高く、幼少期から矯正装置をするのはもちろん、美しい歯はステータスと考えられています。しかしスペイン国民は違います。むし歯は「食事ができればいい」という観念です。むし歯になった乳歯を放置することもよくあるようです。なぜ治療しないのかと尋ねると「だって永久歯が生えれば抜けるでしょ」。成人も同様です。臼歯部を抜歯して欠損している状態でも放置です。そもそも抜歯の前にどうして治療しないのか、疑問でした。

その答えはスペインの医療制度にあるようです。スペイン人またはスペインの居住許可を持っている外国人は病院にかかる費用が全て無料となるのが、現在のスペインの医療保険制度です。風邪でも盲腸の手術でも心臓移植でもがん治療でも全て無料です。また、定年退職した人は医師の処方箋があれば薬も全て無料です（しかしながら近年の経済の悪化から、専門医にかかる場合や薬のレベルなどによっては、サービス料金を一定額に定めようという動きが出始めています）。

これほど寛大な医療制度であれば歯の治療も充実

していることだろう、と思いたいところですが、残念ながら全く違います。歯科に関しては抜歯のみ保険が適用され、その他の治療は全て全額負担なのです。

どうして歯の治療は、保険で手厚く扱われないのでしょうか。それは公的な医療保険は「病気のために働けなくて貧困になる」ことへの対策との考え方があるからです。つまり、貧困が病気を生み、病気が貧困を生むという悪循環を断つために生まれた仕組みだからです。

むし歯は苦痛ですが、歯がなくても働けます。歯がなくては、楽しく食べて、笑って、語らう生活の大きな障害になりますが、仕事への影響はないということなのです。

日本の国民にとって歯科治療が保険で受けられることは当たり前のことですが、スペインでは違います。歯に関しては後進国です。現行の保険制度では、むし歯になったら抜くのが基本です。若者はお金がないので、むし歯は抜きます。そして放置し、ある程度お金に余裕が出てきたらパーシャルデンチャーやブリッジ、裕福になったらインプラントという流れです。

堅実なドイツでは保険適用の定期検診でむし歯予防し、「早期発見、早期治療で治療の負担額を減らす」と計画性があるのに対し、スペインでは「むし歯になったら抜歯する」というその場しのぎの国民性が見受けられます。同じヨーロッパでもこれほど違うのかと驚かされました。

これからも、素直に丁寧に、患者さんの笑顔を大切に仕事ができたらと願っております。

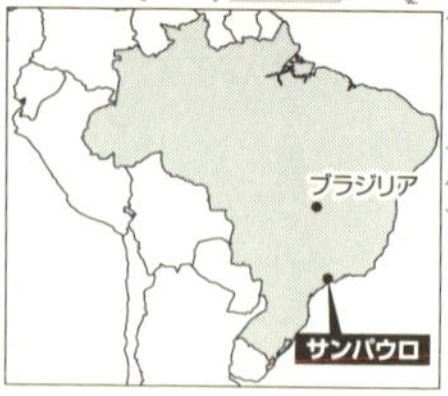

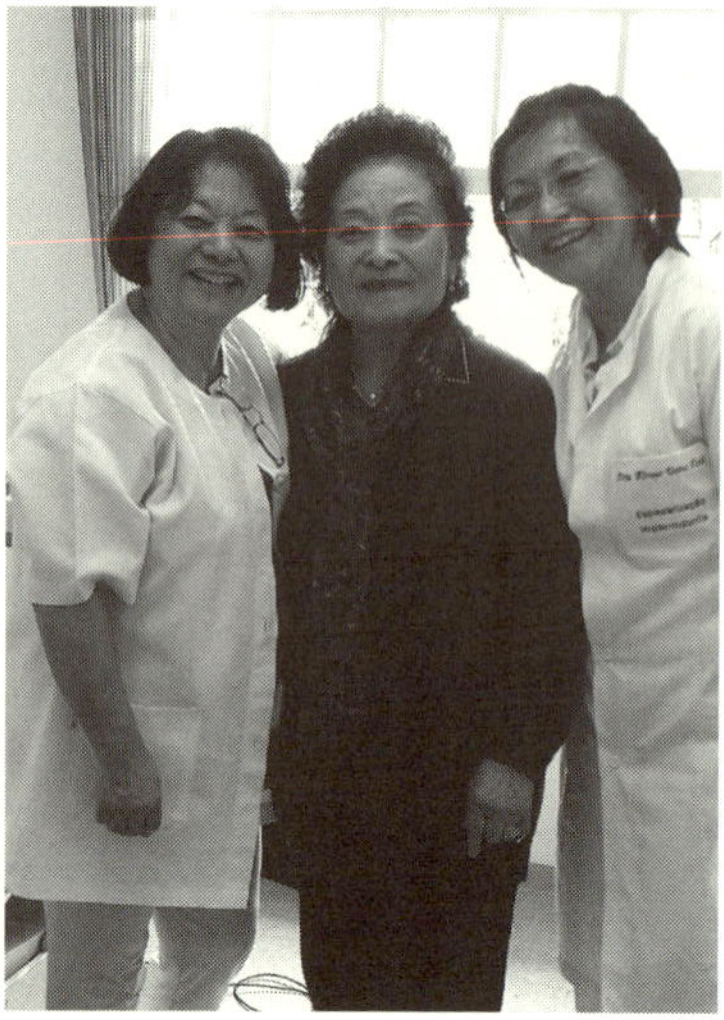

玉城 由美子

たましろ　ゆみこ

1963 年、12 歳でブラジルに移住。サンパウロ大学に進学、3 年で中退し、セナキ歯科技工学校に入学。卒業後、シロ・キヤタケ氏の歯科技工所で 2 年間勤務する。1984 年、33 歳でラボラトリー・タマシロを開業。ブラジル歯科技工士会（APDESP）役員を経験。

国の指示で給料等が決まる

サンパウロ市はブラジル南東部に位置するサンパウロ州の首府です。人口は１１００万人以上、ブラジル最大かつ南半球最大のメガシティーで、南アメリカの経済・流通の中心地です。

私の歯科技工所はこのサンパウロのイピランガという地下鉄の駅前にあります。イピランガはブラジルがポルトガルから独立した記念の場所で、駅の近くにある公園は観光地にもなっており、国賓の方などが献花をするところです。多くの人が散歩をしたり、走ったり、遊んだりしています。

歯科技工所の名前は「ラボラトリー・タマシロ」といいます。スタッフは私を入れて９人です。歯科技工士６人、助手・受付が２人、営業が１人です。

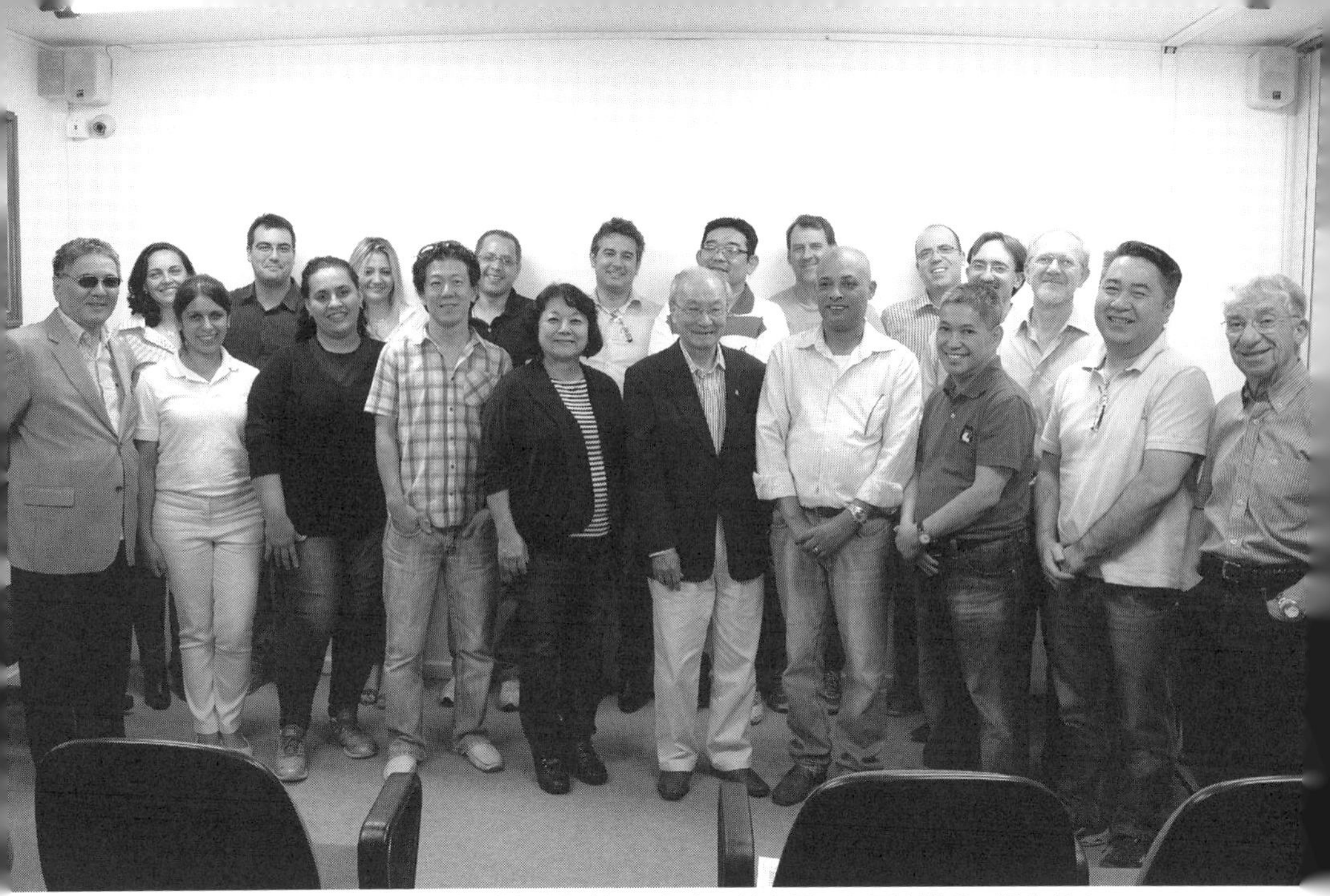

APDESP の会員の写真。筆者（前列中央）から右に前会長の上原敏雄氏、現会長の
Mr.EVANDRO LUIZ DE SOUZA。（写真右）母と妹と（左端が筆者）

歯科技工士の中には末弟の憲がいて、一緒に働いています。彼は２００８～10年までブラジル歯科技工士会（ＡＰＤＥＳＰ）の会長を務めていました。私もＡＰＤＥＳＰの役員を経験しているので、トップとして組織をまとめる大変さは分かっているつもりです。彼はそれを経験しているだけに仕事の上で最高のパートナーです。

ＡＰＤＥＳＰは、私の歯科技工の恩師である、日系2世のシロ・キヤタケ氏が先頭になって作ったもので、もともとはサンパウロ歯科技工士協会としてスタートしたものです。キヤタケ氏は歯科医師から歯科技工を習い、歯科医師会の会合にいつも参加することができて、技術力を高め、歯科医師からも尊敬された人です。兄弟や親戚の他、職を探している日系人の人たちにも技工技術を教えていました。私や父のいとこたちもその1人です。

キヤタケ氏が歯科技工の世界に飛び込んだころの

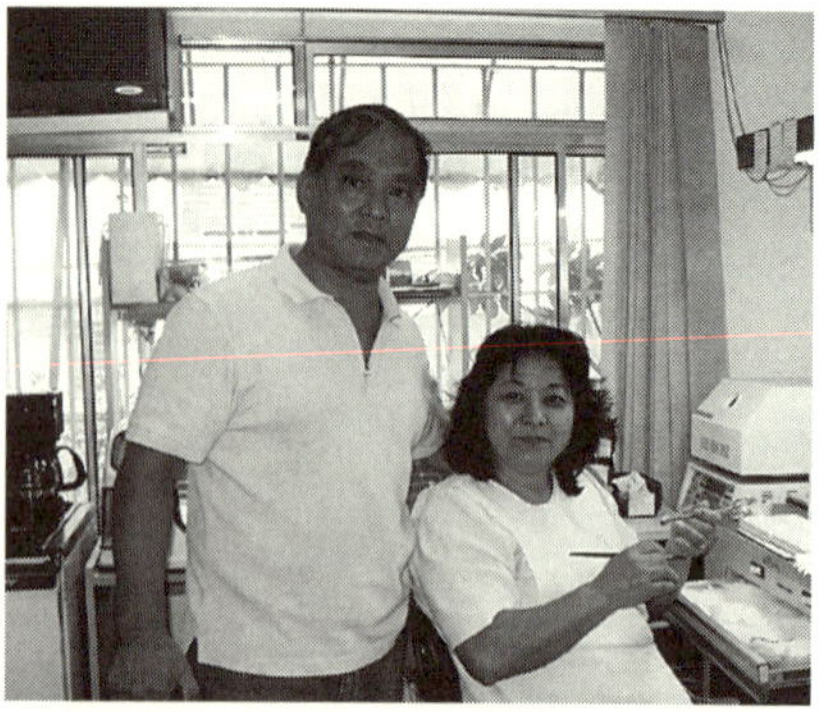
筆者と夫ロベルト

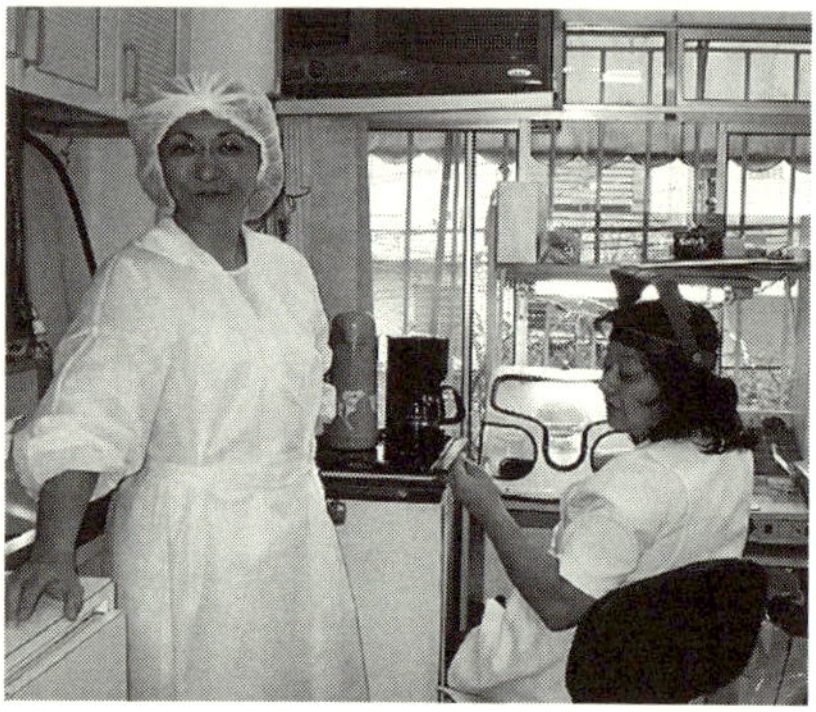
ラボで。妹と

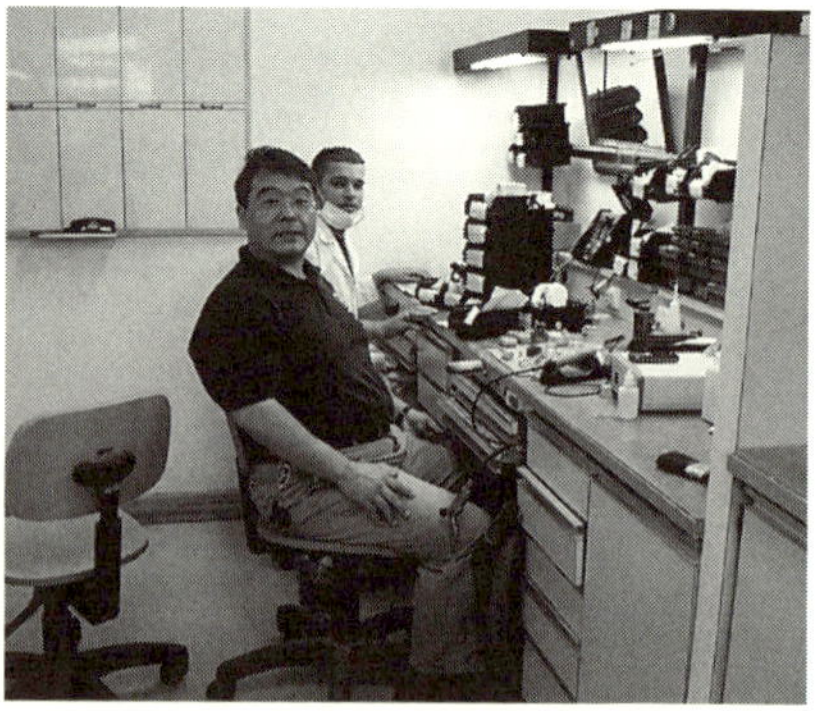
末弟の憲（手前）

ブラジルの歯科技工界は、学術研鑽の機会は皆無でした。「これでは駄目だ」と感じたキヤタケ氏は、海外の学会等に積極的に参加すると同時に、組織の在り方を学ぶために世界各国の歯科技工士会を視察し、ブラジル歯科技工発展のために組織の必要性を痛感したといいます。それだけキヤタケ氏は歯科技工の仕事を愛していたのです。そして、働きながら自分の兄弟をみんな歯科技工学校に入れ、歯科技工士にしました。私もキヤタケ氏の歯科技工の教えを受けながら、彼の歯科技工に対する熱い思いを知りました。

ブラジルの歯科技工士数は6万5千人と言われており、日本人が何人いるかは不明です。歯科技工所数は9千件です。日本と比べて技工士数の割に技工所数が少ないのは、開業するのが大変だからだと思います。ブラジルでは国からの指示で従業員に対する給料や休日、福利厚生などが厳しく決められていて、人を雇用するのも、あるいは何かトラブルがあっても辞めさせるのも簡単ではありません。

歯科医師は25万人おり、歯科大学は200校あります。日本に比べ歯科医師数は2倍以上、歯科大学は7倍近くあるので驚かれると思いますが、ブラジルの歯科大学は5年制もあれば、6年制の夜学の歯科専門学校もあります。私立大学は4年制です。しかも歯科医師の資格は国家試験に合格すれば同じです。そのために多いのではないでしょうか。

技工士は歯科医師会の認定資格

私たち家族（父母にきょうだい5人）は祖父母の呼び寄せでブラジルに移住しました。その当時、私は12歳でした。1963年のことです。

日本人のブラジル移住は1908年の笠戸丸から始まるそうです。その時の800人弱のうち自由移民は10人のみで、後は「契約移民」と言われる人たちで、沖縄県人が半数を占めていたと言われます。それから100年以上が過ぎてサンパウロの日系人は140万人とも言われています。日本の東大とも言えるサンパウロ大学では学生の7割が日系人ですし、歯科技工士や歯科医師にも日系人が多くいます。

サンパウロ市民の足として、東京と同じように地下鉄が縦横無尽に張り巡らされています。その中心となっている駅が「SEI」です。サンパウロ市の真ん中にあり、その上にあるのが「リベルダーデ」と言われる日本人街です。街には「サンパウロ神社」の鳥居も、「大阪橋」という橋もあります。街中の店の看板はほとんどが日本語です。日本の方がこの街に足を踏み入れると日本にいるような錯覚に陥るのではないでしょうか。

私が歯科技工士を目指したのは父方のいとこが歯科技工士で、妹も義理の兄弟も歯科医師という環境にあったからです。28歳、サンパウロ大学3年生の時に大学を辞めて、「セナキ歯科技工学校」に入学しました。

ブラジルには歯科技工士学校が70校あり、教育年限は1年6カ月です。ブラジルの歯科技工士は国家資格ではなく、ブラジル歯科医師会の認定資格となっています。

私が歯科技工士を目指した最も大きな理由は、結婚して子供ができても、子供の面倒を見ながら家で仕事が続けられると考えたからですが、現実はそう甘くありませんでした。歯科技工の仕事は段取りが多く、日進月歩で発達する技術についていくのに必死で、一生涯、勉強が大事ということを、ブラジル歯科技工界では絶大な力を持つキヤタケ氏に教えられました。

私は歯科技工士学校を卒業すると、キヤタケ氏の歯科技工所で2年間勉強させていただき、1984年、33歳の時に開業しました。

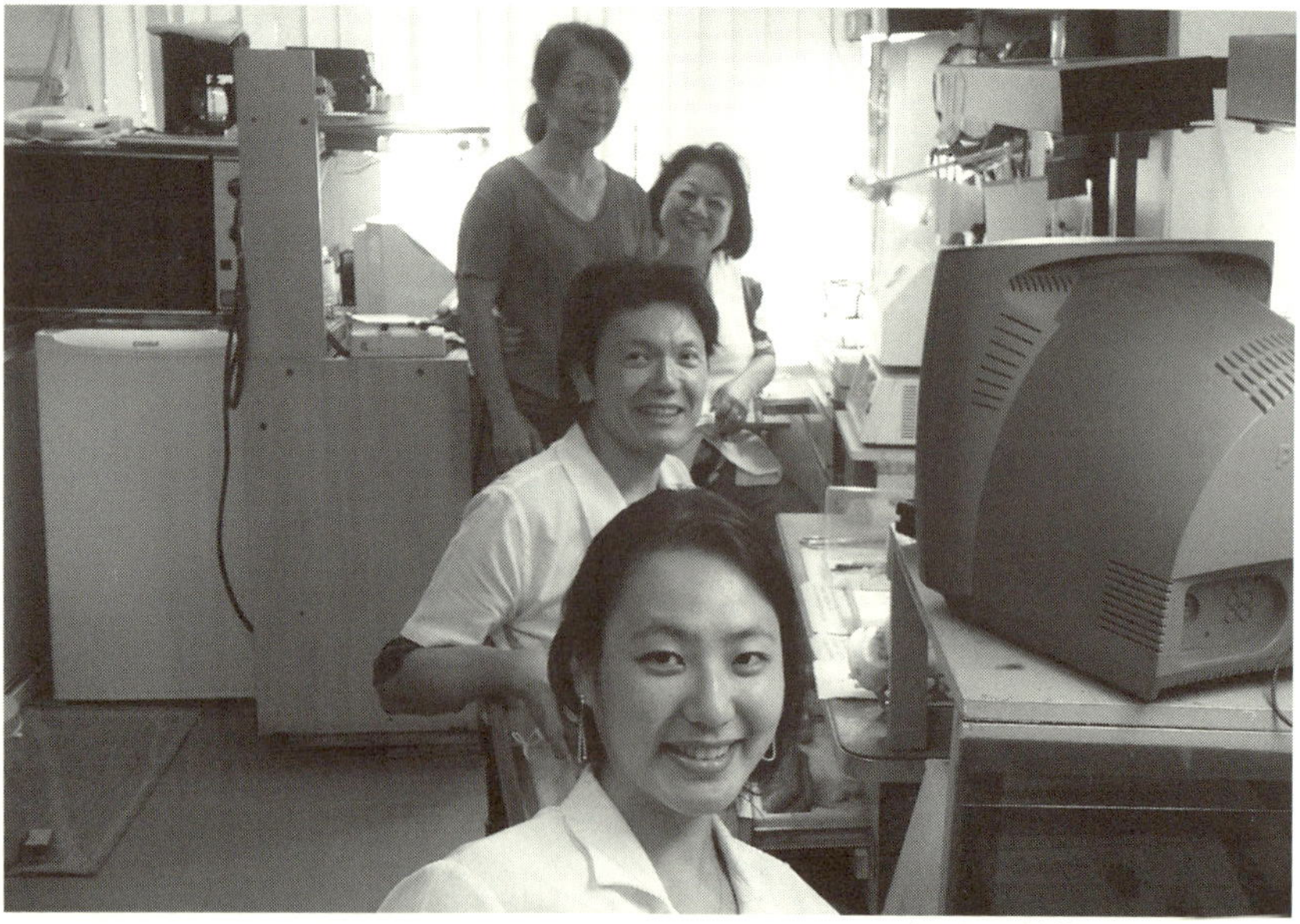

姪（一番前）とスタッフら

器材は高く技工料金も高め

ブラジルには日本のような国民皆保険制度がないこともあり、技工料金は各ラボが決めることができます。私の技工所では1日に製作する歯科技工物は平均30個ぐらいです。注文は歯科医院や大学、歯科医師会などから依頼されます。隣が妹の歯科クリニックで、弟の娘も歯科医師として勤務しており、そこからの注文もあります。

技工所の勤務時間は朝8時から夕方5時までで、昼食が1時間です。どの国でも同じだと思うのですが、仕事がたくさんある時には夜遅くなることもあります。

歯科技工所としては特にこれが専門といったものはなく、幅広く何でもこなせる技工所だと思っています。技術や質的に日本に比べてどうかは分からな

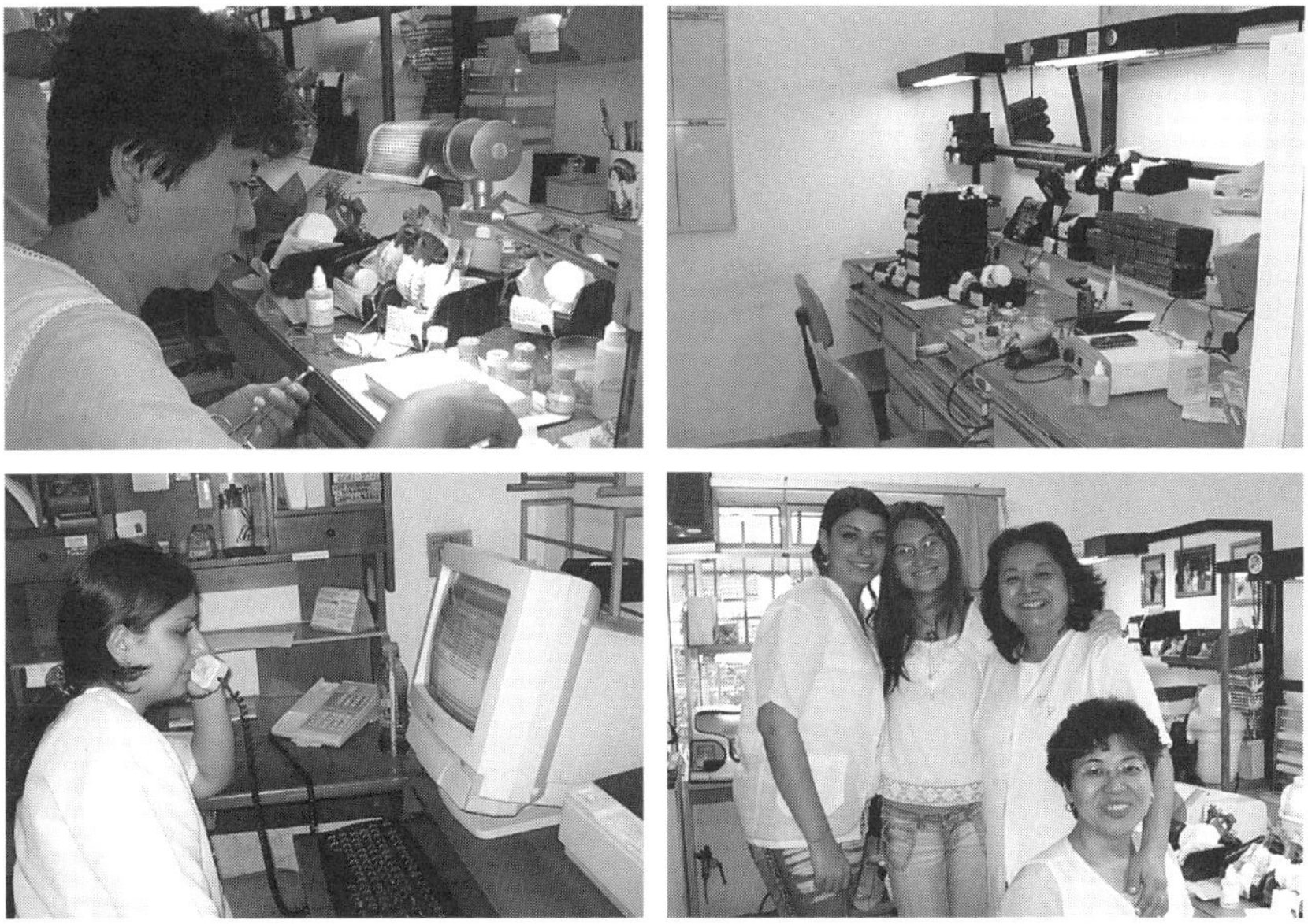

スタッフとラボの様子

いのですが、ブラジルの歯科技工の質は世界的に見て高い方だと信じています。

特に日系人は手先の器用さや真面目さもありますが、他の民族に比べて「目的のために何かをやる」という心の持ちようが強いように感じます。また、歯科技工士は学会等への参加に非常に熱心で、サンパウロで歯科技工学会等が開催される時には、ブラジル国内だけでなく南米各国から1万人ぐらいの関係者が集まります。

器材はほとんどがアメリカ、ドイツ、日本からの輸入です。ジルコニアなどは日本よりもかなり前から使っていましたが、ブラジルは関税が高く、ほぼ100%課税ぐらいなので、器材の価格は日本の2倍ぐらいします。そのため、技工料金は日本に比べて全般的に高いかもしれません。

流通の信頼性や時間の正確性などが日本ほど高くないため、配達員が荷物を届けなかったというようなことがあってはいけないので、技工物の受け渡しは郵送ではなく、直接行います。

この仕事をしていてうれしいのは、とても難しいケースが良くでき、患者さんに喜ばれた時です。歯科技工士冥利に尽きる瞬間と言えます。

休日は、海と山にそれぞれ別荘があるので、そこに行って踊ったり、トランプ投げ、バーベキューなどをして楽しんでいます。

ブラジルといえばサンバのリズムに代表されるように、明るい、親しみやすい国民性があるので、すぐに友達になります。歯科医療関係者もそれは同じなので、多くの友人に囲まれて歯科技工生活を満喫しています。

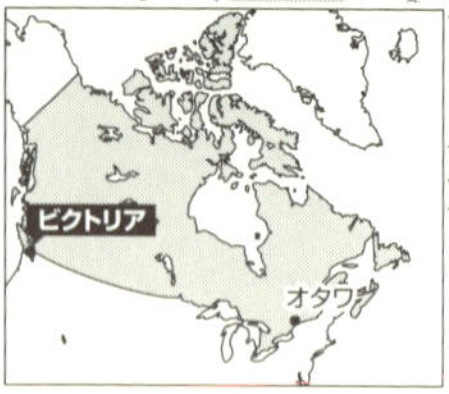

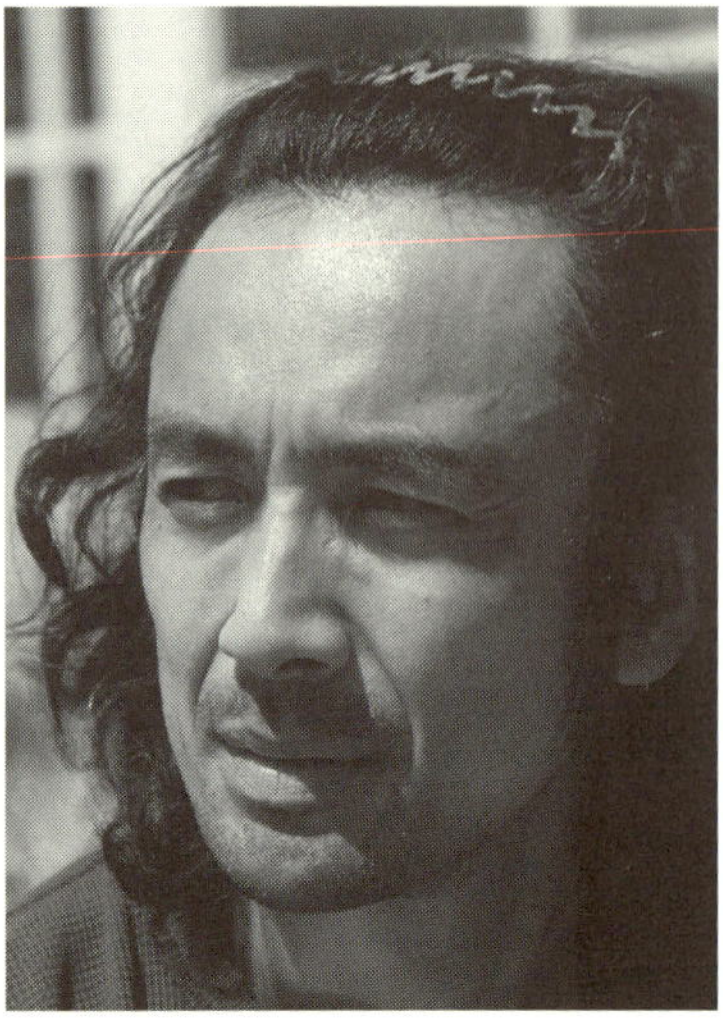

横田 浩史

よこた　ひろふみ

1991年、東邦歯科医療専門学校卒業。関東の歯科医院に7年間勤務しながら、駒澤大学と早稲田歯科技工トレーニングセンターを卒業。98年に中国・上海に渡り、医科大学内にあるラボに勤務。翌年渡米し、シカゴのラボで勤務した後、2002年よりカナダ・ビクトリアに移る。14年現在、ドイツ人マイスターとともに補綴臨床医の歯科医院併設ラボに勤務。

上海、米国を経てカナダへ

私は日本の歯科技工士免許を取得して二十数年になります。日本、中国、アメリカを転々とし、２００２年からカナダに居を構えています。私は忠義を尽くす「侍」というより、思いがけない出来事で漂流し、異国に出てしまった江戸時代の庶民、ジョン万次郎や浜田彦蔵、大黒屋光太夫のようなものです。

日本人の生きざまは「武士道」精神によって支えられていると思います。いわゆる「大和魂」です。手足が長く、顔は浅黒くエキゾチックでカールした髪、そして身長と足のサイズは西洋人並みで、到底日本人には見えない私でさえ、体の中には「大和魂」が脈々と受け継がれていると感じます。

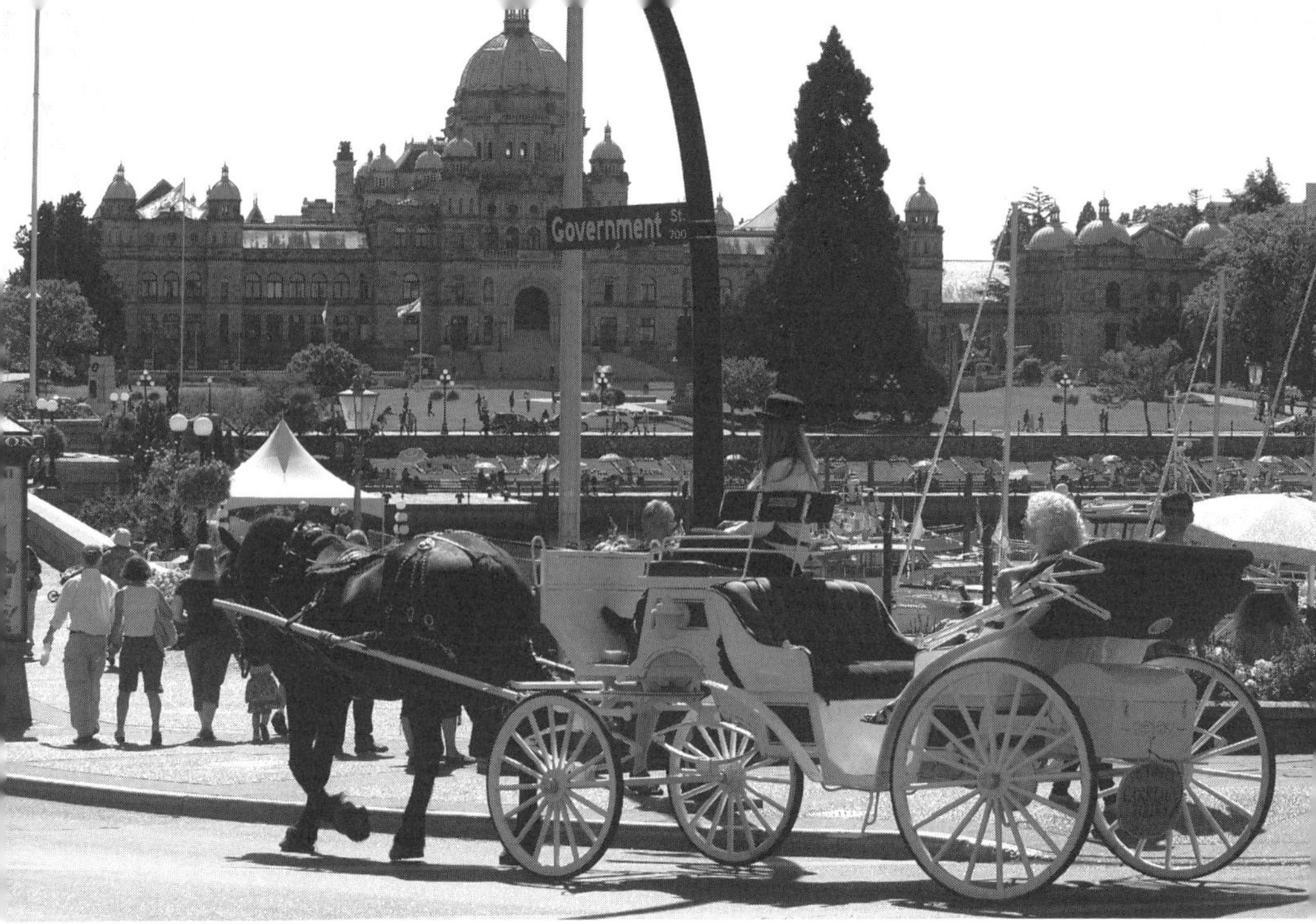

英国調が色濃く残るブリティッシュコロンビア州の州都ビクトリア

海外に出たきっかけの一つは、「思いっきりポーセレンの仕事がしたい！」との思いでした。20代後半に「早稲田歯科技工トレーニングセンター」の夜間部に通い、ポーセレンの基礎を勉強していました。しかし、当時勤務していた院内ラボはポーセレンの仕事が月に数本程度でした。

そのころ「上海ではポーセレンの仕事がやりたいだけできる」といううわさを聞きつけ、もともとアジア好きだったので、迷わずそれに飛びつきました。上海では1年で１５００本以上のポーセレンクラウンを仕上げました。日本の30倍の仕事量です。

トレーニングセンターで学んだ知識を本当に自分のものにするには、実践するに限ります。基礎的な知識と向上心さえあれば、後はひたすら数をこなすと体が覚えます。考える間もなく仕事がどんどん入ってくれば自然と無駄な動きがそぎ落とされ、一定レベルの歯科技工物が作れるようになり、半年も過ぎると上下フルマウスにも物怖じしなくなりました。インスタントセラミストの出来上がりです。

数カ月がたつと仕事の要領もつかめ、自由になる時間ができ、帰宅後は覚えたての中国語で中国人たちと遊び、週末や連休には中国各地を旅するようになりました。私は「海外で働くのが自分に一番合っている。このまま上海で暮らしたい」と思ってきました。しかし、悲しいかな現地採用は給料がたったの4千元（約6万円）。「もうちょっとお金を稼ぎたい！」と思い、アメリカのラボに転職しました。

そこは毎日14本がノルマでしたが、上海での経験があったので毎日5時には帰宅することができました。ただし、日系ラボで患者と接する機会が全くなく、仕事場の会話は日本語オンリーだったので、日本で働いているのと変わらないと考え、「英語が話せる院内ラボで働きたい！」と思っていた時、運よくカナダのビクトリアからオファーがありました。

ビクトリアがどこかも知らずにそのオファーを受

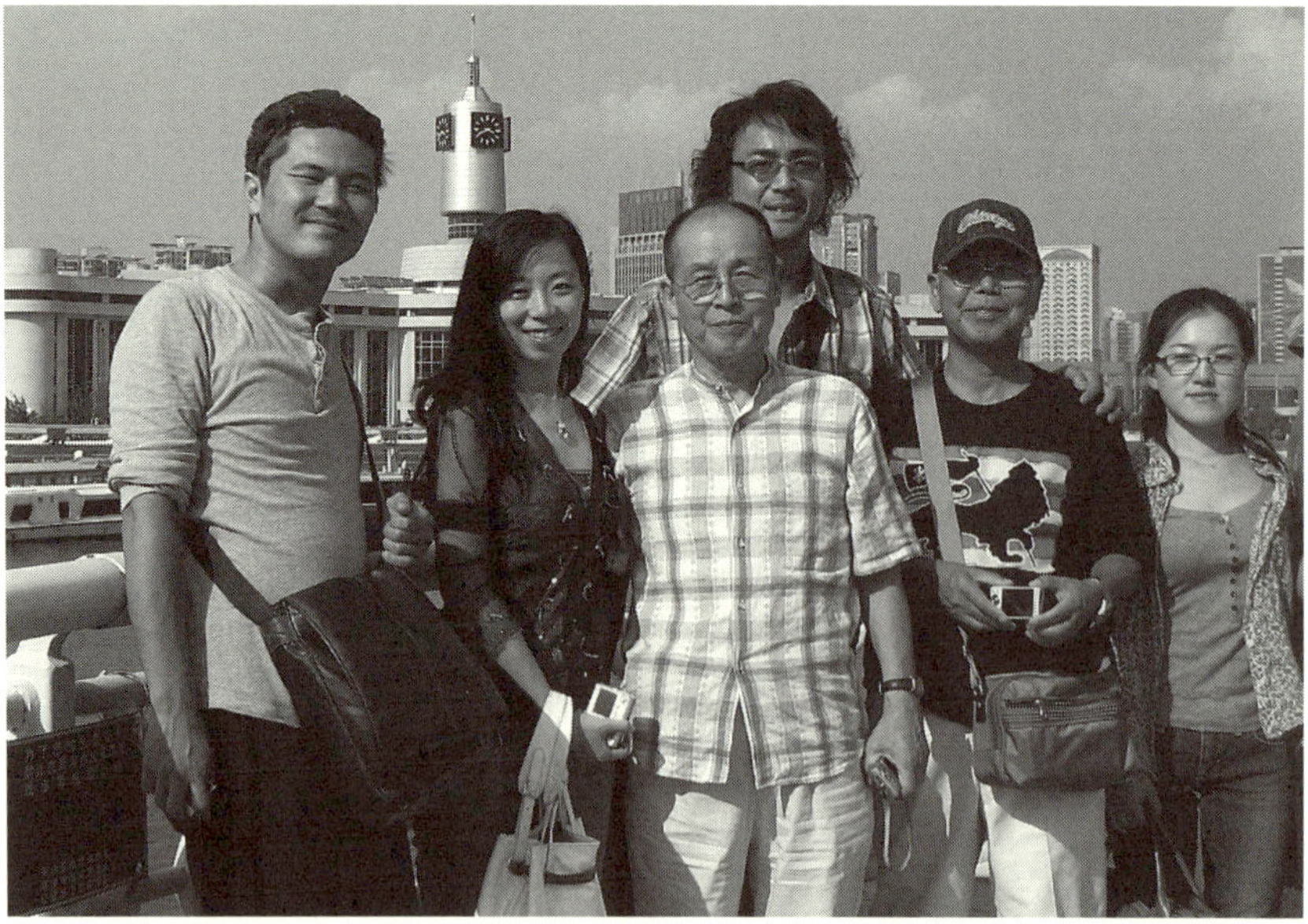

中国で活躍されている川﨑従道先生（左から３人目）を訪ね、北京にラボ見学に行く

け、それから10年以上も居座ることになりました。

完全分業が確立されている

「世界で最も評判の良い国」、「世界に最も良い影響を与えている国」のランキングで、カナダは堂々の1位だそうです。そして、「日本を好きな国ランキング」でもカナダが1位だそうです。

しかし、10年も暮らしていると悪いところも見えてきます。税金・物価が高い、寒い、カスタマーサービスが悪い、時間にルーズ、娯楽が少ない、高カロリーな食事、貧富の差が大きい、そして、慢性的な医師不足、人種差別等々。特に頭にくるのはストライキの多さです。

カナダ人の仕事に対するプロ意識や責任感について、一概には言えないのですが、日本人よりも低いように感じます。歯科業界でも収益とリスクのみを考え、医療を完全なビジネスと割り切っている人が多いように思います。

「自分たちは一生懸命やっている」、「医療人なので患者の健康が第一」とは言いますが（本人たちは本気でそう思っているようです）、「他人の健康や幸福のために自分や家族が犠牲になるのは良くない」、「自分や家族が健康で幸福だからこそ他人も健康や幸せにできる」との考えが土台にあるようです。

「何に幸せを感じるのか」との価値観が違うので、人生観を共有できないのが残念です。ラボで一緒に働いている相棒のドイツ人マイスターのStefanには日本人に近い感性があり、お互い患者のことを第一に考えるあまり、カナダ人の仕事の後始末や尻ぬぐいをすることが多くて困っています。

カナダの平均的な歯科医院と歯科技工所ではさまざまな驚きを感じますが、日本人やドイツ人の歯科技工士が特にびっくりしたことを紹介します。

歯科医院の場合、**①石膏を注がない**　多くの歯科医院ではトリプルトレーと呼ばれる印象トレーでシリコン印象を採るため、石膏を注がずにラボに送ります。中にはアルジネート印象を保湿してラボに送ったり、印象後に地元のラボが取りに来たりするため、石膏すら常備していない歯科医院もあります。

②歯科衛生士がアシスタント業務をしない　歯科衛生士はスケーリングが中心でアシスタント業務をしません。それは有資格の歯科アシスタントの仕事です。驚くことに歯科衛生士の平均時給は40ドル（4千円弱）以上です。

③院内ラボがほとんどない　そのため歯科技工士がチーム医療に加わる環境や文化がなく、日本のような歯科医、歯科衛生士、歯科技工士が一体となって勉強するスタディーグループもほとんど存在せず、歯科技工士と歯科衛生士の接点は皆無です。

技工所の場合、**①作業模型をうまく作れない**　歯科技工士資格がなくても働けるためにレベルに大きな開きがあります。完全分業制を取り入れる技工所が多く、経験や知識のない者が作業模型作りを担当するので日本では考えられないほどレベルが低く、それに伴う再製やトラブルが多いのです。

②チーム医療に加わらない　加われるような環境がないとも言えます。多くの歯科技工士は患者にセットされた自分が作った補綴物を見るチャンスはほとんどなく、「歯を作る下請けの人」という立場なのですが、それに対してあまり疑問は持っていないようです。

③全体の仕事の流れが分からない　完全分業制が確立されているため他工程が分からず、自分の仕事さえやっておけばその後の工程はどうなってもよいという考えから、効率は良いのですが、肝心の質は低くなってしまいます。仕事全体の流れを把握できる人材は貴重（だから日本人は重宝がられます）。

長所短所は表裏一体です。よく言えばカナダの歯科医院や歯科技工所は効率よく仕事をこなすシステムが構築されており、全ての治療が自費なので、きちんと仕事ができれば、長時間労働、休日出勤、低賃金の三つが「ない」になります。

カナダ人にとっては仕事（患者）よりも自分を優先させる方がストレスの軽減になりますが、日本人にはそれがストレスになってしまいます。

技工料金は、バンクーバーなどの都市部では過当競争が激しくなり、ダンピングが進んでいます。ビクトリア周辺では、メタルボンド、プレスセラミックス、ジルコニアのクラウンが１５０～４５０ドル、金属床（一床完成）が３００～６００ドル、金属床（プレートのみ）が１５０～３００ドル程度です。

日本は世界最高レベル

１９９１年に歯科技工士になってから、１回だけ歯科技工に夢をなくしたことがあります。それは就職して1年目でした。歯科技工士養成校ではそれなりに成績がよかったのですが、臨床では全く通用せず、人生最大の挫折を味わいました。そして、歯科技工士の社会的地位の低さや労働環境の悪さを社会に出て初めて知り、将来に夢が持てなくなりました。

そこで、一念発起して翌年、４年制大学の経済学

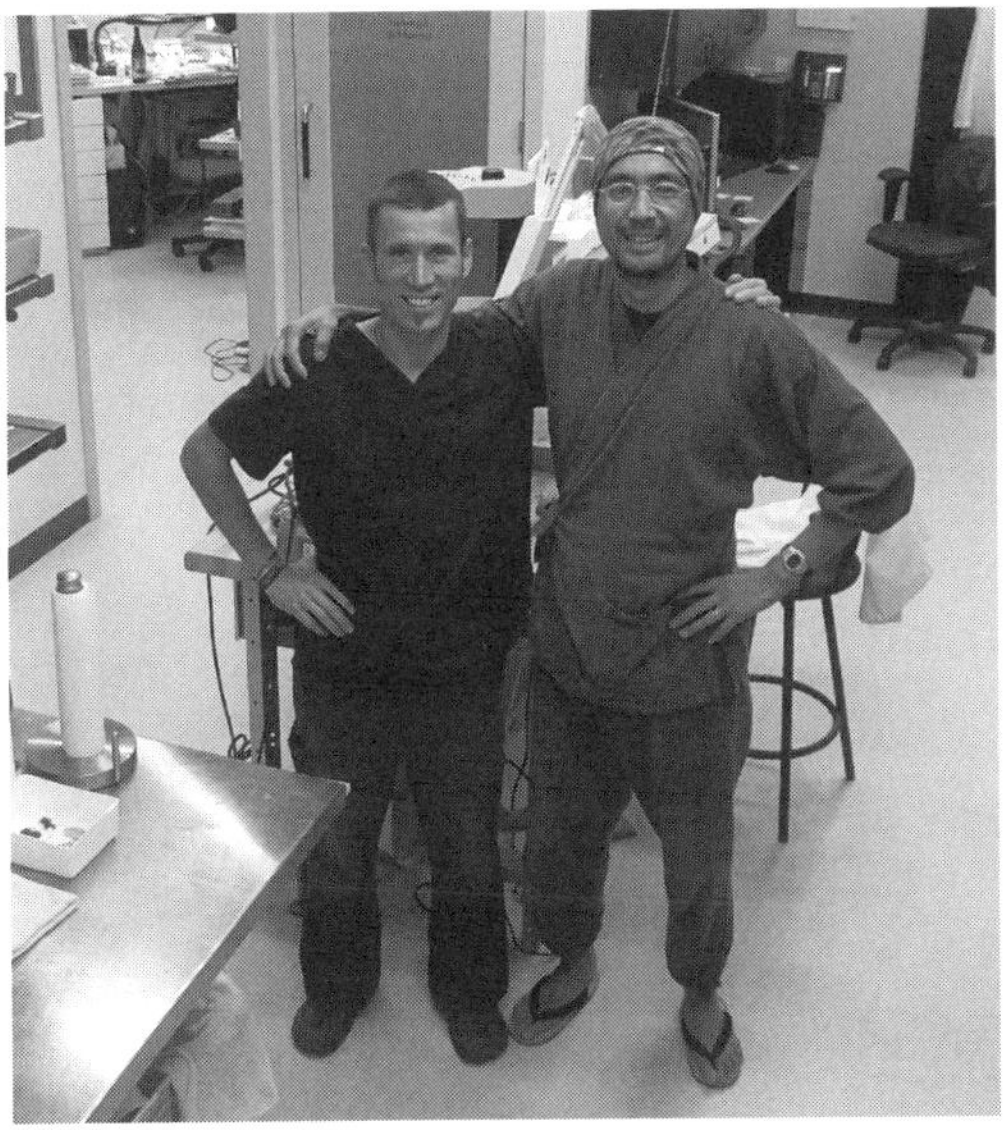

Signature Dental Lab の相棒、ドイツ人マイスターの Stefan（左）

科に入り直したのですが、学費を稼ぐために歯科技工は続けていました。ところが、歯科技工を辞めるつもりで大学に行ったのに仕事が楽しくなり、大学卒業後も歯科技工を続ける決意をしたのです。

「新卒ですが、カナダで働けますか？」「ポーセレンの経験がないのですが何とかなりますか？」と、日本の学生や若い歯科技工士からよく尋ねられます。モチベーションの高い若者に会うと本当にうれしく思います。

カナダで日本人が合法的に働くには、①ワーキングホリデービザ、②就業ビザ、③永住権もしくは市民権のどれかの取得が必要になります。

新卒で運よく職を得て頑張っている人もいますが、北米では「即戦力」が求められるために、それはごくわずかです。最低でも時給20ドル(約2千円弱。月給にすれば30万円強）を稼げないと就業ビザの申請もできないのです。

こちらでは基本的に人材育成を行いません。最新の機材に触れるチャンスは日本以上にあるかもしれませんが、基礎がなければ宝の持ち腐れです。やはり、日本の平均レベルは世界最高峰だと思います。

私は中国にもよく行きますが、中国のトップラボはカナダの平均的なラボに比べ、技術も設備も向上心も断然上です。将来カナダで働きたいと考えている若者は、まず、日本で技工の基礎を数年かけてきっちりと学び、その後、ビザの取りやすい中国でポーセレンの修業をし、ある程度仕事をこなせるようになってからワーキングホリデービザを取得してカナダで仕事先を探す。そして滞在中に就業ビザを取得し、いずれは永住権を取得する。ゴールまで5年程度かかりますが、結局はこれが夢をかなえる一番の近道だと思います。ワーキングホリデービザは提携国1カ国1回しか使えないオールマイティーパスのようなものです。使う時期を誤ると取り返しのつか

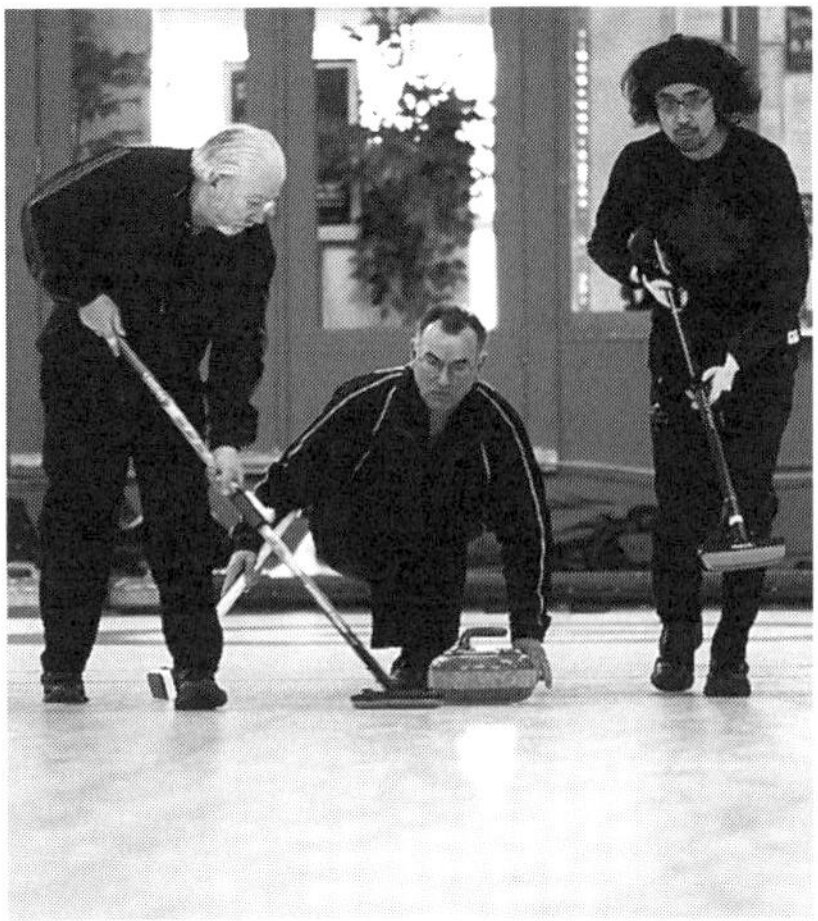

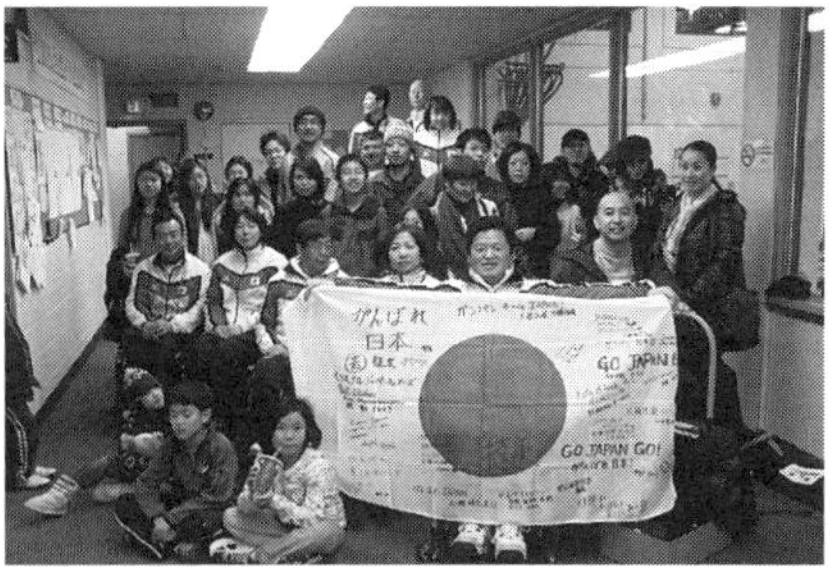

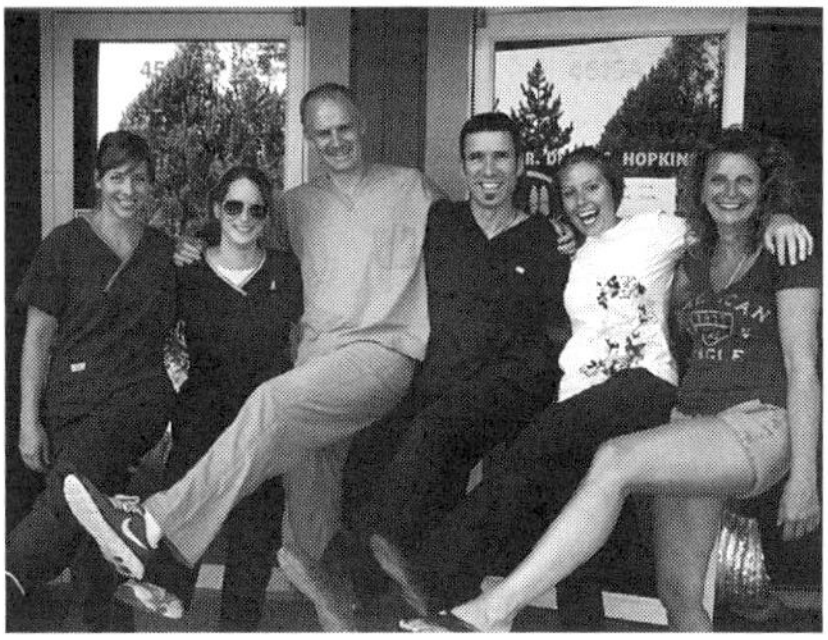

右上・バンクーバー周辺に住む日本人歯科技工士らでパラリンピック・車いすカーリングチームを応援。右下・隣接する歯科医院の陽気なスタッフたち。左・冬場は仕事よりもカーリング競技の方が忙しくなる(笑)。週10時間以上氷の上にいる…

ないことにもなりかねないのです。

私の住むブリティッシュコロンビア州には約70人の日本人、日系人の歯科技工士が働いています。他都市に比べても多いのは、日本人にとって働きやすく、また暮らしやすい土地だからでしょう。20代前半から、そろそろリタイアを考えている人まで老若男女の日本人歯科技工士がいますので、就職の時にはいろいろ相談に乗ってくれるはずです。

海外の情報交換セミナーを開催

私が「早稲田歯科技工トレーニングセンター」に入学した時に提出した履歴書を、久しぶりに見ました。その中に、「ポーセレンの経験をつんだ後に海外で働いてみたい」と書いてありました。

若い歯科技工士の離職率が8割近くと、非常に高くなっています。「将来に夢が持てない」のが理由の一つだと考えています。もし離職を考えているのであれば、その前にちょっとでいいので海外での歯科技工の体験を勧めます。海外では日本人歯科技工士の評判が高く、ぜひ雇いたいというラボが多くあります。もしかしたら自分に合った職場が見つかるかもしれないし、本人は気付かないだけで日本よりも海外の方が合っているかもしれません。

しかし、海外に出たからといって、全てが解決するわけではありません。「海外に行きたい！」と熱望している人は、「海外に出た後にどうしたいか」を考えているでしょうか。海外に出るというのは海外就職ではなく、海外生活なのです。

「行きたい、行きたい」と盲目的になっている若者を見かけることがあります。そして、海外に出た後で、「こんなはずではなかった」と後悔し、日本に戻る人も大勢います。足元を見られ、安い給料でこき使われるかもしれないのです。

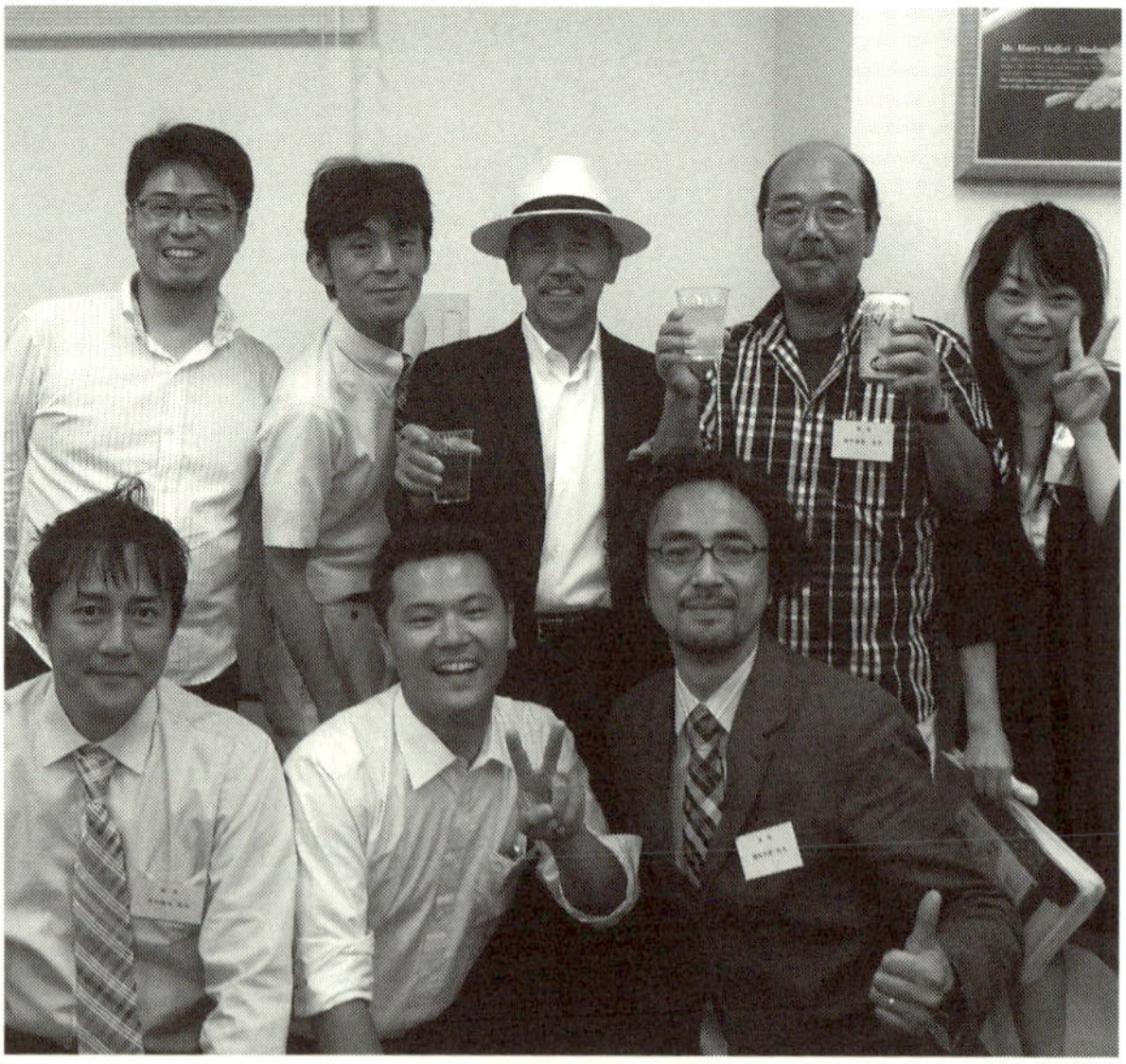
第５回海外情報セミナー（2012年７月）の演者と片岡先生を囲んで

２００８年から、日本で離職を考えている人や海外志向の人のために海外就職&生活の情報提供を目的とした「海外就職セミナー（現：海外 OneDay セミナー）」を立ち上げました。当初は小さなセミナーでしたが、回を重ねるごとに参加者も増え、２０１４年の第7回では３００名近くになりました。歯科技工界でもグローバル化が進みつつある昨今、就職のみにこだわらず、日本を含め世界中で活躍できる広い視野を持てるように、最新、近未来の世界情報を今後も提供したいと思っています。過去のセミナー参加者はさまざまな国で就業したり、見学に行ったりしています。

　夢を見るのは恥ずかしいことではなく、夢は熱く語るものです。自分の周りに海外就職に興味のない人が多いと、「そんなの無理だよ」「現実が見えているの？」などと言われがちですが、セミナー参加者は海外に興味ある人たちなので、「どこの国で働きたいの？」「一緒にラボ見学に行ってみようよ！」と、夢と人脈がどんどん広がります。常にアンテナを張り巡らせていることが海外就職では大切です。そして、「将来は海外で働きたい！」といつでも周りに言いふらしておくことです。

私の労働時間は基本的に1日8時間です。週休2日、有給休暇が3週間あるので、プライベート時間は多いと言えます。

　私はトレッキングやキャンプが好きなので、週末はパックを背負って森の中に逃亡します。世界３大トレイルの一つ、全長72キロの West Coast Trail も1週間かけて完歩しました。

　1年を通してマラソンを、9月から翌年３月の間は週4〜5日カーリングもしています。数年前からは、ついにビクトリアのトップリーグに所属するチームに入ることができました。いずれシニアになった時に日本代表でカーリング世界選手権に出場するのが今の夢です。

　渡加した当時は仕事中心でしたが、今はバランスよく過ごしています。ただ、40代の働き盛りにこんなにのんびりしていて良いのかなと考えると、逆にストレスになります。やっぱり根は生粋の日本人なのでしょう。

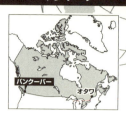

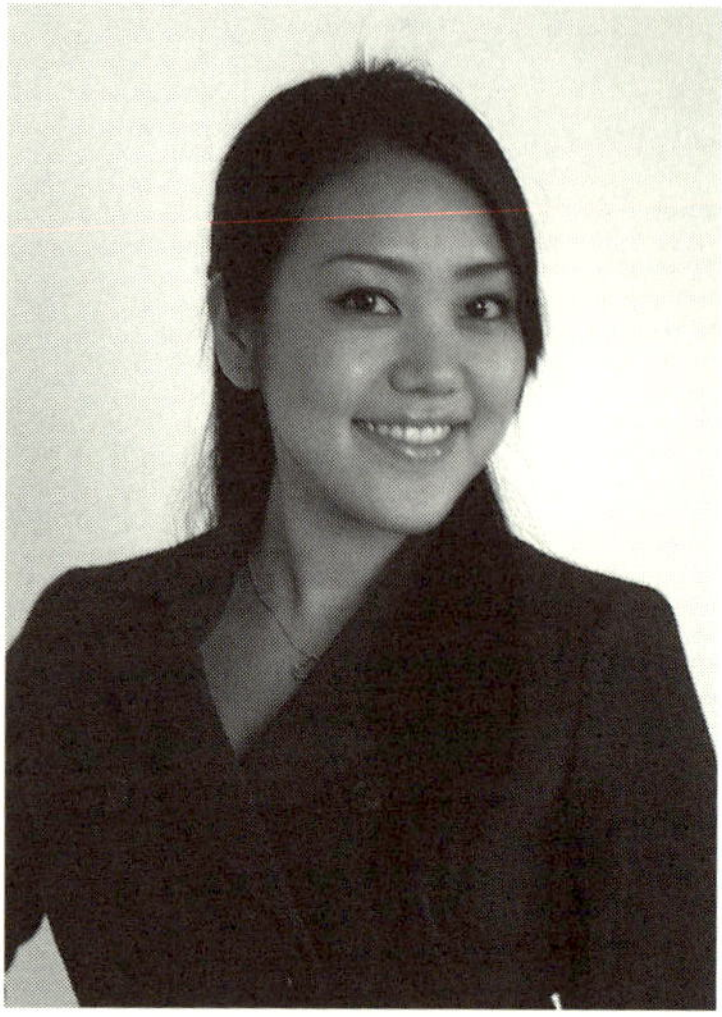

常見 幸代

つねみ　さちよ

2003年東京歯科技工士専門学校卒業。ワーキングホリデービザを利用しカナダ、バンクーバーへ。就労ビザを取得し、キャピラノデンタルセラミック、オールスターデンタルで働いた後、アメリカ資本のMicro Dental、カナダの中堅ラボで審美歯科を中心にセラミストとして就職。現在はアシスタントスーパーバイザーとしてArtistic Dental Ceramic勤務。

金属技工経てセラミストに

東京歯科技工専門学校を卒業後、２００３年にカナダ・バンクーバーへ渡り、10年以上たちました。バンクーバーは、カナダのブリティッシュコロンビア州の南西部に位置し、市の人口は約68万人ですが、バンクーバーを中心とする都市圏の人口は約２１０万人とカナダの中では第３位の大都市で、２０１０年には冬季オリンピックが開催されました。

バンクーバーは近郊都市の人口も含め、英語を母国語としない移民が約半分を占めています。銀行や旅行会社には日本語サービスがあり、日本食レストランやアジア系スーパーも充実していて、日本の食材も手に入りやすいので、日本人にもとても住みやすい町と言えます。また、海と山に囲まれ、現在私

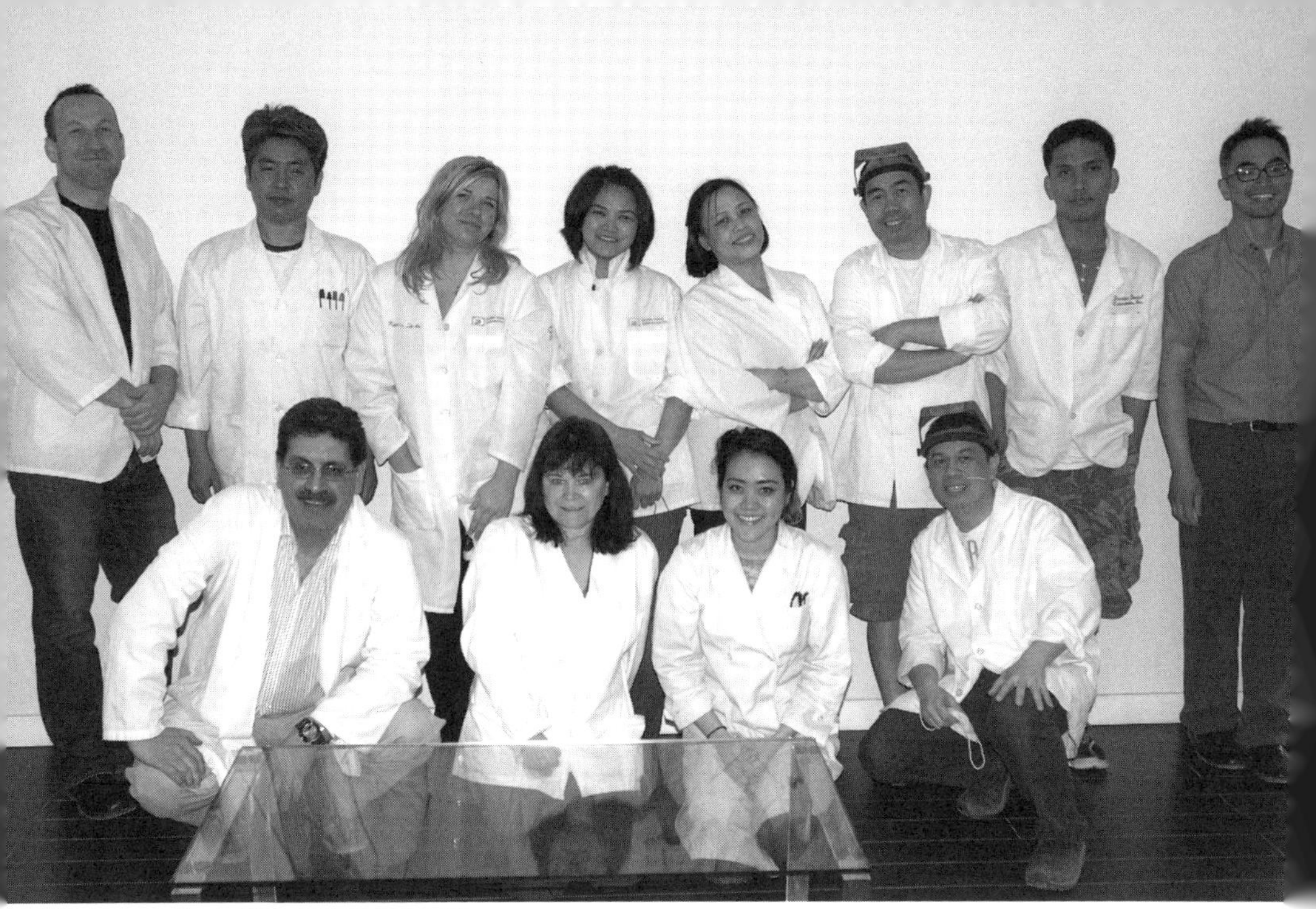

ラボの同僚たちとの集合写真

が住んでいるダウンタウンは、夏は徒歩10分でビーチに、冬は車で20分も走ればスキーやスノーボードのできるゲレンデまで行くことができます。

専門学校を卒業した時、専修学校か早稲田歯科技工トレーニングセンターなどの研修コースへ通うことも考えたのですが、昔から興味のあった海外生活を経験するためにワーキングホリデービザを取得して渡加しました。

海外事情に詳しい歯科技工士を紹介してもらい、その方からバンクーバーにあるラボの一覧表をいただき、一件ずつ電話をかけて見学し、履歴書を置いていきました。

新卒で臨床経験もない私でしたが、ノースバンクーバーにある「Capilano Dental ceramic」がセラミストのアシスタントとして半年ほど働かせてくれました。モデル作りから一通りのラボワーク、オペーク等を教わり、それから就業ビザ取得のため、少し大きめのラボ「Allstar DentalLaboratories,Ltd.」でゴールドテクニシャンとして働き始めました。

就業ビザは州によって決められた条件を満たしていれば発行されますが、ビザの期限のみ雇用主の会社で働くのが可能となっているので、雇用主がいるのが絶対条件です。有効期限は1~2年が基本です(条件は常に変わるので、州のウェブサイトを参考にすることが大切です)。更新手続きには3カ月ほどかかりますので、期限が切れるまでに雇用主と話し合って準備を進める必要があります。

2年間、ゴールドテクニシャンとして金属冠やブリッジ、インプラントコーピング、e.max等のワックスアップを習得後、同ラボでセラミストとして働き始め、1日6本くらいを作っていました。また、ラボ内で直接患者に会い、カスタムシェードテイクの仕方についても習い、一通りのセラミックの知識を教えていただきました。

転職でキャリアアップ

3年間セラミストとして働いた後、アメリカ資本の「Micro Dental Laboratories」で働き始めました。大きな会社だったので、年に一度行われる歯科コンベンションなどでは自社ブースでデモをしたりするうちに、歯科医師と直接会って話す機会が増えてきました。また、ラボ内にあるCAD/CAMや最新のシェードテイクができる機械の操作も覚えました。ここでは2年半ほど働き、会社を移るマネジャーに誘われ、2012年から現在の「Frontier Dental Laboratory」で働き始めました。

こちらの雇用体制は、長く働いたからといって給与が上がるわけでもなく、基本的にできるだけの仕事量が渡されます。自分のやりたい仕事ができるとは限らないので、積極的に新しい会社や自分の興味のあることをやらせてくれる会社に移ることは、決して珍しいことではありません。また、働き始めてから3カ月間はどの会社でも試用期間とみなされ、この期間内であれば雇用主はいつでも採用を見合わせることができます。

現在働いているラボは、バンクーバーに本社があり、支店がアメリカのカリフォルニアに2カ所、カナダのカルガリーとトロント、そしてフィリピンにもあります。ラボにはセラミストが7人にメタルテクニシャンが5人、デンチャー部門に4人います。ラボとしてはカナダでは中規模です。

私はセラミストとして毎日平均8～10本を製作しています。メタルボンドからインプラント、完全メタルフリーの製作物と、特に決まってはいません。

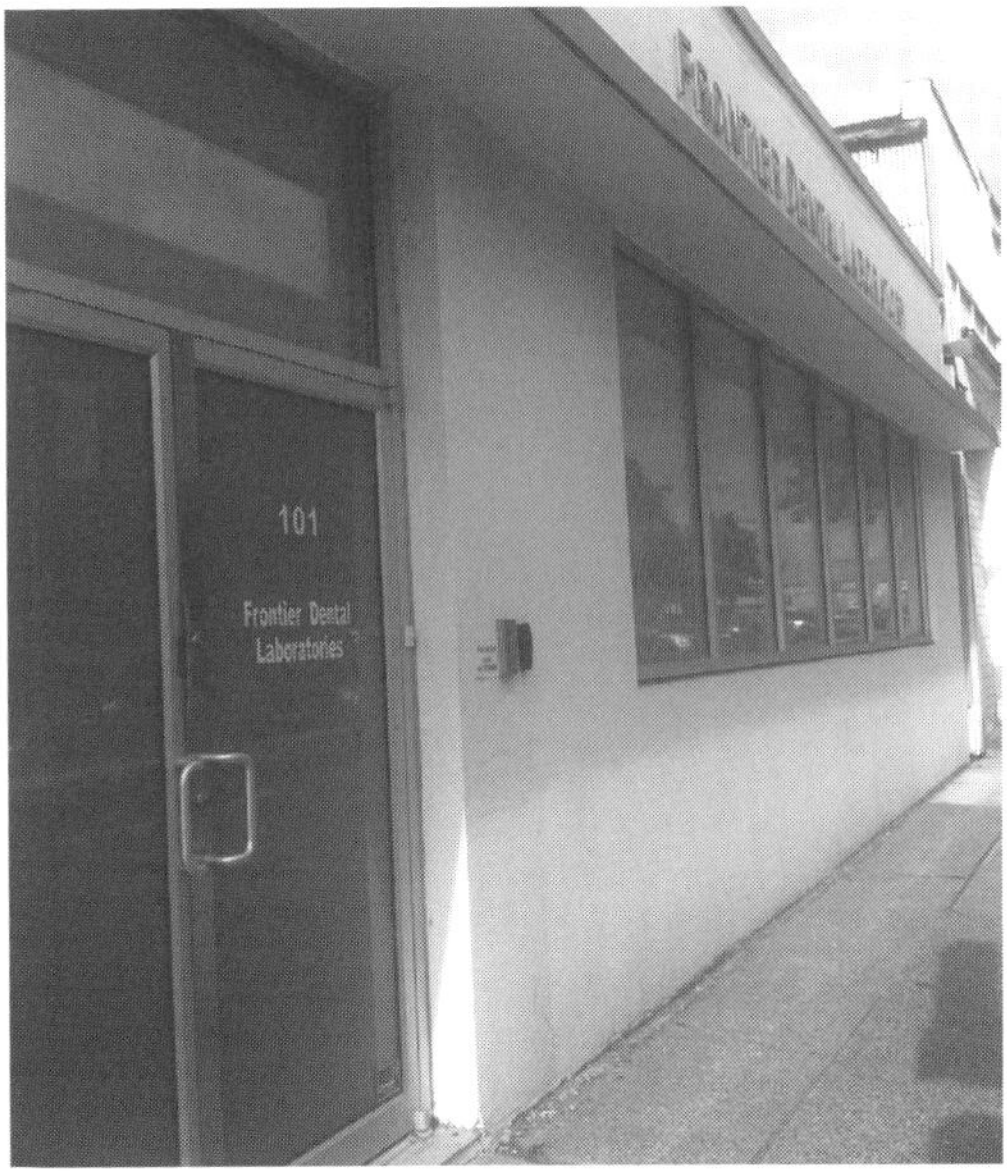

ラボ外観

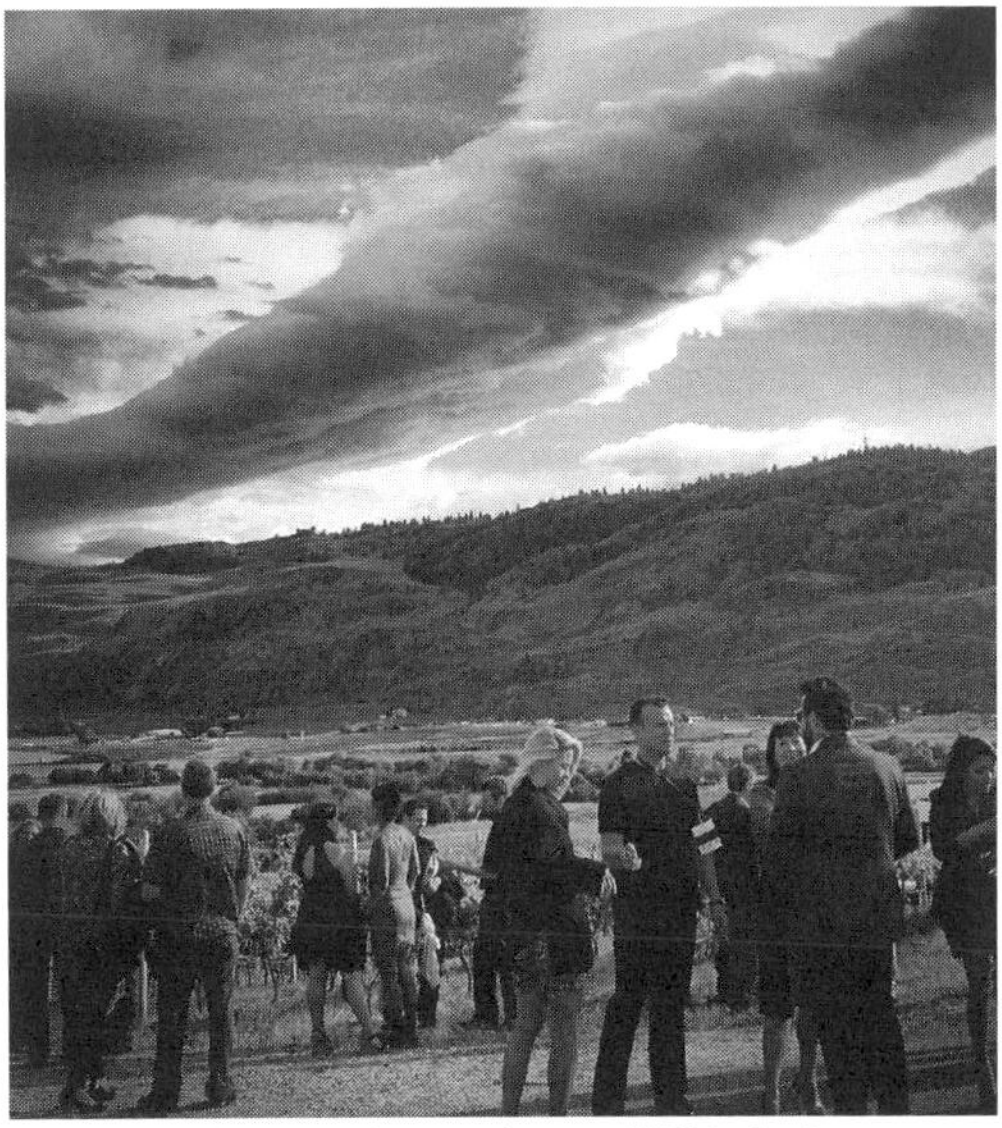
バンクーバーから車で５時間ほど離れたオソーヨーズのワイナリーにての１枚

また患者がラボを訪れるカスタムシェードも積極的に行っています。製作期間は10日から2週間ほど取っています。就業時間は8～17時で、残業はほとんどありません。

冬は平日の夕方からスキー、スノーボードをしに行くこともありますし、夏は夜の9時過ぎまで明るいので、ビーチやゴルフなどを楽しむことができます。有給も2週間、忙しい時期でなければいつ取ってもかまわないので、長期休暇を取って日本に帰ることも容易です。

私が現在の会社に移った一番の理由は会社の安定性と、ラボが提携しているCalifornia Center For Advanced Dental Study（CCADS）の審美治療に興味があったからです。

CCADSとは一般的にハリウッドスマイルと呼

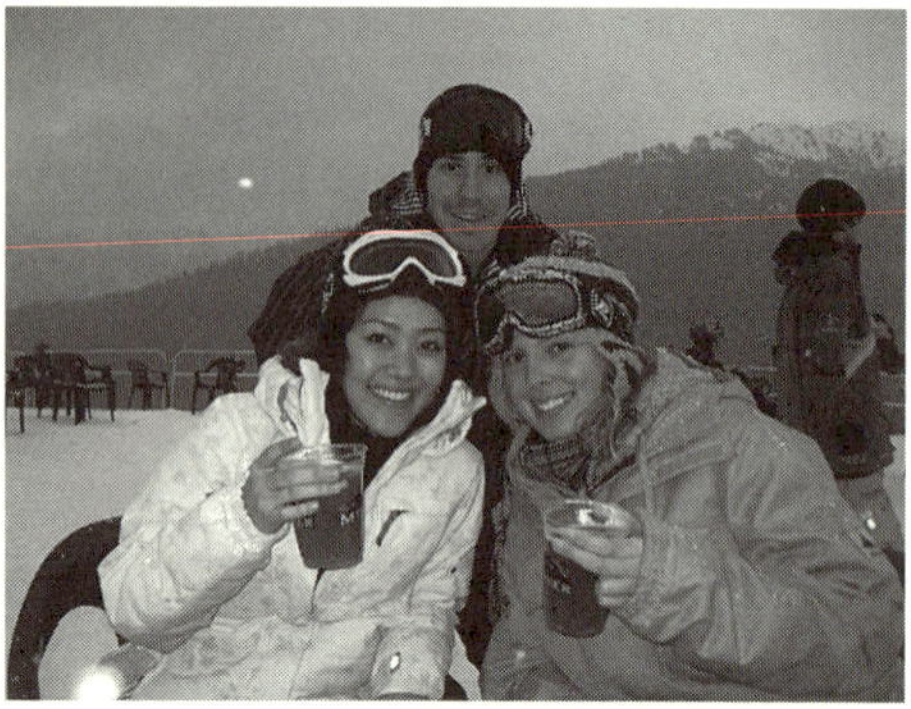

アメリカのマウントベーカーにて友人とスノーボード後の一杯

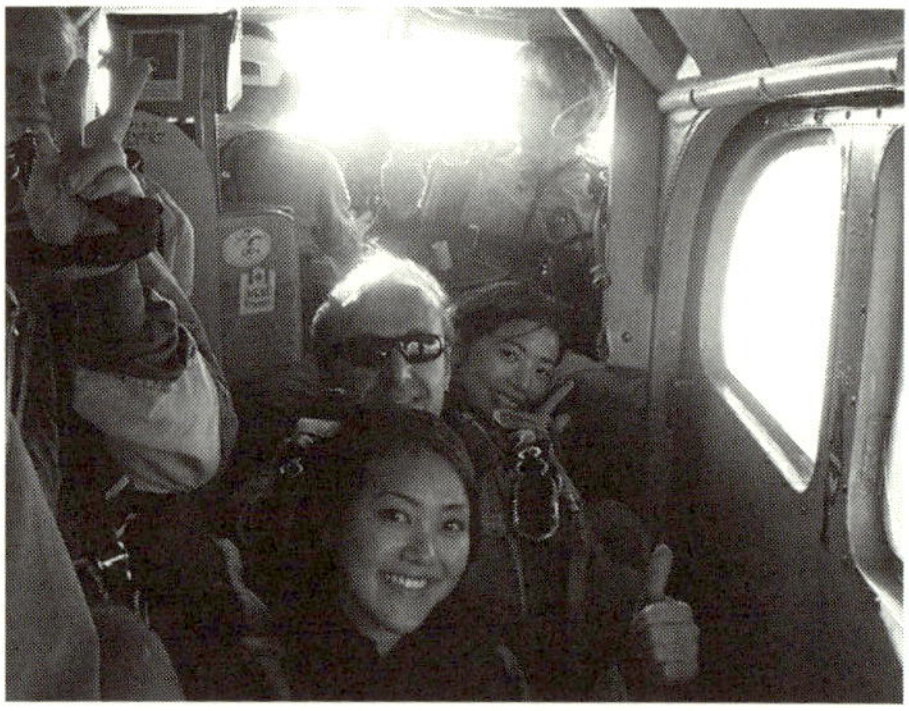

バンクーバーから車で約1時間のアボッツフォードにて、友達とスカイダイビングの機内にて

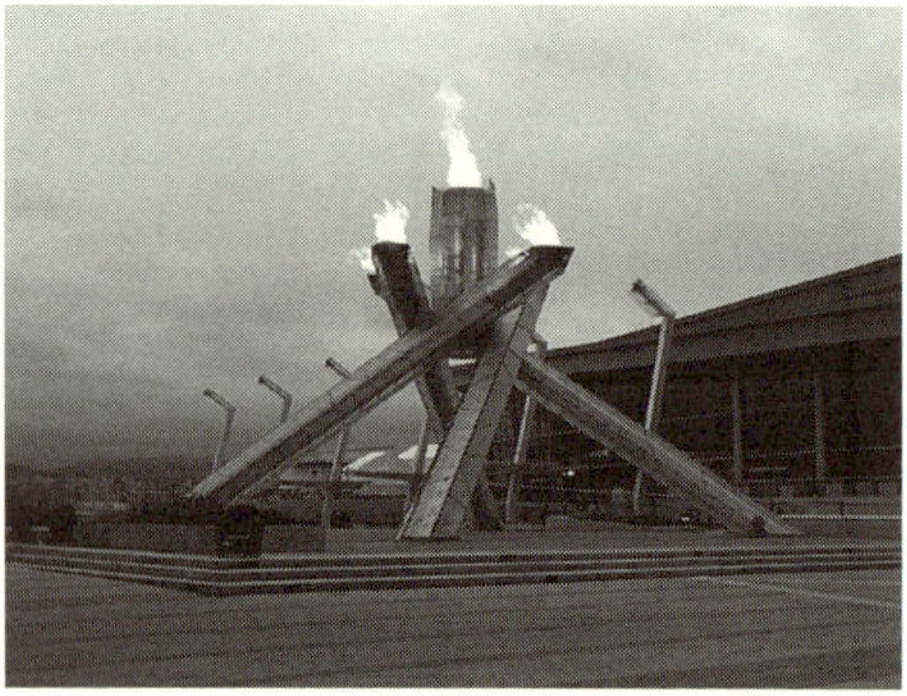

2010年冬季オリンピックの聖火台

ばれる、両口角から上顎の5―5または6―6までが見えるゴールデンプロポーションに従って作られる審美治療を専門的に学ぶスタディーグループです。年に2度、バンクーバー、トロント、カルガリーで、ＣＣＡＤＳの公認歯科医師とともにラボ主催の歯科医師向けの講習会を行っています。

講習の内容はプロビジョナル製作から、支台形成、ラボとのコミュニケーション方法などです。カナダの審美治療の傾向としては、ほとんどの患者がブリーチシェードを望んでいます。日本に比べるとあまりに白くて驚くこともありますが、肌の色に合わせて、患者さんと相談しながら決めていきます。

州の免許取得を目標に

カナダには歯科大学が10校、衛生士学校が53校あり、技工士学校は6校です。

現在、バンクーバー近郊にはおよそ３５０のラボがあり、75人ほどの日本人の歯科技工士が働いているそうです。歯科技工物の値段はセラミックの単冠で１７０～３５０カナダ㌦とばらつきがあります。私のラボでは前歯と臼歯でも値段が違いますし、審美治療の値段は１本４５０ほどになっています。

ブリティッシュコロンビア州健康保険には歯科が含まれていないので、全て自費治療になります。会社や個人が加入する保険には歯科が含まれているので、個人によってカバーされる金額が違ってきます。

バンクーバーおよびブリティッシュコロンビア州では、高校を卒業していれば歯科技工アシスタントとして登録して働くことが可能です。ラボで働く人の中には、歯科技工学校に通ったことがなく、基本を分からない人がいるので驚かされることも多々あります。ブリティッシュコロンビア州の歯科技工士免許の利点は、就職に有利なことと、自分のラボが開ける点です。

日本の歯科技工士免許を持っていて、学科を卒業したことが証明できれば、現地の歯科技工士試験を受ける資格がもらえます。それがない場合は、５年以上のカナダのラボでの実技経験と、基本の学科予備試験を受けなければなりません。

歯科技工士免許の試験は年に2回あり、歯科技工士法の筆記試験に合格してから、年に1回の実技試験を受けることができます。試験内容は、総義歯、部分床、クラウンブリッジ、前歯のメタルボンドクラウンのメタルフレームから完成まで、矯正のリテーナーのモデル作りから完成までを全て5日間で行います。私自身もステップアップのために、免許取得を目標にしています。

私はワーキングホリデービザから就業ビザを取得し、何度かの更新を経て、２０１１年に技術者移民としての永住権を取得しました。

永住権は基本的に5年に一度更新しなければならず、5年間のうち3年間をカナダで過ごさなければ権利を失ってしまいますが、就業ビザと違い、働くことも学校へ行くことも可能です。市民権との違いは選挙権がないことぐらいで、失業保険や年金ももらえます。永住権を取得すると、やはり就職が有利になりますし、１、２年ごとの更新がないのもかなり楽です。

永住権の申請は就業ビザより複雑ですし、時間もかかるので、政府のウェブサイトを参考の上、専門家に相談するのが一番いいと思います。

不景気の影響が強い技工業界

カナダに来てからを振り返って思うのは、「カナダの歯科技工業界はかなり不景気の影響を受けているな」ということでしょうか。

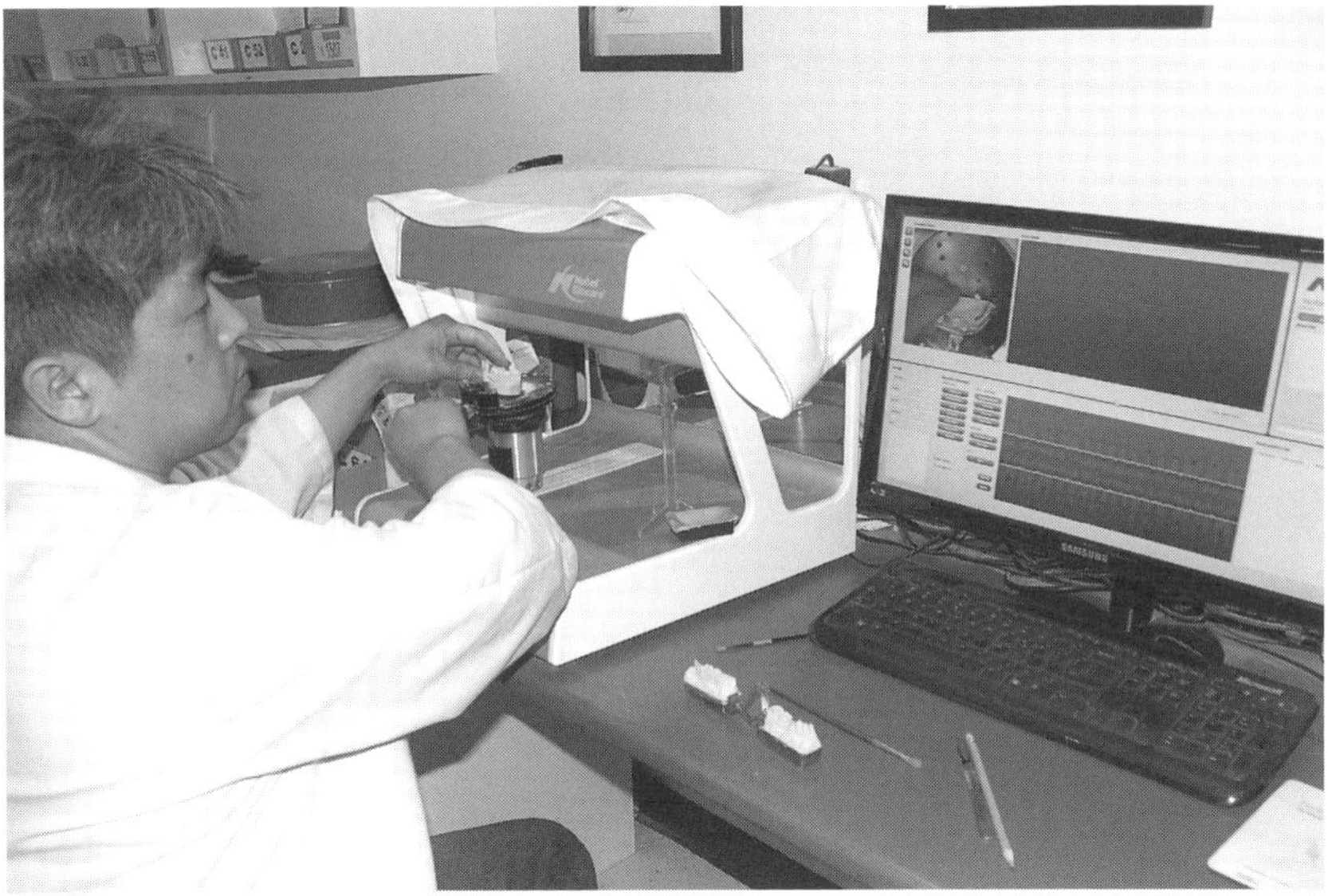

プロセラのスキャニングマシーン。チタン、ジルコニアのコーピング・
インプラントをこれ１台で行う

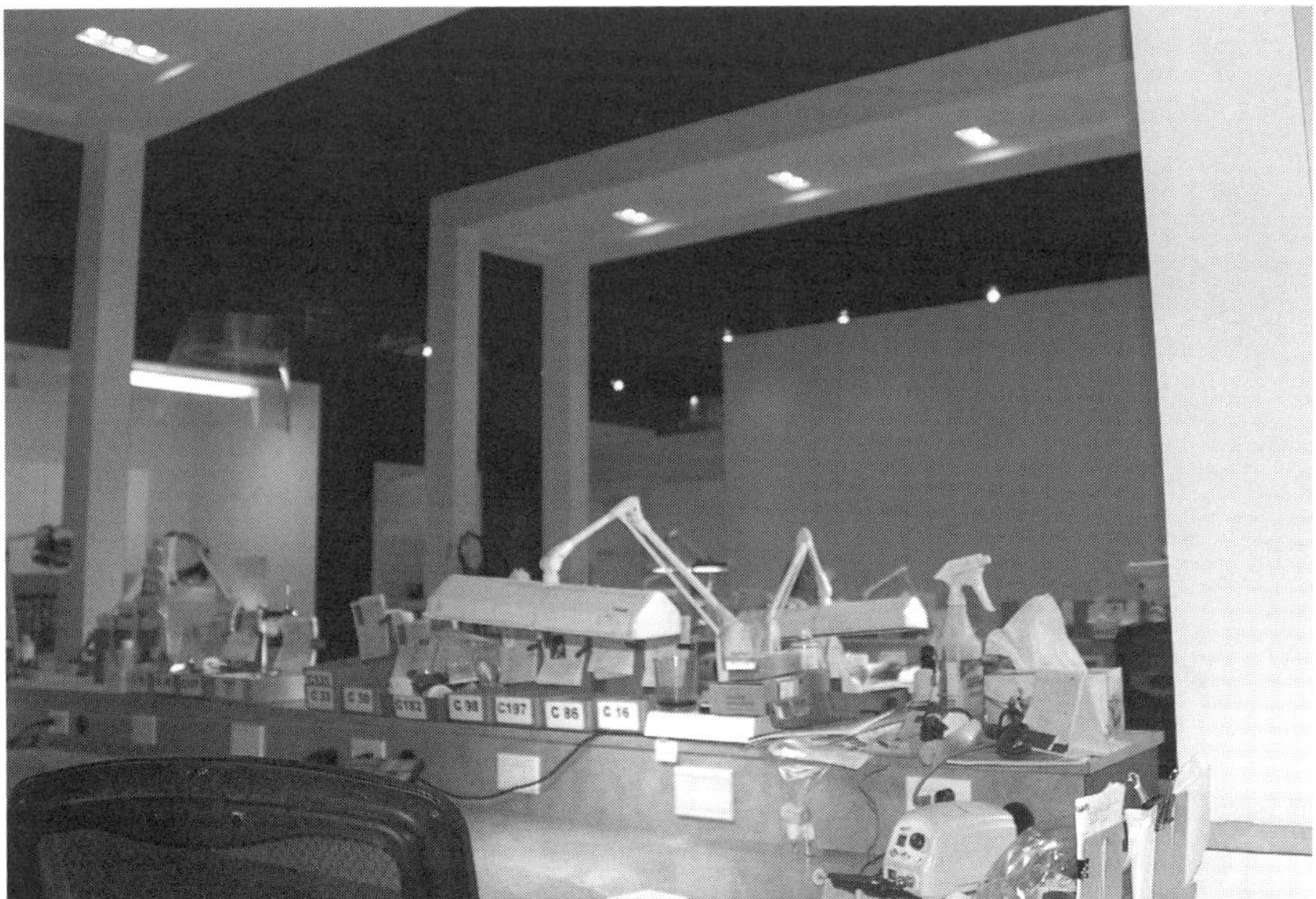

クラウンブリッジ、デンチャーサイドのラボ内

私がカナダに来た当初は、慢性的な歯科技工士不足と言われていて、就業ビザも永住権もずいぶんと取りやすかったようです。実際に新卒で臨床経験の全くない私を雇ってくれたのは、そういったことも影響していると思います。

現在は、州の免許を持っている人でさえ仕事を探している状態です。そのような中で、海外からやってきて仕事を探すには、何と言っても技術があることが大切だと思います。学校で習った基本はもちろん、日本で何年かの臨床経験があると即戦力とみなされ、ずいぶん有利になってくると思います。

特にバンクーバーは気候の良さから人気がありま す。カナダで働きたい、でもバンクーバーにはこだわらないというのであれば、もう少し仕事は見つけやすくなるのかもしれません。他の地域で仕事を探し、何年かその地で働いて移住権を取得してからバンクーバーに引っ越してきた同僚もいます。また、

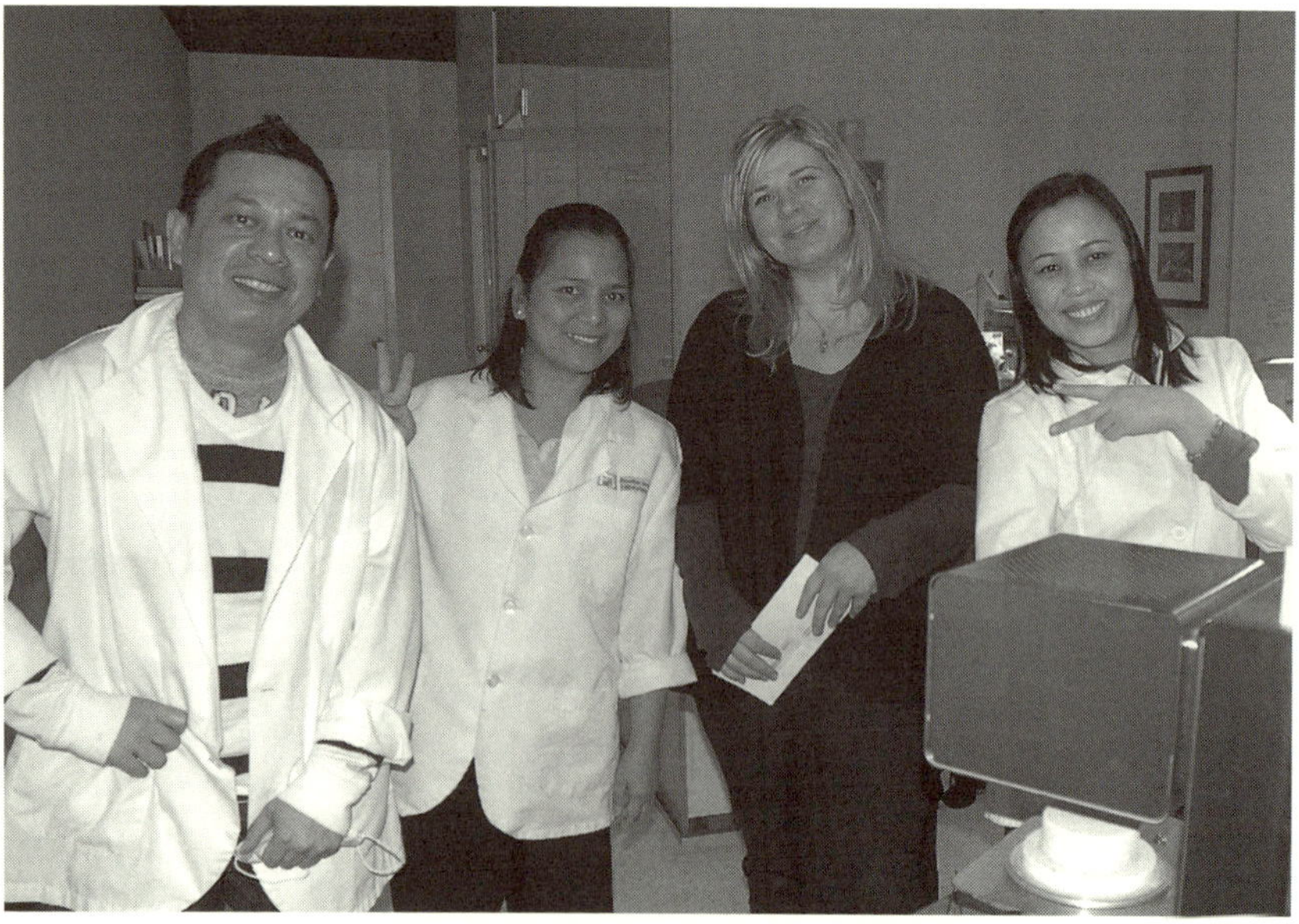

マネジャーと同僚のセラミスト

これから海外で働きたいと思っている人は、多少英語が話せると日系のラボだけでなく、仕事を探す幅が広がると思います。

私は日本での就職経験はありませんが、同級生などから聞いた状況を考えると、海外での就職はとてもいい選択肢だと思います。残業がないので趣味や家族との時間を大切にできますし、女性でも大変働きやすい業種だとも思います。実際に、現在のラボでもセラミスト7人のうち5人が女性です。

慣れない土地での海外生活は最初、大変かもしれませんが、目的を持っていれば充実した生活が送れると思います。

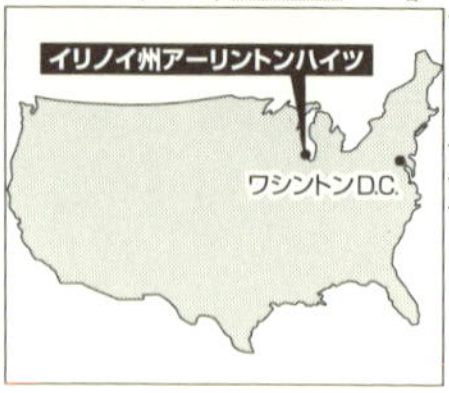

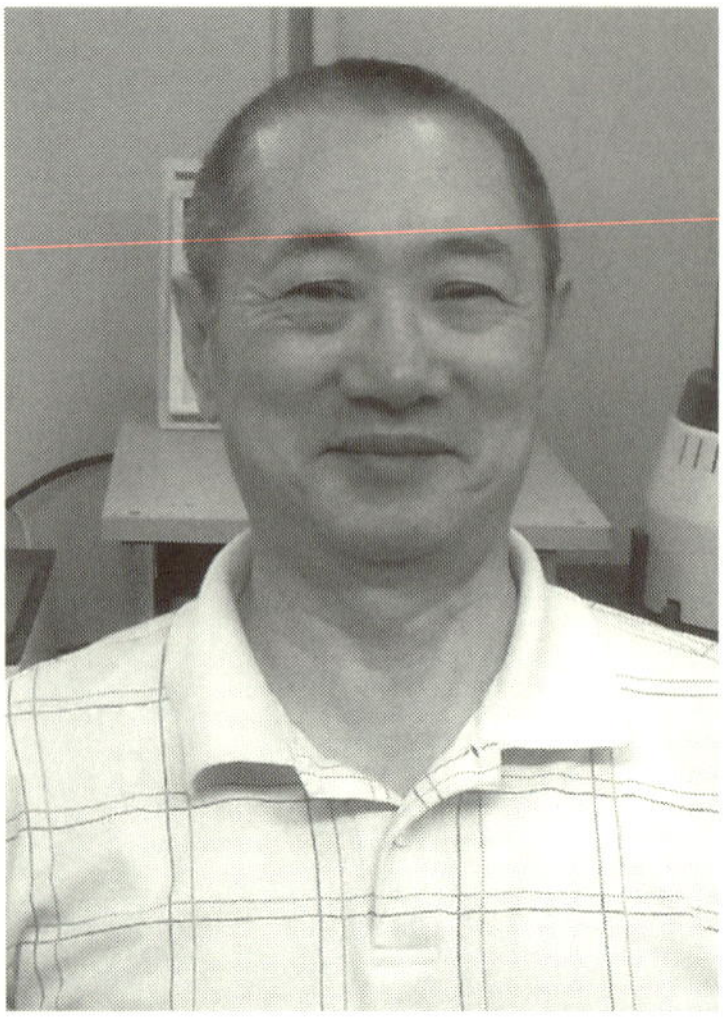

伊集院 俊彦

いじゅういん　としひこ

1970年に日本大学歯学部附属歯科技工専門学校卒業。いくつかの院内ラボで勤務し、81年に渡米し、アサミ・タナカデンタルラボラトリーに勤務。88年に退社。同年、コネチカットのラボに勤務後にシカゴに戻り、現地のラボに勤務。89年に会社を設立。

本物に近い歯を目指し、渡米

アメリカのシカゴ市郊外のスコーキーにある「アサミ・タナカデンタルラボラトリー」への就職が決まり、グリーンカード（アメリカの永住ビザ）を取得して、私が渡米したのは１９８１年のことでした。

１９７０年に日本大学歯学部附属歯科技工専門学校を13期生として卒業し、10年間、何件かの院内ラボに勤務し、日本での最後の勤務先が横浜で歯科医院を開業している父親のために作ったラボでした。

私が技工学校を卒業したころの歯科技工物は多くがキャストでした。ポーセレンは学校の授業で形態修復陶歯裏層のポーセレンジャケットと、エアーベーク築盛ポーセレンジャケットを１本ずつ教わりましたが、価格的な問題もあって広く普及するまでに至っていなかったので、仕事の現場で作る機会が

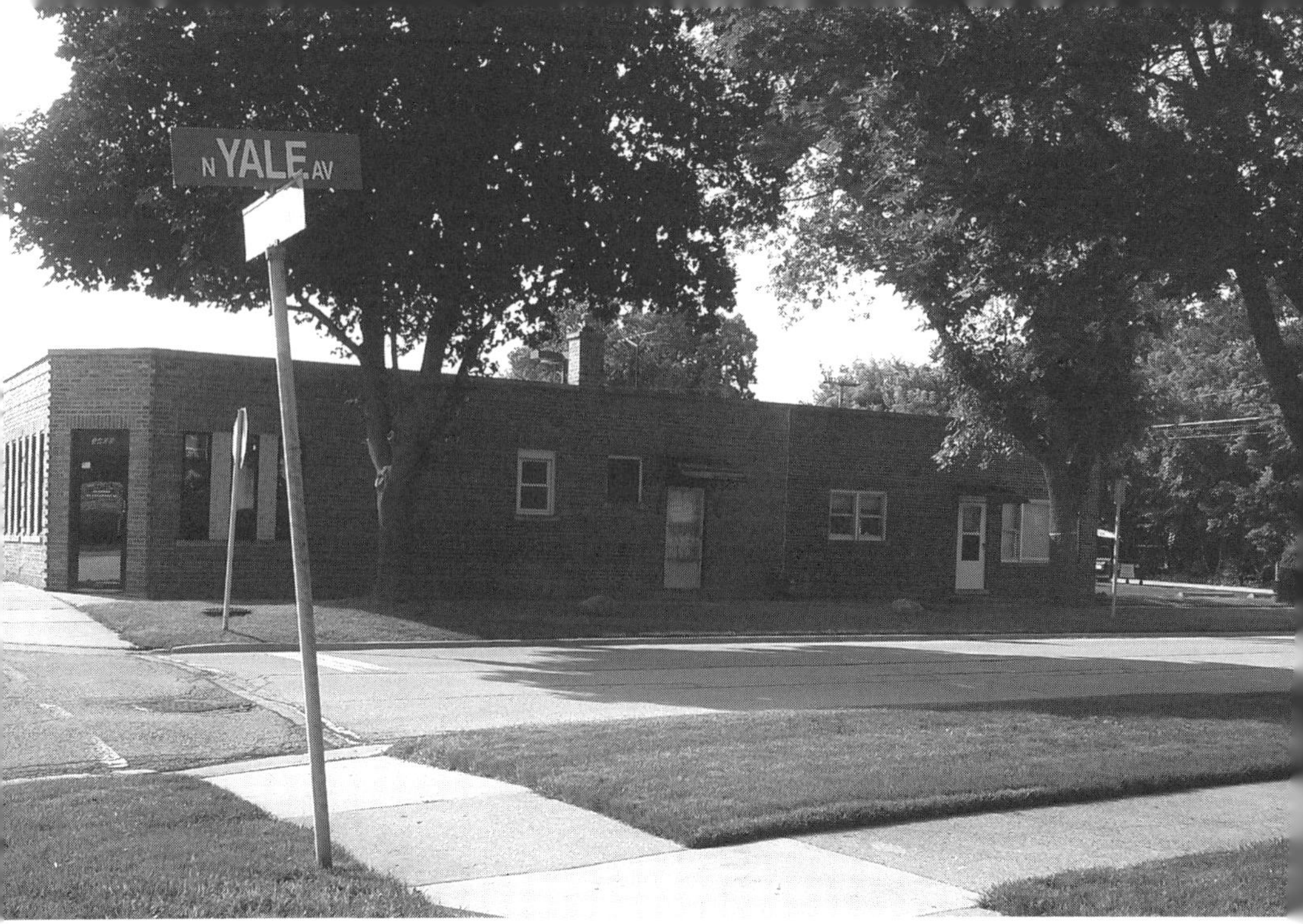

ラボの全景

ほとんどありませんでした。義歯製作の仕事を職業として選んだからには本物に近い歯を作りたかったので、ポーセレンファーネスを購入して自分で練習をしていました。

私が英会話学校に通っているのを知っていた同級生の石原元治氏から、「アメリカにタナカワンベークというポーセレン技術がある」と教えられ、「そこがスタッフを募集しているよ。英語の勉強をしているのだから応募してみれば」と言われました。

田中朝見氏と懇意にしている、日本大学インストラクターの古賀和憲先生に、石原氏のお兄さんから連絡を取っていただき、自分の技量を見てもらうためにインスツルメントをポケットに入れ、白衣持参で古賀氏に会いに行き、田中氏に紹介してもらいました。

私は27歳でした。結婚をしていて、子供もいましたが、自分の家を処分してでも行くつもりでした。

すぐにも何らかの動きがあると考えていたのですが、しばらく返事がなかったので、古賀氏に「迷惑でなければ行きたい」と話しました。

古賀氏が連絡を取ってくれ、1978年に2週間ほど、アメリカの田中氏のラボを訪ねて、見学を兼ねプロダクトの手伝いをしました。帰国する時、田中氏から「いいでしょう。家族がいるのでグリーンカードを取ってからいらっしゃい」と言われ、3年後にアメリカに渡ることができました。

家内には結婚した時から「アメリカに行きたい」とずっと言っていました。最初は、「就職先もないのに夢のようなことばかり言ってないで、少しは足元を見つめなさい」とばかにされていましたが、英会話学校に通いだしてからは本気だと思ったようで、「保険で天然の歯とは似ても似つかない義歯を作るのは我慢できない。もっと本物に近い歯を作りたい」との思いを話すと、最終的にはオーケーしてくれました。

最初は「5、6年アメリカで頑張れば、そのころには日本でもポーセレンが広く普及しているだろう」と考えていたのです。何十年もこちらに住むようになるとは思っていませんでした。

多くの人に支えられて

スコーキーは、シカゴ中心部からミシガン湖に沿って北に20キロばかりのところにある人口6万5066人（2011年現在）の村です。

今の住まいはシカゴ市から北西に40キロばかり離れたミッドウェストにあるキルディアという人口3800人ほどの静かな住宅地です。この地区の住宅は敷地が広く、わが家も1・3エーカーほどあります。私は趣味と言えるものがないので、休日は庭仕事やシャワールームのタイルの張り替えなど日曜大工で家の中の壊れたところを修理しています。花壇の手入れの手伝いなども行いますが、敷地がスロープ状の地形になっているため、散歩で庭を上り下りするだけでいい運動になります。

今の仕事場は住まいから10キロばかりシカゴ市に向かったアーリントンハイツにあります。人口は7万8千人ぐらいです。

私が独立開業したのは43歳の時でした。息子が高校を卒業する1年前で、進学する大学の資金がいくらかかるか分からなかったし、何とか収入を増やしたいと考えました。

アサミ・タナカデンタルに7年弱勤めた後、ニューヨークのコネチカットで日本人の経営するラボに勤務しました。それが1987年です。この年の10月19日に起きたのが史上最大規模の世界的株価大暴落「ブラックマンデー」で、仕事が激減しました。そこで3カ月働きましたが、1年ぐらい完全に英語漬

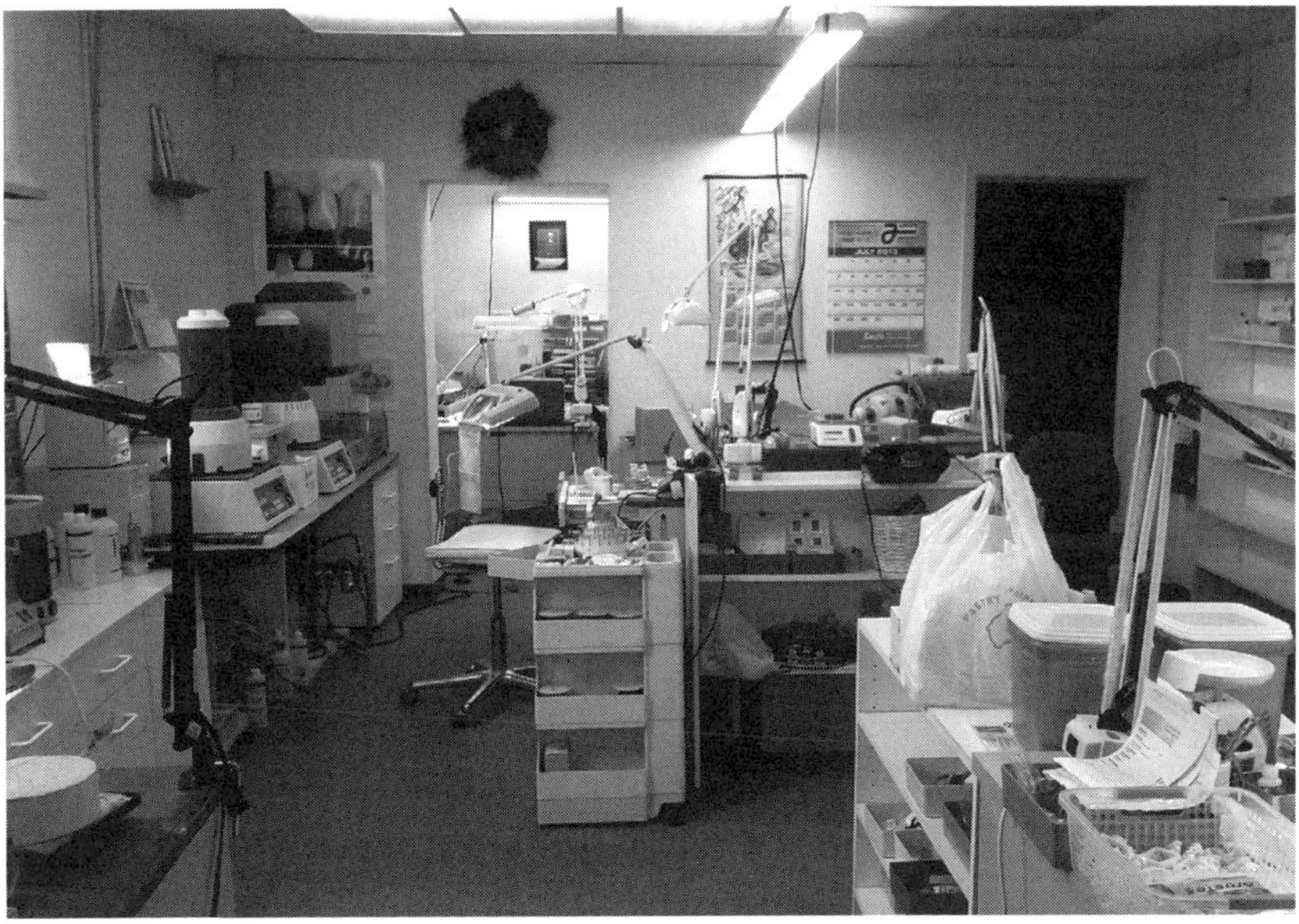

ラボ室内。ポーセレンビルドアップとCAD/CAM以外の作業をする部屋

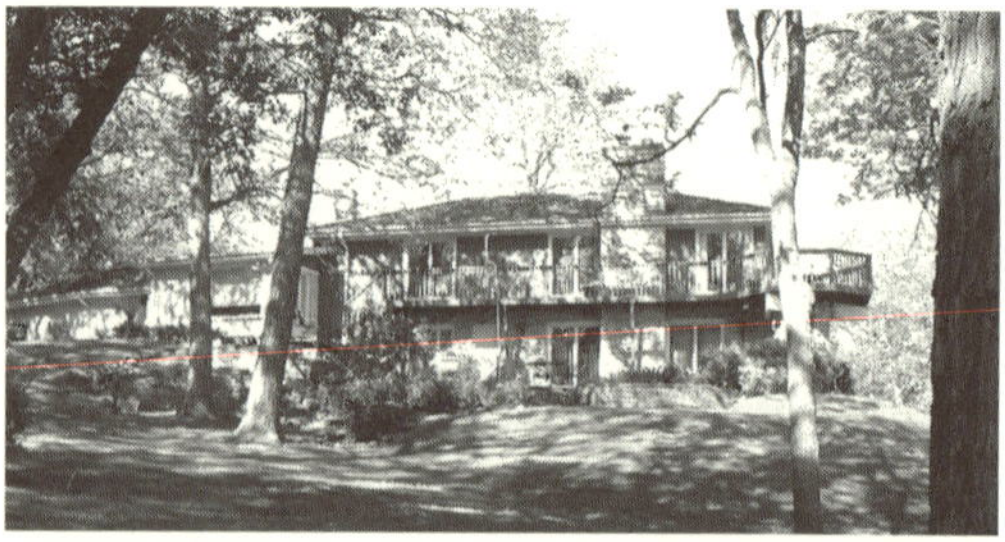

庭から見た家の全景

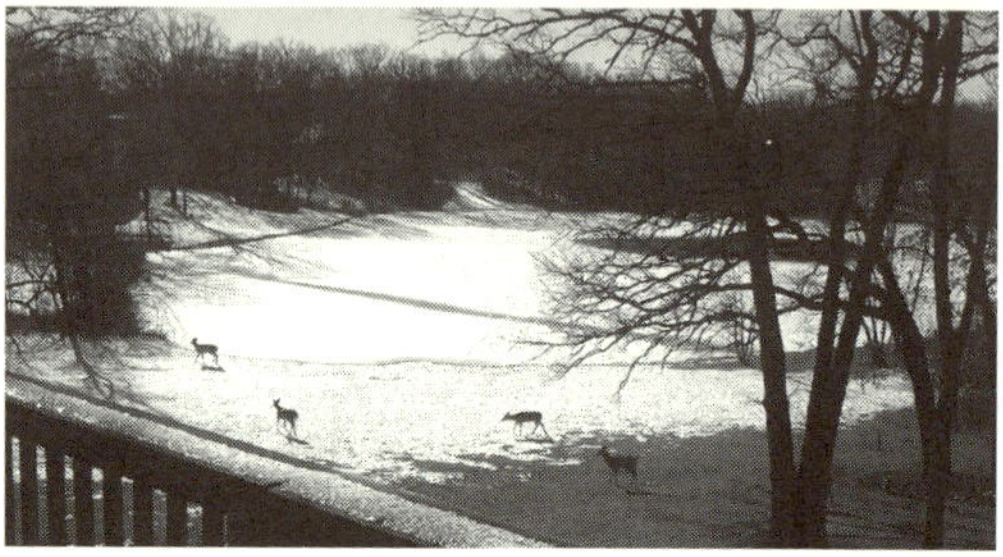

寝室から見た Lake Farmington

けの生活が必要と考え、アメリカ人の友人に誘われてシカゴに戻りました。そこでの英語経験を経て、これなら何とかなるだろうと判断して開業しました。

開業資金は自宅を担保に銀行から3万ドルを借りました。それを知り合いの歯科商店に話すと、「それは使うな。どんな機械が必要なのか」と聞かれ、リストを送ると、「ある時払いの催促なし」で全部送ってくれました。

会社設立に伴う法律的なことは、プライベートで付き合いのあるアメリカ人の従兄弟がシカゴで弁護士事務所を開いていたのでお願いしました。営業についても友人が相談に乗ってくれ、チラシを製作する業者を紹介してくれました。私の経歴と開業の意思を伝えると、文書を書いて、カードを作ってくれました。５００枚作り、歯科医院に約４００枚配ったところで、注文が十分に入ってきたので配布を止めました。

私がアサミ・タナカデンタルを辞めた時の肩書は「ラボマネジャー」で、後輩の指導に当たっていました。田中氏とは辞めた後多少ギクシャクしたこともありましたが、今は仲良くさせてもらっています。アサミ・タナカデンタルのネームは絶大で、「タナカにいたの。どんな仕事をしていたの？　こういうドクター知っている？」といった反応が多く、借金は1年で全部返済しました。

新素材導入が光に

開業した時のスタッフは私1人でした。半年後には取引する歯科医院が10件を超え、注文数も多くなり、家に帰れない日が続くようになりました。

そこそこの料金でそれなりの数をこなせればと考えていましたが、注文が増えてくると自然と仕事が荒れ、2～3年目は停滞しました。

スタッフは多い時で5人ぐらいいましたが、アメリカでは仕事を少しでも覚えると、「自分はこれができる」と言って給料の高い方に自分を売り込むのが当たり前なので、人の出入りが激しくなります。それを家内が見かねて、「2人でやろう」と言ってくれました。それからは事務的なことを家内が担当し、私1人で技工をやるようになりました。1人でやるようになってからはラボが自社ビルになり、大きな家も購入でき、ゆとりある生活が送れるようになりました。

一番、頑張っていたのは50歳代前半のころです。1日14～15時間、休みなしで働いていました。メタルボンドとオールセラミックが中心で、月150本から、忙しい時は200本ぐらいやっていました。

イボクラが発売したエンプレスをイリノイ州で一番に導入したのは私でした。購入当初は片っ端から割れて使い物になりませんでした。イボクラの担当者に相談しても要領を得ない答えしか返ってこないので、埋没の方法から工夫し、試行錯誤を繰り返し、納得のできる製品が作れるようになるのに数カ月かかりました。

そのころ、イリノイ州の大きなラボがエンプレスを始めたのです。当然、私と同じようにトラブルが続き、イボクラには歯科医師から苦情がいきます。そうするとイボクラの営業マンが私に歯科医師を紹介してくるようになりました。それまでも収入にはそれなりに満足していたのですが、エンプレスを始めてからは、さらに利益が上がりました。

サブプライムローンの焦げ付きから不動産バブルがはじけ、さらにリーマンショック等の影響で景気が下り坂になり仕事量がかなり落ち込み、家内とも「そろそろリタイアでも考えようか」と話をしていました。

ところが最近、景気が良くなってきたのか仕事が増え始め、また新しい歯科医師から仕事の依頼が来てうれしい悲鳴を上げています。仕事が再び増え始めた時は喜んでいましたが、今は休日返上で、週に1、2回は泊まり込みの仕事漬けです。でも楽しい毎日です。

今の仕事はCAD/CAM中心で、インプラントのアバットメント、上部構造のクラウンブリッジ、e．maxが中心です。e．maxはほとんどプレスでやっています。月120~170本、インプラントが非常に多くなってきています。これは私のラボに限ったことではなく、アメリカの「LMT」という雑誌に掲載されていたラボに関するアンケートでも、半分以上のラボが「インプラントが増えている」と答えています。

歯科医師と「同志」の関係

歯科技工士の数は全米でおよそ6万人です。イリノイ州の歯科医師数は9763人（2006年）で、州立2校、2年前に開校した私立1校の歯科大学があります。ノースウエスタン大学やロヨラ大学の歯学部はなくなりました。

自由競争の国ですので、技工料金はラボによって

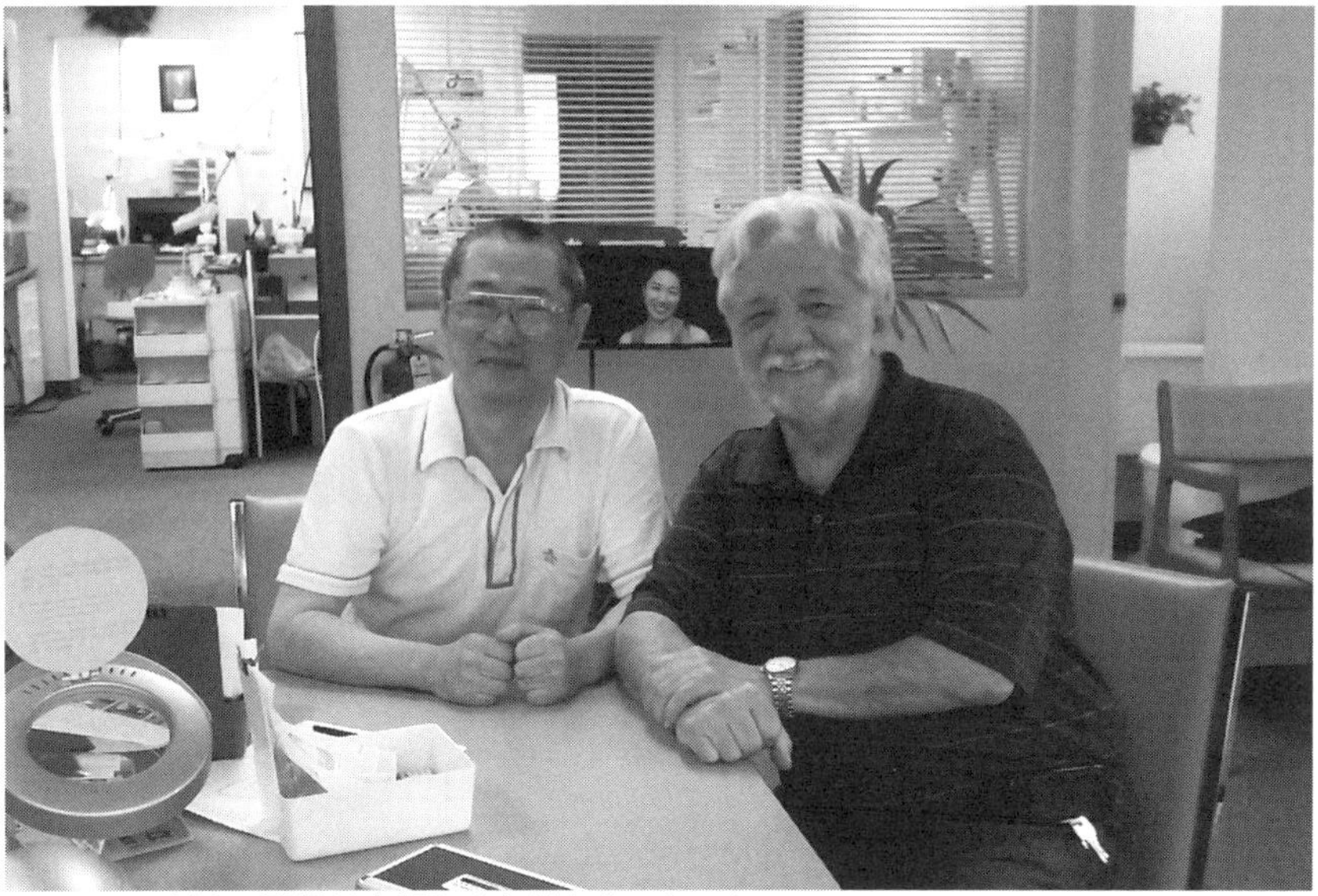

Dr.Levato（右）。開業以来親しくお付き合いし、ケースの写真を本やカレンダーにしていただいている

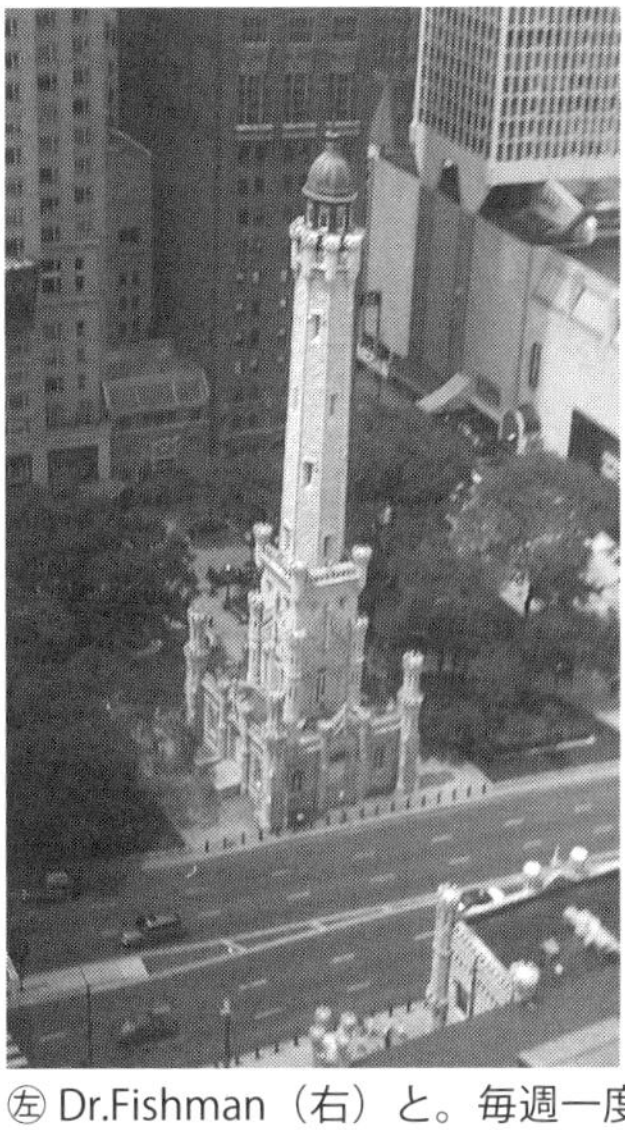

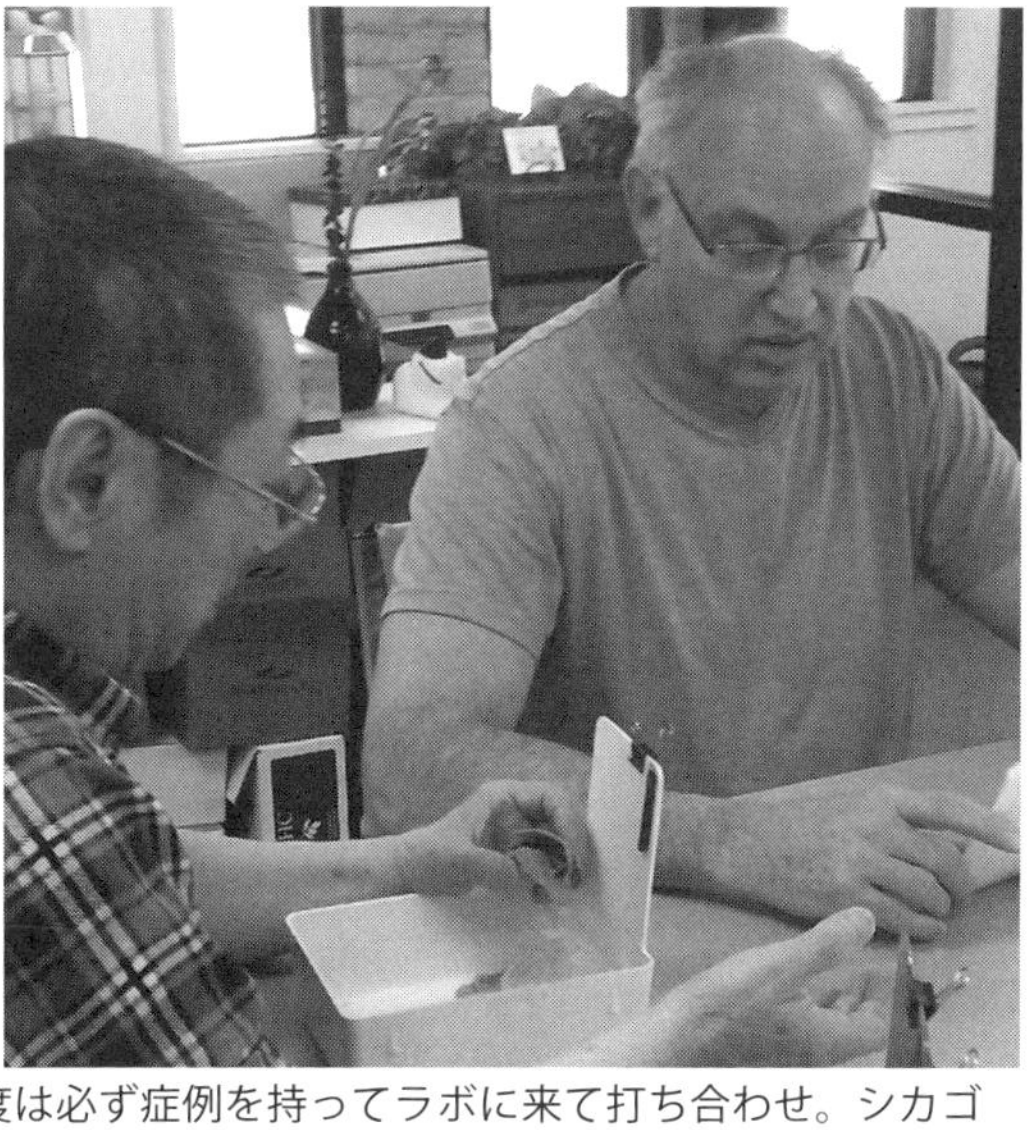

㊧ Dr.Fishman（右）と。毎週一度は必ず症例を持ってラボに来て打ち合わせ。シカゴのダウンタウンの一等地にオフィスがあり、同じビルには日本の総領事館も入っている
㊨ Dr.Fishman のオフィスから見下ろした watertower

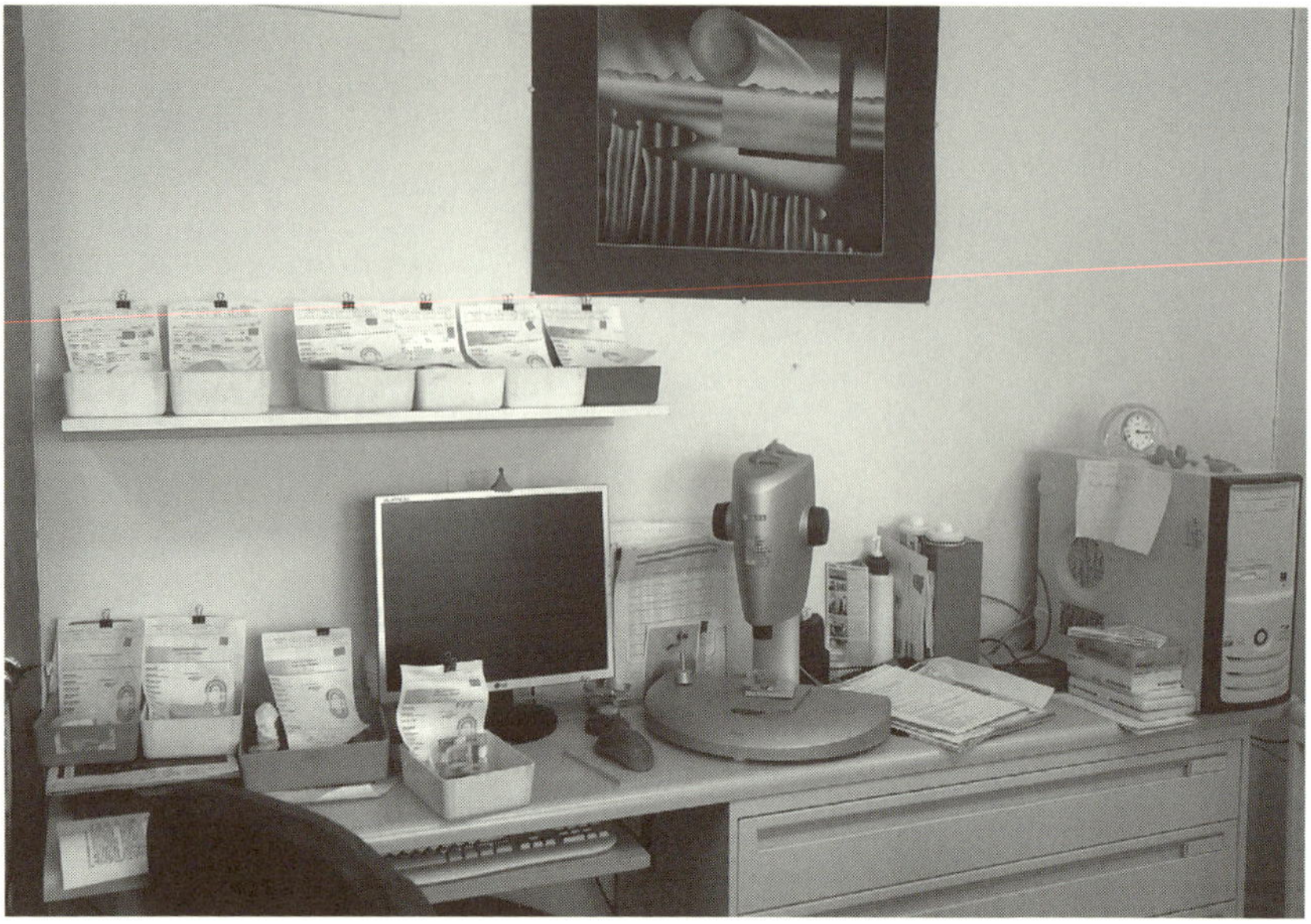

CAD/CAMのデザインをするスペース

さまざまです。私のラボは自分では高い方ではないと思っているのですが、ある時、別のラボの作り直しの技工物が間違えて送られてきたことがありました。中に入っていた請求書は、うちの3分の1の金額でした。技工料金は歯科技工士が決められますが、同じ技術レベルの仕事であれば私は語学力で負けるので、技術力ではっきり差をつける必要があります。

アメリカで歯科技工の仕事をしていて「いいな」と思うのは、日本人では考えられないほどこちらの歯科医師がフランクなことです。技工士を呼びつけるようなことはなく、歯科医師がラボに相談に来ます。私のラボにも毎週、付き合いのある歯科医師が来ます。「用事があるから来てくれないか」と言われれば歯科医院に出向きますが、その時には必ず患者に紹介し、「彼がこの入れ歯を作りました」と説明します。ある時、私を訪ねて来た歯科医師は「自分が開業した時には院内ラボがあり、自分も若く仕事の出来は50％だった。その後いろいろなラボと仕事をし、私も頑張って80％まできたと思う。今後は君と2人で１００％を目指したい。ぜひ協力してくれないか」と言われました。仕事に関しては同志です。やりがいがあります。

ただし、アメリカでは「支払いの悪いのは弁護士と歯医者」と言われるほど支払いトラブルが多いです。集金専門の業者から週に1、２回は「バッドチェックがあればうちで歯科医院から集金するが、どうだ？」と電話がかかってきます。私も開業当初一度だけ、支払いトラブルが原因で裁判までしたことがありますが、以後そのようなトラブルもなく、「ノーサンキュー。うちではそういうことがない」と言うと、相手が絶句します。

アメリカに来た時、息子は小学校2年生になったばかりでした。スコーキーの公立小学校に通ったのですが、よく呼び出されました。先生の話では、たいてい日本人の子供は英語がしゃべれないのでおとなしいのだけれど、お宅の子は英語がしゃべれないのに友達を作ろうと積極的にアプローチをし、コミュニケーションが取れないのでトラブルになるとのこと。家内と子供には大変な思いをさせましたが、よく頑張ってくれました。その子も40歳を過ぎ、２０１３年には孫が生まれました。

日本の技工士は学校でしっかり教育を受けプライドを持っていて、いい加減な仕事をしないので、仕事の上ではかなり評価されています。私が、優雅にストレスもなく仕事ができるのはアメリカだからだと思います。うまくコミュニケーションが取れるようになるまでは大変ですが、一度、互いの心が通い合うと、家族ぐるみの付き合いになります。

後何年、歯科技工士として仕事が続けられるかは分かりませんが、こうした環境で仕事ができたことにすごく幸せを感じています。

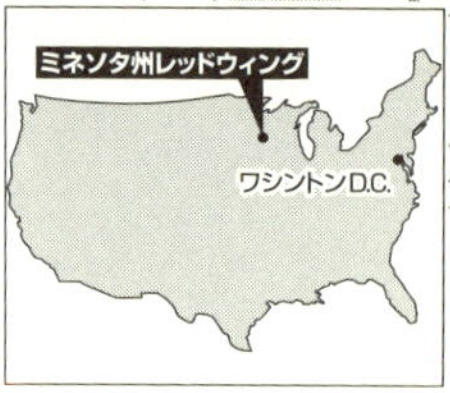

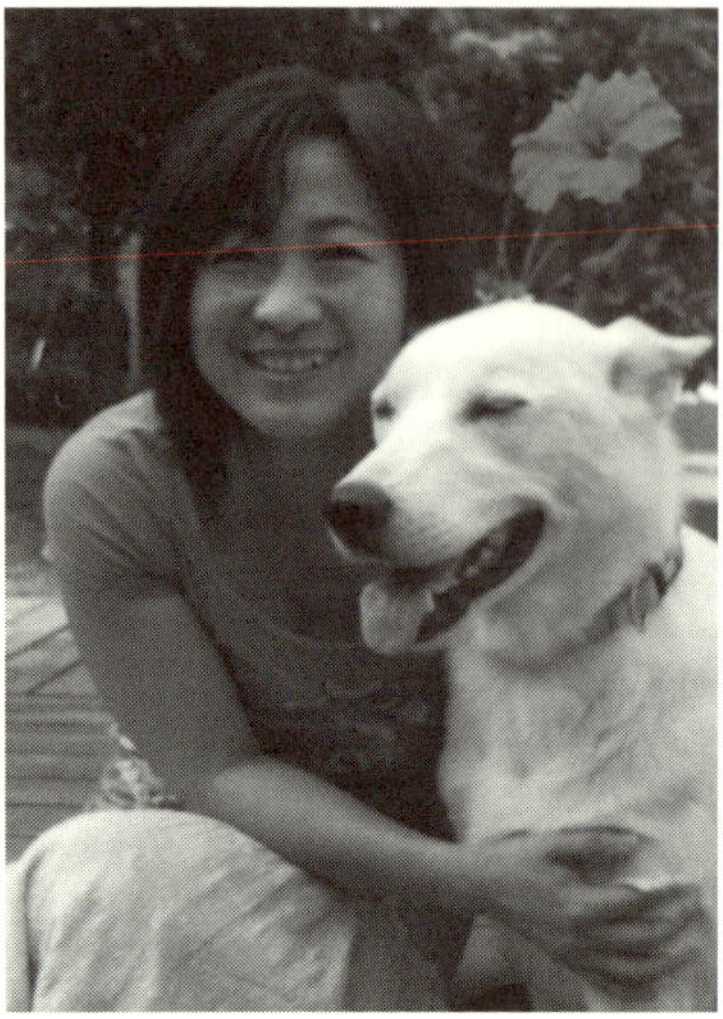

Yuko Moore

1993 年に渡米、96 年、プレミアデンタルラボにて技工士の技術を教わる。2000 年退社後、数カ所のラボを渡り歩く。05 年ごろより、フリーのセラミストとして仕事を請負う。09 年、Creation Dental Ceramics のオーナーセラミストとして現在に至る。

アメリカで歯科技工を初めて知る

ミネソタ州はカナダと国境を接するアメリカ北部中央にあります。冬は寒く、雪も積もり、北海道のような気候です。その分、春になると木々や花々、小動物の命がここぞとばかりにあふれ出し、生きる強さを感じさせてくれます。感受性豊かなアーティストやミュージシャン、俳優がたくさん生まれるのはこの自然環境が人を育むからかもしれません。

私がミネソタ州に来たのは1993年です。日本ではアパレル関係の仕事をしており、歯とは程遠い職業でした。アメリカでの最初の仕事も食品保存容器工場での単純作業でした。2年目に入り、仕事に先が見えないと感じていた時に友人から、知人が歯科衛生士になったとの話を聞き、「歯は誰にでもあ

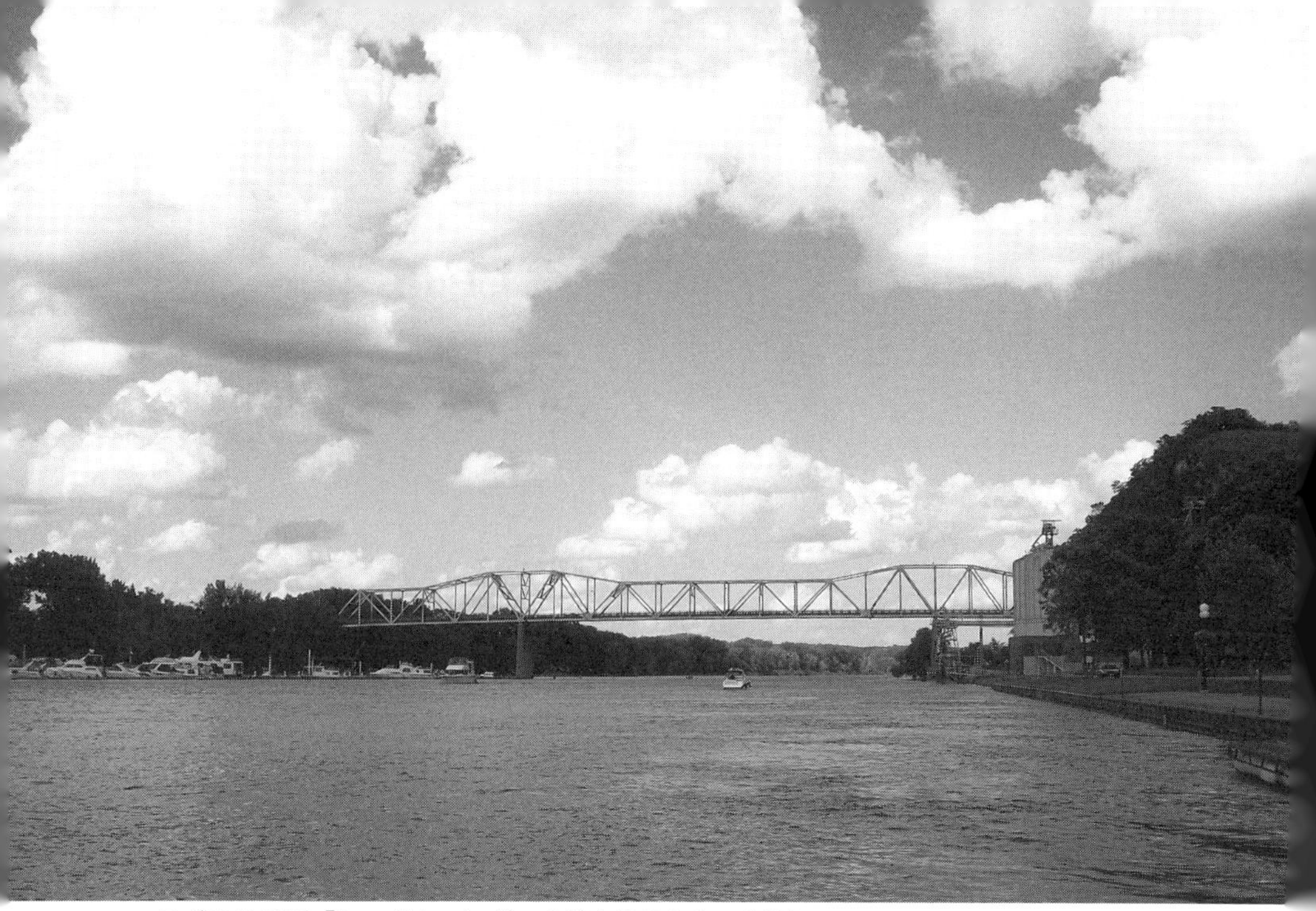

ラボのある町「レッドウィング」を流れるミシシッピ川

る」と、興味を持ちました。

そんなある日のことです。新聞の求人広告に「デンタルラボ」とあり、内容に「絵を描くのが好きですか？　手先の細かい仕事が好きですか？」等と書かれていて、最後に「教えます」の一言がありました。連絡を取る決意をし、電話しました。

「ラボの仕事内容はご存じですか？」との問いに、「全く分かりません」と素直に答えましたが、取りあえず面接に来てほしいと言われました。

アメリカでは面接の際に、応募者から年齢、家族構成や身の上話等を聞くのは禁止されています。申込書に名前、現住所、社会保障番号や経歴を書き、テスト用紙を渡されました。面接でテストをするのは珍しい方です。簡単な計算、一般教養の質問、残りは心理テスト的なものでした。

「3日後に連絡します」と言われてラボを後にしましたが、待ちきれず2日後に電話を入れると採用が決まりました。

出社して1日目から2週間は、仕事の内容や流れなどをビデオで見てテストを受けるの繰り返しで、学校に通っているようでした。もちろんその間の給料は州の最低賃金でした。

そのころはミネソタの職業訓練校に歯科技工コースがありましたが、3、4年後になくなりました。仕事の内容が社会的に広く認知されておらず、応募者がいなくなったからです。その時勤めていたラボからも社員が数人説明に行ったりしていましたが、学校に通う者は1人もいませんでした。今はラボ内で熟練の社員から技工技術が受け継がれています。

利点少ない認定資格

アメリカには歯科技工士になるための国家試験はありません。認定試験を受けることができますが、義務付けられているわけではなく、認定されたからといって給料に影響はありません。州によっては認定者でないとラボの開設ができない場合がありますが、ミネソタでは今のところ、ラボを開設するにも認定資格は不要です。認定されると年間費を払い、決められた単位を取る必要があります。歯科医師でも認定歯科技工士が何を意味するのかを認識している人は少ないですし、アメリカ人のほとんどはクラウンやデンチャーを作るのは歯科医師だと思っています。

近年、ミネソタでは、ある法案が可決されました。当初、はっきりとした内容が伝わってこず、①ミネソタの開業歯科医師は、州外に仕事が流れるのを防ぐためミネソタデンタルラボ協会に加入しているラボに委託しなければいけない②ラボは歯科医師に技工物がどこで作られているか（再委託しているか、いないか）の詳細を提示すること③ラボは必ず1名は、認定された技工士を雇用していること―が義務付けられるとのうわさが広まりました。

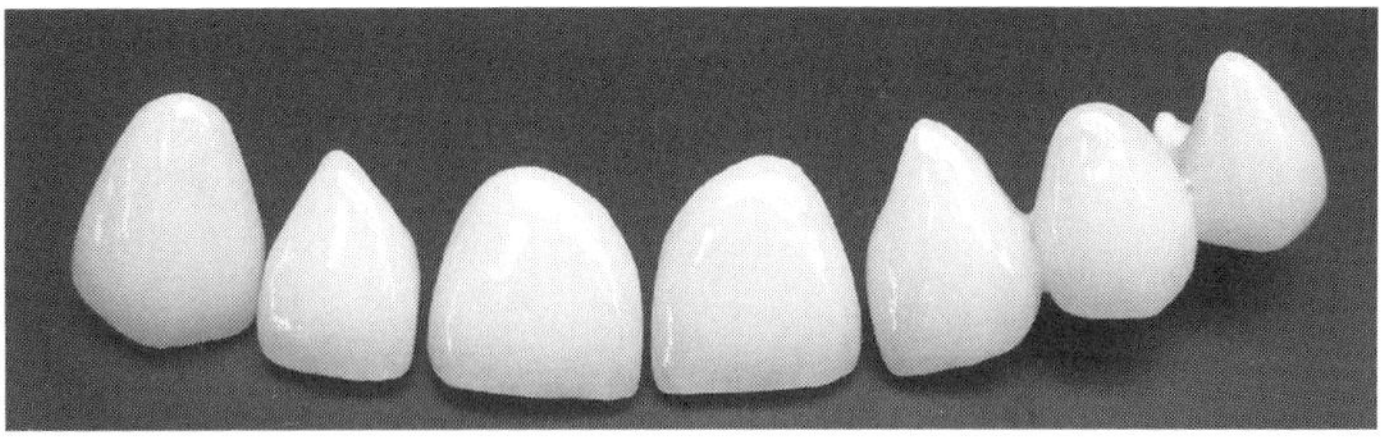

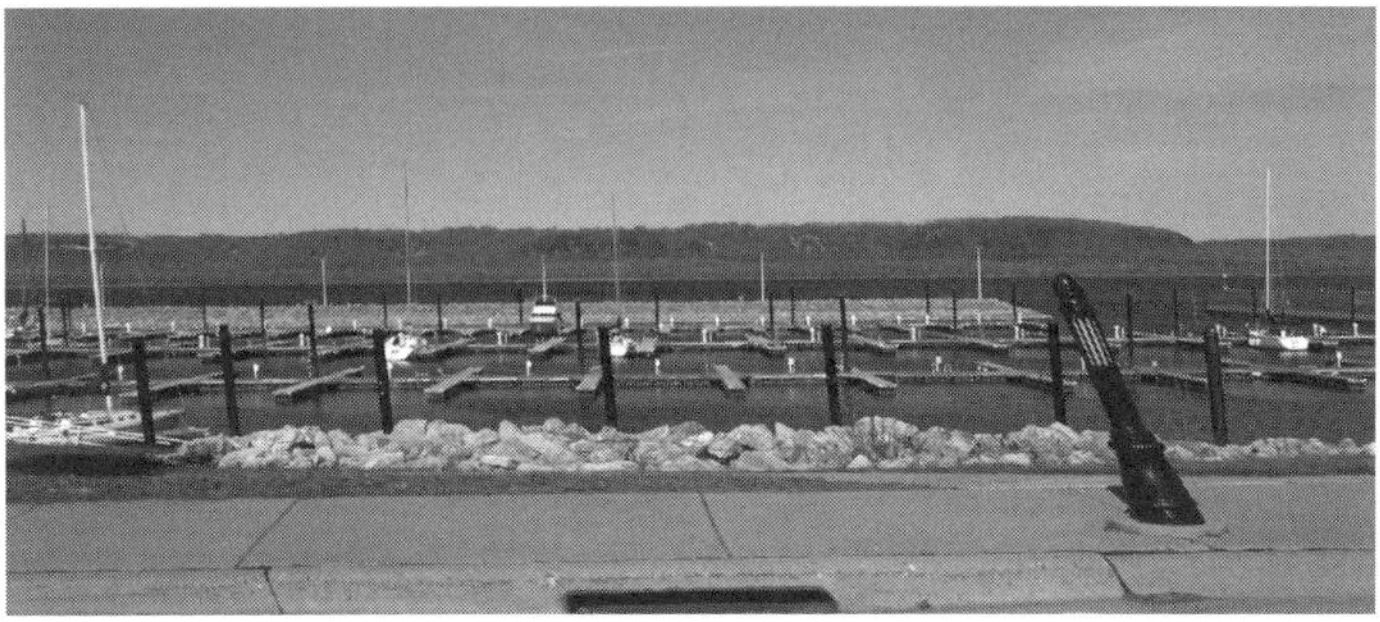

㊤ジルコニアクラウンで＃6〜12。＃10、11、12はブリッジです
㊦隣町、レイクシティーにあるペピン湖のハーバー。ちなみに最初に水上スキーが行われた場所です

結局③はうわさだけで、その義務はありませんでした。今現在では技工士を続けていく上で、ミネソタでは認定資格がなくても何の支障もありませんが、近い将来また同じようなことになるかもしれないので、私は受験を検討中です。

私はアメリカでセラミストになって約20年がたちました。負けず嫌いも手伝い、仕事内容を覚えるのは早い方なので、時給も徐々に上がっていき（アメリカでは社員でも時給制が主）、部署もセラミック部に変わりました。その間、ラボも転々としました。

最初のラボでは日本人が私1人だったので、歯科技工の専門用語を英語で覚え、英語の指示書を読みました。伝えたいことも言えず悔しい思いをした時もありました。日本人には嫌みに聞こえるアメリカンジョークにも耐えました。私はみんなに「ヨーコ」と呼ばれ、鍛えられ、精神的に骨太になりました。

そのころ勤務していたラボはバイト禁止でした

が、２００６年ごろからは内緒で２カ所掛け持ちをしていました。景気が悪くなった08年ごろにはフリーになり、数カ所のラボからの下請けをし、11年ごろまで徐々に下請け数を減らしながらやっていました。不景気で歯科医院に通う患者数が激減。仕事の数が少なくなり、１カ所では路頭に迷うところだったからです。

アメリカの歯科技工士の月収はおよそ、１７６０～３８００ドル（オーナー技工士は対象外）。現在アメリカの平均月収は、２７００ドルぐらいだと考えられます。

歯科医の技工への理解少ない

そして、２０１０年に私はパートナーと一緒に、今まで勤めていたレッドウィングのラボ「Creation Dental Ceramics」を買い取りました。レッドウィングはレッドウィングシューズの生産で有名な、ミシシッピ川沿いの人口約1万7千人の街です。川を渡ればウィスコンシン州です。

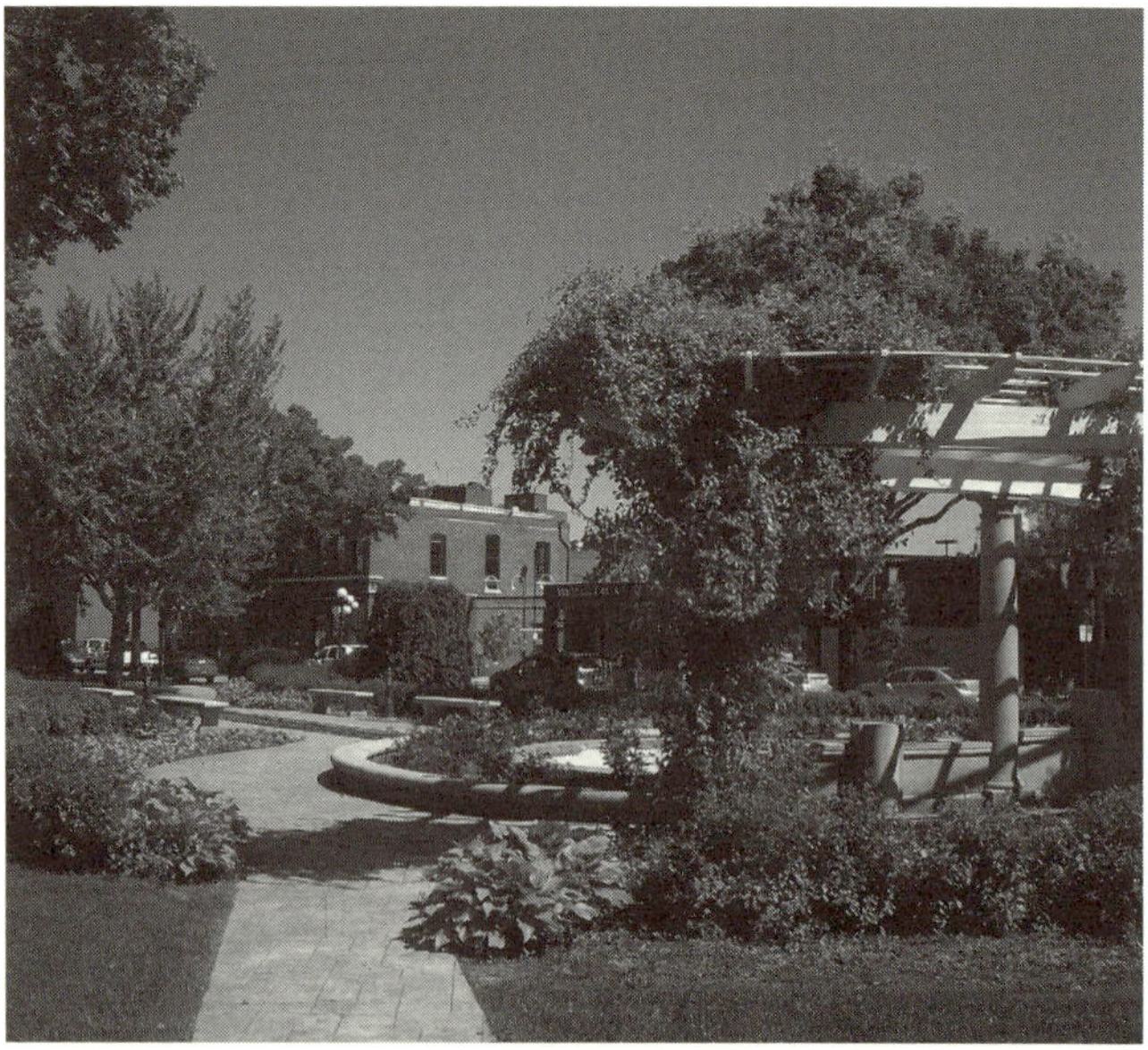
レッドウィングの中心部にある公園

小さい街だからでしょうか、歯科医師もローカル感を大切にしています。

しかし、歯科技工物に関しては、海外に技工物を発注する大手のラボが増えてきていることもあるのですが、自分の使っているラボが再委託しているのを知らない歯科医師があまりにも多く、ラボがどのようにクラウンを作っているのかを知らない歯科医師ばかりです。インプラントについても埋入する位置がまちまちで、頭を抱えることがしばしばありますが、今は難しいケースがあると歯科医師たちから事前に相談してくれるようになりました。

これまでは、「ラボは歯科医師の指示に質問したり意見を述べるのはもってのほか」と考えられてきたため、勤務時代は理不尽な要求に疑問を感じることが多々ありました。

そこで私たちは、患者さんに笑顔で帰ってもらう医療を提供するため、歯科医師とコミュニケーションを取り、チームワークで歯科技工物を作るラボを目指しました。

「Creation Dental Ceramics」は私で三代目となりましたが、「コミュニケーションが、今が一番取れている」と歯科医師から評価されるようになりました。

アメリカの技工生活は人生の喜び

私はクラウンブリッジしか学習してこなかったのですが、歯の排列やリレイションに支障を来すこともなく、今はデンチャーをやらずにクラウンブリッジのみを4人で切り盛りしています。

アメリカでは、数少ない大手ラボはクラウンブリッジ、デンチャー、矯正など全ての技工物を扱っていますが、少人数のラボの多くは特化して何種類かの技工物を製作しています。中にはメタルのみというところもあります。

当社でもサーベイクラウンは作ります。メタルからｅ．ｍａｘ、インプラントは扱います。

　現状は70％がジルコニアです。スキャナーはスリーシェイプ、削り出しはキャドブルーです。卓上でコンパクト、しかも速く、他の会社の器材とも合うので便利です。ゴールドの値段が跳ね上がっていることから、今はフルカウンタージルコニアクラウンも増えています。

　カスタムシェードを無料でやっているので、週に2、3件ですが予約が入ります。ラボは日中の日差しに近い照明を採用しているのですが、照明の違う医院では色が違って見えるため、やり直しをするケースが過去には多くあったので、私は歯科医院に出向いて行うことが多いです。

　種類はいろいろありますが、アメリカのほとんどの歯科保険の場合、義歯の費用は40％が個人負担です。値段は歯科医師によって異なりますが、平均で９５０～１１００ドル。ハリウッドなどにはもっと高額な歯科医師もいます。

　２０１４年に制度が変わるまで、アメリカの保険のシステムは歯の治療に使える金額が12カ月間で決まっていました。患者さんが入っている保険によって金額は異なりますが、年末に向けて駆け込みで歯を治す患者さんが増えるので、10月に入るとラボは急に忙しくなっていました。日本の公共事業とどこか似ています。

　11月に感謝祭、12月はクリスマス・年末とホリデー行事が重なるために作業できる時間が限られてくるので、この時期は余計に忙しくなり、ミスが出やすくなりがちです。

　歯科技工技術は年々進化しており、セミナーや勉強会に行く機会も増えてきています。アメリカミッドウエストで一番大きい会合は、毎年2月にシカゴで開催される歯科医師向けの「ミッドウインターミーティング」と同時に開かれる「ラボデイシカゴ」

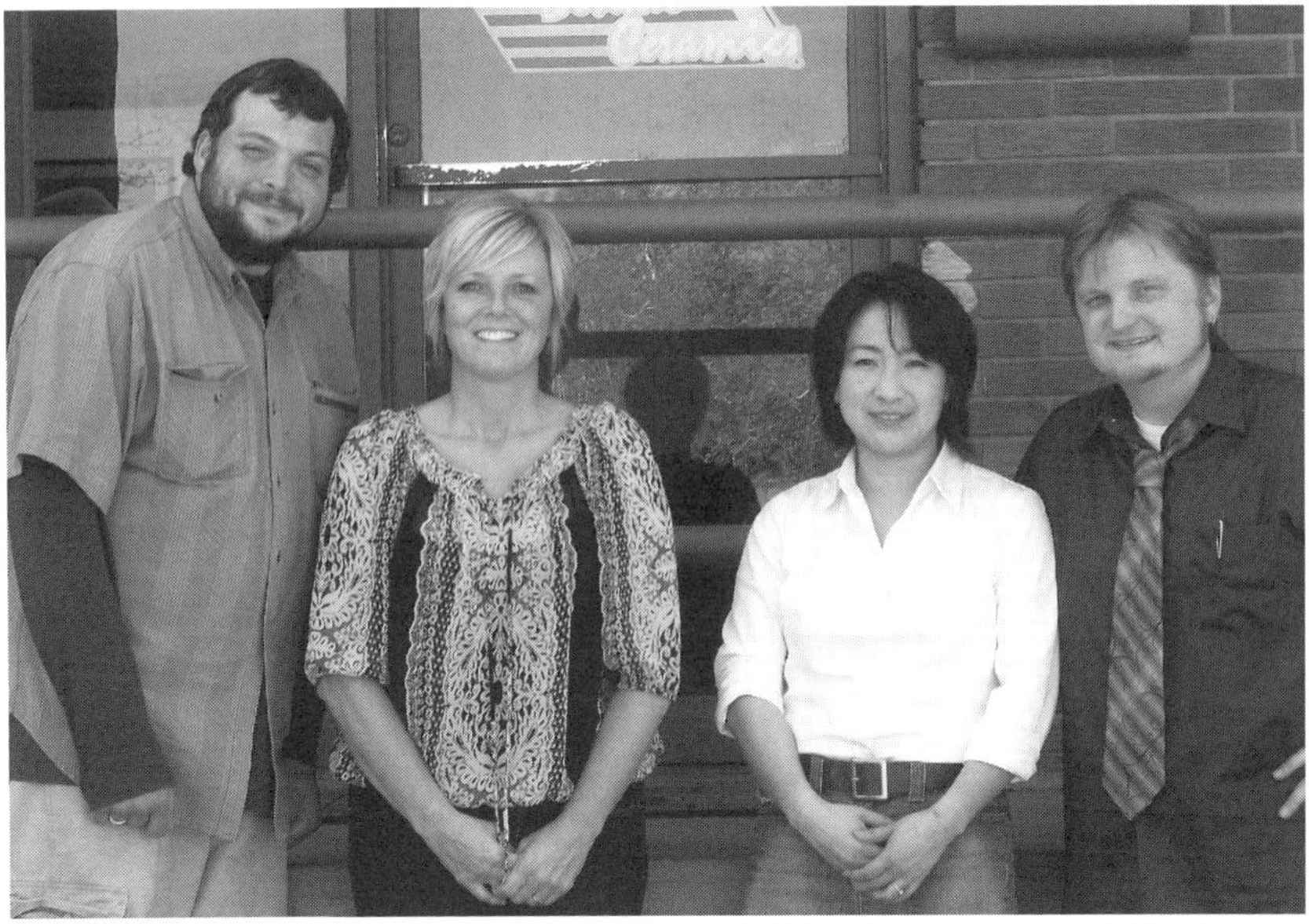

ラボ「Creation Dental Ceramics」のメンバー。左からジョン、エイミー、筆者、ティム

です。こうした機会に最新技術を習得し、患者の要望に応えられる仕事をして、1年でも長く続けられればと思っています。

ミネソタの歯科技工士は、私が知る限りでは定年を過ぎても技工の仕事に携わっている人が多くおり、息の長い職業と言えます。もちろん向き不向きはありますので、人の出入りは激しいのですが、アメリカでは転職＝マイナスだと思わないので、前向きに転職を考えるのではないでしょうか。

同じクラウンでもラボによって全く異なる方法で仕上がります。私はいろいろな場所で修行をしたと思っていますが、何年やっていても新しい発見があるので、これからも研鑽を続けることでしょう。

ミネソタでも年に1回、ラボのミーティングがあります。前の職場の同僚たちに会うのは、ちょっとした同窓会気分で楽しみです。アメリカで歯科技工士生活を満喫できるのは私の人生の喜びです。

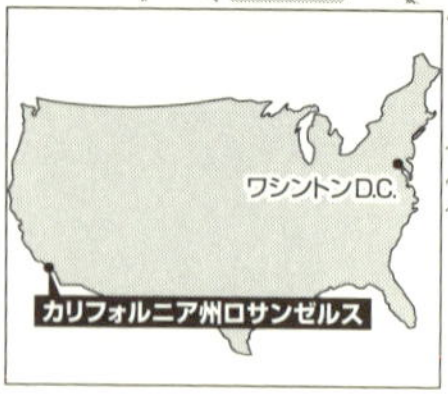

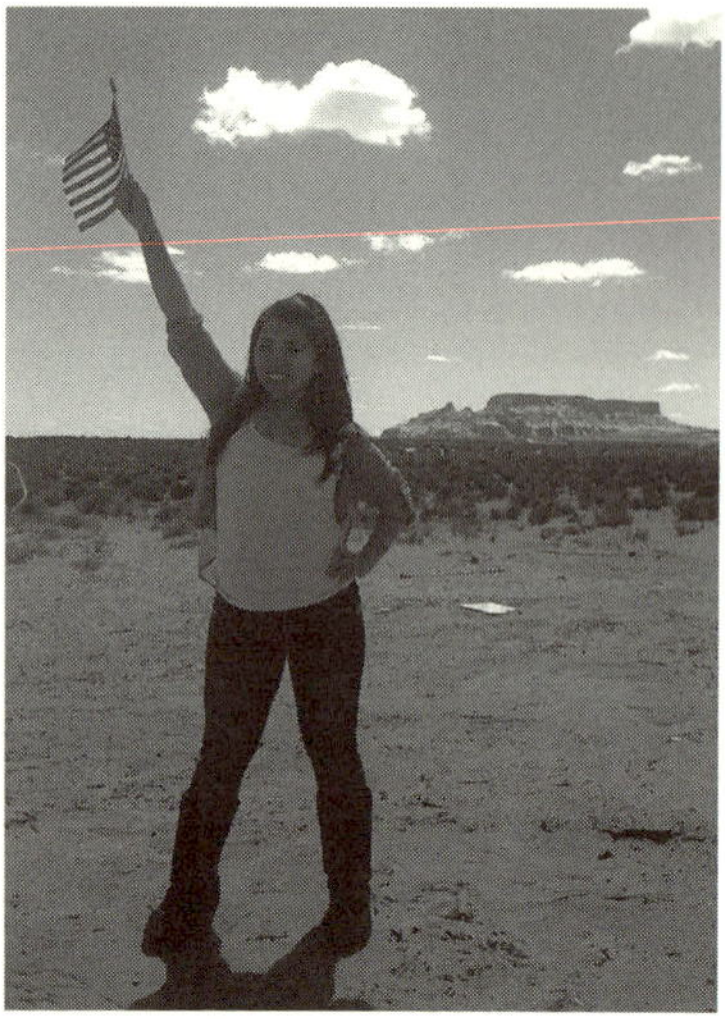

Nozomi Nina Suzuki

すずき にーな のぞみ

2007年、東京医科歯科大学歯学部附属歯科技工士学校本科入学。09年、同校実習科入学。11年に渡米し、G&H dental arts Inc.にて研修開始。13年、研修終了、帰国。都内ラボにて歯科技工士を続ける。

学生時代に海外就職を決意

私は2011年9月から、アメリカ・カリフォルニアのロサンゼルスにあるラボ「G&H Dental Arts」の研修歯科技工士として、充実した日々を過ごしています。海外で働くのは、日本の歯科技工専門学校に進学してからの夢でした。

私が歯科技工士を志したのは中学3年生のころでした。エスカレーター式に進学する学校に入り、大学進学を念頭に学生生活を送っていましたが、勉強がそれほど好きではなく、会社員として働くのも全く想像できず、「絶対に手に職を」と思っていました。歯科技工士を選択したのは、もの作りが好きだったことや、親戚に歯科技工士がいたためなど、いろいろな理由がありますが、最後は国家資格の職業であるというのが決め手になったと思います。

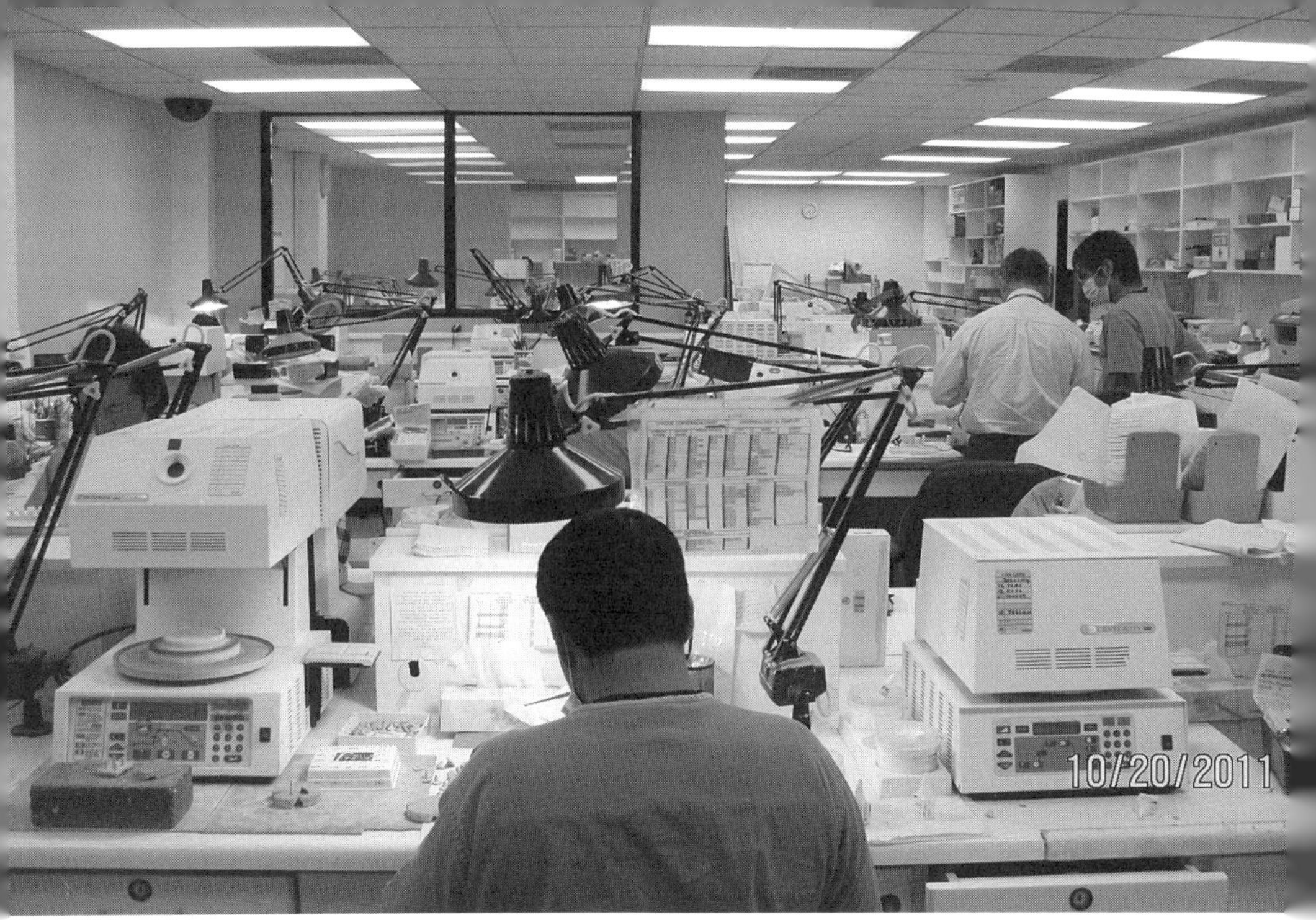

G&H Dental Arts のポーセレン部門

歯科技工士学校には高校卒業後すぐ、２００７年に入学しました。さまざまな経歴、年齢の同級生や先輩方がいてとても刺激的で、学生生活はとても有意義でした。私は、「猪突猛進」や「思い立ったら吉日」といった言葉が似合う、本当にとっぴな学生でした。一度は就職活動をしたのですが、結局はなんとなく専攻科に進学しました。

専攻科進学後は、歯科技工のさらに深い知識や現場で働く諸先輩方の話を聞くなど、本科では得られない知識を学びました。しかし、そこで私が知ったのは技術的なことばかりではありませんでした。歯科技工士を取り巻く社会・経済環境を知ることで、将来の不安が高まり、明るい未来を送れるのかと悩み、モチベーションが下がりました。

学校生活は次第に退屈になり、出欠の確認に間に合うようにチャイムと同時に教室へ駆け込み、チャイムと同時に下校するようになりました。そんな私を心配した1学年上の先輩が、「夏休みに海外旅行兼ラボ見学へ行かないか」と話を持ちかけてくれました。物心ついたころから海外のカルチャーや西洋人独特の彫りの深い、濃い顔が好みで、海外に興味

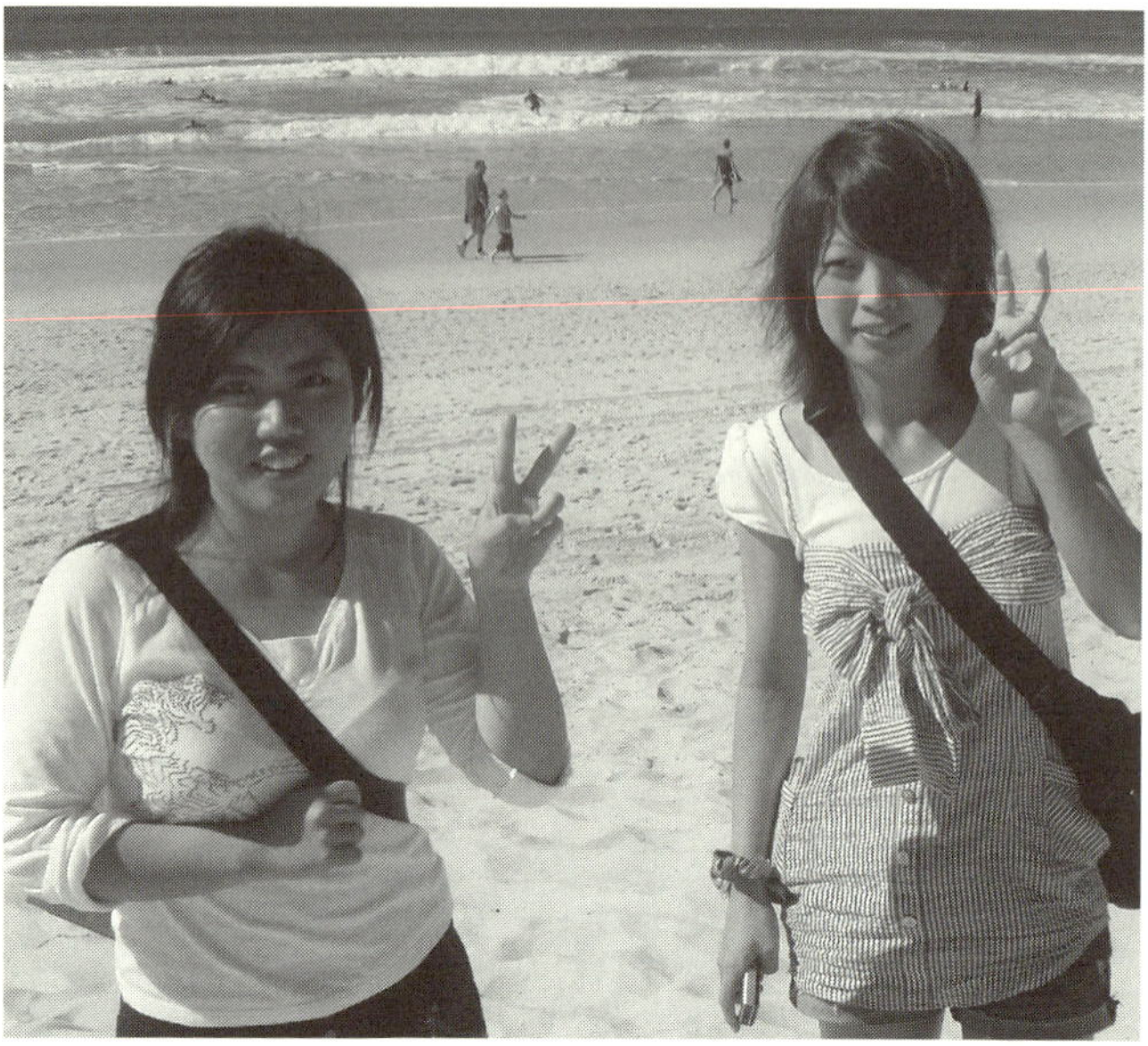

オーストラリアで先輩と

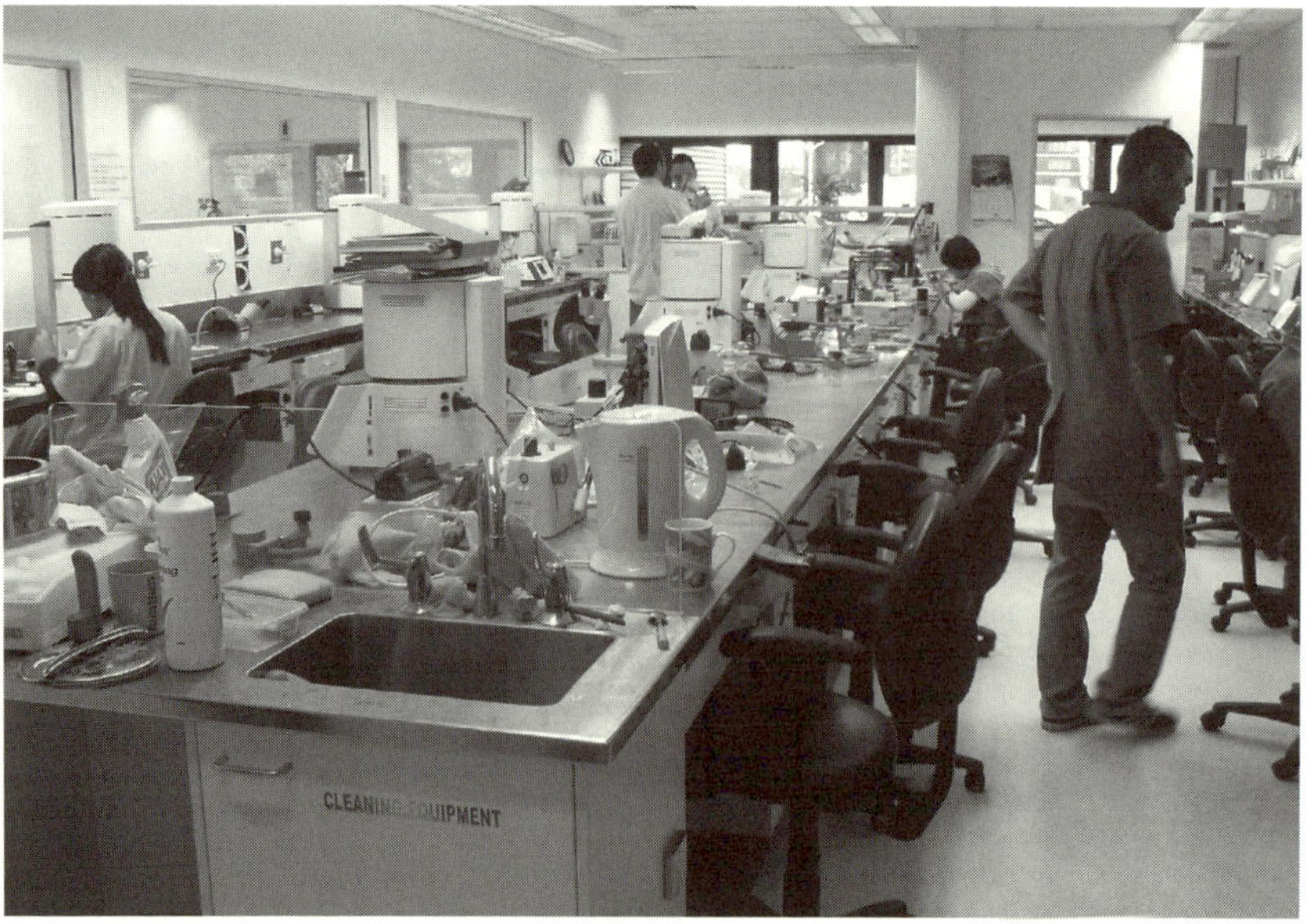

㊤㊦オーストラリアで見学したラボ

があった私にとって、先輩の誘いは海外就職への第一歩となりました。

海外で初めて見学した場所は、ＯＢの職場のあるオーストラリアのゴールドコーストでした。海外就職希望で短期語学留学をするもう１人の先輩と一緒に旅行をしました。

先輩たちに「おんぶにだっこ」で連れていってもらったのですが、広くてカラフルでおしゃれなラボ、あらゆる機材、材料のそろった職場環境は、日本のラボと明らかに違っていました。見るもの、感じるもの全てにカルチャーショックを受けた私は、カラカラに乾ききった真っ白のスポンジが水を一気に吸収するように潤いを十二分に吸収し、このラボ見学をきっかけに「将来は絶対に海外で働く」という決意は揺るぎないものになりました。

帰国後は海外就職のことばかり考え、海外の歯科技工士事情を探るため、学校の図書館で海外の歯科の記事、歯科技工雑誌のバックナンバーを読みあさり、海外で活躍するＯＢ、ＯＧにも連絡を取りました。そして、帰宅してから毎日４、５時間、ＳＮＳ（ミクシィ、フェイスブック）などを使い、情報収集や海外で活躍する歯科技工士と連絡を取りました。彼らは「海外就職ではどうしていいか分からなくて本当に苦労した。でもその時に、いろいろな人にお世話になった。今度は自分が恩返しをしたいから、分からないことや手助けできることがあったら何でも相談して」と、口をそろえて言ってくれました。

そして、早稲田歯科技工トレーニングセンター主催の「第２回海外就職セミナー」を先輩から教えてもらい、参加しました。その時に名刺交換をさせていただいたのがセミナー主催者の横田浩史さんでした。セミナー後も頻繁にメールで相談に乗っていただき、いろいろと助けていただいて、本当に感謝しています。

何かにつけて人と違うことをすることを好む私は学生時代から名刺を持ち歩いていました。ラボ見学に行った時や初めてお会いする方との情報交換がスムーズにできたらと思っていたのです。効果はてきめんで、名刺を持っていると言うだけで会話が弾み、キャラクターもあってすぐ相手に覚えてもらえ、たくさんの人と知り合いになれました。名刺は海外就職のための「夢へのチケット」だと思っていました。

ロサンゼルスのラボで研修に参加

海外への就職活動を続けているうちに、情報や同じ志の仲間が自然と集まってくるようになりました。冬休みには単身でハワイのラボを3件見学させていただき、その次の年の夏休みには、現在の研修先であるアメリカ・ロサンゼルスの「G&H Dental Arts」に後輩を連れて見学に行きました。

私がG＆Hの研修プログラムへの応募を決めたのは、プログラム内容を両親が読み、承諾してくれたからです。私は学生のころから歯科技工雑誌をこまめにチェックしていて、ラボの存在は求人募集のページで知っていましたし、1学年上の先輩が働いていたこともあって、メールでいろいろと話を聞かせてもらい、身近に感じていました。

夏休みにG＆Hの見学から戻った私は、毎日のように同社の人事の担当者とメールでやり取りをし、話を進めました。応募に当たり前歯のポーセレンクラウン1本と臼歯のワックスアップ1本、そして「なぜ、海外で働きたいか」というテーマの作文、履歴書、適性診断能力テストに答えたものを提出し、数カ月後にG＆HからOKをいただきました。とんとん拍子に話が進みましたが、ビザの申請、取得には時間がかかりました。

G＆Hの研修プログラムへの参加には、会社がサポートしてくれるH―3ビザ（職業研修ビザ）の書類として、卒業校の成績証明書、卒業証書が必要でした。会社からは11月にOKをもらっていたのですが、卒業証書は卒業式後の3月にならないともらえなかったので、それまでビザの申請が足止めされてしまいました。

この時期は卒業論文の制作に追われ、月日のたつのがとても早く感じられました。3月に卒業証書と成績証明書を受け取り、学校長の推薦状やパスポートのコピー、弁護士に作成してもらったビザ申請用書類をそろえ、4月から申請を本格的に開始し、1カ月後に移民局に書類を提出、3カ月後にはアメリカ大使館で面接を受け、9月に渡米となりました。

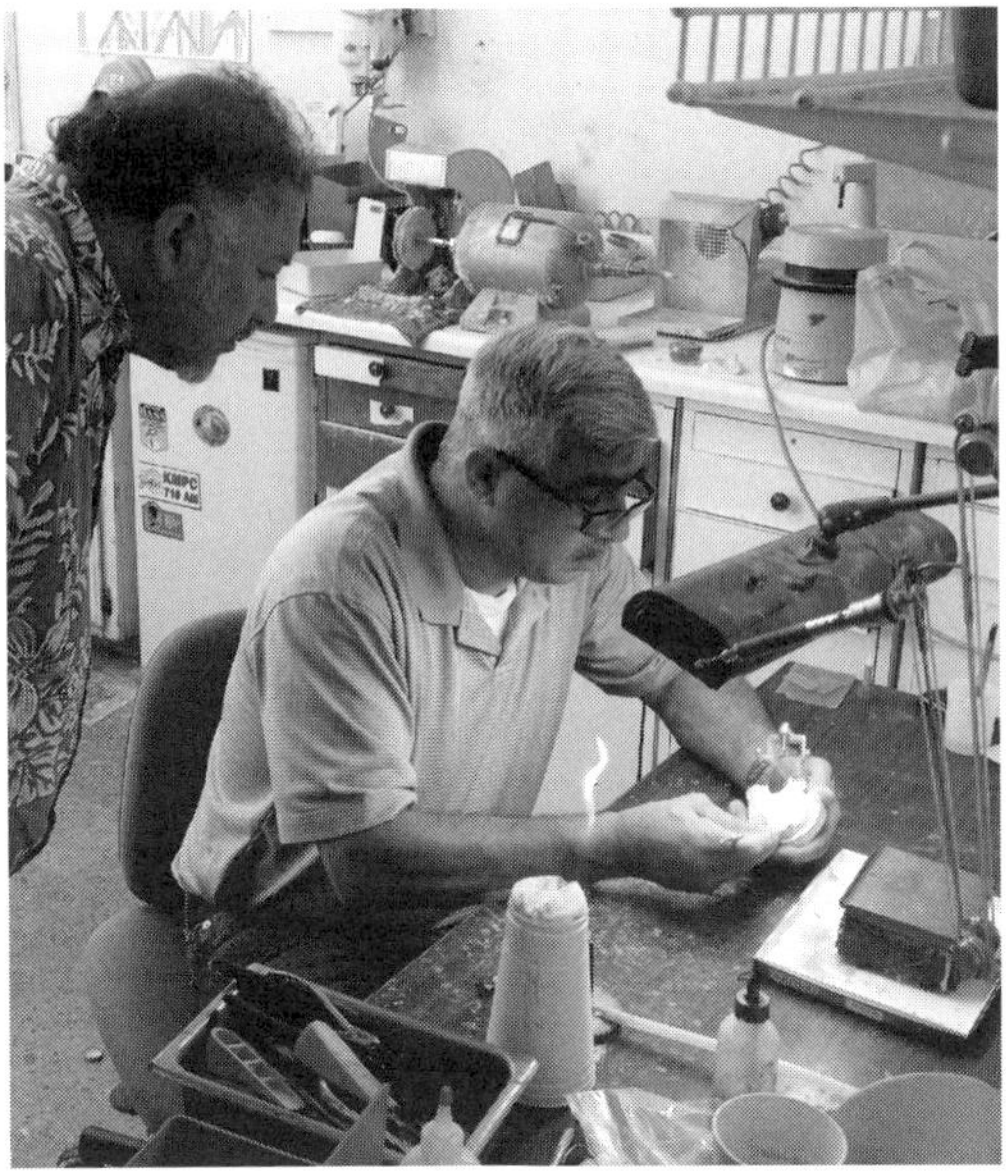
ロサンゼルスで見学した小さな技工所

平凡な学生生活を送ってきた私にとって、学校を卒業してから渡米までの半年間は何とも表現のしようのない不思議な時間でした。朝は歯科技工所で模型を作り、夜は掛け持ちでアルバイトをしていました。就職して歯科技工士として働いている同期や後輩たちの話を聞くたびに、現状への不安と技術的な焦りを感じていました。いつ受理されるか分からないビザを待つ時間はとても長く感じられました。

G&Hラボが研修当初のプログラムとして新卒の私に与えた課題は、e．max（キャスタブルセラミックス）のワックスアップからキャストを3～4歯、前日にキャストした物のフィニッシュを3～4

歯といったものでした。

アメリカでは保険診療がないので、口腔ケアに対する考え方が個人、ステータスに応じて、だいぶ違うなと感じます。

先輩から後輩へ恩返しのリレー

渡米直後は、生活に必要な車がないので会社への通勤は先輩のお世話になります。そのため、運転免許証を取得するまでの2~3カ月は決まった時間に帰れるよう、仕事は若干少なめになっています。今はフルジルコニアのリシェイプからフィニッシュを12~15本、e．max を2~3本行っています。

アメリカで生活するには車の免許は不可欠です。免許の取得には社会保障番号が必要ですが、これを取るのに約1カ月かかりました。それから筆記試験、実技試験という流れになります。


教習所に通えば手取り足取り教えてくれる日本とは違い、アメリカという国柄か、試験もアバウトに感じます。私は筆記試験の点数が合格点に満たなかったのですが、お目こぼしをしてもらい渡米後2カ月に運転免許証を取得しました。もちろん、車の購入費、保険の費用の蓄えがあっての話です。

今、私が住んでいるところは社宅です。会社から車で15分くらいのところに格安の社宅があり、同僚とシェアしています。比較的アジア人が多く、日系のスーパー、レストラン、回転ずし、居酒屋、本屋、ディスカウントショップなどがあり、値段は少し高く感じますが、ほぼ日本と変わらない生活ができます。正直、日本語だけでも生活は十分可能です。

渡米当初は、仕事からプライベートまで会社の先輩のお世話になりっぱなしでした。会社への送迎、休日のお買い物、アメリカでの生活の1から10まで教えてもらいました。そして、自分に後輩ができた時には「先輩への恩を後輩に返す」、これがＧ＆Ｈ研修生の暗黙の伝統として引き継がれています。

初めて親元を離れ、研修していく中で、社会人としてのルールやマナーなど、多くの事柄を学びました。自分の未熟さから上司と意見の食い違いがありもめた時にも、先輩と何時間も話し、いろいろとアドバイスをしてもらいました。他の先輩、上司、オフィスの人たちなど、いろいろな人が、いろいろなアドバイスをくれました。

そうした経験を通じ、私はこの会社の良さをあらためて感じました。さまざまな国の人がいて、さまざまな考え方、文化を知るのができるのは、ここカリフォルニアにある大手ラボＧ＆Ｈの特色だと思います。

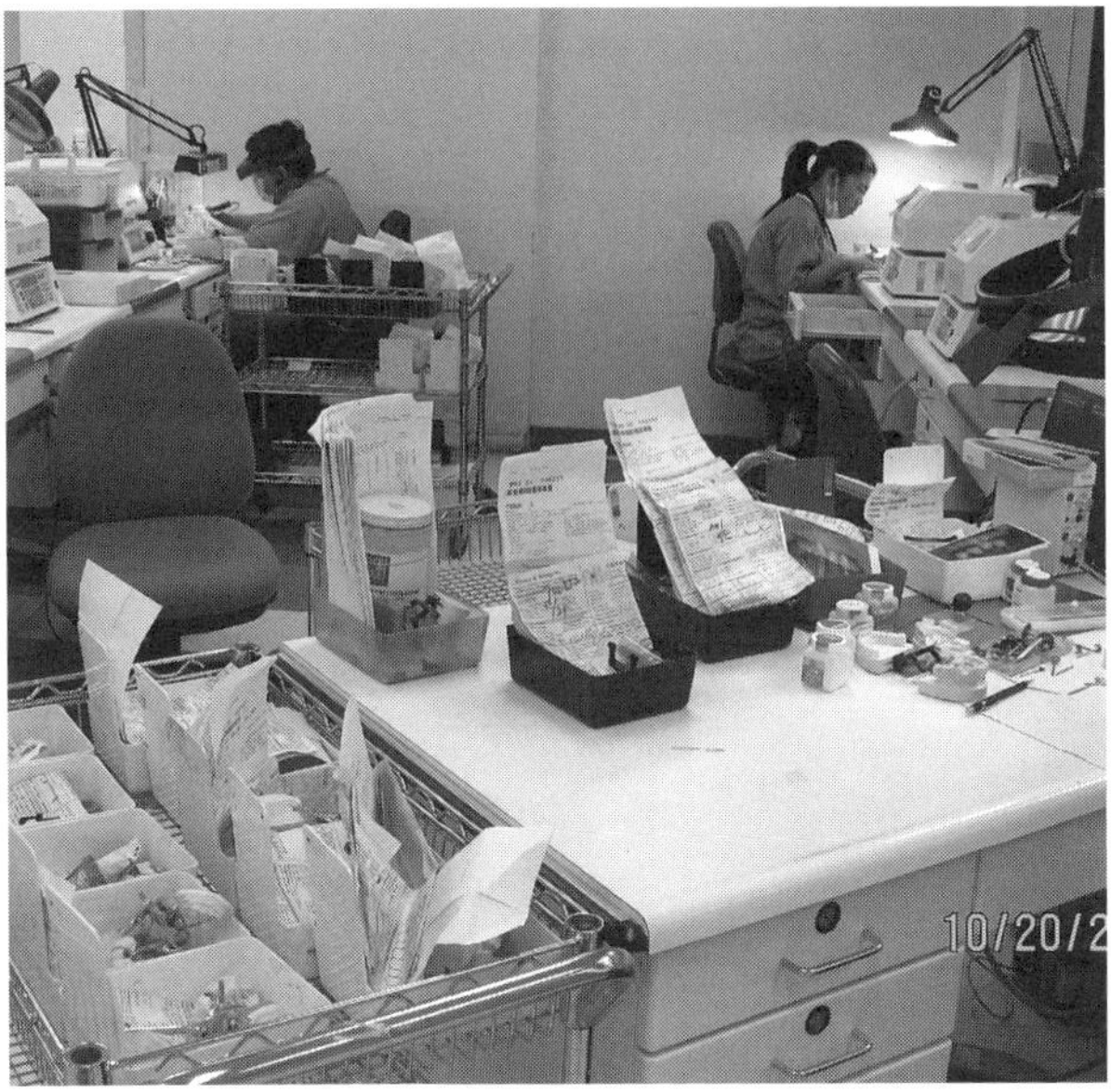

G&H Dental Arts（ポーセレン部門）

ロサンゼルスでの生活で得たもの

私は渡米前は、一般的な家庭で、大過なく過ごしてきました。家事全般も手伝い程度でしたし、一人暮らしも初めてでしたので、先輩や、向こうの友達には本当に助けてもらいっぱなしでした。

アメリカで苦戦したことの一つは、友達づくりです。インターネットの日本人コミュニティーサイトで友達を募集したり、同好会、サークルにどんどん参加し、そこで出会った友達のホームパーティーにおじゃまして、また友人ができたり、イベントに招待してもらったり、一緒に地元のイベントに参加してみたり、どんどん友達の輪を広げていきました。お店やバーで意気投合したり、制服のままランチをしていたら、偶然に技工士の人が声をかけてくれ、それがきっかけで友達になってラボに遊びに行ったり、よく行くスーパーやファミレス、銀行、ジムやガススタンドの店員さんが話しかけてくれるようになったりと、右も左も分からない土地に行った私には、小さな出会いの一つ一つが本当にうれしかったです。

Nina（ニーナ）というミドルネームは、コミュニケーションを取りやすくなるように自分で付けました。「のぞみ」という名前はなかなか聞き取ってもらえず、自己紹介のたびに3、4度と繰り返すのが手間だったので、同じイニシャル〝N〟で選んだのがNinaです。なので、英語で話す友達には〝Nina〟で浸透しています。

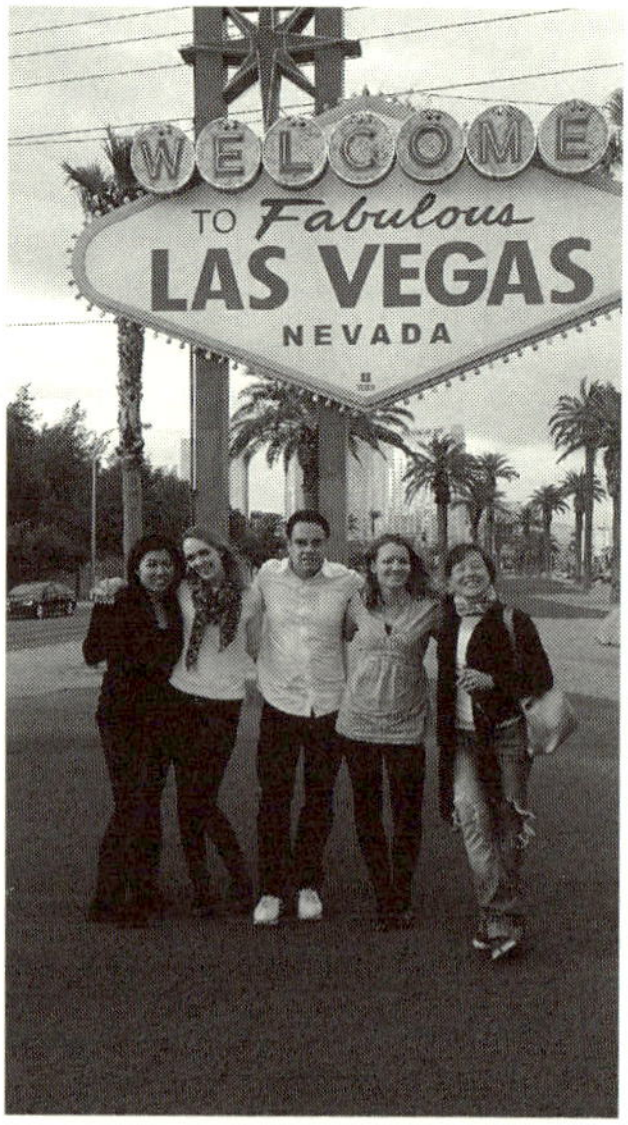

ラスベガスに旅行に行った時の写真

私は語学をしっかり勉強をしていなかったので、何度も言葉の壁にもぶち当たりました。伝えたいことが伝わらず、悔しい思いをすることは日常茶飯事ですし、『何言ってるか、全然分かんない！　もっと勉強してこい!!』と怒鳴られることもありました。それも今となっては、いい思い出です。

また、気を使って簡単な英語で話してくれたり、知っている日本語でコミュニケーションを取ってくれたり、日本のエピソードを話してくれたり、私の住んでいたエリアは、さまざまな人種が混在していたので差別や偏見もなく、フレンドリーで穏やかな人が多く、本当にいい土地でした。

アメリカでは本当にさまざまな新しいことに挑戦しました。車で数日かけて友達と旅に行ったり、いろいろな州に旅行に行って迷子になって途方に暮れたりもしました。スペイン語圏の人も多かったので、スペイン語や他の言語も勉強しました。友達のために何度も寿司も握りましたし、もちろんさまざまな国の料理を食べたり、作ったりするなど、文化にも触れました。身を守るために人種や年齢を偽ってみたり、片言の英語で口論したり、なぜか知り合いに連れられて、阿波踊りサークルに参加し、アメリカ人に交ざり阿波踊りを3時間練習したこともありました。本当に、本当に非日常的な、さまざまなことを経験し、多くのことを学びました。その中で、生活をするということ、働くということをあらためて考えさせられましたし、日本という国の良いところも、悪いところも見えた上で、日本は素晴らしい国だと思いました。日本人であること、そして東京人であることを誇りに思います。

アメリカでの2年間、出会った全ての人、起こった全てのことが、私の財産です。渡米を承諾し、いつも応援し、支えてくれた家族には本当に感謝しています。

そして、何よりも、歯科技工士という仕事が好きになれたことは、本当によかったと思います。もし、日本で就職していたら、間違いなく、技工士を続けていなかったでしょう。社会人の第一歩がロサンゼルスだったから、そして研修先がG&H Dental Arts Inc.で、上司、先輩、環境に恵まれたことで、今の歯科技工士 Nozomi Nina Suzuki があると思います。

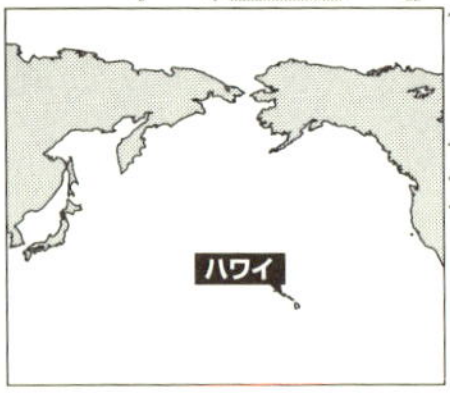

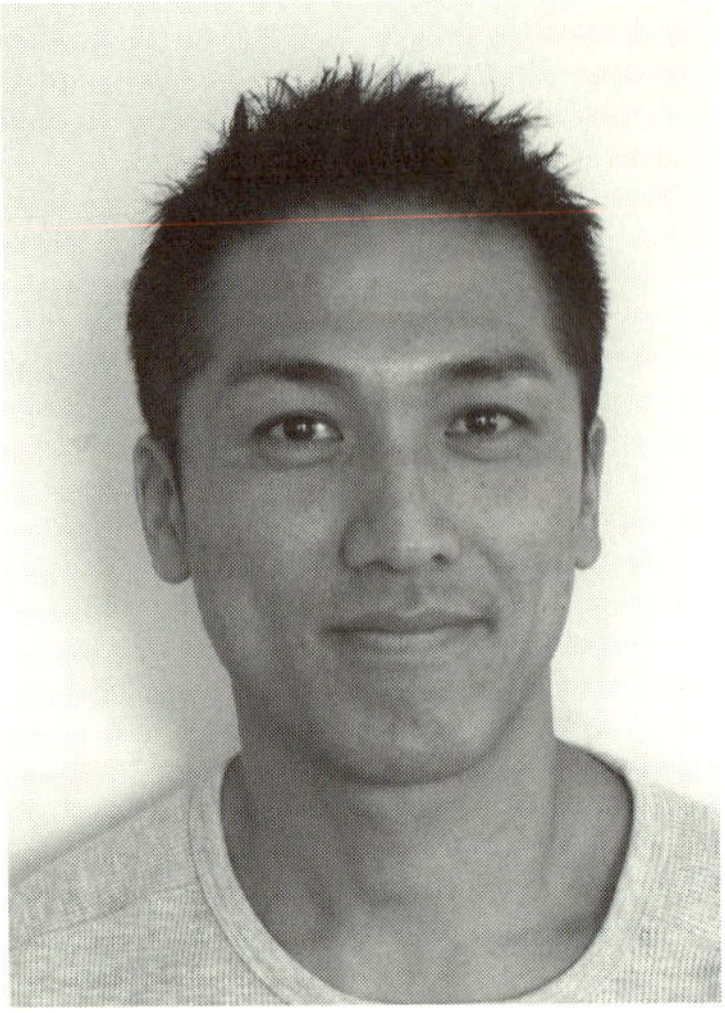

福澤 将豪

ふくざわ　しょうごう

1990年、新東京歯科技工士学校卒業。93年、早稲田歯科技工士トレーニングセンター卒業。94年、原歯科医院。96年、渡米。99年、D-Net Dental Hawaii,Inc. 開設。2008年、株式会社 D-Net Dental Laboratory 開設。

取得困難になった就業ビザ

私のオフィスはアメリカ合衆国50州の中で最も新しく、また最も西側に位置するハワイ州のオアフ島にあります。1996年に渡米し、カリフォルニア州・オレンジカウンティーの歯科技工所に勤務していた時に、ハワイ州の支社への転勤を命じられたのが定住するきっかけとなりました。

渡米に際しては特に強い意志や確固たる目標を持っていたわけでもなく、大好きなハリウッド映画の中のアメリカや、趣味のサーフィンのビデオに出てくる格好の良い人々や街並みへの憧れからでした。最新の技術や知識を身に付けたいとの気持ちがなかったわけではありませんが、恥ずかしながら前述の理由の方が大きかったように思います。

私が渡米を決意した1995年当時の日本は、携

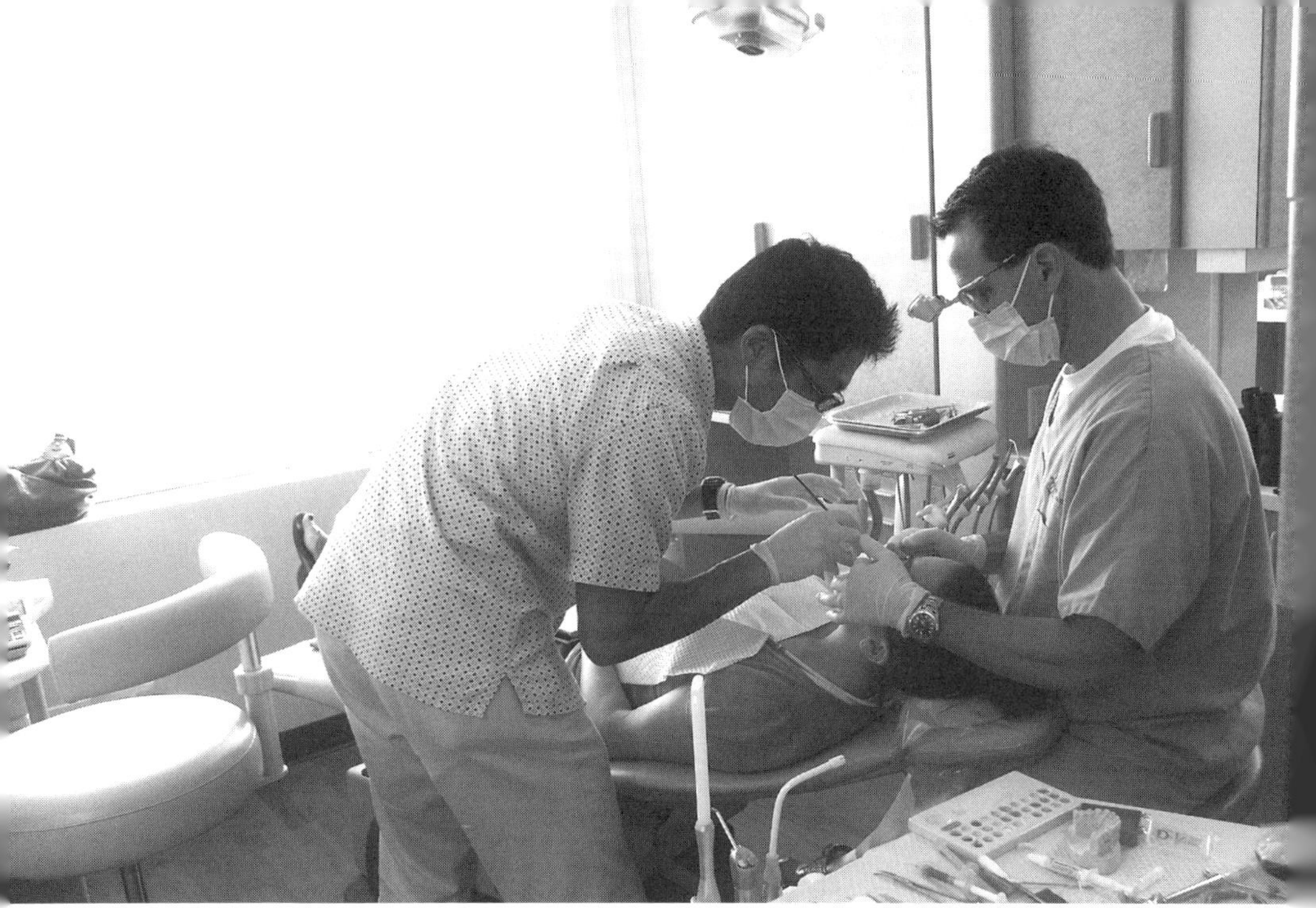

歯科医院に赴き直接患者と話す機会は非常に重要だと感じている

帯電話を持っている人も少なく、インターネットの普及率も低かった時代です。そのような状況の中でアメリカの情報を知るには、人づてに聞いたり旅行雑誌を読んだりすることが主流であったため、新しい生活への期待もありましたが、不安の方が大きかったことを覚えています。幸いにもカリフォルニアの歯科技工所に雇用してもらうことができ、就業ビザも取得できました。

アメリカで外国人が働くには移民局の発行する就業ビザが必要となります。私が渡米した当時は身元引き受けの会社の素性がしっかりしていれば、10枚程度の書類と申請書、パスポートを提出して1週間ほどで発行され、手元に送られてきました。私が取得したのは「Lビザ」という種類のビザで、3年期限（延長可能）のものでした。この他、就業を許されるワーキングビザが3種類ほどあります。

しかし、9・11の同時多発テロ以降、就業ビザの

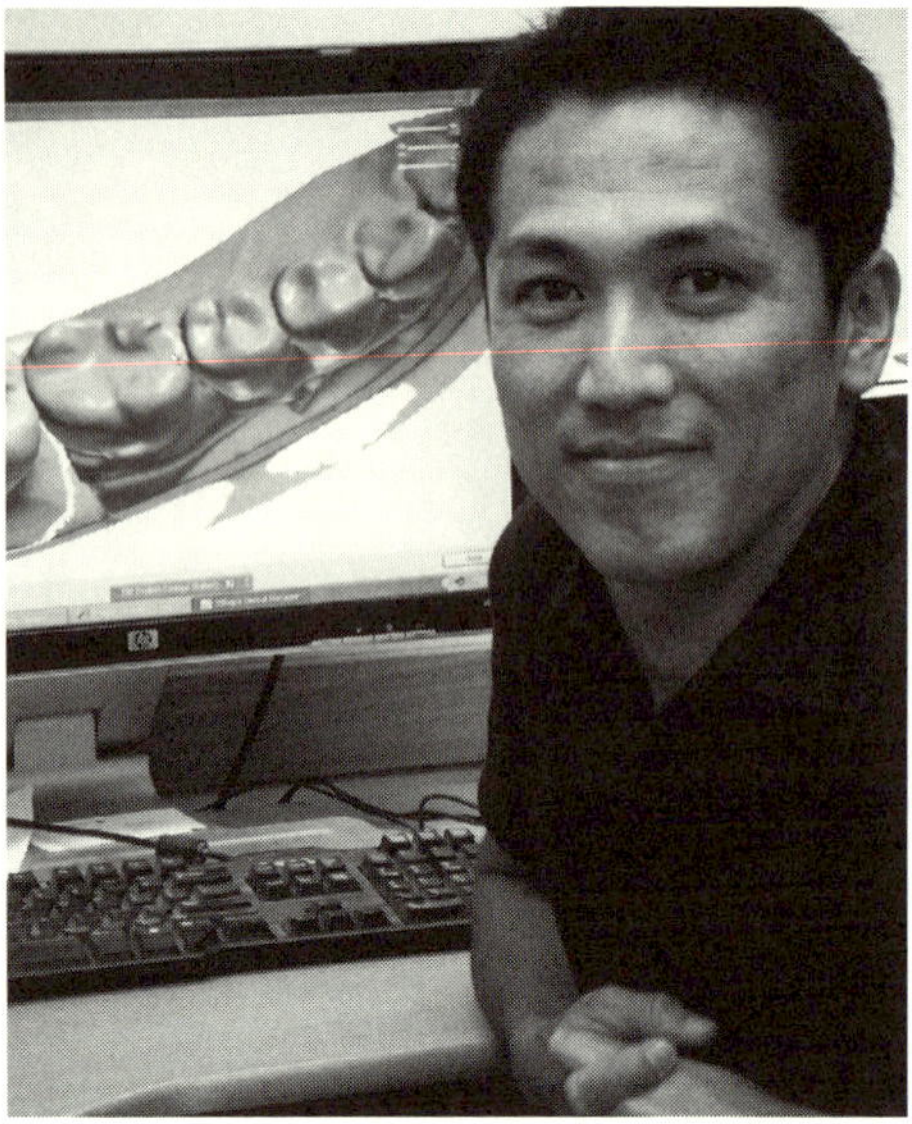

スリーシェイプスキャナーで
クラウンをデザイン

取得は非常に困難となっています。リーマンショックから続くアメリカ経済の低迷に伴う失業率の上昇により、国外からの労働力を極力入れたくないという理由も取得困難の原因の一つとなっているようです。

現在、就業ビザを取得するには週刊マンガ雑誌1冊分くらいの量のさまざまな書類を用意して、申請書類を弁護士に作成してもらい、それを提出したのち、1～3カ月後にアメリカ大使館で面接をしなくてはいけません。この面接をクリアするのも一苦労で、明確な渡米目的や英語力が問われます。そして、悲しいことにアメリカにはカナダやオーストラリアのワーキングホリデー制度に当たるものが存在しません。個人的にはこうした制度を設けてもらい、日本など海外の若者がアメリカ文化や生活に触れる機会をもっと作ってほしいと願っています。

ハワイ州の人口は約130万人で、州全体の約80％の人がオアフ島に住んでいます。州庁もこの島にあり、政治、経済、また観光の中心ともなっています。オアフ島は外周が約180キロで、北西から南東方向にかけてワイアナエ山脈およびコオラウ山脈が走り、ほとんどが楯状火山からなる山脈に形成された火山島です。ハワイといえば海のイメージを持つ人が多いと思いますが、ハワイ州を構成する八つの島々の大部分は手つかずの自然の山々からなっています。

今では「住めば都」でこんなに住みやすく、素晴らしいところはないだろうと思えるようになりましたが、赴任当時は、1年以上住んでいた憧れのカリフォルニアの広さと小さな島を比較してしまい、退屈な場所としか思えませんでした。カリフォルニアには、海も山も砂漠もそしてエンターテインメントも、車を走らせれば何でもあったからです。島は旅行に行くにも勉強をするのにも飛行機に乗ってアメリカ本土、もしくは日本などに行かなくてはいけないという不自由さと、同時にお金も時間もかかってしまうという現実がありました。

しかし、生活するようになると、仕事でもプライベートでもたくさんの人と出会い、話をし、コミュニティーにも参加するようになって、だんだんとハワイが好きになっていったのです。

雇用してもらっていた会社とは3年間の勤務が約束でした。約束の期限が来た時、まだ学ばせてもらいたいことや会社へ返す恩もたくさんあったので勤務継続も考えましたが、退職を決めました。ラッキーにもこの時すでに永住権抽選プログラムでアメリカ永住権を取得していました。

退職の一番の理由は、このまま勤務していては英語力を伸ばせず、職場に頼ってしまい、自分1人では何もできない状態になってしまうのではないかとの恐れがあったからです。

言葉やスタッフの雇用などで苦労

アメリカの歯科技工士には国家資格はなく、日本のようなしっかりとした技工士学校もありません。NBC（National Board for Certification）という歯科技工士会のような団体が発行するCDT（Certified Dental Technician）というライセンスは存在しますが、これを取得しなくても歯科技工の仕事に就くことはできます。要するに、やりたければ誰でも歯科技工士を名乗ることができるのです。材料を理解した上で、見た目がよく、機能するものを作ることができれば独学でもよいので、免許制度など必要ではないという合理的な考え方なのかもしれません。しかし実力主義で、結果が重視される国なので、結果を出せない人間には生き残るのは大変かもしれません。

そういった環境に足を踏み入れ、1人でラボを開業した当時はつらい思いもしました。補綴物を製作する際には絶対に妥協をしないことは当然ですが、納期を早くして他社との差別化も図りました。そのため1週間のうち3～4日は椅子の上で寝るという生活が2年近く続きました。取引先の歯科医師とのコミュニケーションも、乏しい英語力を補うため、ささいな事柄でも疑問や問題があれば歯科医院を訪れて、つたない英語とイラスト、ボディーランゲージを駆使し、問題を処理してきました。相手を思い、情熱を傾けて表現すれば、人間は言葉の壁を越えられるのだということをこの時に経験しました。つらかったですが、とても貴重な経験となりましたし、またこうした行動がよかったのか、仕事の依頼は口コミでどんどん広がっていきました。

開業して約2年たったころ、仕事の量が多過ぎて1人ではどうにもならない状態になったので、初めて歯科技工士の雇用を決めました。その時、地元でアメリカ人の歯科技工士を雇うべきか、それとも日本で歯科技工士を探してハワイに呼ぶべきなのかという二つの選択肢がありました。結果として日本人歯科技工士に来てもらうことにしました。

私が顧客に満足を与えてこられたのは日本人の技術力はもちろんのこと、責任感の強さと勤勉さがあったからと確信していたからです。しかし問題は、就業ビザの取得でした。同時多発テロの直後だったことや過去に会社として社員のビザを取った経歴がないなどの理由から、取得は困難を極めました。それでも弁護士に無理を言い、あの手この手を使って、やっとのことでスタッフのビザを取得することができ、その後も続けて日本からのスタッフを迎え、オフィスも少しずつ会社らしくなっていきました。

しかし、最初のころは気合が入り過ぎていたためか空回りをして、給料設定や設備投資、利益の使い道やスタッフとの付き合い方などで多々反省点がありましたが、今はこれもまた良い経験だったと思うことにしています。

ハワイでは、趣味のサーフィンやトライアスロン、そしてスタッフやその家族、友人たちとのバーベキュー、キャンプといったアウトドアを中心に仕事以外の時間をエンジョイしています。

サーフィンをした後はビーチで昼寝をしたり、バーベキューをしてお酒を飲んだり、仕事のことを全く考えない時間を気軽に過ごせるのは、私にとってのまさにこの上もない贅沢です。また、短時間で行ける他島への小旅行も楽しみの一つで、こうした生活ができるハワイは、小さいころからアウトドア派であった私にとっては最高の地となっています。

スタッフも全員がフラダンスやカヌー、トレッキングなどそれぞれ趣味の時間を楽しんでいるようです。私は近年、トライアスロン競技に興味を持ち、

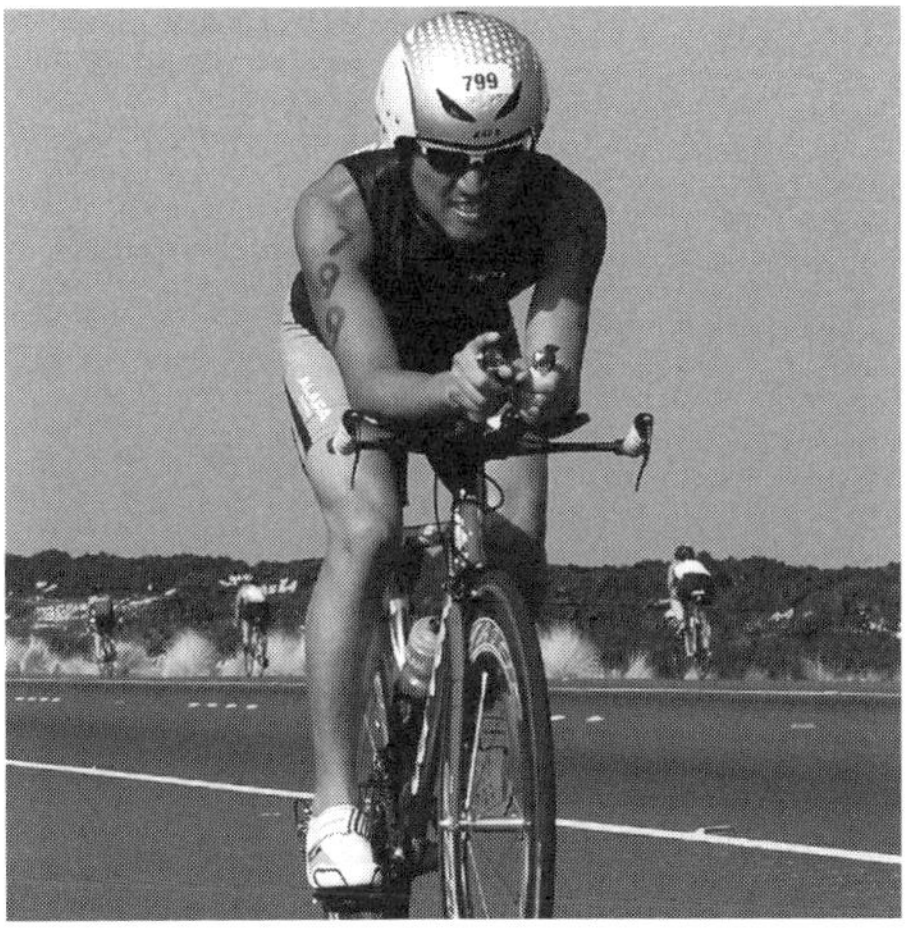

ハワイ島で開催されたトライアスロンレースで。過酷なレースの中で、つらいのは自分だけではないという思いや、トレーニングした量は必ず結果につながるというマインドが形成され、そのマインドは仕事に対する意識につなげることができると感じている

トレーニングを欠かしません。トライアスロンは水泳・自転車・マラソンの3種目からなり、トレーニングをするのにもバランスが必要で、偏っていてはタイム結果につながりません。

　バランスの良いトレーニングをするには限られた時間を有効に使う必要があるので、仕事を進める上でも最も効率の良い方法を考えるようになりました。そういった意味ではトライアスロンに限らずスポーツは仕事上でのメンタル面、フィジカル面に良い影響を与えるものだと感じています。

普及進むCAD／CAM技工

　私のラボはインプラント技工を中心にオールセラミッククラウンの他、クラウンブリッジ等の審美技工全般を行っています。こちらの技工料金の相場は日本の自費と同等、もしくは若干高額といえます。

　ラボは17階建てのメディカルビル内にあり、ビル内のクリニック15件の他、ビル外の歯科医院約40件と取引をしています。前歯のケースでは同じビル内にあるクリニックのほぼ全てが技工士によるシェードテイキングを求め、ラボに患者を送ってきます。患者の要望を歯科医師を介してではなく、じかに聞くことができ、クラウン製作時のヒントにもなり、シェードマッチングの他、形態等にも大いに役に立っています。患者の口腔内を実際に見て写真を撮り、患者と話をする機会があるということは、製作者である技工士にとって非常に良い環境と感じています。

　近年アメリカではCAD／CAM技工の普及速度が増しています。ハワイも例外ではなく、インプラントのカスタムアバットメントやインプラントオーバーデンチャー用のバー、ボーンアンカードブリッジのフレームなど、ラボ内で鋳造製作していたものは、ほとんどと言ってよいほどＣＡＤ／ＣＡＭでの製作に移行しています。

また、素材も製作物の種類によってはチタンやジルコニアに変わってきました。ＣＡＤ／ＣＡＭの機械の普及率が高くなってきたのは最終技工物完成までを院内で行えるからで、臼歯のオールセラミッククラウンまたはインレー、オンレーなどは院内で製作してしまうことが多くなってきています。こういった状況を考えると、今後は審美領域の技工物の高いスキルを身に付けている歯科技工士が重宝される時代になると予想しています。

日米をつなぐ勉強会立ち上げる

島であるハワイでは勉強をしたくても「これは」と思える研修会や講習会がなかなか開催されず、良いクラスを受講するにはアメリカ本土まで行くか日本に帰る必要が多くありました。それには受講料の他に交通費やホテル代、レンタカー代などが発生する上、休暇も取らなくてはならず、行きたくてもなかなか行けないという状況がありました。それは私に限らず、ハワイ在住の日本人歯科技工士十数人も感じていたことでした。

そこで私が考えたのが、講師をハワイに招いての講習会や講演会の企画です。幸い実習スペースも講義の部屋も用意できたため、小規模ですが、すんなりと実現しました。

２００６年10月には、以前から面識のあったカリフォルニア在住の林直樹氏に日本でお会いする機会があり、ハワイの状況を説明しワークショップ講師の依頼をしたところ、二つ返事で承諾していただけました。同席していた高橋健氏、後藤博樹氏も参加を約束してくれました。

この話をきっかけに、日本とアメリカ本土との中間に位置するハワイを最先端歯科技術の情報発信基地にして、今後の歯科業界の発展と活性化に寄与できるものを提供できるグループを立ち上げようと、林直樹氏の呼びかけのもとHawaii Mid Pacific Session（ＨＭＰＳ）が発足しました。

第1回のセッションは２００７年9月に演者５人を迎えて開催しました。08年もハワイで開催、09年は多くの要望があったため東京での開催となり、約６００人の参加者から高い評価を受けることができました。11年の第4回は東日本大震災の直後で自粛

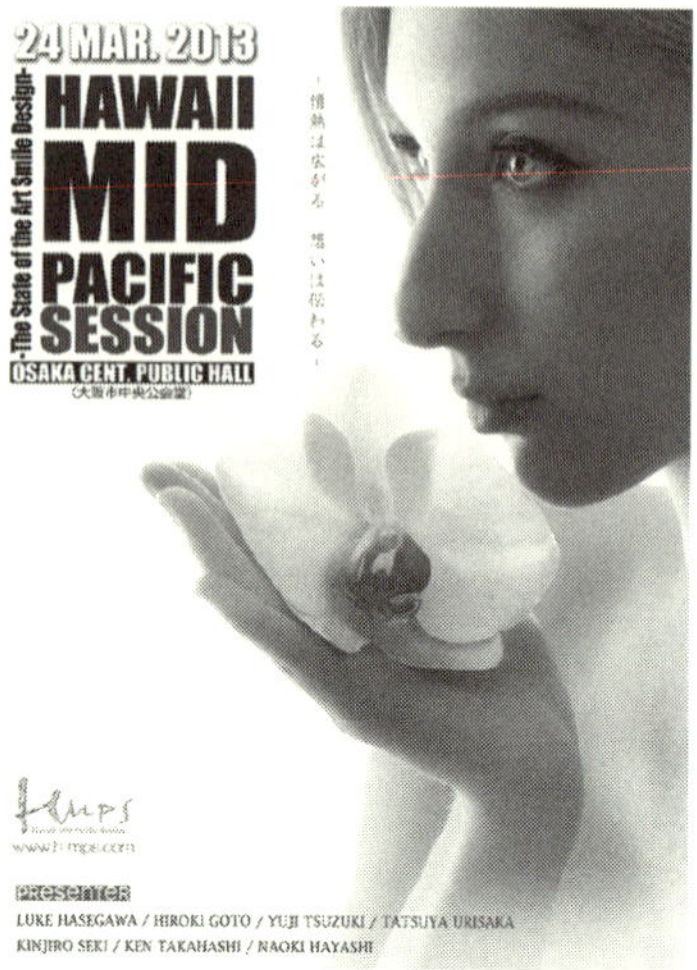

第５回HMPS大阪の告知ポスター

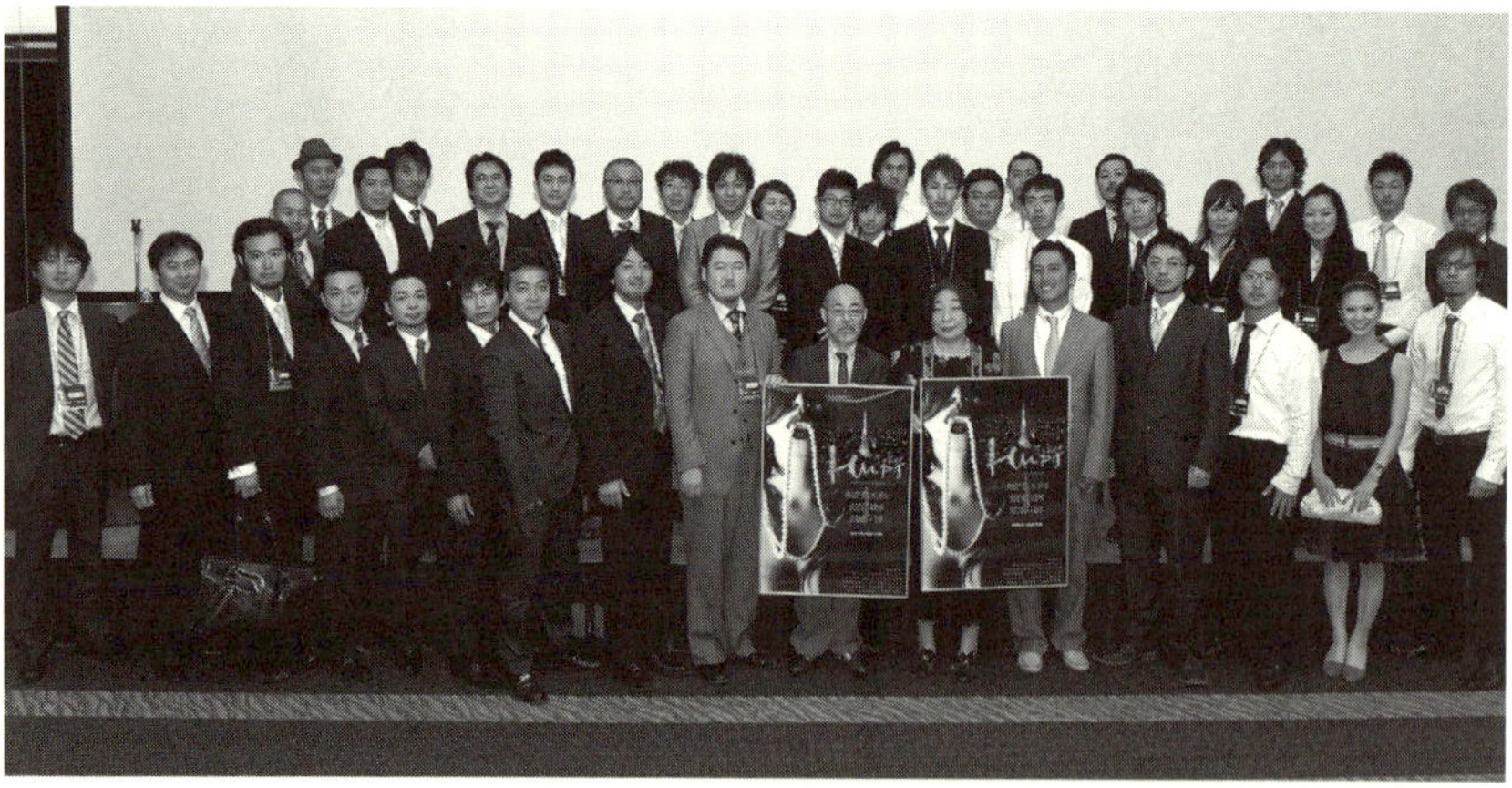

第３回HMPSの関係者

も考えましたが、歯科医師、歯科技工士として今できることは何かということを考え、「自粛して何も行動を起こさないのではなく、僕らが動こう」と話し、ハワイでの開催を決めました。

過去４回のセッションでは、イベント専門の会社などに頼ることなく、全て素人がアイデアを出し合い、役割分担をしたため、それぞれの仕事でさまざまな問題に直面し、苦労をしました。しかし、その苦労を一つずつつなぎ合わせて大きな成功が得られてきたと実感しています。

こうした経験は、技工物を作っているだけでは決して味わうことができません。青臭いと言われるかもしれませんが、１人では成し得ない大きなことも、協力をすれば成し得るのだということを、ＨＭＰＳを企画・開催してきたことで経験できました。第６回は２０１５年９月に４人の演者を迎え、福岡で開催する予定となっています。

私はハワイを中心に活動していますが、日本で仕事をしているのと全く変わらない状況下で働いていると思っています。アメリカには、日本のような医療保険制度の下で製作される技工物はありませんし、仕事上のコミュニケーションは英語ですが、違うのはそこだけで、実際、仕事の内容、仕事に対する情熱や思い入れなどは日本もアメリカも変わるものではありません。

日本にも高度な技術と知識と熱い思いを持った歯科医師、歯科技工士がたくさんいます。歯科医療に対する高い意識を持った患者さんもそういった歯科医師、歯科技工士についてくるものだと思います。もし患者さんの意識が低いのであれば、プロとして正しい知識を教えてあげればよいと思いますし、そういったことができる環境をつくることも、これからの歯科医師や歯科技工士には必要となるスキルではないかと考えています。

◆第3章◆

特別寄稿 ―アメリカで学んだ歯科技工の魅力

座談会 ―海外で活躍する歯科技工士の現状と課題・展望

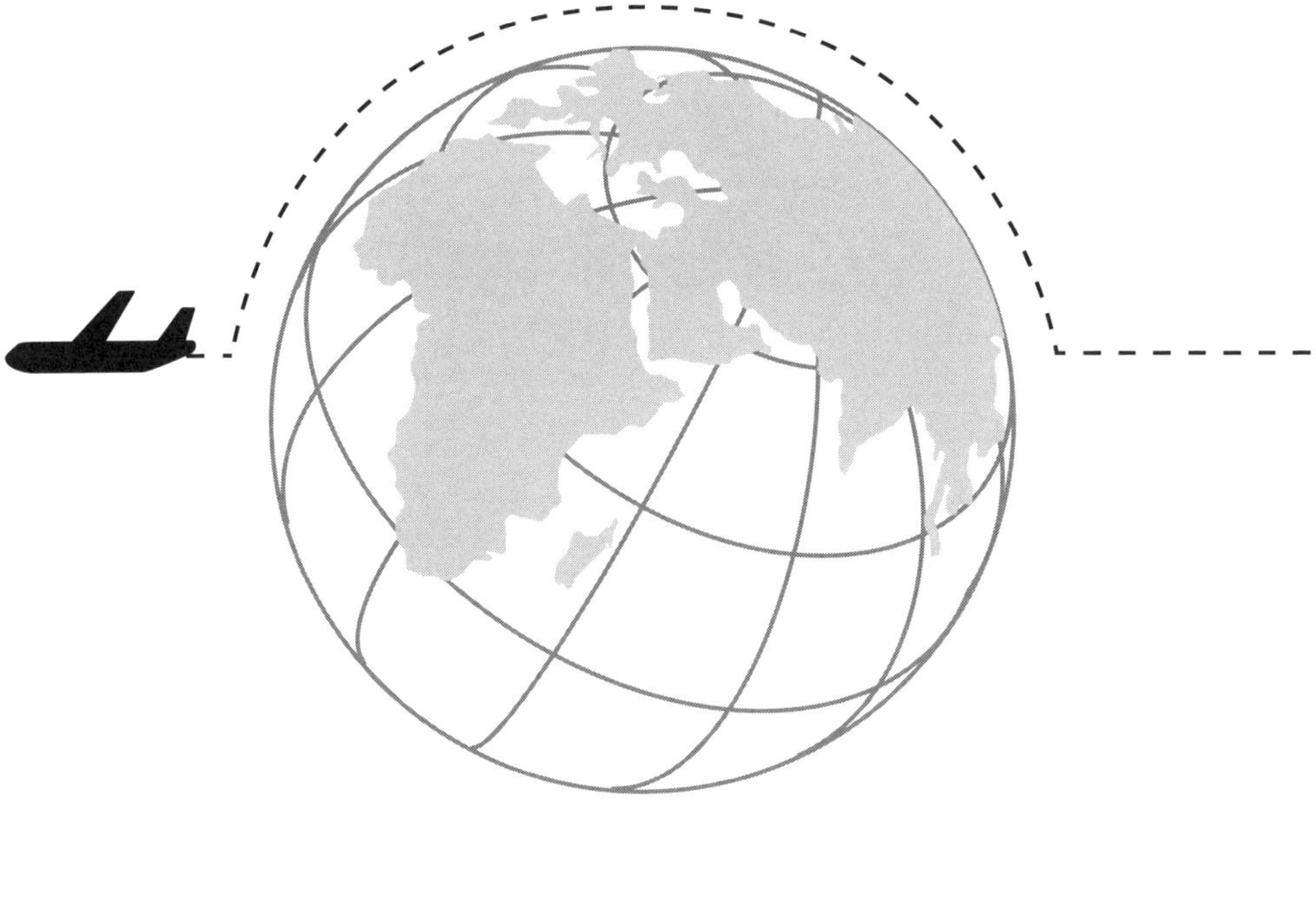

技術は言葉の壁を越える

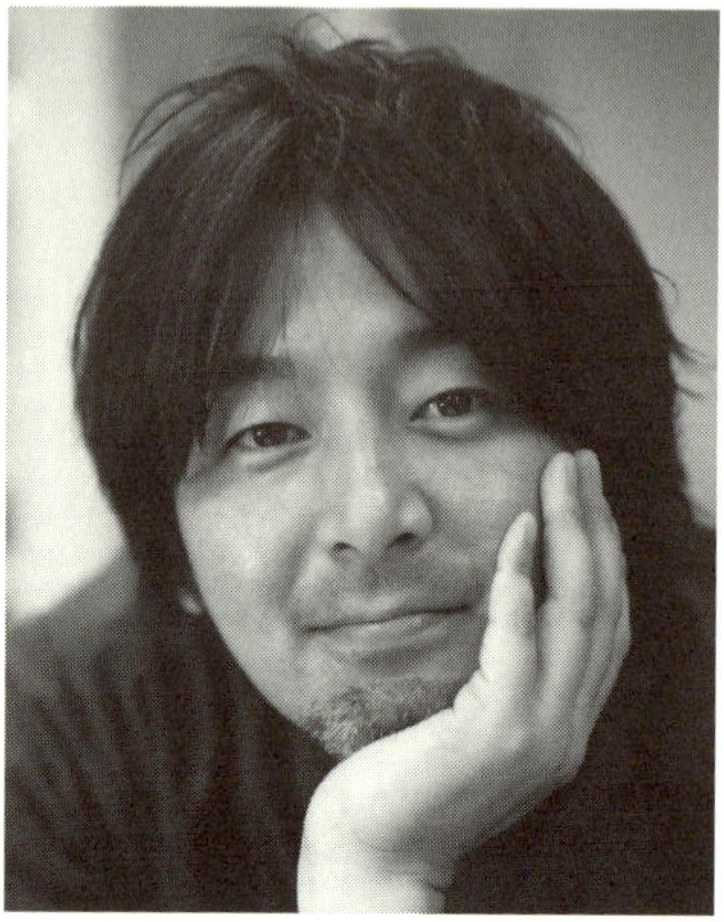

林　直樹

（はやし・なおき）
1972年東京生まれ。93年、大阪歯科大学附属歯科技工士専門学校卒業、ナショナルデンタルラボラトリー入社。2001年、WORLD LAB U.S.A.入社、早稲田歯科技工トレーニングセンター非常勤講師就任、ノリタケデンタルサプライ公認国際インストラクター認定。03年、DBA：Ultimate Styles Dental Laboratory開設。05年、「A Diary -Through the Lens-」発行。07年、Hawaii Mid Pacific Session設立・開催、ヨーロッパ審美学会にて招待講演。11年、International Symposium on Ceramics in San Diegoにて講演、「Past << FUTURE -Envision 77 Heart Beat -」発行、日本審美学会にて招待講演。12年、アメリカ審美学会、ブラジル審美学会にて招待講演。13年、Ultimate Styles Dental Laboratory現地社長に就任。14年、International Symposium on Ceramics in Hollywoodにて講演。他、世界各国多数講演、ワークショップ、論文掲載。

私が海外での仕事を考えるようになったのは、歯科技工士学校を卒業して大阪の歯科技工所に勤務して7年が経過したころからです。もう少し先を見据えたくなり、この先どのようにして自身を伸ばしていこうかと考えているうちに、「海外で」という発想が浮かんできました。

そんなある日、非常にタイミングよく、徳真会グループの山川孝始氏（現当社CEO）から、アメリカのカリフォルニア州にラボを立ち上げるので力を貸してもらえないかという話がありました。医療法人徳真会理事長の松村博史氏にも会い、今後の歯科業界の進むべき道について、熱い話を聞きました。そして、自身を試してみようと決心し、2001年5月に「期待7割、不安3割」の気持ちで渡米しました。

覚悟はしていたものの、アメリカでは「何もない」ところからのスタートです。オフィスの物件選びから始まり、登録、工事着工と進め、「WORLD LAB USA」というラボを何とかスタートさせましたが、得意先などは一件もありません。英語もろくに話せなかったので、営業に回っても最初は門前払いが多く、たまに話を聞いてくれたとしてもなかなか手応えは感じられない状況でした。そこでサンプルを製作し、それを持って回ったところ、興味を持って話を聞いてもらえるようになり、仕事をいただけるようになりました。まさに技術が言葉の壁を乗り越えた瞬間でした。それからはスタッフも増え、営業も

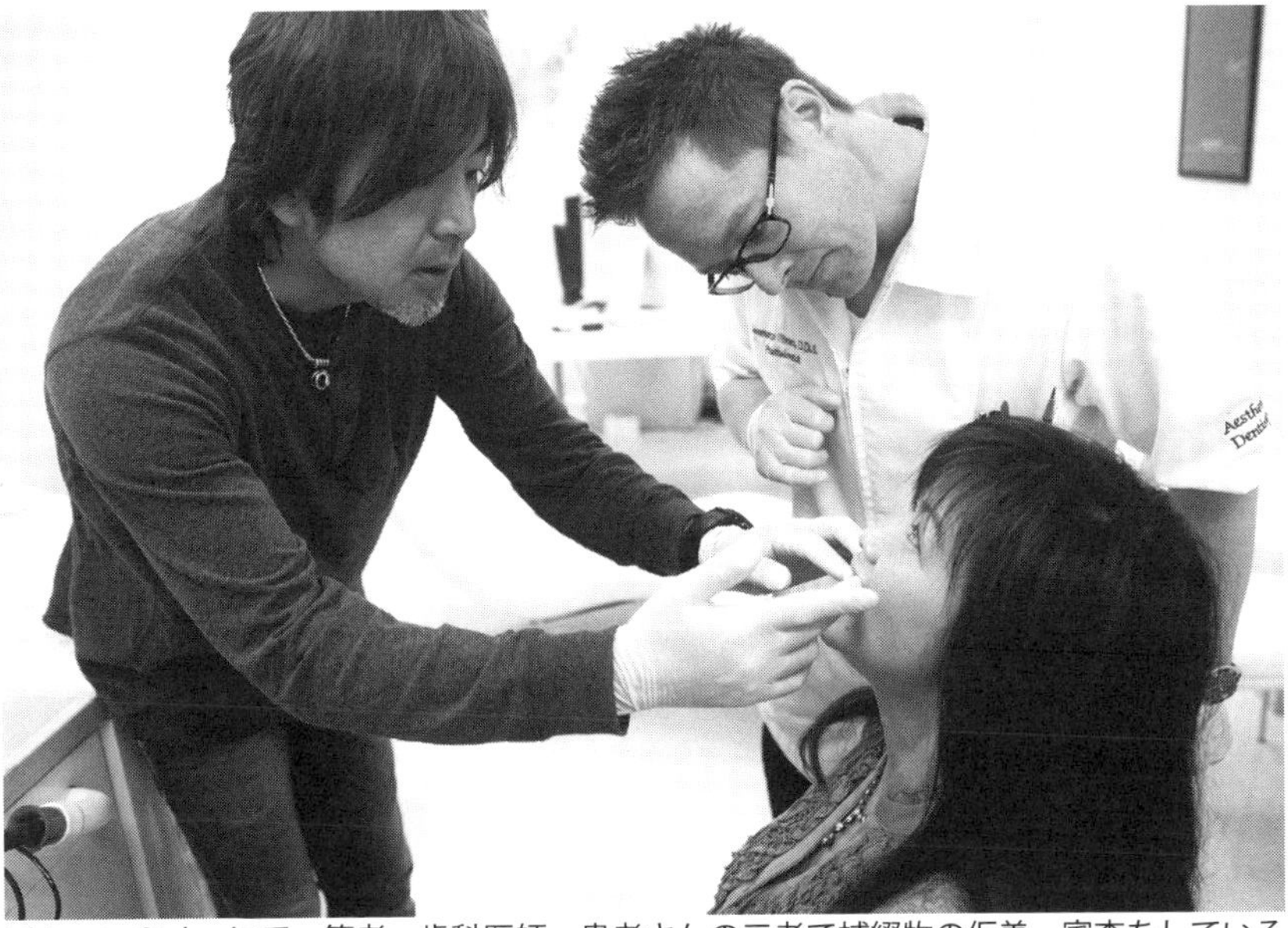

Ultimate Styles にて。筆者、歯科医師、患者さんの三者で補綴物の仮着、審査をしている

全米へと展開し、会社としての形ができました。

２００３年には、現在、私が受け持つ「Ultimate Styles Dental Laboratory」を、High Quality Special部門として併設しました。ここは少数精鋭をモットーとして歯科技工士を5人に限定し、営業活動等は一切せず、私の製作する補綴物を好む歯科医師を中心に、口コミで広まった範囲の仕事を受注しています。２０１４年の1月に独立して場所を移しましたが、その形やポリシーは変わっていません。

また、このころになると、アメリカ各地やヨーロッパ、南米、その他さまざまな国の学会などから講演やハンズオン・ワークショップの依頼をいただくようになっていました。それぞれの国で講演活動等を行うのは、習慣や言葉、文化や捉え方の違いなど、私自身が勉強になることもたくさんありましたが、楽ではありません。飛行機での長時間移動もあり、帰ってくるとクタクタになっている状態でした。と

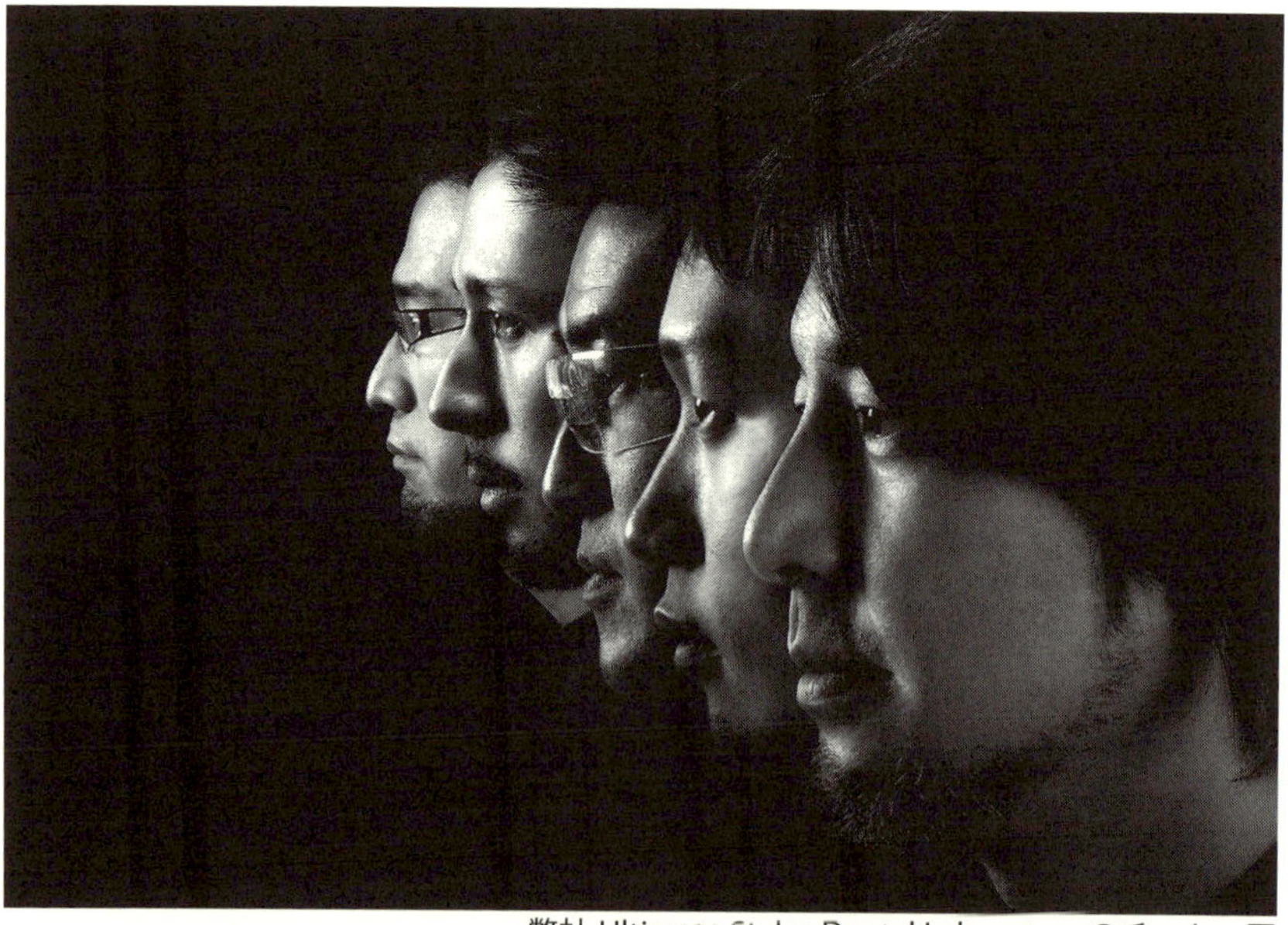

弊社 Ultimate Styles Dental Laboratory のチーム一同

ころがふと気がついてみると、日本ではこういった活動を行う機会がなかったのです。

海外で暮らしていると、母国に対して強いこだわりが生まれてきます。これは私だけかもしれないのですが、とにかく諸外国で対外的な仕事を精力的にこなしていると、母国では行えていないという事実に寂しさを感じていました。そんな私の胸中を察したように声をかけてくれたのがノーベルバイオケアジャパンで、2004年の同社主催による「C&B&I（クラウン&ブリッジ&インプラント）」学会に講師として招いてもらいました。ついに日本からお呼びがかかったというのは、私にとって大きな喜びでした。

そして、05年にはクインテッセンス出版から書籍「A Diary -Through the Lens-」を出版させていただき、06年には同社主催の「日本国際歯科大会」の招聘を受けました。その後、日本で何度か講演をさせてい

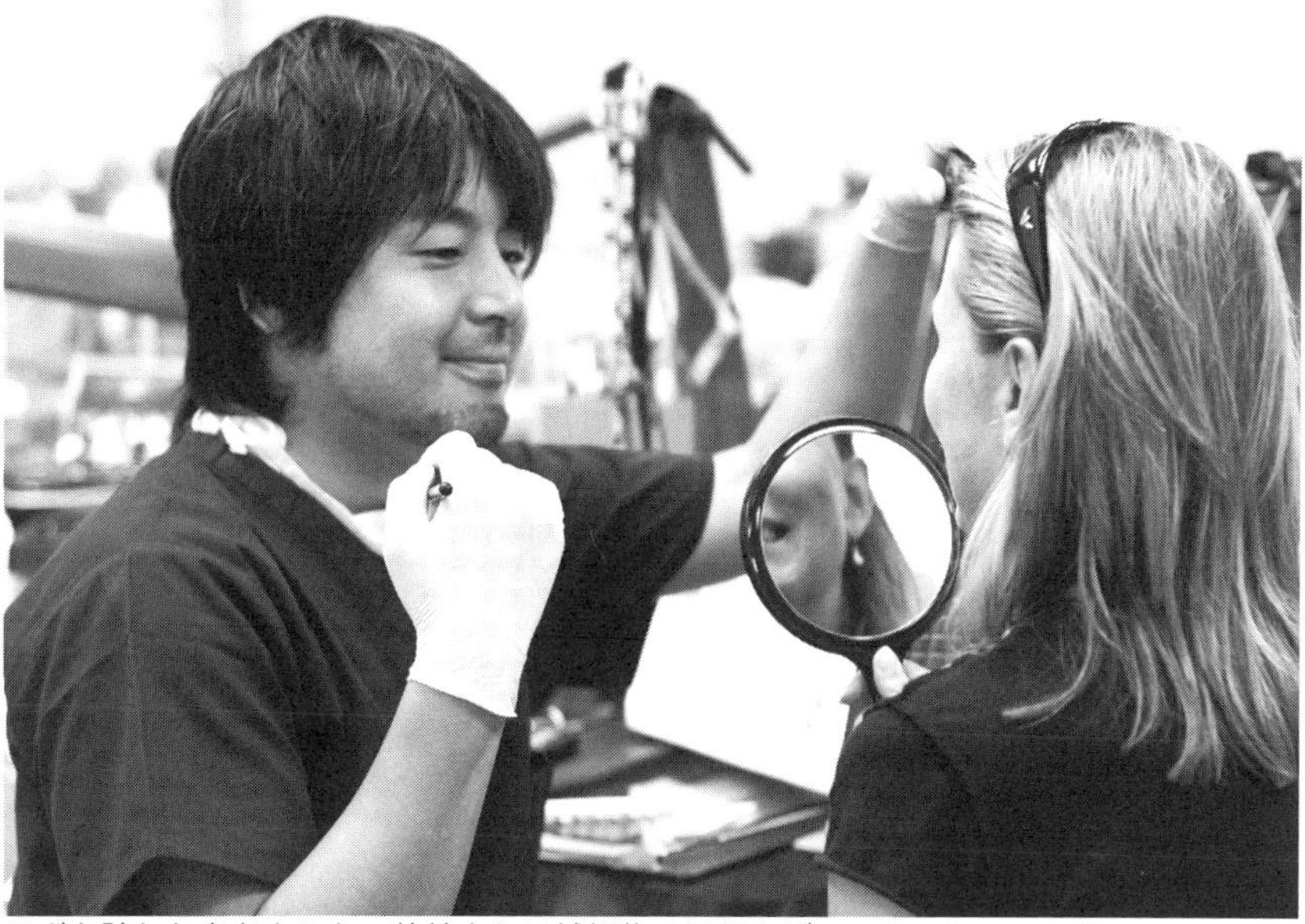
ラボを訪れた患者さんと、装着される補綴物の評価とディスカッションを行っている

ただけるようになり、これまでほとんど未知であった日本の歯科医師、歯科技工士と知り合いになり、素晴らしい仲間とも出会うことができました。これはUltimate Stylesのメンバーとは別の、私の大きな宝です。Ultimate Stylesチームも私が自慢できる数少ないことの一つで、手前みそですが、彼らは技術的にも申し分なく、どこに出しても恥ずかしくない技術と知識を備えています。私はそんな素晴らしい同志たちと共に仕事ができる喜びをひしひしと感じています。

日本では昨今、若手歯科技工士の不足が大きく問題視されています。今後の歯科業界の行く末を考えると、人材の数というのは大変重要な問題です。これは私たちの業界に限らず、少子高齢化の進む日本ではどの業界も頭を抱えている問題ともいえます。このような根本の大きな問題を解決するのは大変難しいと思いますが、まず私たちができることから始めていかなくてはなりません。歯科技工士の免許を取得し、歯科技工士として就職し、希望に満ちた若者たちがこの仕事を継続できるようにする環境づくりから始める必要があります。

私たちが新人のころは、職人気質の先輩歯科技工士から「てやんでぇーバカヤロー。何やってんだっ！」と怒鳴られながら育てていただきました。これは今、大きな財産になっていると感じ、本当に感謝しています。しかし、ＣＡＤ／ＣＡＭシステムを始め、良くも悪くもコンピューター管理や機械化が進んでいく現代は、手作業の技術と機械が共存していく時代となっています。このような背景を考えると、これから歯科技工士として成長していく上で、若手にはこれまでの世代よりも考えなければならないことや、しなくてはならないことが多くあるのかもしれません。

そして若手を教育する側も、先輩から受けた教えをそのまま実行するには社会や歯科業界の背景が違ってきていることを認識しなくてはなりません。まずは業界の未来を考え、若者にこの仕事を続けていけると思ってもらえるようなやりがいや夢、楽しさをいかに伝えるかだと思います。

私は、若手の歯科技工士を刺激しようと考え、アメリカと日本で出会った歯科技工士の福澤将豪氏

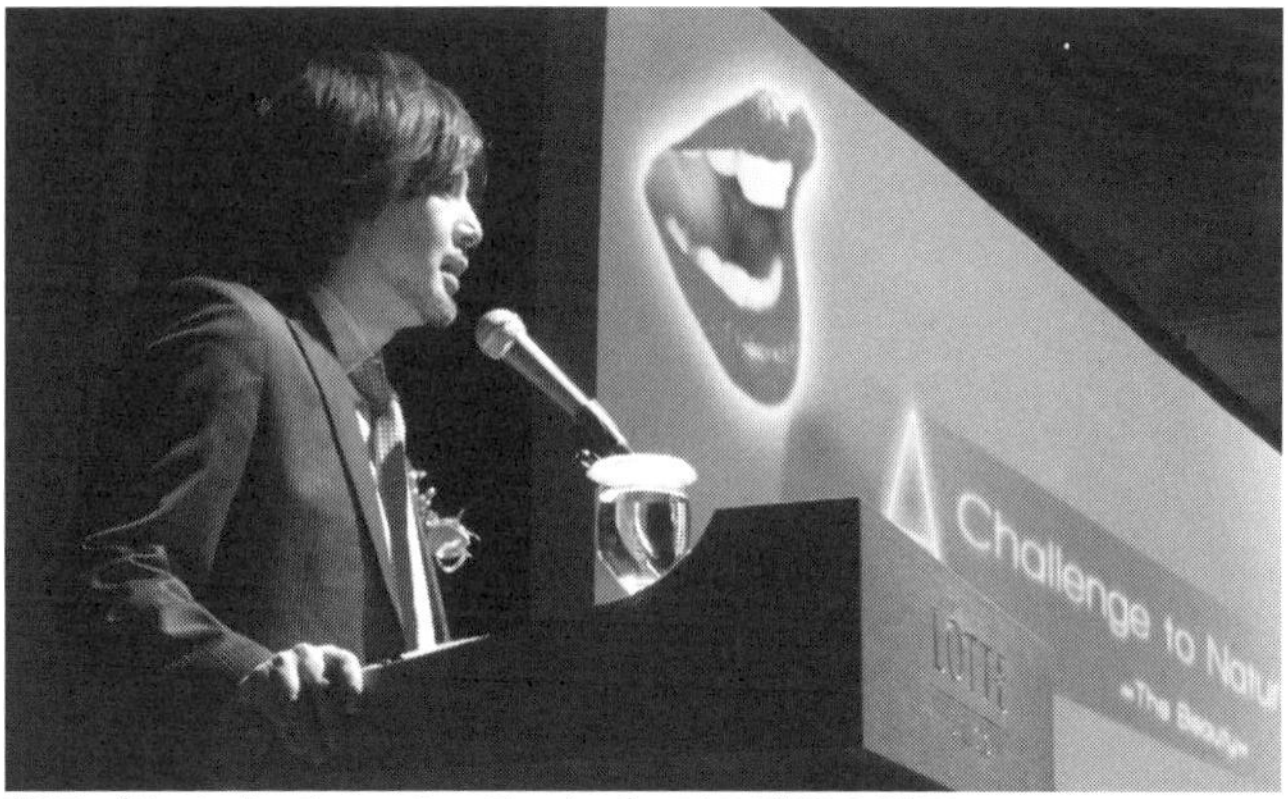

韓国（Noritake Ceramists Festival）での講演の様子

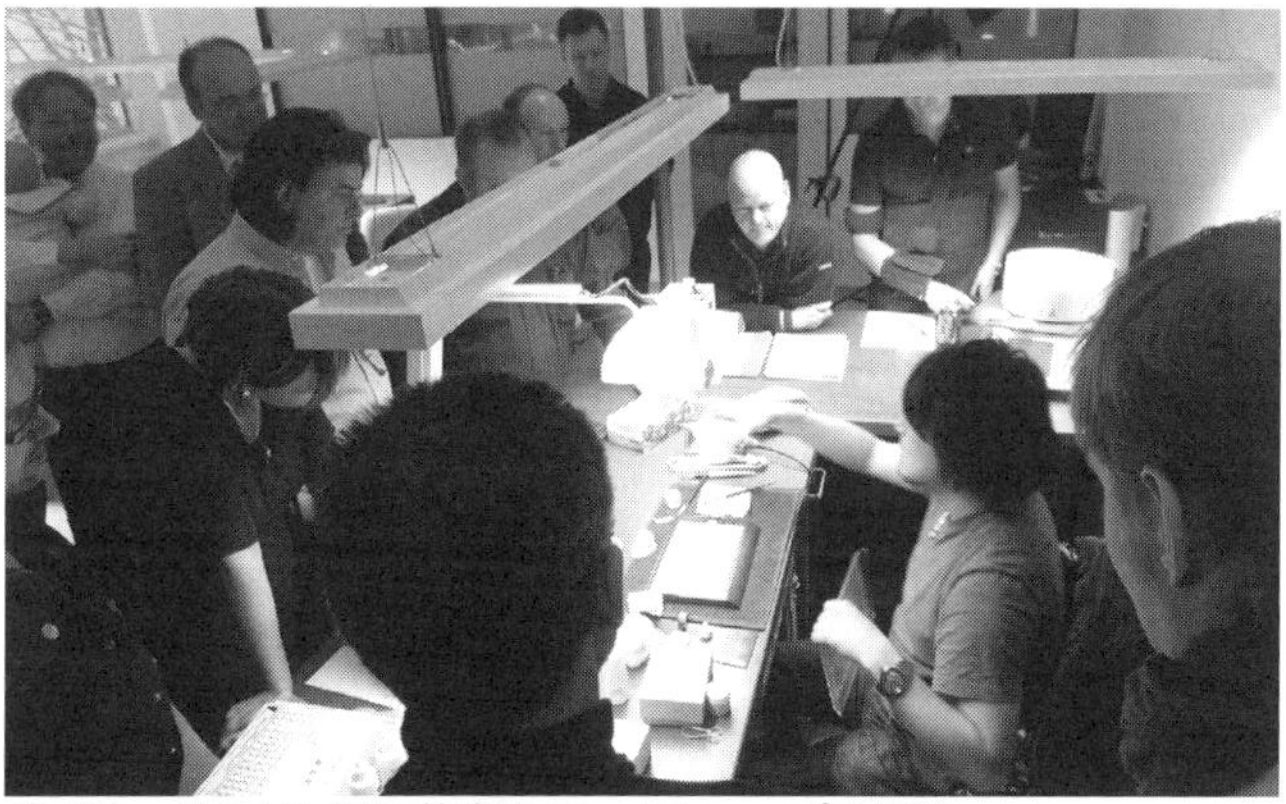

ドイツ・ベルリンにて筆者のワークショップの様子

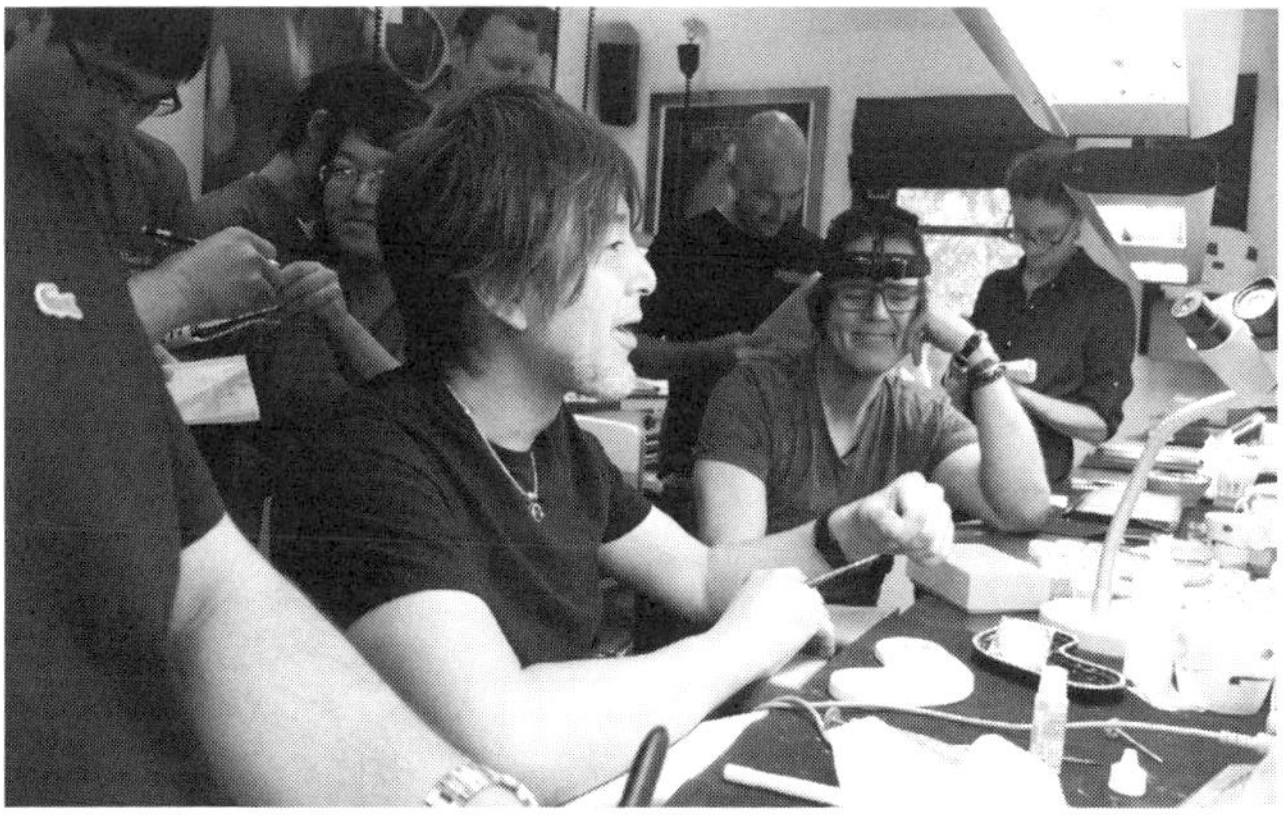

UCLA の歯科医師たちに行ったワークショップ

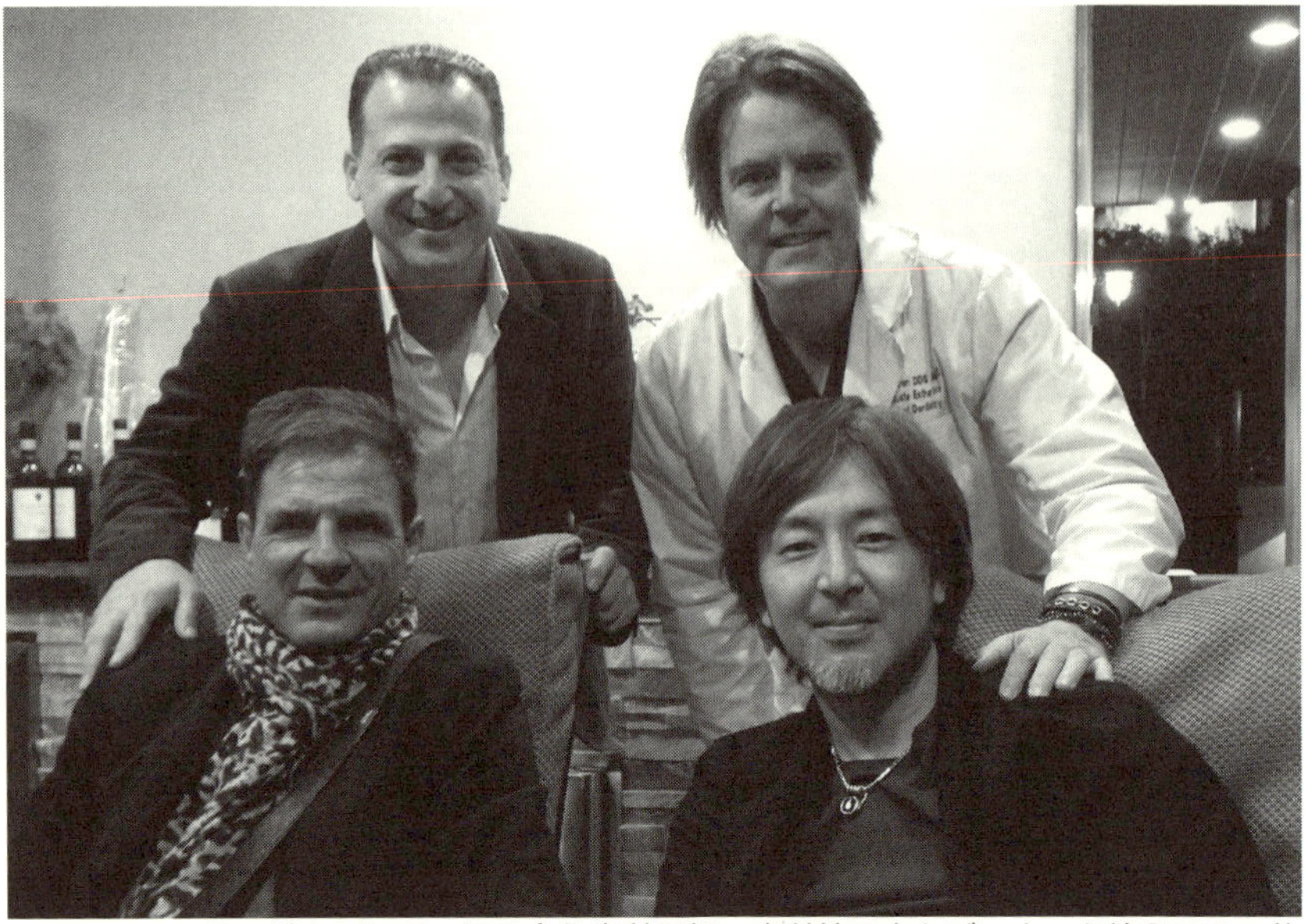

ロサンゼルスにて、気の合う歯科医師、歯科技工士とディナーを終えての一枚

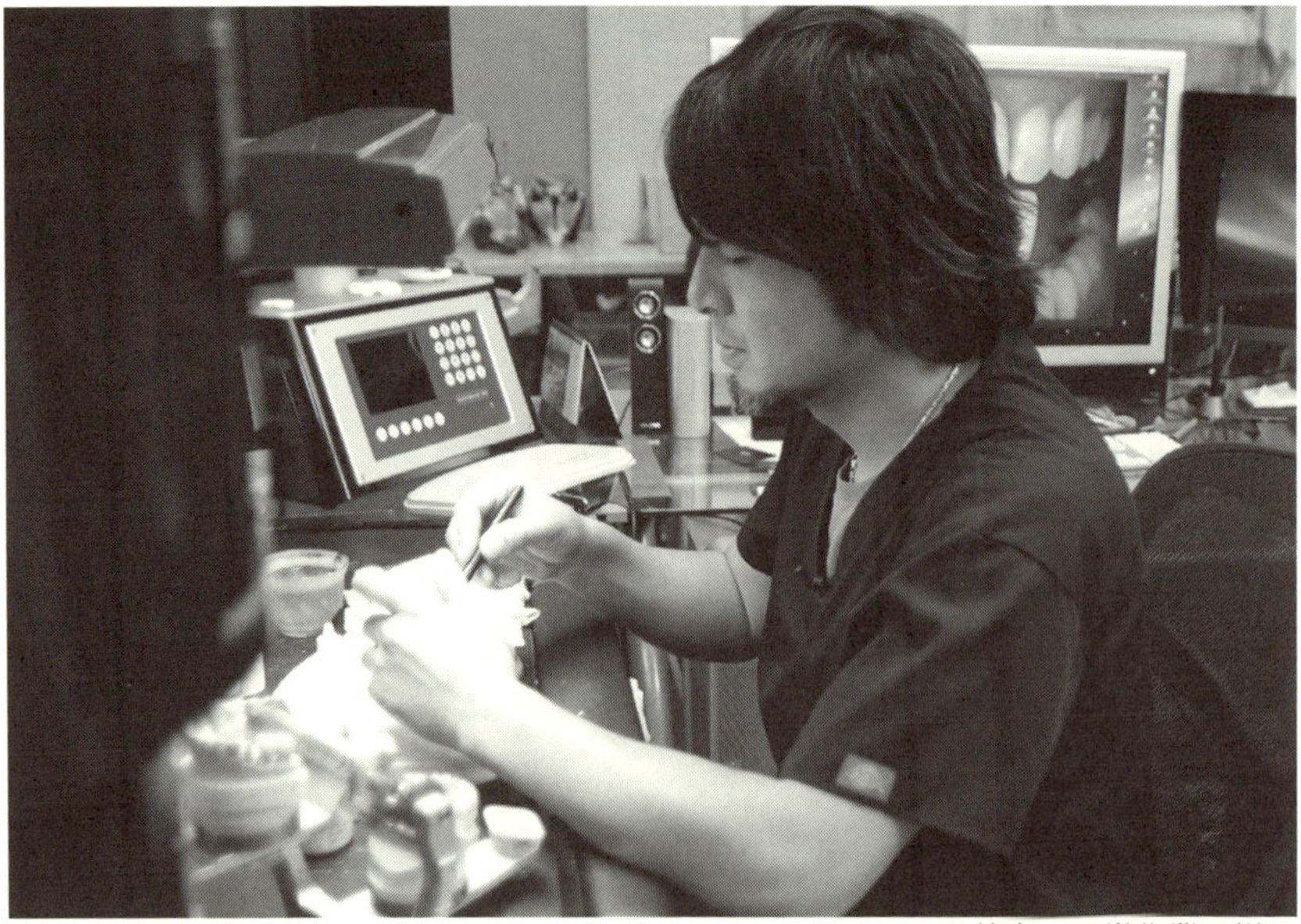

筆者の日常作業の様子

（D―Ｎｅｔ代表）や高橋健氏（Dental Laboratory Smile Exchange 代表）を始めとし、その他素晴らしい同志たちに自分の考えを伝えました。彼らは私の考えに賛同してくれ、２００７年に「Hawaii Mid Pacific Session（ＨＭＰＳ）」というデンタル・ミーティングを発足しました。話す側も聞く側も、お互いが刺激し合える学術大会を目指し、演者は若手により近い世代や、今後必ず頭角を現すであろう方にお願いしています。目的は、互いが切磋琢磨できる環境を提供し、若手が歯科技工士という職業に夢や憧れ、可能性を持てるようにすることです。

ＨＭＰＳは２００７年から現在まで5回の大会を開催し、回を重ねるごとに大きく成長し、ありがたいことに世間からの認知度も上がってきています。

「技工士って…」、「この業界は…」という声をよく聞きますが、技工業界だけが特別なのでしょうか？　どの業界もどんな仕事も、楽して報われるものではないと思います。誰もが歯を食いしばって頑張り、努力しているはずです。努力をした者が必ずしも報われる、残念ながら世の中はそううまくいくとは限らないと思いますが、成功した人は皆、すべからく相当の努力をされています。私もこれまで多くの先人と出会い、多くの助言をいただきながら今日まで生きてきたと強く感じています。まだまだこれからです。若手に負けないように精進しようと思っています。

歯科技工は、夏の猛暑の日、凍えるような冬の寒い日でも、空調の効いた部屋の中でできる仕事です。そして何より、患者さんが持つ悩みやコンプレックス、不安を取り除くための手助けができるのです。そう、皆さんの数だけ世の中に笑顔が生まれるのです。

世界共通の仕事で夢を実現

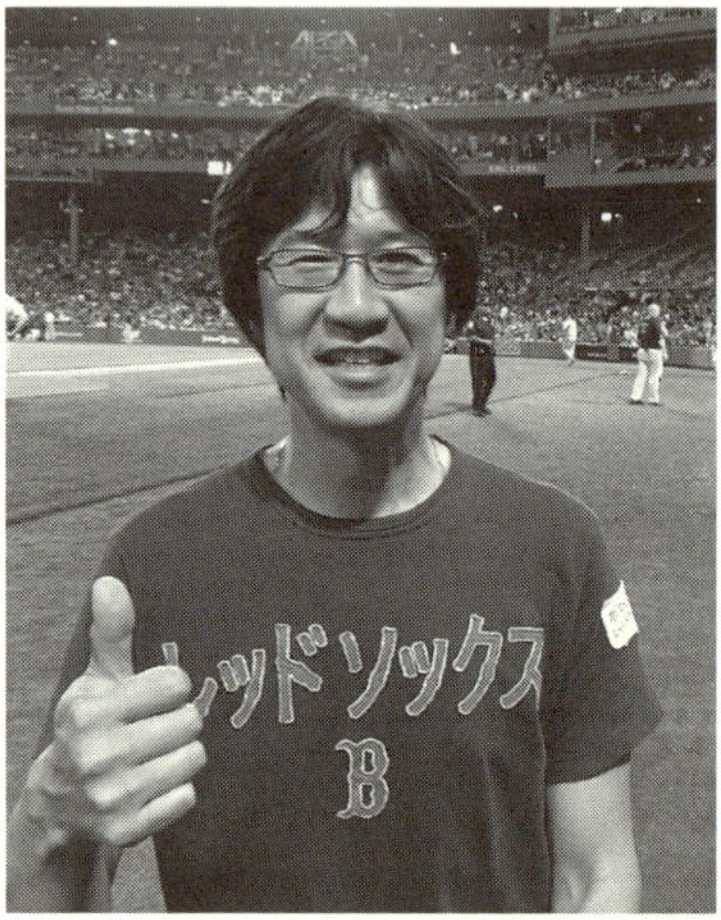

吉田 明彦

（よしだ・あきひこ）

1983年、日本大学歯学部附属歯科技工専門学校卒業。同年、田中歯科医院（東京都港区青山、田中宏院長）に勤務。91年、渡米。アメリカ補綴界の権威 Dr.Lloyd L. Miller に師事。99年、クラレノリタケデンタルテクニカルインストラクター。2004年、Gnathos Dental Studio オーナー。

アメリカ歯科審美学会（AAED）正会員、歯科色彩学会（SCAD）正会員。現在、タフツ大学補綴大学院非常勤講師ならびにハーバード大学歯学部講師を務める。


私が海外での仕事に憧れるきっかけとなったのは、歯科技工士学校卒業の春に受講した桑田正博先生のシニアコースでした。1960年代初頭に渡米した桑田先生は、苦労の末に成し遂げた金属焼付ポーセレン（メタルボンド）の開発から誕生までのエピソードや、現在も歯冠形態のスタンダードとして用いられている多くの用語や理論について、コースの中で話されました。分かりやすく解説された咬合理論、さらに歯科技工を学問として確立させたいと情熱的に語られていた先生を、同じ日本人として尊敬し、誇りに感じ、いつか自分もアメリカで仕事をしたいと、漠然とですが思うようになりました。

そしてその4年後、実際にアメリカに研修に行く機会に恵まれました。当時勤務していた東京・南青山の田中歯科（田中宏院長）が、私をボストン郊外のDr. Lloyd L. Millerのラボへ1年間、研修に行かせてくださったのです。院長は1970年代にご自身がボストンのタフツ大学の補綴科で助教授をされていた関係からコネクションがあり、私は「これからも歯科技工を続けるなら世界のトップを見てこい」と言われ、送り出されました。

初めての海外が1年間の研修です。全てに驚き、感動したその時の出来事は、今でも昨日のことのように思い出されます。その経験が忘れられず、帰国して3年後に再びDr.Millerのラボへ戻ることになりました。その時はすでに永住するつもりでいましたので、身の回りを整理し、ほとんど何も持たずに

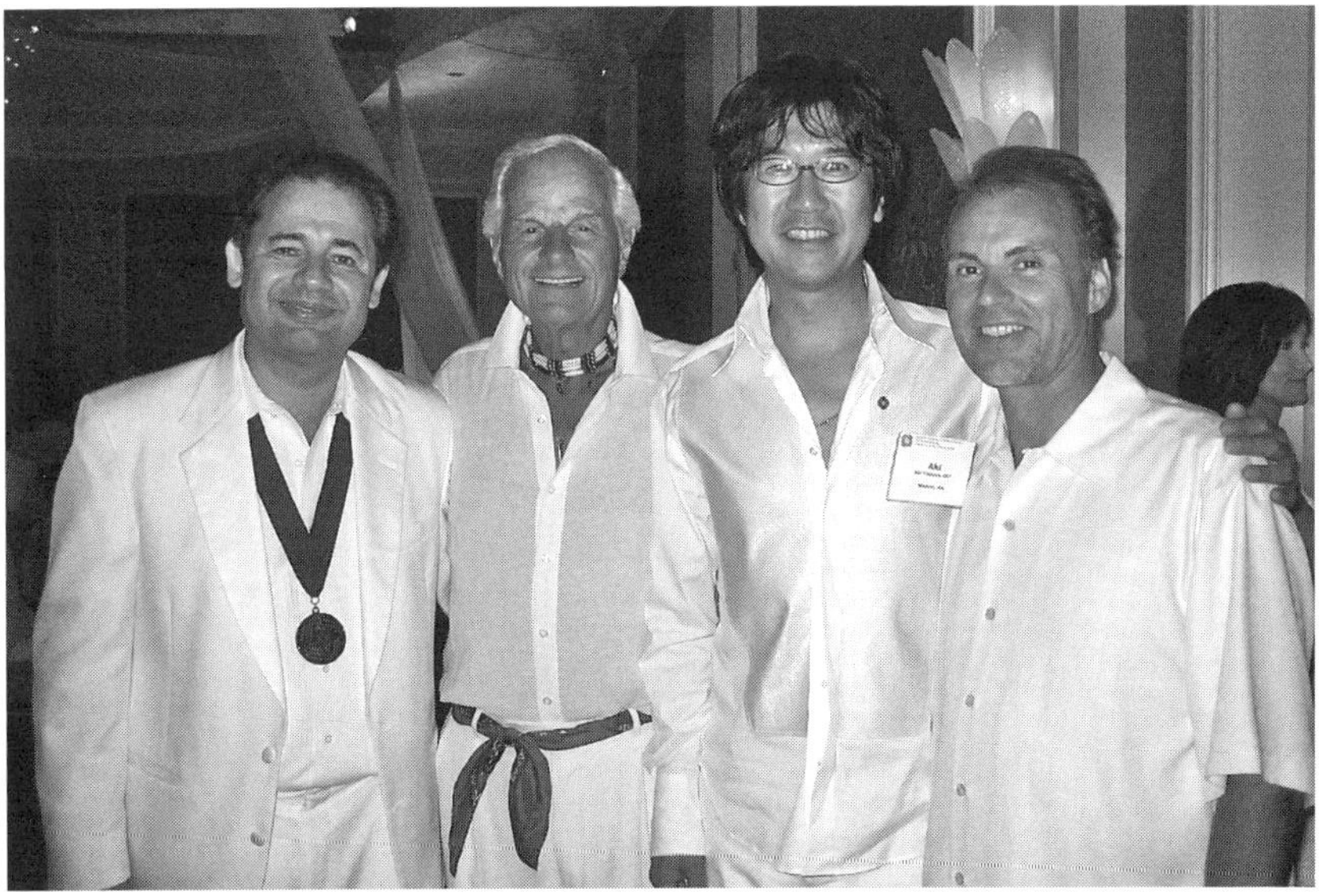
アメリカ歯科審美学会のメンバーとなった際のパーティーにて。推薦者のDr.Chiche、Dr.Miller、Dr.Winterと

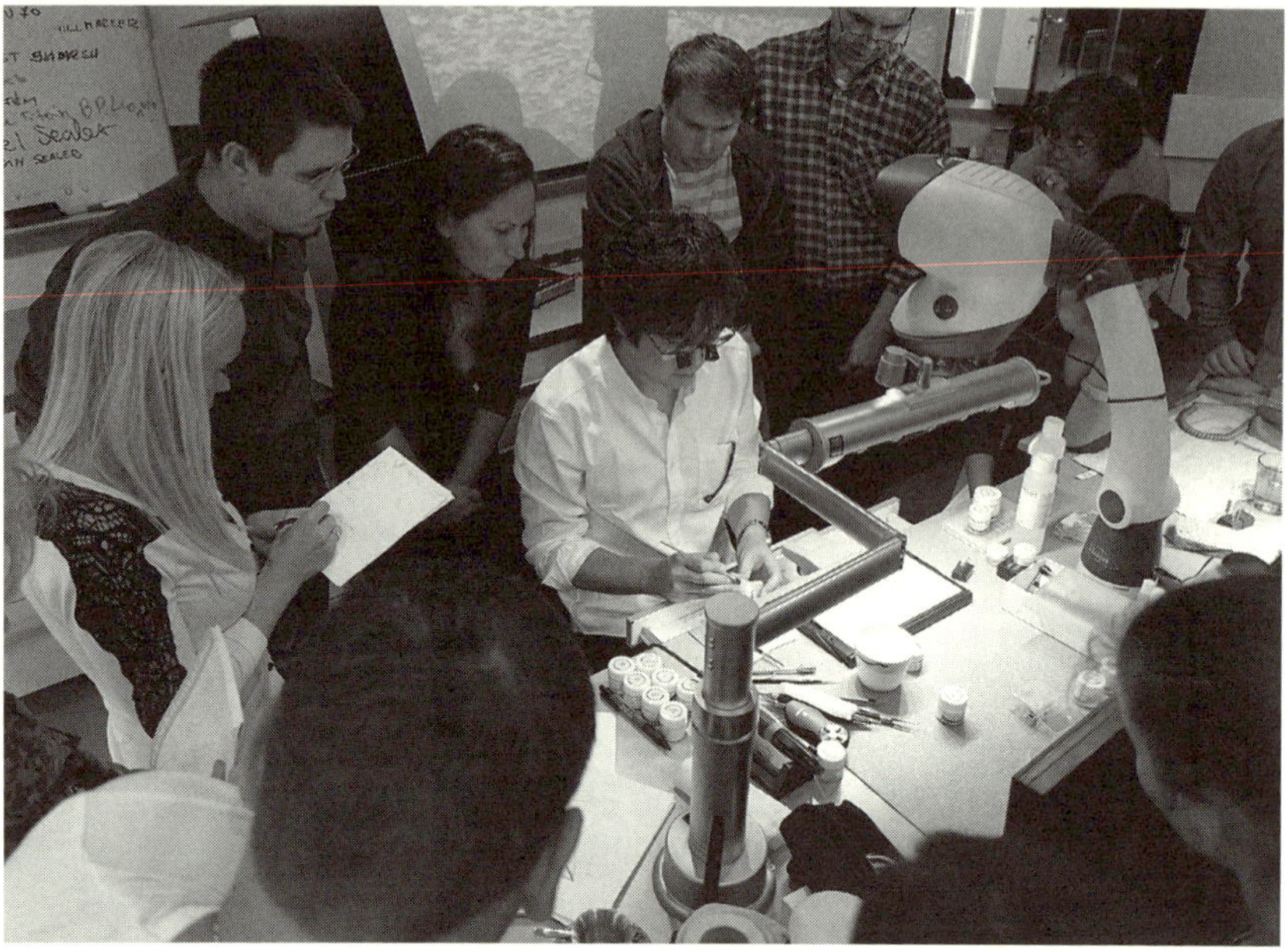

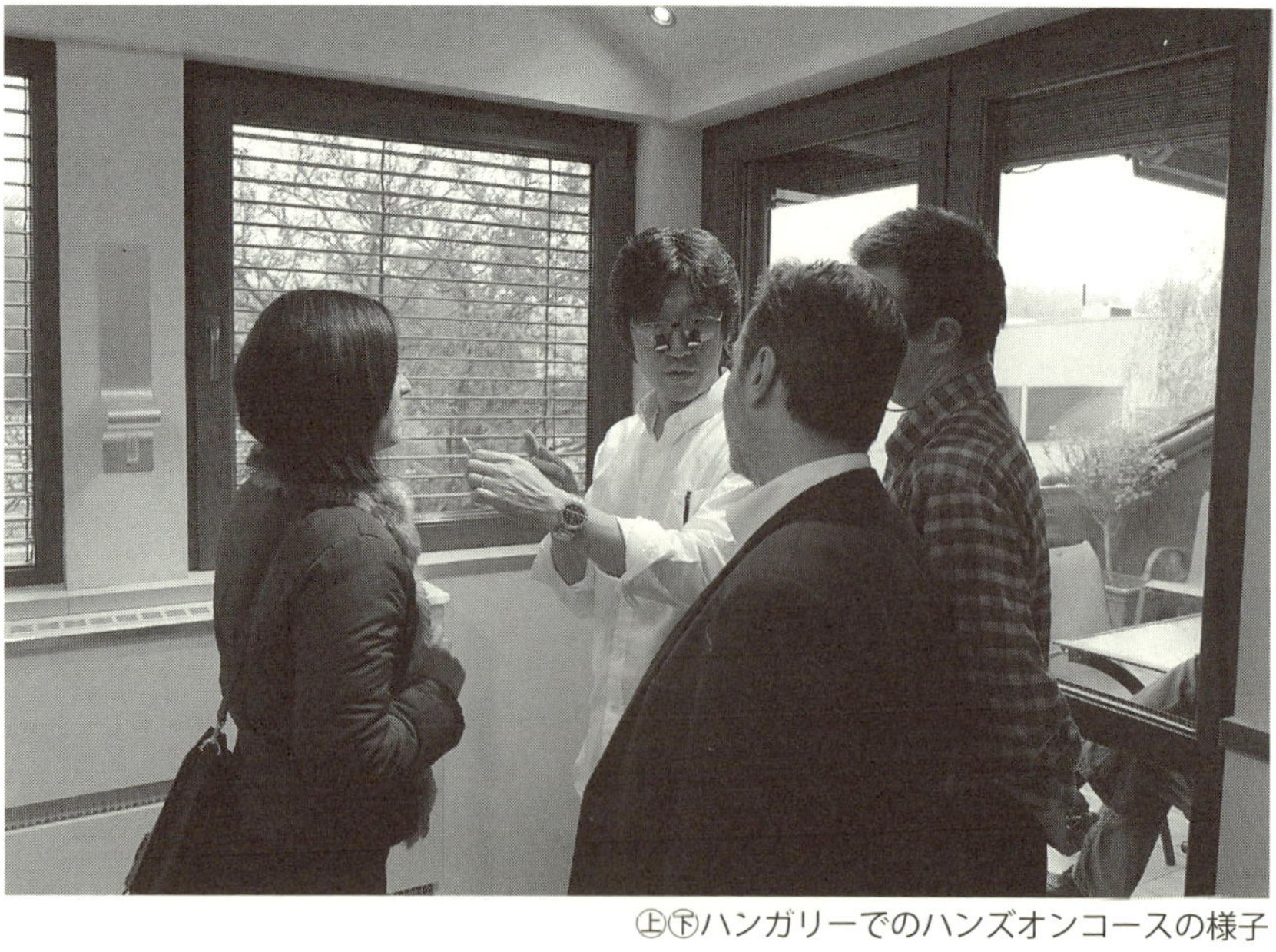

㊤㊦ハンガリーでのハンズオンコースの様子

渡米しました。早いもので、あれから23年の月日がたちました。

最初の数カ月はアパートに家具もなく、持って来たスーツケースをテーブルにし、引っ越しの段ボールをガムテープでつなげてタンス代わりにしていました。30歳にして「ゼロからのスタート」です。それでも悲壮感などまるでなく、持っていたのは希望だけでした。若いうちは誰しも金がないのは当然だと思っていましたし、実際、お金がなくても幸せでした。自分のわがままに文句も言わずについて来てくれた女房には本当に感謝しています。

しかし、年を取ってからお金がないのは悲惨です。だから今、努力するのです。まさに「アリとキリギリス」の話通りだと思います。渡米直後は言葉のハンディキャップがあり、少しだけ不自由も感じましたが、歯科技工の仕事は世界共通で、充実した日々

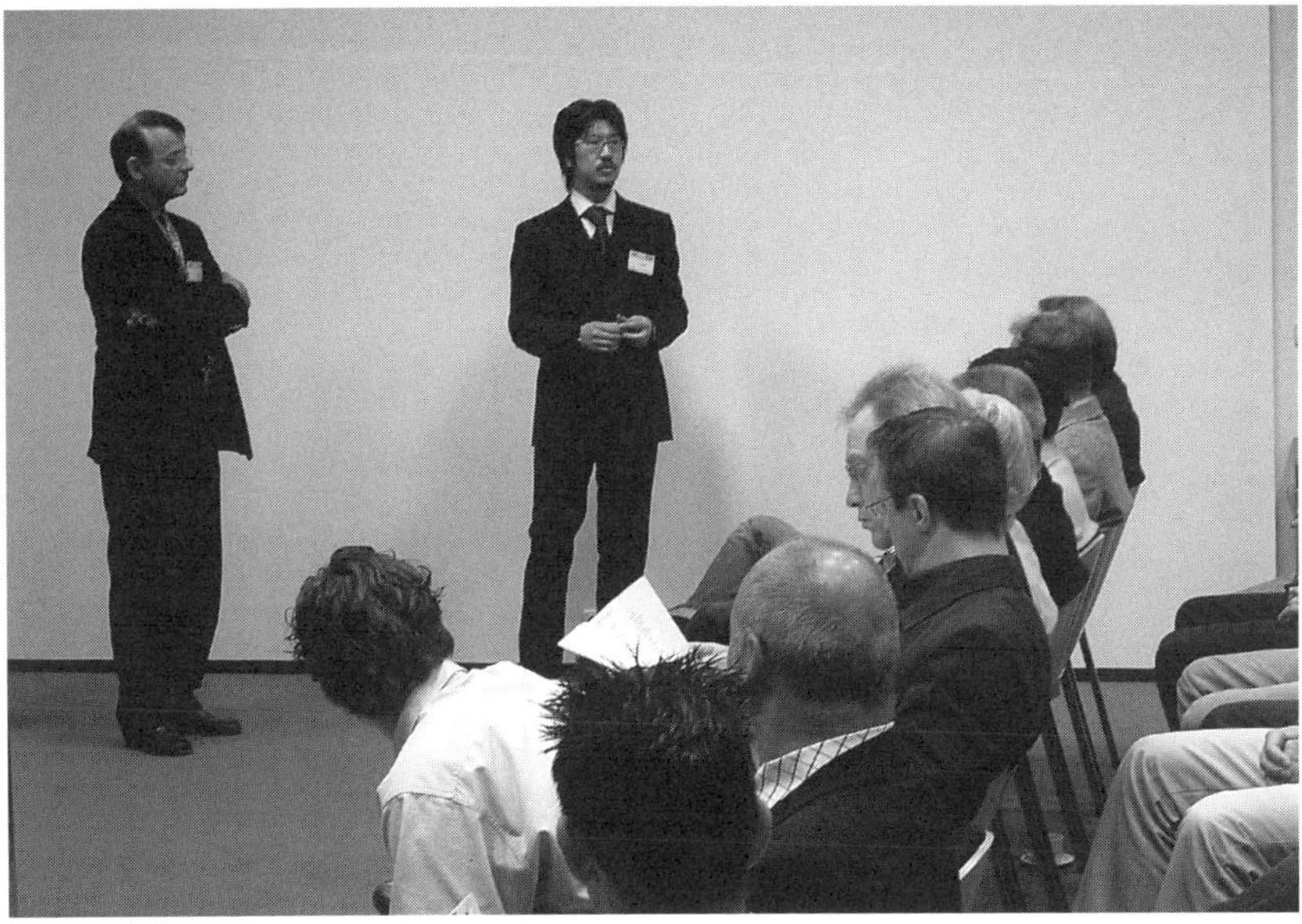

ベルギーでのレクチャー

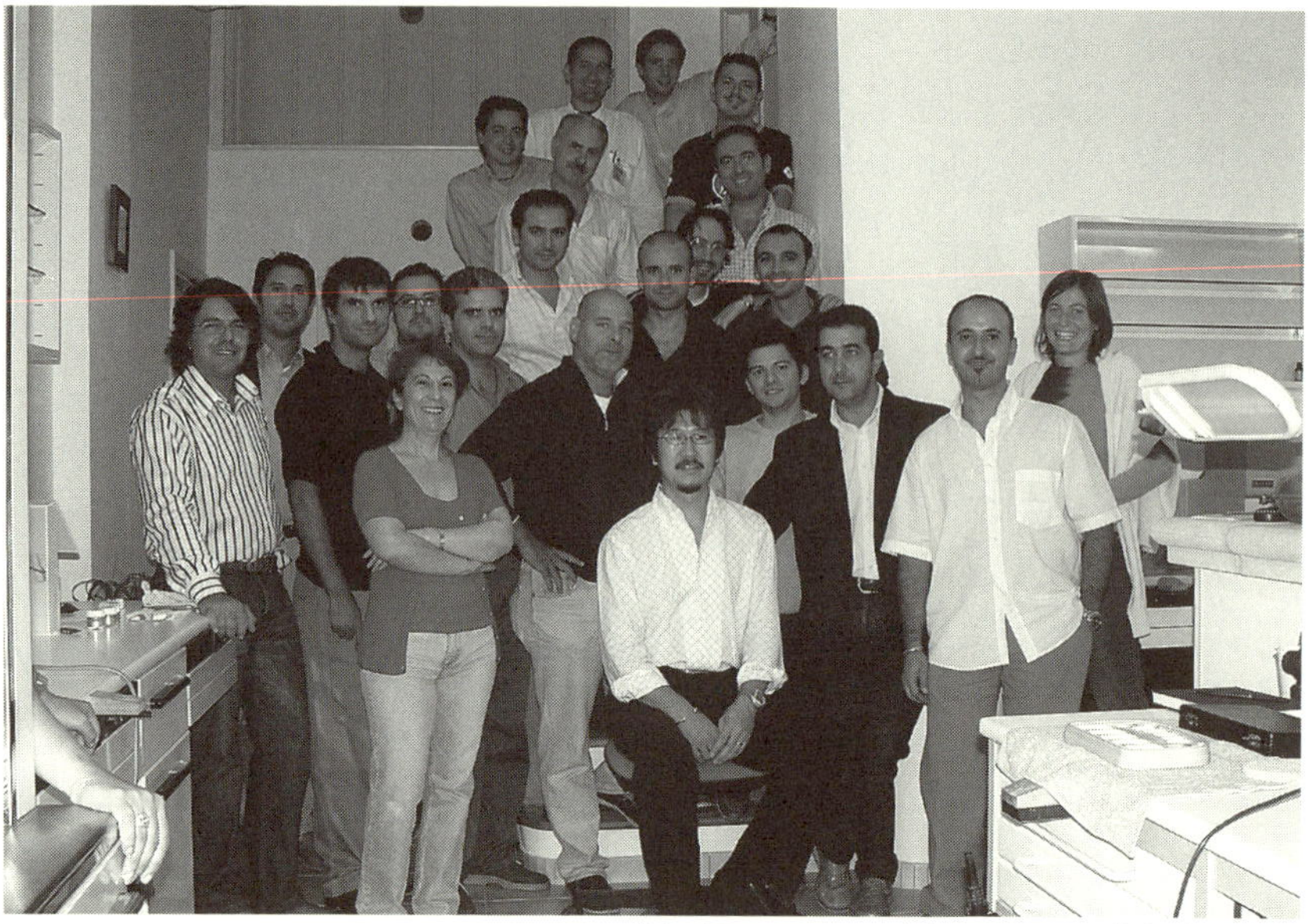

イタリアでのハンズオンコースの参加者と共に

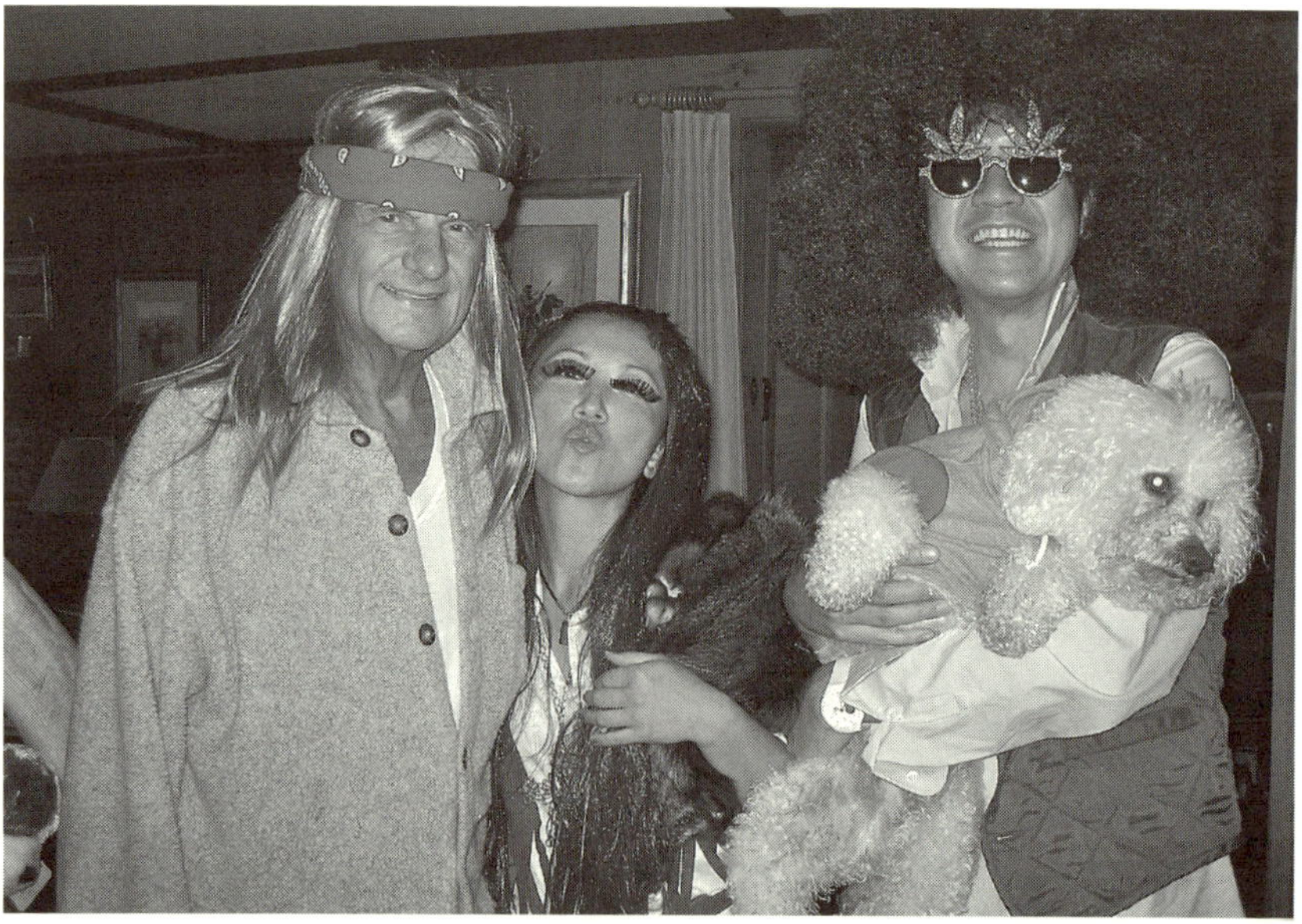

Dr.Lloyd Miller とハロウィンに

を送っていました。

他人が選んだ道ではなく、自分から望んできたわけです。「仕事がうまくいかないのは自分の技術や経験不足からくるものであり、自分の将来のために努力するんだ」という目的をいつも持っていました。仕事は時に夜遅くなったり、週末にしなければならなくなったりしましたが、つらいと思ったことはありませんでした。人間関係も、洋の東西に関係なく少し変わった人もいましたが、自分の人生の中でそんな些細なことを気に病んでも仕方ないと思うようにしています。そのスタンスは今も変わっていません。

専門医制度が普及しているアメリカの歯科界では、勉強している歯科技工士を一専門分野のパートナーとして扱ってくれ、英語も満足に話せない若い東洋人の技術を認めてくれました。仕事で「プロとしてのやりがい」を感じたのはアメリカに来てからでした。

今、振り返ってみても「たいしたことは何もしてきていない」と思える私から、若い世代の歯科技工士の方へ言えるのは、「前進あるのみ」の一つだけです。自分の置かれている不遇を嘆く前に、条件さえ合えばどこへ行ってもやっていけるだけの技術と自信、根性を持つべきです。私のように海外へ出るのも選択肢の一つです。

歯科技工士という職業は、技術次第で世界のどこででも活躍できる可能性のある、数少ない職種の一つです。「人はみな平等にチャンスが与えられている」と言われていますが、チャンスが来てもその時、自分に準備ができていなければ、そのチャンスをつかむことはできません。宝くじだって買わなければ当たらないのと同じです。

CAD／CAMの進化に伴い、近い将来、いろいろな歯科技工作業におけるステップは人の手を借りずに済むようになっていくでしょう。中には職を失ってしまうのではないかと危惧する人もいますが、私の考えは違います。確かに、クオリティーに問題もなく作業能率を上げるのが可能であれば、一部の工程において機械化も多いに取り入れるべきでしょう。しかし、ＣＡＤ／ＣＡＭで陶材のブロックを削り出したクラウンとプロの歯科技工士がレイアリングで築盛したものの審美を比較されるのは心外です。大量生産の工業製品とは違い、完全なカスタムメイドで、複雑な色調再現も要求される前歯部の製作においては、歯科技工士の職はこれからも安泰だと思っています。

　もしこの先、ほとんどの補綴物がＣＡＤ／ＣＡＭで製作されるようになったとしても、適合の重要性、生体に親和した形態、そして適切な咬合関係を付与することは、マテリアルや製作工程が違っても変わることはなく、手作業で製作される補綴物と同様、オペレーションにおいても高度な歯科知識が要求されるはずです。歯の形態や咬合が数十年で変わるはずはないといえます。

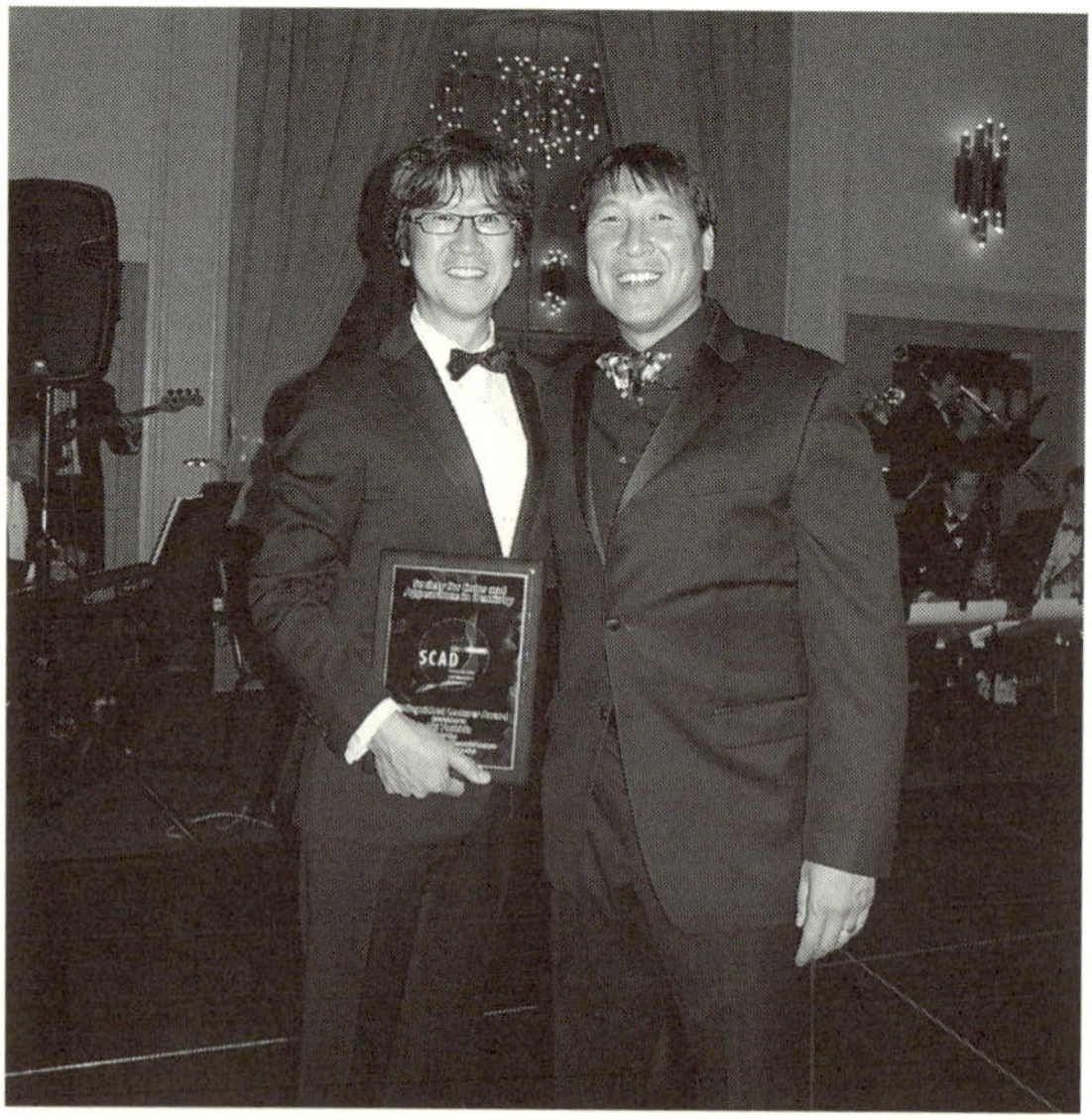

歯科色彩学会でレクチャーを表彰される。
学会長の Dr.Stephen Chu と

　歯科技工士学校を卒業して32年がたった今でも、自身の知識不足を痛切に感じることがあります。知識だけでなく、技術に関してもこれでよいという到達点はありません。高みを目指し、日々努力を続けていきたいと思っています。

求められる若者の柔軟な発想

出席者

歯科医師（全国歯科技工士教育協議会会長）
末瀬 一彦 氏

歯科技工士（東京都歯科技工士会会長）
西澤 隆廣 氏

歯科技工士（日本歯科技工士会理事）
伊集院 正俊 氏

日本人の歯科技工士は世界各国で活躍する一方、国内の若者が歯科技工職を離れる傾向にある。超高齢社会において、健康の要となる口腔機能の維持・回復は、日本の未来を左右すると言っても過言ではない。それを支える歯科技工士の役割は大きく、若手による柔軟な発想を起点とした変革が歯科技工界に求められている。全国歯科技工士教育協議会会長の末瀬一彦氏、東京都歯科技工士会会長で日本歯科技工士会（日技）副会長の西澤隆廣氏、日技理事の伊集院正俊氏に歯科技工界の課題や将来展望などについて語ってもらった。

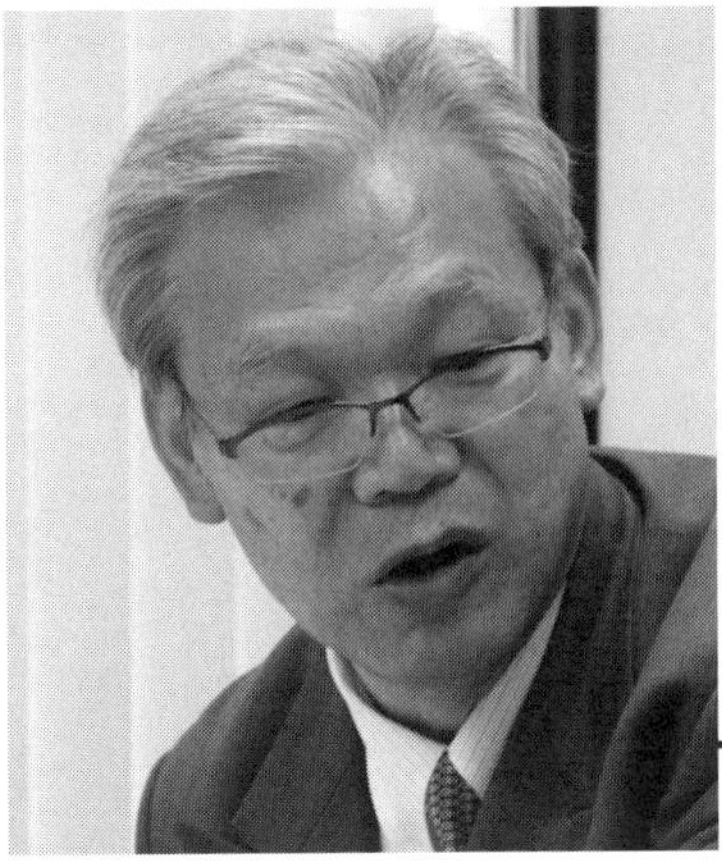

末瀬 一彦 氏

歯科技工界を変えるCAD／CAMの普及

——歯科技工は、職人的な手工業から最新技術を駆使したデジタルデンティストリーへと変化しています。CAD／CAMシステムもその一つとして注目が集まっていますが、こうした流れは歯科界にどのような影響をもたらしますか。

末瀬　CAD／CAMによるデジタル化は、トレーサビリティーの面で大きなメリットがあると思います。これまでも技工録でしっかりと管理する必要がありましたが、さらに生産ラインがクリアになります。いつ、どこの歯科技工所が、どんな機械、材料で作ったのか、バーコードを読み取れば把握できるようになり、患者さんが求める安全・安心の歯科医療に寄与するのではないでしょうか。

西澤　鋳造過程を経ると材料の組織構造はどうしても変わってしまいます。削り出すブロックやディスクの製造工程がしっかりしていれば、材料の安全性の観点でも有用です。

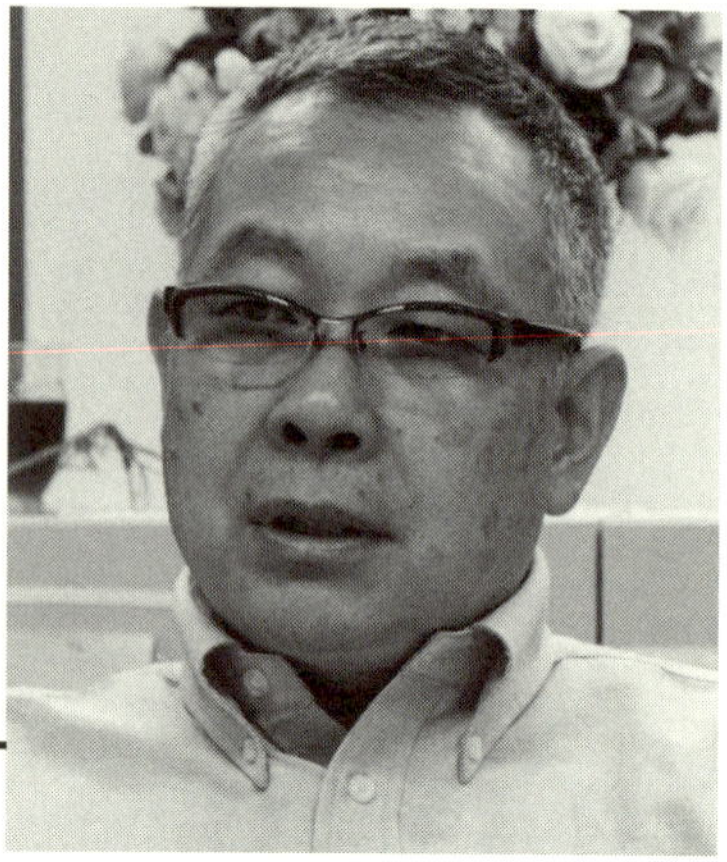

西澤 隆廣 氏

さらに、情報処理を含め、生産性が向上するので、現場を預かる身としては、長時間労働の解消にも役立つのではないかと期待しています。

伊集院　一方で、七十数パーセントが一人開業というデータもあるように、日本のラボの多くが小規模という問題があります。

スキャナー一つでも高価なものでは８００万円するなど、ＣＡＤ／ＣＡＭを導入するには設備投資が必要で、小規模ラボには難しいのが現状です。歯科技工所の形態が今のままで良いのかも含めて、歯科技工界には大きな変化が要求されているのではないでしょうか。

また、デジタル化によって、ある意味、海外の歯科技工所との国境がなくなります。日本が規制緩和をしてグローバルな業態として活性化させるのか、海外とのやり取りに規約・規制をかけていくのかで方向性も変わってくるでしょう。

末瀬　暗い場所でワックスや粉塵にまみれて作業しているというラボのイメージは変えなくてはいけないと感じています。デスクワークに近い形でコンピューターで設計し、機械で加工するという、現代の若者が興味を持てる就業環境も整えていく必要があるのではないでしょうか。

ＣＡＤ／ＣＡＭに関わる設備を小規模ラボで全部そろえるのは無理な場合もありますので、法整備も含めて歯科技工所間の横のつながりを促進する観点も大切かもしれません。

西澤　ＣＡＤ／ＣＡＭがより浸透して、より簡便なシステムを組むことができれば、子育てと仕事の両立に悩む女性を活用する面でも期待できると思います。

国の政策でも女性の活用は重要視されていますし、短時間労働では雇ってもらいにくいために女性の職場復帰が難しい歯科技工所の体制を改善できるかもしれません。

伊集院　そのためにも、業界全体で就労環境を再考する必要があると思います。

ＣＡＤ／ＣＡＭによって生産性が上がったとしても、より多くの仕事をこなして労働時間は従来のままでは、元も子もありません。価格設定も含めて厳しい目で取り組まないと、いわゆる３Ｋ（危険・きつい・汚い）問題は解決しないと感じています。

――多くの日本人歯科技工士が海外で活躍し、ジャパンアズナンバーワンと高く評価されています。国内の環境とは何が違うのでしょうか。

伊集院　労働基準が明確に守られている面が大きいと思います。ある国では、残業させるよりも、新たに人を雇用した方が人件費が安くなるようにシステムを構築しています。サービス残業やノルマ制が蔓延している日本のままでは、CAD／CAMだけでは何も変わらないのではないでしょうか。

末瀬　海外で活躍している人も、日本で就労している人以上の苦労をしていると思います。ただ、海外の歯科技工界では、頑張っただけの成果が返ってくる土壌がある点が、日本との違いかもしれません。

技術色が強い職業ですので、もっと技術を評価してもいいと感じています。学校の卒業生が10人いたとして、全員を良い給料で雇ってくれとは言いませんが、そのうち技術の長けた数人は、技術に見合った給料を与えてほしいです。

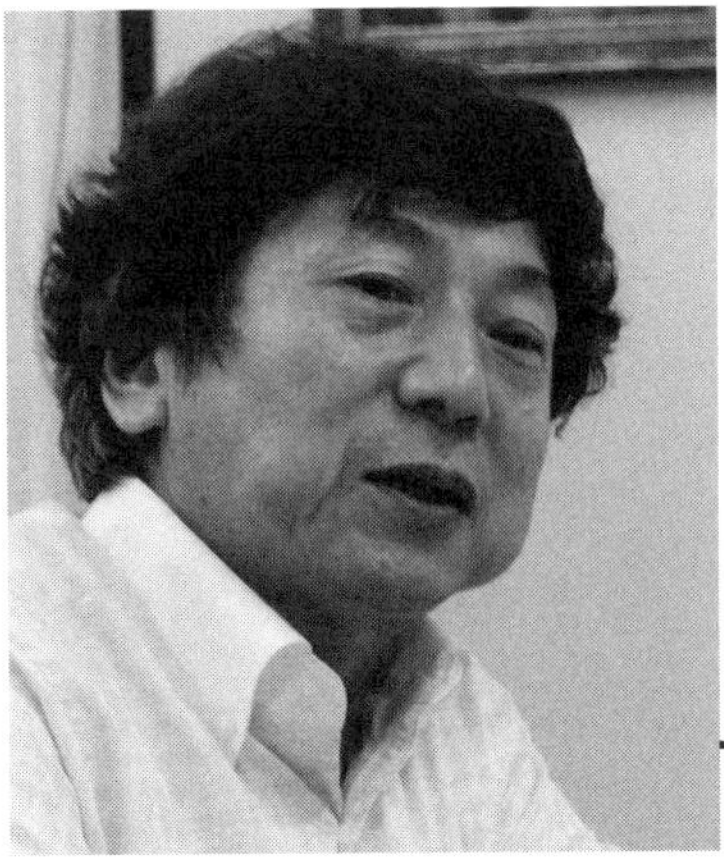

伊集院 正俊 氏

日本では平等の色が濃いですが、できる人の評価を高めていかないと、潜在能力のある人のモチベーションも上がらない危険性があります。

CAD／CAMがさらに普及すれば、歯科技工士のレベルはより高いものが求められるようになると思います。機械を使いこなした上で、機械でできない箇所を自分で手掛ける必要があるのです。

CAD／CAMが紹介された当初は、歯科技工士がいらなくなるのではないかとの声も聞かれましたが、デジタル化の先にあるのは、あくまでも機械を操作する歯科技工士の技術の高度化です。教育も大きな転換期を迎えていると思います。

世界で通用する国家資格

――歯科技工士学校の志願者数が減少傾向にあると聞いていますが、教育の在り方が変わることで状況は変わりますか。

末瀬　患者さんが歯科医師に「入れ歯は先生が作っている

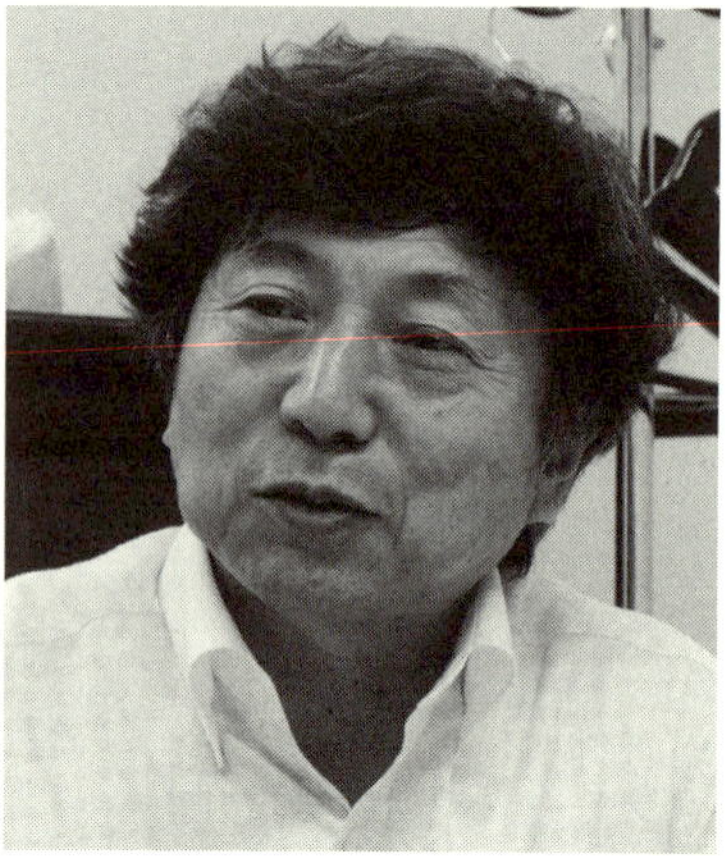

のでしょ」と言うなど、まだまだ歯科技工士の存在を知らない人が多いのも原因の一つですが、悪い就労環境まで知っていて、高校の先生が生徒に勧めないケースもあります。
　また、今の時代において4年制大学志向は変わらないと思います。歯科技工士学校に通って2年で歯科技工士の国家資格を取った後、大学に編入して学位も取得できるような工夫も必要かもしれません。大学を出ても就職難と言われていますので、資格は魅力になるのではないでしょうか。
　もちろん、その前に就労環境を改善して、技工士の仕事の魅力を社会に発信する必要があるでしょうが。

――歯科技工士会に入会しない若手が増えているのも似たような原因があるのですか。

西澤　若い人は自分の将来像が描けないのだと思います。私が卒業した時代は、「絶対に独立したい」という目標があったので、あらゆる情報を得るためにも会に入るのは必然でした。
　若い人が「この業界にいつまでいるかも分からないし……」

と思ってしまう状態では、会に入るメリットは感じられないのではないでしょうか。

末瀬　十数年前は、歯科技工所や歯科医院でアルバイトしていた人が、仕事の内容を知った上でライセンスを取るために学校に入学していました。目的が明確な分、熱心でした。今の学生は、親に言われたのか、インターネットで調べて来たのか分かりませんが、30人入ってきたら28人は技工の現場を知らないのです。

西澤　やはり目指す山を作らなくてはいけないと思います。理美容や飲食の業界も「ああなりたい」、「こうなりたい」と目指す人や目標が明確にある人が多い気がします。
歯科技工界にも素晴らしい人はいますが、社会には伝わっていないのが現状です。

伊集院　日本歯科技工士会（日技）も会員離れが懸念されていますが、過去のデータを見ると、会が歯科技工士による診療報酬の直接請求を目指していた時期は、一気に会員が増えています。会の目的が明確で、皆が望んでいるものの、個人ではどうしようもない問題に取り組む姿勢が見えれば人は集まるのではないでしょうか。
話が戻りますが、デジタル化の進む中で、日技が進むべきビジョンやビジネスモデルを打ち出して、共感を得られれば多くの人に興味を持ってもらえるかもしれません。

患者さんの喜びを共有する

——歯科技工士の存在が社会に知られていないのが業界の現状の根本的な原因の一つに上がりました。存在を社会に知ってもらうために、どのような取り組みが必要でしょうか。

末瀬　これはわれわれ歯科医師にも大きな責任があります。歯科衛生士は医院などに勤務しているので、認知度はそれなりに高いのですが、歯科技工士は自分の作ったデンチャーを納品しているだけで、歯科医師が患者さんの口にセットしているために、その存在が外から見えません。うまくいったら自分の手柄に、失敗したら歯科技工士の責任にしている歯科医師も少なくないのではないでしょうか。

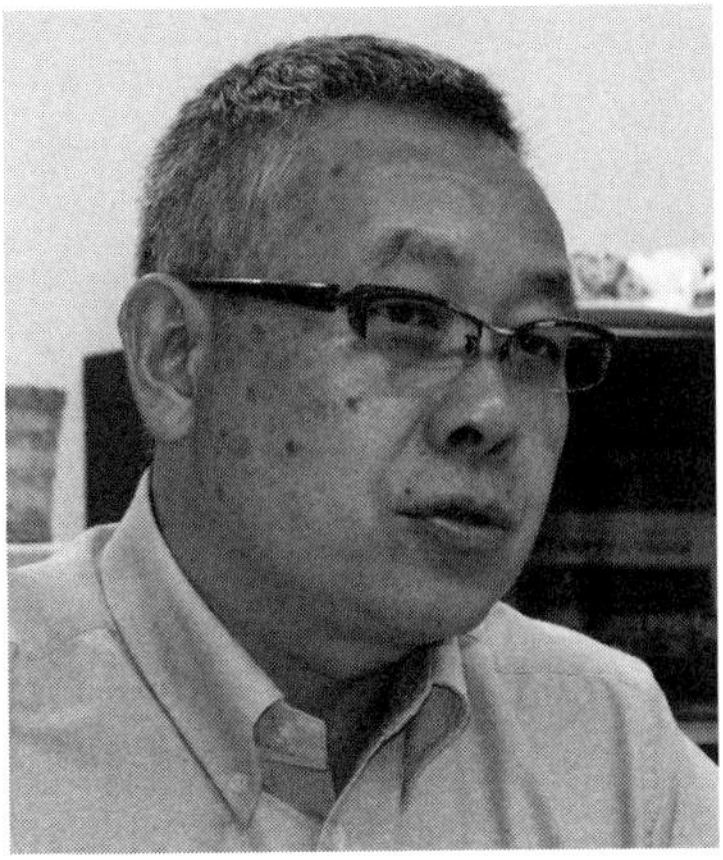

歯科技工士側にも補綴装置などを作った責任がありますし、セット時に立ち会って、患者さんの喜びを共有する権利があると思います。患者さんとの対面は、一番分かりやすいトレーサビリティーにもなります。

伊集院　確かにトレーサビリティーの観点から言うと、現状では患者さんに歯科技工士の存在が伝わらないシステムになっており、疑問を感じます。

野菜を売る時、産地や生産者を示す対象は客であって、店だけが把握していても意味がありません。今の技工は、多くが患者さんまで伝わっていない状態にあります。

西澤　歯科医師の先生には、歯科技工士の役割をもっと評価してもらいたいと思います。たまに、「お宅の技工士をトレーニングするために仕事を出しているわけではない」と言う先生がいるのですが、その先生は最初から歯を削れたのでしょうか。

もちろん迷惑をかける場合もありますが、若者が上達するためには患者さんと歯科医師の先生の協力が不可欠です。その意識に齟齬が生じている感は否めません。

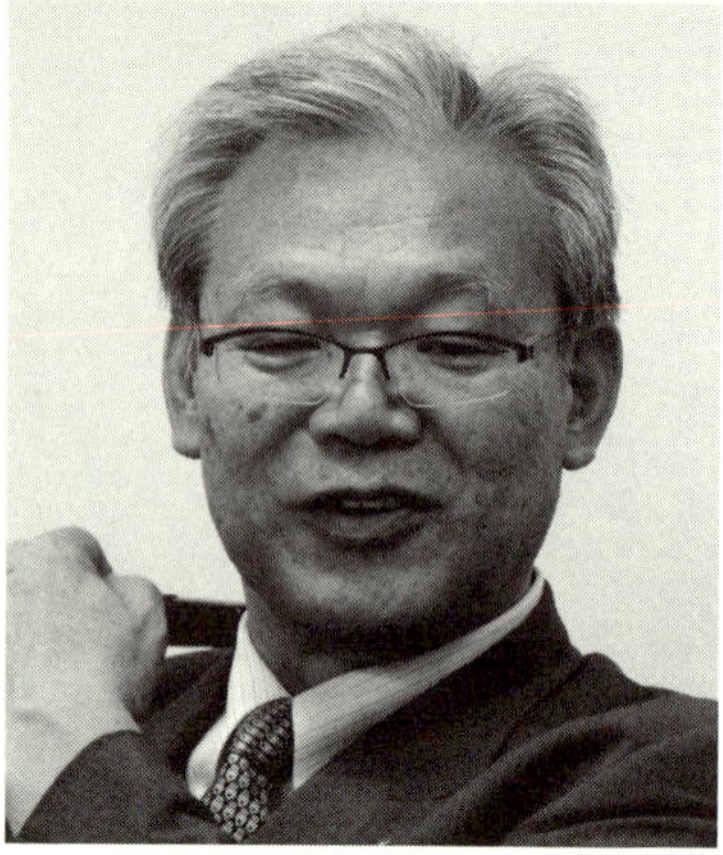

身内に必要とされていないようでは、社会に知られようがないと思います。

――技工士会と教育機関が一緒に技工士のなり手発掘のために活動はできないでしょうか。

末瀬　教育機関は直接高校に出向くチャンスがたくさんあるので、高校にアプローチする機会のない技工士会と協力する意義は大きいと思います。

一方で、国民に対するセミナーや講演会を教育機関1校で企画するのは難しいので、技工士会、歯科医師会と連携して歯科技工の現状を紹介する場をどんどん設けていきたいと考えています。

健康フェスティバルや市民フェアなど全国各地のイベントも、従来のものからさらに一工夫する必要があるでしょう。石膏で手形を取るのもイベントとしては面白いですが、技工士本来の仕事を知る機会にはなっていません。

世界に誇れる日本の歯科技工士教育制度

――本書で世界で活躍する日本の歯科技工士に焦点を当てた理由の一つに、「日本の歯科技工の分野は世界で活躍できる力がある」と訴える目的がありました。グローバル化が進む中で、日本の歯科技工界の世界での立ち位置はどのようなものになるのでしょうか。

末瀬　忘れてはいけないのが、海外に出て行った「サムライ歯科技工士」たちが、日本の歯科技工士教育を受けて育ったという点です。日本の技工士教育制度は世界トップレベルですので、もっと世界に発信すべきだと思います。

海外に出て行くのも一つの道ですが、これからは日本にいながらにして、海外の技工の注文を受ける時代が来ます。

伊集院　自費の経験をたくさん積める海外に出て修行して、日本に帰ってくるのも良いと思います。海外とのつながりを作って、帰国して日本で海外の仕事も手掛けるという流れも悪くないでしょう。

海外を訪れるたびに、現地で「日本人の歯科技工士がほしい」と言われ、それ以上に「日本の教育者がほしい」と言われます。実際に海外に行っている日本の歯科技工士の中には教育者として活躍している人が多くいます。

その世界がうらやむ教育環境が、卒後の歯科技工士人生に結びつくかが、まさに今後の課題となっています。


西澤　やりがいがあっても、ある程度の経済的なゆとりがないと志望者は増えません。そういった意味では、日技がビジネスモデルの確立を目指す覚悟と姿勢を見せる必要があると感じています。

カリスマ性のあるスター歯科技工士が誕生し得る環境が整えば、さらに良い循環で歯科技工界が発展していくのではないでしょうか。

グローバル化に立ち向かう体制を整える意味でも、サムライ歯科技工士は、日本の歯科技工士が秘めた可能性を再認識させてくれるものだと思います。

◆第4章◆

全国の歯科技工士学校一覧

付録

世界で働いているサムライ歯科技工士

歯科技工物（義歯）ができるまで

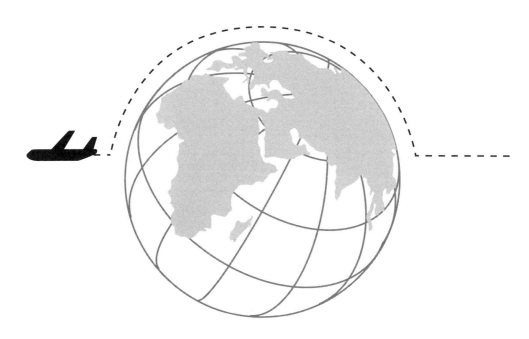

北海道　吉田学園医療歯科専門学校

所在地	〒060-0063　北海道札幌市中央区南3条西1丁目
TEL	011-272-3030　　FAX　011-272-3012
URL	http://www.yoshida-iryoshika.jp
e-mail	public@yoshida-g.ac.jp
設立母体	学校法人 吉田学園
設立年月	2007年
定員	35名
学生男女比	男子6：女子4（2014年8月現在）
修業年限	2年

本校の特徴　少人数制の徹底指導で、就職後すぐに実践できる歯科技工士としての知識・技術を身につけます。医療・歯科系の姉妹学科との交流授業は本校独自のカリキュラム。幅広い知識を持った歯科技工士を育成します。

北海道　札幌歯科学院専門学校

所在地	〒064-0807　北海道札幌市中央区南7条西10丁目
TEL	011-511-1885　　FAX　011-511-1902
URL	http://www.sasshi.jp/cgi-bin/sds/gakuin
e-mail	sds-info@dnet.or.jp
設立母体	一般社団法人 札幌歯科医師会
設立年月	1972年3月
定員	30名
学生男女比	男子4：女子6（2014年4月現在）
修業年限	2年

本校の特徴　優れたデンタルスペシャリストの育成を目的に札幌歯科医師会が設立し、創立42年の歴史と伝統のある学校です。大学歯学部の教授陣によるハイレベルな授業と、現役歯科医師の直接指導を通じて基礎から実践まで充実した教育を行っています。

北海道　北海道歯科技術専門学校

所在地	〒061-1121　北海道北広島市中央 3-4-1
ＴＥＬ	011-372-2457　　ＦＡＸ　011-372-2459
ＵＲＬ	http://www.hokkaidodentaltec.ac.jp
e-mail	hdtc@hokkaidodentaltec.ac.jp
設立母体	一般財団法人 志星学園
設立年月	1978 年
定員	60 名
学生男女比	男子 45：女子 55（2014 年 4 月現在）
修業年限	2 年

本校の特徴　本校は国内でも少ない歯科技工教育に特化した道内唯一の歯科技工士の専門学校です。また、本校では歯科医療界から高まるニーズに応えるために国家資格取得後、さらに応用的な技術を学べる卒後教育機関となる歯科技工研究所を設置しています。

青　森　青森歯科技工士専門学校

所在地	038-0031　青森県青森市大字三内字稲元 122-2
ＴＥＬ	017-782-3040　　ＦＡＸ　017-782-3041
ＵＲＬ	http://www.aomori-dental.ac.jp
e-mail	info@aomori-dental.ac.jp
設立母体	学校法人 三和会
設立年月	1971 年
定員	35 名
学生男女比	男子 5：女子 5（2014 年 4 月現在）
修業年限	2 年

本校の特徴　青森県内で唯一の歯科技工士養成学校です。歯科医療のスペシャリストを育成するための充実したカリキュラムで、2 年間の学校生活を通じ、全ての学生が、歯科技工士としての確かな技術を習得できるようサポートいたします。

岩手　岩手医科大学医療専門学校歯科技工学科

所在地　〒020-8505　岩手県盛岡市内丸 19-1
TEL　019-651-5111　FAX　019-651-5179
URL　http://w3j.iwate-med.ac.jp/giko/gigaku-1-top.html
e-mail　giko@j.iwate-med.ac.jp
設立母体　学校法人 岩手医科大学
設立年月　1966 年
定員　25 名
学生男女比　男子 4：女子 6（2014 年 5 月現在）
修業年限　2 年

本校の特徴　本校の教育は岩手医科大学の全面的なバックアップのもと、専門科目の講義は大学歯学部の教員が担当し、最新の歯科医学が学べます。実技に関してはベテランの専任教員が担当するほか、現役の卒業生から直接指導を受けることもできます。

宮城　東北大学歯学部附属歯科技工士学校

所在地　〒980-8575　宮城県仙台市青葉区星陵町 4-1
TEL　022-717-8428　FAX　022-717-8429
URL　http://www.dent.tohoku.ac.jp/gikoushi/index.ht
e-mail
設立母体　国立大学法人 東北大学
設立年月　1965 年
定員　20 名
学生男女比　男子 1：女子 4（2014 年 4 月現在）
修業年限　2 年

本校の特徴　本校は、東北・北海道地区における唯一の国立大学法人の歯科技工士学校です。優れた歯科技工士を社会へ送り出すために、3 名の専任教員の他、歯学部・歯学研究科および大学病院の教授、准教授、講師らによる高度な教育が行われています。

宮 城　仙台歯科技工士専門学校

所在地	〒 984-0051　宮城県仙台市若林区新寺 3-13-6
ＴＥＬ	022-293-1822　　ＦＡＸ　022-293-1807
ＵＲＬ	http://www.sengi.ac.jp
e-mail	info@sengi.ac.jp
設立母体	学校法人 新英学園
設立年月	1970 年
定員	35 名
学生男女比	男子 6：女子 4（2014 年 8 月現在）
修業年限	2 年

本校の特徴　・就職希望者数を大きく上回る求人数
・仙台駅から徒歩圏内。通学にも遊びにも相応しい環境
・地域貢献や学生の学び舎に附属歯科診療室を併設

宮 城　東北歯科技工専門学校

所在地	〒 982-0841　宮城県仙台市太白区向山 4-27-8
ＴＥＬ	022-266-0237　　ＦＡＸ　022-266-0238
ＵＲＬ	http://www.toushigi.ac.jp/
e-mail	info-1@toushigi.ac.jp
設立母体	一般社団法人 五常会
設立年月	1965 年 4 月
定員	50 名
学生男女比	男子 5：女子 5（2014 年 8 月現在）
修業年限	2 年

本校の特徴　教員のすべてが、臨床も手掛けるスペシャリストで、学生と先生の信頼関係を大切にしています。社会に出ても生涯役立つ技術力を身に付けさせる教育を行っており、国際的な視野を広げるために海外歯科研修も取り入れております。

福島　東北歯科専門学校歯科技工士科

所在地	〒963-0211　福島県郡山市片平町出磐森 1-7
ＴＥＬ	024-951-6100　　ＦＡＸ　024-961-6184
ＵＲＬ	http://www.touhoku-ds.com/
e-mail	bosyu@touhoku-ds.com
設立母体	一般財団法人 影山育英会
設立年月	1965 年 2 月
定員	25 名
学生男女比	男子 6：女子 4（2014 年 4 月現在）
修業年限	2 年

本校の特徴　本校では、日々進化し続ける歯科医療に対応するため、奥羽大学の全面協力のもと、きめ細やかで実践的な教育を展開。常に多彩な設備を使いながら、歯科技工のさまざまな知識・技術を身につけることができます。

茨城　茨城歯科専門学校

所在地	〒310-0911　茨城県水戸市見和 2-292-1
ＴＥＬ	029-252-3335　　ＦＡＸ　029-251-5720
ＵＲＬ	http://www.icdht.com/
e-mail	ibasisen@ibasikai.or.jp
設立母体	公益社団法人 茨城県歯科医師会
設立年月	1972 年 4 月
定員	20 名
学生男女比	男子 13/29：女子 16/29（2014 年 8 月現在）
修業年限	2 年

本校の特徴　茨城県歯科医師会という歴史ある設立母体により安定した学校運営がなされています。多数の歯科医師会会員に講師や臨床実習施設としての協力を得て、基礎的な内容はもちろん、臨床の実際をより多くの授業に反映できるよう配慮しています。

栃　木　栃木県立衛生福祉大学校歯科技術学部歯科技工学科

所在地	〒 320-0834　栃木県宇都宮市陽南 4-2-1
ＴＥＬ	028-645-7048　　　ＦＡＸ　028-659-8551
ＵＲＬ	http://www.eifuku.pref.tochigi.lg.jp/
e-mail	eiseifukushi-dai@pref.tochigi.lg.jp
設立母体	栃木県
設立年月	1984 年
定員	15 名
学生男女比	男子 3：女子 7（2014 年 4 月現在）
修業年限	2 年

本校の特徴　全国でも数少ない県立の歯科技工士養成施設として、充実した設備と少人数制できめ細やかな技術指導を行っています。専門知識を習得するとともに個性と能力を伸ばしながら、完成度の高い技工技術を持った歯科技工士の養成を目指しています。

埼　玉　埼玉歯科技工士専門学校

所在地	〒 337-0051　埼玉県さいたま市見沼区東大宮 1-12-35
ＴＥＬ	048-685-5211　　　ＦＡＸ　048-685-5239
ＵＲＬ	http://www.dtcs.ac.jp
e-mail	dtcs@dtcs.ac.jp
設立母体	学校法人 阪勉学園
設立年月	1977 年
定員	70 名
学生男女比	男子 6：女子 4（2014 年 4 月現在）
修業年限	2 年

本校の特徴　「難しいを簡単に」「分かりにくいを分かりやすく」をテーマに、基礎教育から最先端まで学生一人ひとりのニーズに応える教育を実現。学生が楽しく学べるデジタル教材を用いた教育を展開。新しい技術教育の道を切り開いています。

千葉　筑波大学附属聴覚特別支援学校高等部専攻科歯科技工科

所在地　〒272-0827　千葉県市川市国府台 2-2-1
TEL　047-373-8771　FAX　047-373-8789
URL　http://www.deaf-s.tsukuba.ac.jp/sigika/
e-mail　sigika01@deaf-s.tsukuba.ac.jp
設立母体　筑波大学
設立年月　1971 年
定員　10 名
学生男女比　男子 12：女子 10（2014 年 8 月現在）
修業年限　3 年

本校の特徴　本校歯科技工科は、日本で唯一の聴覚障害者のための歯科技工士養成機関で、聴覚障害教育の専門性を生かした少人数制によるきめ細やかな授業を行い、歯科技工の基礎知識と技術の習得ができるように努めています。

東京　日本大学歯学部附属歯科技工専門学校

所在地　〒101-8310　東京都千代田区神田駿河台 1-8-13
TEL　03-3219-8007　FAX　03-3219-8316
URL　http://www.dent.nihon-u.ac.jp/college/
e-mail　de.ts@nihon-u.ac.jp
設立母体　学校法人 日本大学
設立年月　1954 年
定員　入学定員 35 名 収容定員 105 名
学生男女比　男子 2：女子 1（2014 年 4 月現在）
修業年限　3 年（夜間課程）

本校の特徴　授業開始時間は午後 6 時からの夜間授業です。講義と実習は歯学部の教授陣を加え、最先端の歯科技工技術を教育するとともに、3 年次には歯学部付属歯科病院の技工装置を製作し、生きた実践教育として力を入れています。

東　京　日本歯科大学東京短期大学歯科技工学科

所在地　〒 102-0071　東京都千代田区富士見 2-3-16
TEL　03-3265-8815　FAX　03-3265-8928
URL　http://tandai.ndu.ac.jp/tky/
e-mail　nducol@tandai.ndu.ac.jp
設立母体　学校法人 日本歯科大学
設立年月　2005 年
定員　35 名（1 学年）
学生男女比　男子 3：女子 7（2014 年 8 月現在）
修業年限　2 年

本校の特徴　本学は関東で唯一の短期大学です。歯科技工士国家試験合格率は 28 年間 100% です。日本歯科大学生命歯学部と附属病院でも学習できます。生命歯学部学生と合同の学生会やクラブ活動は凄く活発です。楽しく、有意義な学生生活が過ごせます。

東　京　東京医科歯科大学 歯学部 口腔保健学科 口腔保健工学専攻

所在地　〒 113-8549　東京都文京区湯島 1-5-45
TEL　03-5803-5780　FAX　03-5803-0237
URL　http://www.tmd.ac.jp/ohe/index.html
e-mail　suzuki.peoe@tmd.ac.jp
設立母体　国立大学法人 東京医科歯科大学
設立年月　2011 年
定員　1 学年 10 人、2 年次編入 5 人、計 1 学年につき 15 人
学生男女比　男子 1：女子 2（2014 年 8 月現在）
修業年限　4 年

本校の特徴　全国で 2 番目に設立した 4 年制大学の歯科技工士養成校です。世界へ飛翔する「知と癒しの匠」を目標に、大学での高度で専門的な学問や技術の修得、グローバル人材育成、多職種連携にかかわる広い知識を修得し、多彩な教育を行っています。

東　京　新東京歯科技工士学校

所在地	〒 143-0016　東京都大田区大森北 1-18-2
ＴＥＬ	03-3763-2211　　ＦＡＸ　03-3762-5673
ＵＲＬ	http://www.ntdent.ac.jp
e-mail	dt@ntdent.ac.jp
設立母体	学校法人 東京滋慶学園
設立年月	1980 年
定員	125 名（Ⅰ部：90 名 Ⅱ部：35 名）
学生男女比	男子 6：女子 4（2014 年 4 月現在）
修業年限	Ⅰ部：2 年 Ⅱ部：3 年

本校の特徴　東日本最大の学生数を誇る新東京歯科技工士学校。多くの卒業生が業界で活躍しています。中でも海外研修では、現地で活躍する卒業生の技工所訪問や卒業生との交流プログラムがあります。学生時に海外の技工現場に関われるのも新東京の特徴です。

東　京　愛歯技工専門学校

所在地	〒 173-0003　東京都板橋区加賀 1-16-6
ＴＥＬ	03-5375-5516　　ＦＡＸ　03-3962-7160
ＵＲＬ	http://www.aishi.ac.jp/
e-mail	info@aishi.ac.jp
設立母体	公益財団法人 愛世会
設立年月	1950 年 8 月
定員	44 名
学生男女比	男子 7：女子 3（2014 年 8 月現在）
修業年限	2 年

本校の特徴　大正 14 年、日本初の歯科技工士養成校としての歴史を誇り、多くの卒業生がリーダーとして全世界で活躍しています。また設立 90 年を迎える現在まで「誠」を指導理念とし「歯科医学に立脚した歯科技工」を柱とした教育を実践しています。

東京　東邦歯科医療専門学校

所在地　〒191-0032　東京都日野市三沢 1-1-1
ＴＥＬ　042-591-5364　ＦＡＸ　042-593-2425
ＵＲＬ　http://www.toho-dc.or.jp/m/
e-mail　kouhou@toho-dc.or.jp
設立母体　学校法人 東邦歯科学院
設立年月　1966 年
定員　30 名
学生男女比　男子 6：女子 4（2014 年 4 月現在）
修業年限　2 年

本校の特徴　約半世紀に渡り数多くの歯科技工士を輩出している伝統校であり、海外就職者や業界での著名人も多い。
　学生教育では基礎となる学力・技術をしっかりと身につけさせる方針で、高い国家試験合格率を誇っている。

神奈川　横浜歯科技術専門学校

所在地　〒220-0024　神奈川県横浜市西区西平沼町 1-20
ＴＥＬ　045-314-0664　ＦＡＸ　045-314-2079
ＵＲＬ　http://www.y-dentdtc.ac.jp/
e-mail　info@y-dentdtc.ac.jp
設立母体　学校法人 鶴見歯科学園
設立年月　1963 年
定員　70 名
学生男女比　男子 7：女子 3（2014 年 4 月現在）
修業年限　2 年

本校の特徴　・iPad(歯科技工実習用)を導入した教育システム　・実習重視のカリキュラム　・最新の実習機材と広く明るい開放感のある環境空間　・国家試験合格率 100%(平成 26 年実績)と高い就職率　・臨床経験豊富な常勤歯科技工士による安心のサポート

神奈川　新横浜歯科技工士専門学校

所在地　〒 222-0033　神奈川県横浜市港北区新横浜 2-6-10
ＴＥＬ　045-472-5101　ＦＡＸ　045-473-1580
ＵＲＬ　http://www.kyouseigakuen.ac.jp/
e-mail　kyouseikai@msj.biglobe.ne.jp
設立母体　学校法人 共生学園
設立年月　1976 年
定員　40 名
学生男女比　男子 23：女子 21（2014 年 4 月現在）
修業年限　2 年

本校の特徴　・少人数制による親切で丁寧な指導・最新の知識と技術が学べるカリキュラム・コンテスト受賞実績に裏付けられた即戦力・徹底した国試対策と高い求人倍率による「国家試験合格」「完全就職」保障制度・本校独自の充実した学費支援制度

新　潟　明倫短期大学歯科技工士学科

所在地　〒 950-2086　新潟県新潟市西区真砂 3-16-10
ＴＥＬ　025-232-6351　ＦＡＸ　025-232-6335
ＵＲＬ　http://www.meirin-c.ac.jp
e-mail　info@meirin-c.ac.jp
設立母体　学校法人 明倫学園
設立年月　1997 年
定員　入学定員 50 人、収容定員 100 人
学生男女比　男子 48: 女子 30（2014 年 5 月現在）
修業年限　2 年

本校の特徴　日本海側唯一の歯科技工士養成短期大学として効果的で丁寧な教育を実践し、独自の先端科目として① CAD/CAM 歯科技工、②生体親和性無機素材と高機能有機複合材料の学理と技術を導入し、歯科技工業界の牽引車になるべく人材を養成している。

富 山　富山歯科総合学院歯科技工士科

所在地	〒 930-0887　富山県富山市五福五味原 2741-2
ＴＥＬ	076-441-5355　　ＦＡＸ　076-441-5340
ＵＲＬ	http://www.tdac.jp
e-mail	dt@tdac.jp
設立母体	一般社団法人 富山県歯科医師会
設立年月	1966 年
定員	25 名
学生男女比	男子 4：女子 6（2014 年 8 月現在）
修業年限	2 年

本校の特徴　本学院は文教地区にあり、勉学の場として適した閑静な環境下にあります。また近くを市電が通っており、最寄りの駅が近いことから通学しやすい環境にあります。

石 川　石川県歯科医師会立歯科医療専門学校

所在地	〒 920-0806　石川県金沢市神宮寺 3-20-5
ＴＥＬ	076-251-1010　　ＦＡＸ　076-253-0312
ＵＲＬ	http://www.ida1926.or.jp
e-mail	qqp57hf9k@biscuit.ocn.ne.jp
設立母体	一般社団法人 石川県歯科医師会
設立年月	1974 年
定員	20 名
学生男女比	男子 5：女子 5（2014 年 4 月現在）
修業年限	2 年

本校の特徴　当校では、地域に貢献できる優秀な歯科技工士を養成するため、常に時代に先んじ医療現場からの要請に即応できる教育を実践し、丁寧でわかり易い講義、実習が行われています。

岐阜　岐阜県立衛生専門学校歯科技工学科

所在地	〒500-8226　岐阜県岐阜市野一色 4-11-2
TEL	058-245-3691　　ＦＡＸ　058-247-7867
URL	http://www.prefgifu.lg.jp/kyoiku-bunka-sports/gakko-kyoiku/senshu/eisei-semmon/
e-mail	c20301@pref.gifu.lg.jp
設立母体	岐阜県
設立年月	1966 年
定員	20 名
学生男女比	男子 3：女子 4（2014 年 4 月現在）
修業年限	2 年

本校の特徴　中部地区唯一の公立校、助産師、看護師、歯科衛生士養成科との複合校　少人数制で懇切丁寧な実技指導をモットーとしている　国家試験合格率 100％ 就職率 100％

愛知　愛知学院大学歯科技工専門学校

所在地	〒464-8650　愛知県名古屋市千種区楠元町 1-100
TEL	052-751-2561　　ＦＡＸ　052-752-3003
URL	http://www.dent.aichi-gakuin.ac.jp/technician/index.php
e-mail	gikou@dpc.aichi-gakuin.ac.jp
設立母体	学校法人 愛知学院
設立年月	1962 年
定員	本科 35 名、専修科 20 名
学生男女比	男子 6：女子 4（2014 年 8 月現在）
修業年限	本科 2 年、専修科 2 年

本校の特徴　歯学部併設のスペシャリスト養成校として 2000 名以上の卒業生を輩出し歯科界で活躍している。歯学部附属病院での見学実習など教育環境が充実しており、大学の医療系学部が集まったキャンパスで充実したキャンパスライフが体験できる。

愛　知　名古屋歯科医療専門学校歯科技工士科

所在地　〒451-0043　愛知県名古屋市西区新道1-26-20
TEL　052-563-2121　FAX　052-563-2126
URL　http://www.nagono.ac.jp/meisi/
e-mail　meisi@nagono.ac.jp
設立母体　学校法人 那古野学園
設立年月　1974年
定員　35名
学生男女比　男子1：女子1（2014年8月現在）
修業年限　2年制

本校の特徴　歯科技工技術はもちろんのこと、幅広い人間性や社会的責任を持って仕事にあたる歯科技工士を育てています。わかりやすく丁寧で、人間味のある指導をする教師陣と、最新の歯科医療機器が整った教育環境で、充実した授業を行っています。

愛　知　東海歯科医療専門学校

所在地　〒465-0032　愛知県名古屋市名東区藤が丘158
TEL　052-773-7222　FAX　052-773-0082
URL　http://www.tokai-med.ac.jp/dental/
e-mail　dt@tokai-med.ac.jp
設立母体　学校法人 セムイ学園
設立年月　1976年
定員　35名
学生男女比　男子28：女子28（2014年9月現在）
修業年限　2年

本校の特徴　入学者全員が卒業することを第一目標とし、スタッフの面倒見の良さがウリです。社会人経験のある学生も多く、日頃の勉強や就職活動など他の学生の模範にもなってくれます。米国や豪州で活躍している卒業生もいます。

滋賀　滋賀県歯科技工士専門学校

所在地　〒525-0072　滋賀県草津市笠山七丁目 4-43
TEL　077-564-6691　FAX　077-564-6692
URL　http://www.shiga-dts.ac.jp/
e-mail　sikasogo@mx.biwa.ne.jp
設立母体　一般社団法人 滋賀県歯科医師会
設立年月　1969 年
定員　30 名
学生男女比　男子 6：女子 4（2014 年 4 月現在）
修業年限　2 年

本校の特徴　「歯科技工を通じて社会に貢献出来る優れた人材育成」を目標に、創立 45 年の中で培われた教育プログラムにより、少人数制マン・ツー・マン教育に徹し、学生の個性を大切に、技術と豊かな人間性を持った歯科技工士育成をめざしています。

京都　京都歯科医療技術専門学校

所在地　〒604-8418　京都府京都市中京区西ノ京東栂尾町 1 番地
TEL　075-812-8494　FAX　075-812-8816
URL　http://sikasen.jp
e-mail　sikasen@kda8020.or.jp
設立母体　一般社団法人 京都府歯科医師会
設立年月　1962 年
定員　30 名
学生男女比　男子 5：女子 5（2014 年 4 月現在）
修業年限　2 年

本校の特徴　少人数編成による手厚い指導、基礎と応用を見据えたカリキュラム、現場力を養う豊富な実習、実践力を鍛える先進的な施設・設備、京都府歯科医師会のバックアップなど、“充実” によって専門技能を高め社会に貢献できる人材を育成している

大　阪　東洋医療専門学校

所在地　〒532-0004　大阪府大阪市淀川区西宮原 1-5-35
TEL　06-6398-2255　FAX　06-6398-2225
URL　http:///www.toyoiryo.ac.jp
e-mail　info@toyoiryo.ac.jp
設立母体　新歯会 東洋医療学園
設立年月　2000 年
定員　30 名
学生男女比　男子 1：女子 1（2014 年 8 月現在）
修業年限　3 年

本校の特徴　全国唯一の昼間部 3 年制教育。開校以来、国家試験合格率 100％＆就職率 100％！ 学生コンテスト No.1 に何度も輝く、教育実績。2 年制教育では実現できない、3 年制教育ならではの実習でワンランク上の歯科技工士を養成しています。

大　阪　新大阪歯科技工士専門学校

所在地　〒532-0002　大阪府大阪市淀川区東三国 6-1-13
TEL　06-6391-2211　FAX　06-6391-8863
URL　http://www.sdtc.ac.jp/index.html
e-mail　info@sdtc.ac.jp
設立母体　学校法人 新歯会東洋医療学園
設立年月　1976 年 4 月 1 日
定員　Ⅰ部 2 年制（90 名）Ⅱ部 3 年制（60 名）計 150 名
学生男女比　男子 181 名(63.5%)女子 104 名(36.5%)計 285 名(2014 年 4 月現在)
修業年限　Ⅰ部（2 年間）Ⅱ部（3 年間）

本校の特徴　2014 年 4 月より新たに創設された『職業実践専門課程』認定校の本校では、開校以来、歯科技工士だけを養成する専科校の強みを活かし、独自の教育システムを展開。毎年、全国最多の国家試験合格者数と全員が就職決定している実績校です

大阪　大阪大学歯学部附属歯科技工士学校

所在地	〒565-0871　大阪府吹田市山田丘 1-8
TEL	06-6879-5111　　FAX　06-6879-2832
URL	http://web.dent.osaka-u.ac.jp/~dentec/
e-mail	si-soumu-syomu@office.osaka-u.ac.jp
設立母体	国立大学法人 大阪大学
設立年月	1960 年
定員	20 名
学生男女比	男子 1：女子 1（2014 年 8 月現在）
修業年限	2 年

本校の特徴　西日本唯一の国立の歯科技工士学校です。大阪大学の附属機関である本校は、専任講師に加え、歯学部及び附属病院の教員等、経験豊富な歯科医療関係者が教育を担当しています。また、大阪大学歯学部附属病院で病院実習を行っています。

大阪　大阪歯科大学歯科技工士専門学校

所在地	〒573-1144　大阪府枚方市牧野本町 1-4-4
TEL	072-857-3905　　FAX　072-857-0080
URL	http://www.odutech.com
e-mail	sikagiko@cc.osaka-dent.ac.jp
設立母体	学校法人 大阪歯科大学
設立年月	1964 年
定員	30 名
学生男女比	男子 6：女子 4（2014 年 8 月現在）
修業年限	2 年（専攻科 2 年を併設）

本校の特徴　文部科学大臣指定校として知識や技術、医療人としての人間形成に力を注ぎ、国内外で活躍できる歯科技工士を養成しています。CAD/CAM などのデジタル技工に特化し、時代に即したカリキュラム構築を行っています。大学院修士課程も申請中です。

大 阪　日本歯科学院専門学校

所在地	〒 577-0803　大阪府東大阪市下小阪 4-12-3
ＴＥＬ	06-6722-5601　　　ＦＡＸ　06-6722-5603
ＵＲＬ	http://www.jdm.ac.jp
e-mail	office@jdm.ac.jp
設立母体	一般社団法人 清医会
設立年月	1979 年
定員	1 学年 35 名
学生男女比	男子 6：女子 4（2014 年 5 月現在）
修業年限	2 年

本校の特徴　「学ぶ姿勢をもつ心温かい医療技術者の育成」を教育方針に技と心のバランスに優れた歯科技工士を養成。最新の設備と厚生労働省の指定基準をこえる充実のカリキュラム、経験豊富なスタッフにより、高いレベルの教育体制を実現しています。

鳥 取　鳥取歯科技工専門学校

所在地	〒 680-0845　鳥取県鳥取市富安 2-84
ＴＥＬ	0857-23-3197　　　ＦＡＸ　0857-29-0876
ＵＲＬ	http://www.t-gigaku.ac.jp
e-mail	t-gigaku@hal.ne.jp
設立母体	一般社団法人 鳥取県東部歯科医師会
設立年月	1966 年
定員	20 名
学生男女比	男子 40%：女子 60%（2014 年 4 月現在）
修業年限	2 年　昼間

本校の特徴　本校は「情熱が確かな未来を築く」を合言葉に歯科技工士教育をおこなっています。講義、実習ではグループによりテーマを決めての研究などがあり、丁寧かつ興味を持って学べるように工夫をしています。

島　根　島根県歯科技術専門学校歯科技工士科

所在地	〒 690-0884　島根県松江市南田町 141-9
ＴＥＬ	0852-24-2727　　ＦＡＸ　0852-31-2988
ＵＲＬ	http://www.shikasen.jp/
e-mail	gakkou@shikasen.jp
設立母体	一般社団法人 島根県歯科医師会
設立年月	1970 年
定員	20 名
学生男女比	男子 15：女子 9（2014 年 8 月現在）
修業年限	2 年

本校の特徴　個人指導を通して学生の個性や能力を充分に発揮できるようなきめ細やかな教育を行い卒業後に即戦力となりうる実力を養成し、更に技術はもとより、人間味豊かな歯科技工士の養成を目指した教育を行っています。

岡　山　岡山歯科技工専門学院

所在地	〒 701-1202　岡山県岡山市北区楢津 2182
ＴＥＬ	086-284-4905　　ＦＡＸ　086-284-5697
ＵＲＬ	http://www.odlts.ac.jp/
e-mail	odts@mx9.tiki.ne.jp
設立母体	一般社団法人 岡山市歯科医師会立
設立年月	1974 年
定員	20 名
学生男女比	男子 6：女子 4（2014 年 4 月現在）
修業年限	2 年

本校の特徴　本学院では歯科技工士に必要な専門教育を施すため専任教員や母体会員の臨床医並びに岡山大学歯学部教授陣による臨床に即した授業と、医療人としての倫理観や使命感を備え持ち、社会貢献できる資質の高い歯科技工士の養成を目指している。

広　島　広島大学歯学部口腔健康科学科口腔工学専攻

所在地　〒 734-8553　広島県広島市南区霞 1-2-3
ＴＥＬ　082-257-5797　ＦＡＸ　082-257-5797
ＵＲＬ　http://www.hiroshima-u.ac.jp/dent/jakka/p_d33c9a.html
e-mail　oralengi@hiroshima-u.ac.jp
設立母体　国立大学法人 広島大学
設立年月　2005 年
定員　20 名
学生男女比　男子 4：女子 6（2014 年 4 月現在）
修業年限　4 年

本校の特徴　歯科技工士、フェイシャルセラピスト、細胞工学士の資格を取得できる。学生は、4 年間の教育で修得した広範な知識と技術を活かして、大学病院などの医療機関、研究機関、製薬会社などの大企業、行政、など多彩な分野に就職している。

広　島　広島歯科技術専門学校

所在地　〒 738-8504　広島県廿日市市佐方本町 1-1
ＴＥＬ　0829-32-1861　ＦＡＸ　0829-32-1861
ＵＲＬ　http://www.sanyo.ac.jp/shika/
e-mail　shika@sanyo.ac.jp
設立母体　学校法人 山陽女学園
設立年月　1972 年
定員　35 名
学生男女比　男子 6：女子 4（2014 年 4 月現在）
修業年限　2 年

本校の特徴　・高い国家試験合格率および就職率 100%
・資格取得までトータルサポート
・ベテランの専任教員による指導
・歯科医師、企業（歯科技工所）等からの高い評価

山 口　下関歯科技工専門学校

所在地　〒 751-0823　山口県下関市貴船町 3-1-37
ＴＥＬ　083-223-4137　ＦＡＸ　083-224-2142
ＵＲＬ　http://www.s-shikagikou.com/
e-mail　sdic@tip.ne.jp
設立母体　一般社団法人 下関市歯科医師会
設立年月　1964 年
定員　22 名
学生男女比　男子 7：女子 3（2014 年 4 月現在）
修業年限　夜間 3 年

本校の特徴　働きながら学べる !! 少人数教育をモットーに 1 人 1 人の学生に学習は勿論、よりすばらしい学生生活を送れる様、きめ細かな教育を行なっています。比較的安価な授業料はもちろん、資格取得後の即戦力となる歯科技工士養成を目ざしています。

徳 島　徳島歯科学院専門学校

所在地　〒 770-0003　徳島県徳島市北田宮 1-8-65
ＴＥＬ　088-632-7260　ＦＡＸ　088-632-7260
ＵＲＬ　http://www.tdht.jp
e-mail　tokugaku@titan.ocn.ne.jp
設立母体　一般社団法人 徳島県歯科医師会
設立年月　1979 年
定員　1 学年あたり :20 名
学生男女比　男子 25：女子 6（2014 年 8 月現在）
修業年限　2 年（昼間）

本校の特徴　職業意識の確立、専門性の高い知識・技術の習得。1 クラス 20 名、きめ細かい指導で徳島大学歯学部からの講師陣による充実した教授を目指しています。歯科助手講習会無料受講制度もあります。

香　川　香川県歯科医療専門学校

所在地　〒 760-0020　香川県高松市錦町 2-8-37
ＴＥＬ　087-851-6414　ＦＡＸ　087-851-6416
ＵＲＬ　http://www.shikasen.ac.jp
e-mail　info@shikasen.ac.jp
設立母体　公益社団法人 香川県歯科医師会
設立年月　1967 年 3 月
定員　20 名× 2 学年
学生男女比　男子 16 名：女子 18 名（2014 年 9 月現在）
修業年限　2 年間

本校の特徴　昭和 42 年に開校し、創立 47 年になります。歯科医療従事者として専門職に必要な知識と技術とその応用能力を養いながら、調和のとれた社会人を養成します。県内に大手技工所があり、就職においても恵まれた環境にあります。

愛　媛　河原医療大学校歯科技工学科

所在地　〒 790-0005　愛媛県松山市花園町 3-6
ＴＥＬ　089-915-5355　ＦＡＸ　089-915-8801
ＵＲＬ　http://www.kawahara.ac.jp/emsi/
e-mail　emsi@kawahara.ac.jp
設立母体　学校法人 河原学園
設立年月　2010 年
定員　20 名
学生男女比　男子 21 名：女子 15 名（2014 年 4 月現在）
修業年限　2 年

本校の特徴　本校では、最先端技工の CAD/CAM 機器やレーザー溶接機等の導入、また、技工の新領域である顔面エピテーゼ実習の実施、そして、国家試験合格・就職・卒業後の支援等、若者達の夢を実現するための環境づくりに取り組んでいます。

福岡　博多メディカル専門学校

所在地	〒812-0044　福岡県福岡市博多区千代 4-32-1
TEL	092-651-8001　　FAX　092-651-8002
URL	http://www.hakata.ed.jp/hakatamedical
e-mail	hakata-medi@hakata.ed.jp
設立母体	学校法人 博多学園
設立年月	1972 年
定員	32 名
学生男女比	男子 38 名：女子 24 名（2014 年 8 月現在）
修業年限	2 年

本校の特徴　5S（整理・整頓・清掃・清潔・躾）を徹底し、社会人教育を重視。また、九州大学病院見学やインターンシップ（20 施設）など在学中の学外活動に力を入れています。さらに歯科材料メーカーと連携し CAD/CAM など最先端歯科技工を学びます。

福岡　九州歯科技工専門学校

所在地	〒820-0044　福岡県飯塚市横田 770-1
TEL	0948-24-6400　　FAX　0948-24-6486
URL	http://www.kyushigi.ac.jp
e-mail	info@kyushigi.ac.jp
設立母体	学校法人 斉藤学園
設立年月	1964 年 4 月
定員	35 名
学生男女比	男子 19：女子 9（2014 年 8 月現在）
修業年限	2 年

本校の特徴　西日本初の歯科技工士学校として創立しました。以来、基礎となる技術指導を細かく丁寧に行っております。学生のテクニカルコンテストにも積極的に参加して、多くの賞をいただくことが出来ております。

佐賀　九州医療専門学校

所在地　〒841-0014　佐賀県鳥栖市古野町 176-8
ＴＥＬ　0942-83-4483　ＦＡＸ　0942-82-2918
ＵＲＬ　http://www.kac.ac.jp
e-mail　info@kac.ac.jp
設立母体　学校法人 九州アカデミー学園
設立年月　1967 年（技工士科 1977 年）
定員　35 名
学生男女比　男子 6：女子 4（2014 年 4 月現在）
修業年限　本科 2 年　専攻科 1 年

本校の特徴　本校専攻科では CAD/CAM を設備し、インプラント、オールセラミックスなど今後必要不可欠な知識・技術の習得に、九州大学教授陣をはじめ、各著名インストラクターの実技指導など多種にわたりハイレベルな授業を実践しております。

長崎　長崎歯科技術専門学校

所在地　〒856-0831　長崎県大村市東本町 104-7
ＴＥＬ　0957-53-7074　ＦＡＸ　0957-53-7079
ＵＲＬ　http://www.nagasaki-shika.com
e-mail　info@nagasaki-shika.com
設立母体　一般社団法人 聖和会
設立年月　1977 年
定員　30 名
学生男女比　男子 50：女子 50（2014 年 4 月現在）
修業年限　2 年

本校の特徴　歯科医療の現場に即対応出来る人材の育成を根幹に据え、「教育」「研究」「臨床」の 3 本柱を基本に、多くの技工士を輩出してきました。独創的なカリキュラム、丁寧な教育で専攻科・就職指導・国家試験対策と万全の体制をとっています。

熊本　熊本歯科技術専門学校

所在地　〒860-0811　熊本県熊本市中央区本荘 3-1-6
TEL　096-366-7715　FAX　096-362-7221
URL　http://www.ganaka.ac.jp
e-mail
設立母体　学校法人 中島学園
設立年月　1969 年
定員
学生男女比　男子 6：女子 4（2014 年 4 月現在）
修業年限　2 年

本校の特徴　個性を活かし、歯科技工士として飛躍できる人間力を育成することを使命とし、実践的カリキュラムと少人数制の細やかな指導に力を入れています。希望に沿った就職支援を行い医療人としての成長、発展、貢献が本校の教育理念です。

大分　大分県歯科技術専門学校

所在地　〒874-8567　大分県別府市大字野田 78
TEL　0977-67-3038　FAX　0977-75-6636
URL　http://www.mizobe-odtc.ac.jp/
e-mail　kouhou@mizobe-odtc.ac.jp
設立母体　学校法人 溝部学園
設立年月　1969 年
定員　35 名
学生男女比　男子 40：女子 27（2014 年 9 月現在）
修業年限　2 年

本校の特徴　現在の歯科医療はチーム医療であり、そのための情報伝達のためのコミュニケーション能力とチーム内の意思疎通を図るための知識・技術を身に付けることを目的とした歯科衛生科との合同教育プログラムは高い評価を受けています。

宮 崎　宮崎歯科技術専門学校

所在地　〒 880-0021　宮崎県宮崎市清水 1-12-2
ＴＥＬ　0985-29-0057　ＦＡＸ　0985-22-6551
ＵＲＬ　http://www.miyazaki-dtc.jp
e-mail　sikasen2@miyazaki-da.or.jp
設立母体　宮崎県歯科医師会
設立年月　1962 年 5 月
定員　17 名
学生男女比　男子 40%：女子 60%（2014 年 5 月現在）
修業年限　2 年

本校の特徴　宮崎県歯科医師会が設立した本校は、第一線で活躍中の講師を揃え、綿密な基礎教育と徹底教育と徹底した実技指導によって、たしかな技能と豊富な知識を養います。国家試験合格率も高く、実績と伝統を備えた専門学校として、高い評価を得ています。

鹿児島　鹿児島歯科学院専門学校歯科技工士科

所在地　〒 892-0841　鹿児島県鹿児島市照国町 13-15
ＴＥＬ　099-226-7079　ＦＡＸ　099-223-7845
ＵＲＬ　http://www.kdic.ac.jp
e-mail　t-machigashira@kdic.ac.jp
設立母体　公益社団法人 鹿児島県歯科医師会
設立年月　1970 年
定員　30 名
学生男女比　男子 6：女子 4（2014 年 8 月現在）
修業年限　2 年

本校の特徴　①国家試験・就職率ほぼ 100% 維持②特待制度、奨学制度等の優遇措置③歯科医院、歯科技工所、大学病院等での校外見学により臨床現場で学べ、新しい技術のみではなく基本的な実力と理念を養成している。

世界で働いているサムライ歯科技工士

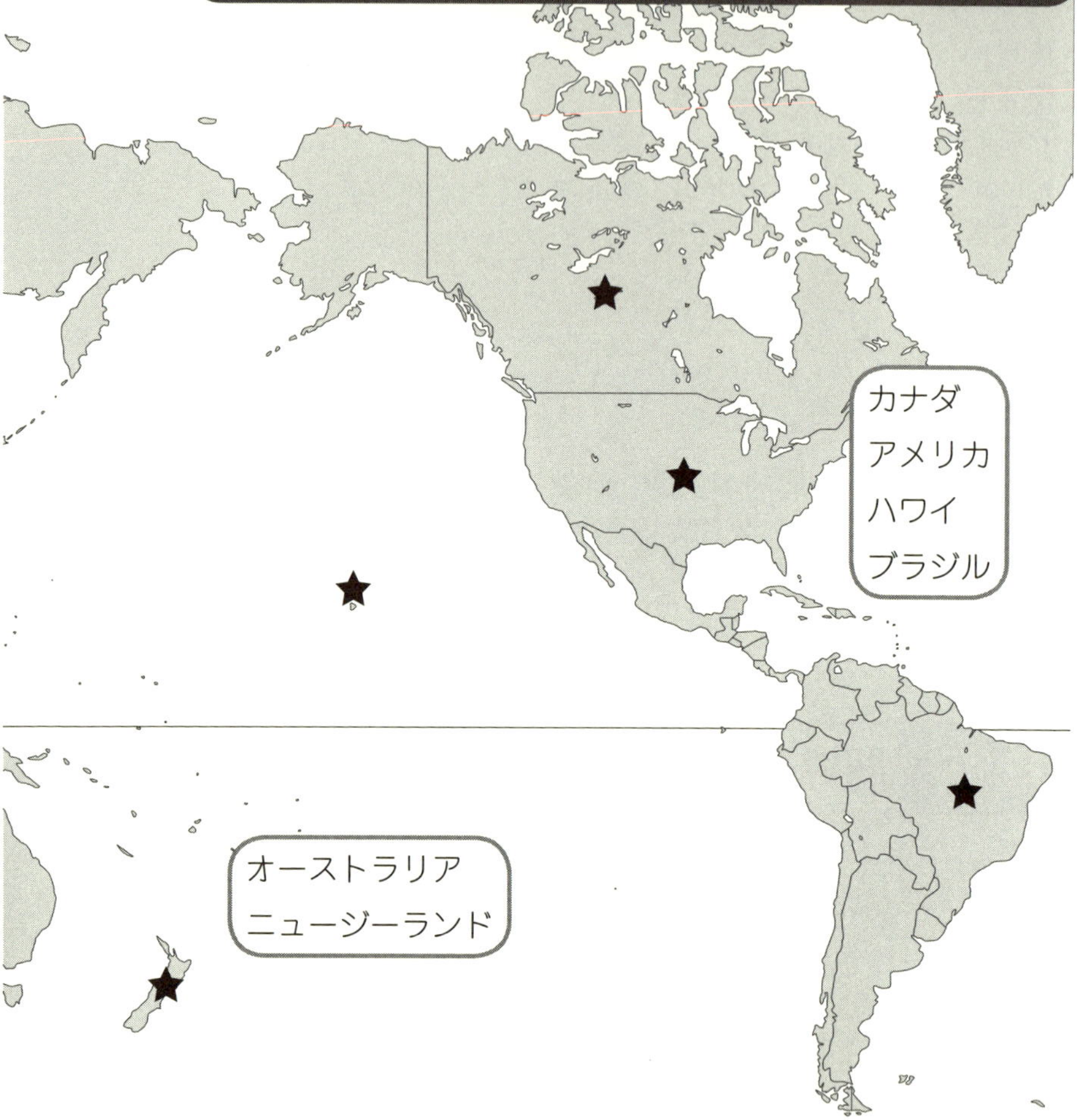
カナダ
アメリカ
ハワイ
ブラジル
オーストラリア
ニュージーランド

海外の国々で現在、何人の日本人歯科技工士が就労しているか、正確な数字は流動的でもあり、また、まとまったデータは存在せず、把握することは難しい。東京医科歯科大学附属歯科技工士学校の平成 25 年 5 月の同窓会誌によると、海外で就労されている本科卒業生は 31 名、実習科卒業生は 30 名（うち 18 名は本科卒業生）となっている。本書籍執筆者からの情報、専門誌や漏れ伝わる情報等々を勘案してみると、世界で活躍される日本人歯科技工士の数は推定で 500 人～800 人と思われる。

（伊集院正俊氏）

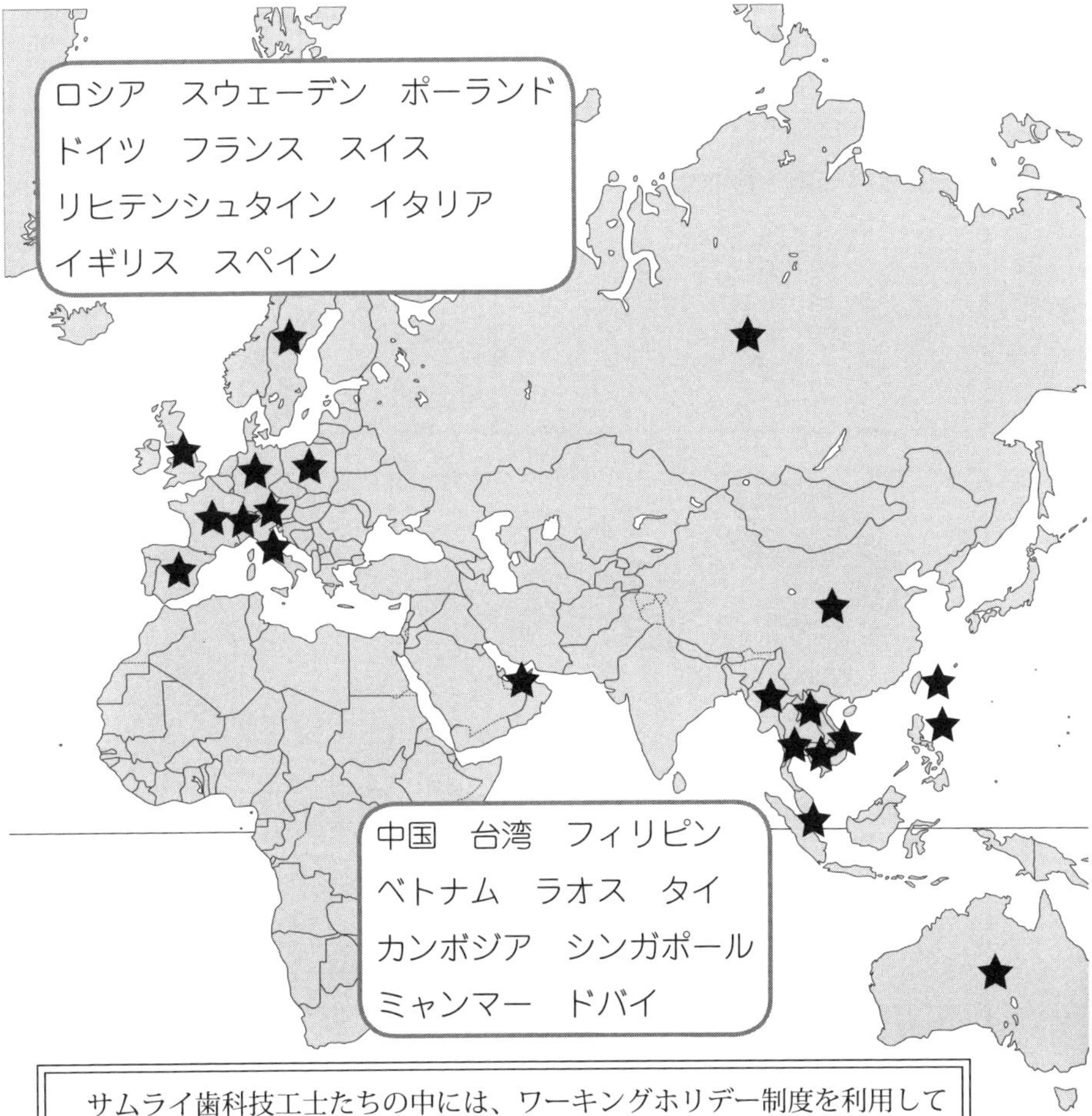

サムライ歯科技工士たちの中には、ワーキングホリデー制度を利用して世界に飛び出していった人たちがいます。

ワーキングホリデーとは、文化や生活様式を理解するために一定期間を過ごし、その滞在費を補うための就労を認めるビザを発給する制度で、日本は韓国、香港、台湾、フランス、ドイツ、イギリス、アイルランド、ノルウェー、カナダ、ニュージランド、オーストラリアと締結しています。

ビザの発給条件や申請手続きは国によって違いがあり、大使館などが説明会を開いています。申請時の年齢が 18 歳から 30 歳までと制限があり（18 ～ 25 歳の国もある)、滞在できる期間は国によって異なりますが、期間内であれば何度でも日本との行き来ができます。同じ国で複数回取得はできませんが、他の協定国であれば取得できます。

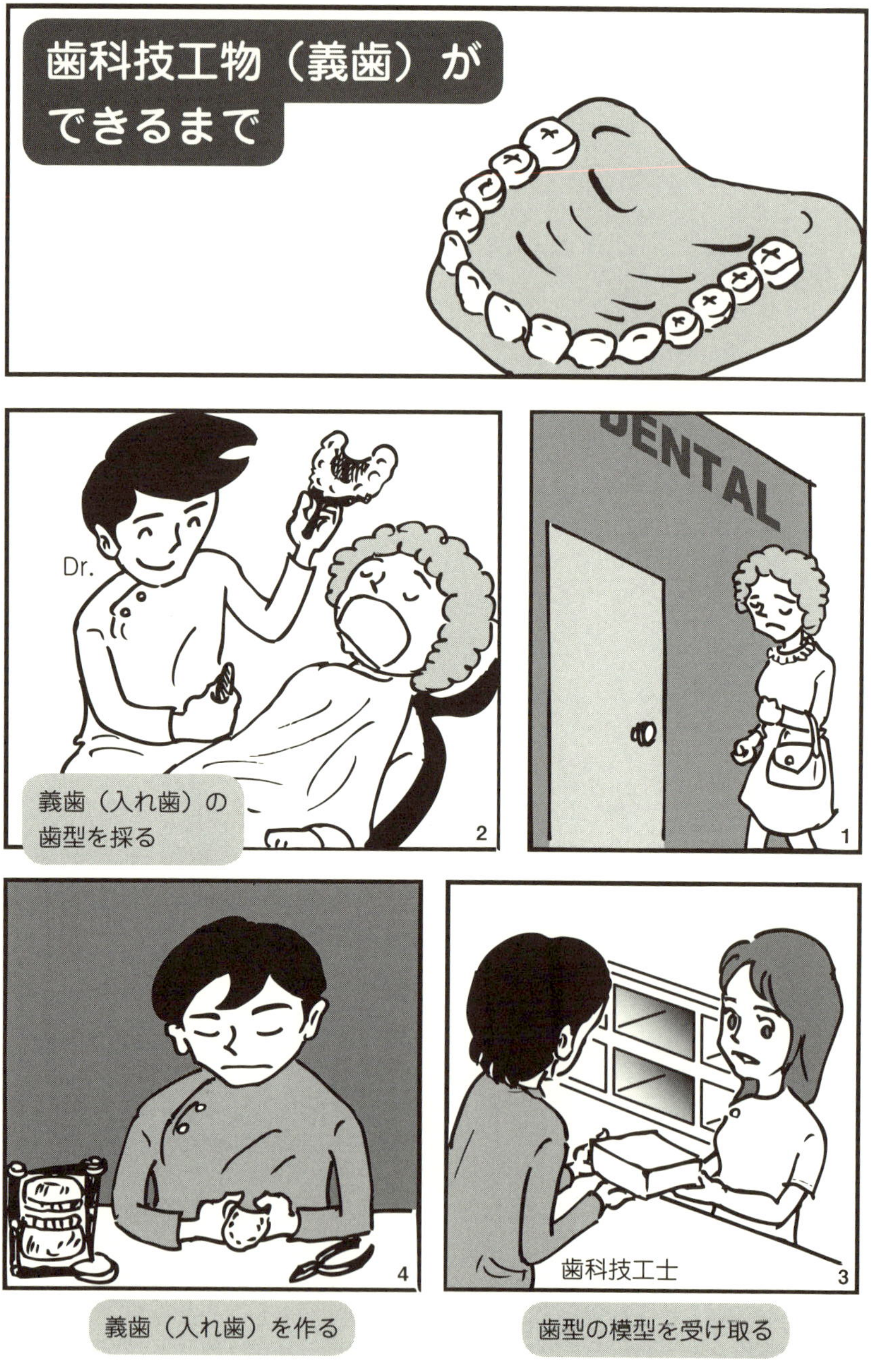
歯科技工物（義歯）が
できるまで
DENTAL
Dr.
義歯（入れ歯）の
歯型を採る
歯科技工士
歯型の模型を受け取る
義歯（入れ歯）を作る

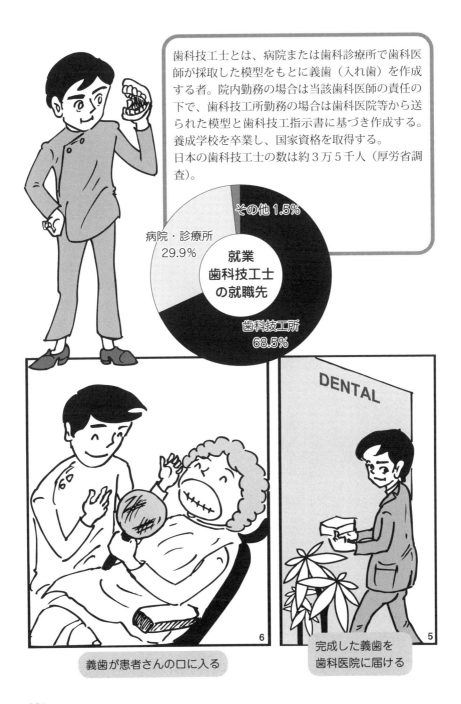

歯科技工士とは、病院または歯科診療所で歯科医師が採取した模型をもとに義歯（入れ歯）を作成する者。院内勤務の場合は当該歯科医師の責任の下で、歯科技工所勤務の場合は歯科医院等から送られた模型と歯科技工指示書に基づき作成する。養成学校を卒業し、国家資格を取得する。
日本の歯科技工士の数は約３万５千人（厚労省調査）。

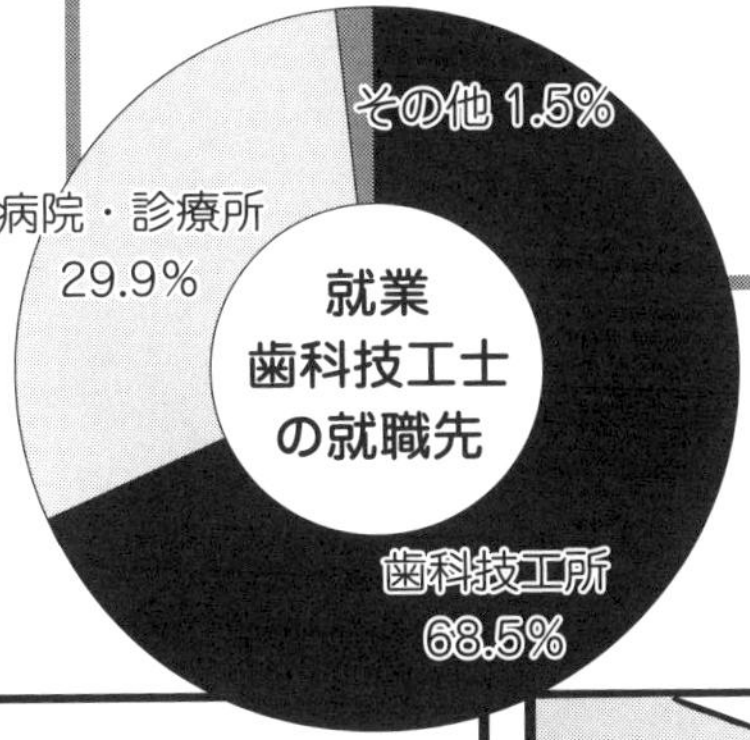

完成した義歯を
歯科医院に届ける

義歯が患者さんの口に入る

発行に寄せて

編集協力者代表　末瀬一彦

日本人の平均寿命は世界トップクラスで、年々更新しています。望ましいのは「健康寿命＝平均寿命」です。歯科医療の目的は、良質な医療の提供によって健康寿命の延伸を図るもので、それには歯科医師、歯科衛生士、そして歯科技工士が、それぞれの専門的知識と技術を発揮できるチームアプローチの実践が不可欠です。歯科医師が一人でこなしてきた時代もありましたが、今は三者がスクラムを組み、ミッションを果たす必要があります。

歯科技工士は、養成機関で修業し、国家試験に合格した上で、補綴装置や矯正装置などの製作、修理を業とします。近年、ＣＡＤ／ＣＡＭテクノロジー等のデジタル化や新素材の開発が進み、それに伴う高度な知識や技術が要求されるようになってきています。教育の分野では、長年の念願だった国家試験の全国統一化が決まり、今後、資質のスタンダード化が可能となります。

日本の歯科技工士の制度や教育は世界でも冠たるもので、諸外国では日本を見習って、歯科技工士養成に努めています。欧米の著名な歯科医師は日本人歯科技工士と組んでチーム医療を行うことをステータスとし、繊細な技工技術は患者からも高い評価を受けています。海外で働く日本人歯科技工士が感じる日本との大きな違いは、仕事に対する「やりがい」ではないかと思います。自らが製作した補綴装置が患者の口腔内にセットされ、その時の患者の喜びを歯科医師とともに共有できるのは、次のステップにつながる大きな糧となります。

今回、日本歯科新聞社は、北南米、オセアニア、アジア、ヨーロッパなど世界各地で活躍する24人の歯科技工士に執筆を依頼し、「世界で活躍するサムライ技工士」と題して日本歯科新聞で連載したものを1冊にまとめました。彼らは、固い決意と大きな期待、不安を持って単身海外に渡り、技能を伸ばしながら、こつこつと努力した結果、大輪を咲かせた歯科技工士たちです。最初から世界で通用する技術力があったわけではありません。その地に精通していたわけでもなく、言葉の障害を乗り越え、切磋琢磨し、さらには周囲の理解、協力にも恵まれたのだろうと想像できます。そして、その根底にあるのは「歯科技工が大好きで、仕事に対するやりがいを感じている」という気持ちです。

この本に載っている先輩からの数多くのメッセージは、歯科技工士を目指す若者のみならず、広く日本の歯科医療者にとって、これからの人生や仕事の指針となると思います。

（全国歯科技工士教育協議会会長）

あとがき

日本歯科新聞編集顧問　安岡裕喜

日本の国家資格を所持する歯科技工士が世界各国に相当数いると教えてくれたのは、この本の監修委員の一人で、横浜で開業する歯科技工士の伊集院正俊氏でした。

彼は当時、日本歯科技工士会（日技）副会長の要職にもあり、海外で働いている日本人歯科技工士の名簿を日技で作りたいと苦慮していました。困り果て、にっちもさっちもいかなくなり、歯科専門の新聞社なら何か情報があるのではと考えて電話してきたのです。

電話を受けた私が知っているのは、「海外で働く日本人歯科技工士がいる」というくらいで、たくさんいるというのは驚きでもありました。

「何十人ぐらいいるの?」と質問すると、私の無知にあきれたように「一桁、いや二桁違いますよ」といい、海外で活躍する日本人歯科技工士の歴史的背景や日本でも名前の知られる歯科技工士の名前を挙げて説明を始めました。それを聞きながら、彼らの話を新聞で連載したら面白いのではないかと考え、何人ぐらい

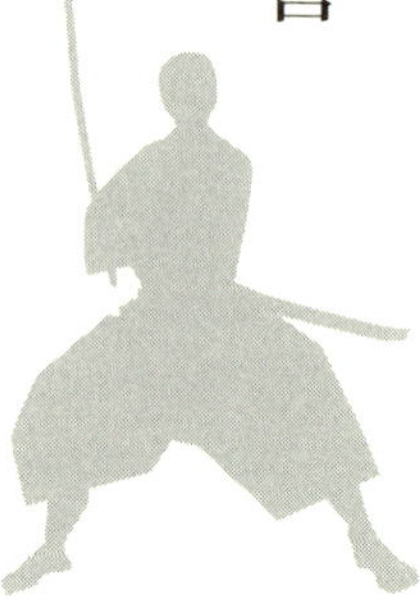

とコンタクトが可能か聞くと、すぐさま十数人の名前を挙げてくれました。「サムライ歯科技工士」の新聞連載を決め、メールなどを使った原稿依頼は伊集院氏にお願いしました。「海外で活躍する日本人歯科技工士を紹介することで、日本の歯科技工のレベルの高さを見直してもらい、歯科技工業界を何とかしたい」との彼の強い信念に基づく協力がなければ、連載、そしてこの本はできなかったろうと思います。原稿の依頼だけでなく、メールが届かなければ「伊集院さん！」、返事が来なければ「伊集院さん！」、写真が足らなければ「伊集院さん！」、その他諸々、頼ってばかりでした。本当に感謝しています。

原稿を依頼したサムライの中には、「慣れていないので書くのは無理」、「話をするだけなら」という方もいて、ネット等を通じて原稿や写真のやり取りをした他、慣れない国際電話やスカイプを使ってインタビューしたこともありました。時差の関係で何かとご迷惑もおかけしましたが、こちらの都合に合わせてくださった協力にずいぶん救われました。

新聞の連載と、この本の制作に当たり最終の原稿チェックにご協力くださった24人のサムライ歯科技工士の皆さま、および監修委員として参加してくださった方々に心から感謝申し上げます。

世界で活躍するサムライ歯科技工士

■編　集　日本歯科新聞社
■発　行　2015年1月15日
■発行者　水野純治
■発行所　株式会社 日本歯科新聞社
〒101-0061　東京都千代田区三崎町 2-15-2
Tel 03（3234）2475 ／ Fax 03（3234）2477
http://www.dentalnews.co.jp
■印　刷　株式会社 平河工業社

ISBN978-4-931550-36-0 C3047 ¥2000E